국가고시 대비를 위한

임상화학 문제집

박화진 | 저

★ 객관식 2400 문제

★ 주관식 64 문제

★ ASCPi 유사/동일문제 (485)

인제대학교출판부

www.inje.ac.kr

INJE UNIVERSITY

Professor

Hwa-Jin Park, Ph.D.

Laboratory of Clinical and Cellular Biochemistry

Department of Biomedical Laboratory Science
College of Biomedical Science and Engineering
Inje University, 607, Obang-dong, Gimhae
Gyungnam, 621-749, Korea

Tel : +82-(0)55-320-3538
FAX : +82-(0)55-334-3426
C.P. : +82-(0)10-5173-0561
E-mail : mlsjpark@inje.ac.kr

편집인 : 조현정, 강효찬, 주영철, 최성훈, 최선아, 임창률, 이현섭, 김형수, 옥우정, 강희진, 이동하, 김현홍, 김윤정

머리말

임상병리진단검사에 관한 학문은 질환의 진단과 치료 또는 예방에 있어서 아주 중요한 위치를 점유하는 분야로서 생화학과 분석화학의 지식과 기술을 응용하는 것이다. 임상병리사는 의료기관 또는 그 관련 기관에서 상술한 것처럼 질환의 진단과 치료 또는 예방을 위한 임상적 검사에 관한 능력과 기술을 객관적으로 공인 받은 의료전문인으로서 임상화학과 생화학에 관한 정확한 지식과 기술을 광범위하게 정확하게 습득해야 한다. 최근 정보화 사회에 대응하여 과학적으로 신뢰도가 높은 다양한 분야에서 질적으로 향상된 임상병리사의 양성이 필요한 시점이다. 본 임상화학은 임상병리사 국가고시 과목으로서 높은 비중을 차지하고 있다.

本書는 기존의 단답식의 것이 아니라 현장에서 일어날 수 있는 다양한 문제의식을 제기하고 이것을 해결할 수 있는 능력을 배양시키기 위한 문제와 해설을 생화학, 인체생리학, 임상화학에 대한 기초적인 내용을 문제와 함께 해설한 것이 특징이고, 시험문제가 교과서의 목차에 따라 출제되는 것이 아니고 무분별하게 무순으로 출제되고, 교과서적인 순서대로 임상화학 또는 그 실험에 대한 개념만을 익히게 되면 단순한 문제만을 해결할 수 있는 능력밖에 없게 되므로 다양한 내용들을 복잡하게 상호 연결시킨 문제의 해결과 그 해설이 무엇보다 필요하다. 따라서 생명과학의 다양한 상호 관련성을 제기하면서 문제해결을 할 수 있도록 한 것이 본서의 특징이며, 본서에서는 틀에 박힌 순서대로의 문제출제를 지양하고, 모의고사 형식으로 문제를 출제하였다. 그리고, 본 저자가 10년간 임상화학 및 임상화학 실험, 임상화학 실습, 임상평가학, 생화학 II의 강의 내용을 기초로 하여 출제한 것이 특징이다.

특히, 본서는 미국 임사병리사협회(American Society of Clinical Pathology)에서 주관하는 임사병리사 자격시험 문제집[(Q&A review)Medical Technology/Clinical Laboratory Science, Third edition, Anna P.ciulll, Georganne K. Buescher, Prentice Hall, 2002] 중 「Clinical Chemistry」 분야에 수록된 문제와 유사하거나 동일한 문제(약50%)를 각 모의고사의 번호를 제시하고 볼트체로 표시하였다. 미국의 임상병리사 자격시험문제는 기초적인 것과 응용적인 문제로 구성되어 있었다. 국내에서도 인터넷을 통하여 미국의 임상병리사 자격시험에 응시할 수 있기 때문에, 본서가 도움이 될 것으로 믿는다. 본서는 모의고사 객관식문제 48회 (50문제/1회=2400문제) 주관식 서술형 문제 (64문제)로 구성되어 있다. 그러나 본서에 소개된 문제들은 임상화학/실험에서 다루는 모든 내용을 반영한 것은 아니기 때문에 금후 보완/수정할 계획이다.

끝으로 본서가 발간되기까지 새벽 2~3시까지 많은 수고를 해주신 인제대학교 임상병리학과 임상·세포 생화학 연구실의 대학원생들에게 감사드리며 인제대학교 교수학습개발센터 관계직원과 학교법인 인제학원 백낙환 이사장님과 인제대학교 이경호 총장님께 깊은 감사를 드린다.

본 문제집을 보는 방법

- 보고 싶은 문제의 Key word를 영문 및 국문의 찾아보기에서 탐색하면 쉽게 알 수 있다.
- 미국 임상병리사 자격시험 준비를 위해 각 모의고사에 볼트체로 표시한 문제를 공부하면 도움이 될 것이다.

2008. 02.

박 화 진

목차

모의고사 1회

주요 평가 목표

단위, 통계/정도관리, 분광광도(광전광도)분석, 정상치, 혈당측정법, 콜레스테롤 측정법, 전기영동법, GOT(AST)측정법, 항응고제, 비단백질소 측정법, 17-Ketosterol 측정법, Bilirubin, 교질반응(TTT), 검체 취급법, pH계산법, 신장기능검사, 암모니아 측정법, 요소질소 측정법, Creatinine측정법, Microkjeldahl법, Cholinesterase, Lipase 측정, 혈청 무기질의 임상적 평가

ASCPi 예상문제와 유사하거나 동일한 문제 번호

5, 8, 16, 26, 31, 34, 40, 41, 44

모의고사 1회

01. 다음 중 피코그램에 해당되는 것은 어느 것인가?

① 10^{-3}g ② 10^{-6}g ③ 10^{-9}g ④ 10^{-12}g ⑤ 10^{-15}g

02. Glucose 5mM(5mmol/ℓ)을 ㎎/dℓ로 나타내면 다음 어느 것에 해당하는가? (단, glucose 분자량은 180)

① 90 ② 45 ③ 20 ④ 40 ⑤ 180

03. 5mM의 disodiumphosphate(Na_2HPO_4) buffer(pH 8.9) 500ml를 제조하는데 필요한 disodiumphosphate의 양(χg)을 구하는 식은 다음 어느 것인가? (단, Na_2HPO_4의 분자량은 142)

① $5\times142\times0.5$ ② $5\times142\times5$ ③ $5\times10^{-3}\times142\times0.5$
④ $5\times10^{-2}\times142\times5$ ⑤ $5\times10^{-3}\times142\times5$

04. 혈청 마그네슘의 정상범위는 1.2~2.3mg/dl이다. 이 경우 Tonks 오차의 허용범위는 얼마인가?

① 1.2 ② 2.3 ③ 1.75 ④ 17.5 ⑤ 15.7

05. 어떤 동일한 검체를 중복 측정한 결과 표준편차는 5.0mg/dℓ, 변동계수(CV)는 2.5%였다. 이때의 평균치는 얼마인가?

① 200㎎/dℓ ② 12.5㎎/dℓ ③ 2.0㎎/dℓ ④ 0.4㎎/dℓ ⑤ 10.0㎎/dℓ

06. 투과율 30%는 흡광도로 얼마인가? (단, log3=0.477)

① 0.523 ② 5.23 ③ 4.77 ④ 0.0477 ⑤ 1.523

07. 과산화수소의 정량에 적당한 시약은 어느 것인가?

ⓐ peroxidase ⓑ phenol ⓒ NADH ⓓ catalase ⓔ 4-aminoantipyrine

① a, b, c만 ② a, b, d만 ③ a, b, e만 ④ a, c, d만 ⑤ a, d, e만

08. 광전 광도계의 사용을 바르게 설명한 것은?

ⓐ Cut filter는 미광을 제거하기 위해 이용한다.
ⓑ 측정파장이 340nm 일 때 glass cell을 사용한다.
ⓒ 분자흡광계수가 높을수록 감도 좋게 측정할 수 있다.
ⓓ 반치폭이 넓은 filter를 사용하면 검량선의 직선영역이 좁아진다.

① a, b만 ② a, b, c만 ③ a, c, d만 ④ b, c, d만 ⑤ a~d 모두

09. 생체 시료의 흡수파장을 바르게 설명한 것은 어느 것인가?

ⓐ 혈청 시료의 289nm의 흡광은 단백질에 의한 것이 많은 영향을 끼친다. ⓑ Bilirubin의 diazo 반응은 540nm에서 비색측정한다. ⓒ Thymol 혼탁반응은 660nm에서 비색측정한다. ⓓ 단백질의 Biuret 반응은 540nm에서 비색측정한다. ⓔ 헤모글로빈은 415nm부근에서 흡수된다.

① a, b만 ② a, b, c만 ③ a, c, d만 ④ c, d, e만 ⑤ a~e 모두

10. 성인의 혈청성분 정상치로서 확실하게 틀린 것은 어느 것인가?

① 칼슘 — 4.4~5.1mEq/ℓ ② 칼륨 — 3.8~5.0mEq/ℓ
③ 중성지방 — 35~135mg/dℓ ④ 요산 — 9~20mg/dℓ
⑤ 크레아티닌 — 0.6~1.2mg/dℓ

11. 흡광도를 420nm에서 측정해야하는 반응색은 어느 것인가?

① 황록색 ② 황색 ③ 적색 ④ 자색 ⑤ 청색

12. 다음 원소 중 염광 광도계로 측정할 수 있는 것은?

ⓐ Li ⓑ Cs ⓒ K ⓓ Cl ⓔ Ca

① a, b, c, d만 ② b, c, d, e만 ③ c, d, e만 ④ a, b, c, e만 ⑤ b, c, d만

13. 다음 중 혈당 측정법이 아닌 것은?

① o-Toluidine법 ② Folin-Wu법 ③ Somogyi-Nelson법
④ Saccharogenic법 ⑤ Glucose oxidase법

14. Folin-Wu 법에 의한 혈중 glucose의 측정 원리는 다음 중 어느 것인가?

① 당에 의한 철의 산화 ② 당과 색원체의 축합
③ 당에 의한 철의 환원 ④ 당에 의한 구리의 환원
⑤ 당에 의한 구리의 산화

15. 콜레스테롤 측정에서 유리형 콜레스테롤 (free cholesterol)만을 침전시키는 시약은 어느 것인가?

① zeolite ② bentonite ③ isopropanol ④ chloroform ⑤ digitonin

16. Phosphatidylcholine이 phospholipase A_2에 의해 분해될 때 생성되는 것은 어느 것인가?

ⓐ phosphatidic acid ⓑ choline ⓒ lysophosphatidylcholine ⓓ 지방산 ⓔ diglyceride

① a, b만 ② b, c만 ③ c, d만 ④ d, e만 ⑤ b, e만

17. 혈청단백질의 전기영동에서 IgM은 어느 분획에 위치하는가?

① albumin ② α_1–globulin ③ α_2–globulin ④ β–globulin ⑤ γ–globulin

18. Creatine kinase의 반응에 필요한 것은 다음 어느 것인가?

① Fe^{2+} ② Mg^{2+} ③ NADPH ④ NAD ⑤ $FADH_2$

19. Reitman–Frankel법으로 GOT(AST)를 측정할 때 0.4N NaOH를 첨가하는 이유는?

① 반응액이 적갈색(505nm)으로 나타나게 한다.
② Aspartate + α–ketoglutarate → oxaloacetate 반응을 촉진한다.
③ Alanine + α–ketoglutarate → oxaloacetate 반응을 정지시킨다.
④ 반응액을 산성으로 만들기 위해
⑤ α–ketoglutarate의 ketone group(C=O)을 amino group으로 변화시킨다.

20. phenol + (　　) → Quinone의 화학식에서 (　　)에 적당한 단어는?

① 4–aminoantipyrine ② phenolphthalein ③ phosphate
④ α–naphthol ⑤ nitrophenol

21. 다음 효소 반응 중 환원형 NADH를 필요로 하는 것은 어느 것인가?

① pyruvic acid → lactic acid
② lactic acid → pyruvic acid
③ malate → oxaloacetate
④ glucose–6–phosphate → phosphogluconate
⑤ ethanol → acetaldehyde

22. 비단백질소(nonprotein nitrogen) 측정을 위해 혈장을 시료로 할 때 이용할 수 없는 항응고제는?

① Heparin ② Potassium oxalate ③ Ammonium oxalate
④ EGTA ⑤ Sodium citrate

23. 황달지수의 측정시 사용되는 표준물질은 어느 것인가?

① $FeCl_3$ ② $K_2Cr_2O_7$ ③ $KMnO_4$ ④ $HgCl_2$ ⑤ Picric acid

24. 17–ketosterol의 측정에 이용되는 반응은 어느 것인가?

① Jaffe 반응 ② Fearon 반응 ③ Porter–Silber 반응
④ Biuret 반응 ⑤ Zimmerman 반응

25. 정상인의 혈청에서 가장 높은 농도(mEq/ℓ)의 전해질은 어느 것인가?

① Na^+ ② K^+ ③ Ca^{2+} ④ Cl^- ⑤ HCO^{3-}

26. 다음에서 바르게 설명한 것은?

> ⓐ Transferrin의 철은 3가이다.
> ⓑ 불포화철결합능은 총결합능치와 혈청철결합능치와의 차이다.
> ⓒ 급성간염의 경우 혈청철의 값은 저하한다.
> ⓓ 철결핍성 빈혈에서는 불포화철결합능치가 높게 된다.
> ⓔ Transferrin은 β–globulin에 속한다.

① a, b, c만 ② a, b, e만 ③ a, d, e만 ④ b, c, d만 ⑤ c, d, e만

27. 신장의 신사구체에서 여과된 $NaHCO_3$ 중 Na^+는 어느 이온과 교환되어 세뇨관 내부로 유입되는가?

① K^+ ② HCO_3^- ③ H^+ ④ Cl^- ⑤ Ca^{2+}

28. 간접형 bilirubin에 대해 틀리게 설명한 것은?

① 사구체를 통과하지 않는다.
② 신생아의 신경계를 장해한다.
③ 담즙 중의 bilirubin의 대부분을 차지한다.
④ Diazo 반응에는 반응촉진제가 필요하다.
⑤ 혈중에서 albumin과 결합하여 간으로 운반된다.

29. 포유동물의 mitochondria에서 일어나는 대사계는 어느 것인가?

> ⓐ β–산화 ⓑ 전자 전달계 ⓒ TCA cycle ⓓ 해당계 ⓔ 단백질 합성

① a, b, e만 ② a, b, c만 ③ a, d, e만 ④ b, c, d만 ⑤ c, d, e만

30. Zinc sulfate turbidity test와 가장 잘 상관하는 단백질 분획은?

① albumin ② α_1–globulin ③ α_2–globulin ④ β–globulin ⑤ γ–globulin

31. 어떤 혈청 단백질을 전기영동할 때 완충액의 pH가 그 단백질의 등전점의 pH(pI)와 같다면 단백질의 이동은 어떻게 되겠는가?

① 양극으로 이동한다 ② 음극으로 느리게 이동한다
③ 양극으로 빠르게 이동한다 ④ 음극으로 빠르게 이동한다
⑤ 어느 방향으로도 이동하지 않는다

32. 다음 중 반응과 측정파장이 서로 틀리게 연결된 것은?

① Nessler 반응 — 470nm ② Biuret 반응 — 450nm
③ Van den Bergh 반응 — 540nm ④ 티몰 혼탁시험 — 660nm
⑤ Uric acid, Phosphotungstate — 710nm

33. 검사항목에 대한 표준곡선(검량선)을 만들 때 사용되는 표준물질이 틀리게 연결된 것은?

① GOT(Reitman-Frankel법) — oxaloacetic acid
② ALP(Kind-King법) — phenol
③ ALP(King-Amstrong법) — phenol, phenylphosphate
④ Creatinine(Folin-Wu법) — creatinine
⑤ ALP(Shinowara법) — phosphate

34. 다음 중 틀리게 설명한 것은 어느 것인가?

① NaF 처리 혈장 — Uricase 법으로 요산을 정량할 수 있다
② BUN(blood urea nitrogen) 표준액 — 요소
③ 가성소오다 용액 보존 — 폴리에틸렌 병
④ 흡인여과기— Millipore filter
⑤ pH meter 표준액 — pH 7.0±0.01, pH 4.0±0.01

35. pH = pK + log $[HCO_3^-]$ / $[H_2CO_3]$ 에서 인체의 혈액에서의 pK의 값은?

① 5.1 ② 6.1 ③ 7.1 ④ 7.4 ⑤ 6.4

36. 혈액 pH를 측정할 때 이용될 수 있는 항응고제는?

① sodium oxalate ② sodium citrate ③ EDTA
④ ACD 용액 ⑤ heparin

37. Renal 기능 검사에 해당되지 않는 것은?

① 신장 사구체 여과율 ② phenolsulfonphthalein ③ PAH-clearance
④ glucose tolerance test ⑤ 농축희석 시험

38. 간의 이물질 배설기능 검사에 이용되지 않는 색소는?

① bromsulphophthalein ② indocyanine green ③ rose bengal
④ azorubin S ⑤ phenolsulfonphthalein

39. 인텅스텐산에 의한 요산 측정에서 반응색의 특색은?

① 강산성 ② 약산성 ③ 알카리성 ④ 중성 ⑤ 완충성

40. 간접 bilirubin에 대한 설명으로 옳은 것은?

ⓐ 지용성 ⓑ 수용성 ⓒ 사구체 통과 ⓓ allantoin과 결합

① a만 ② b, c 만 ③ a, c 만 ④ b, d 만 ⑤ a, d 만

41. Bilirubin이 sulfanilic acid 및 sodium nitrite와 반응하여 azobilirubin을 형성하는 반응은?

① Biuret 반응 ② Kiliani 반응 ③ Jaff 반응
④ Zimmerman 반응 ⑤ Van den Bergh 반응

42. 요소질소의 값으로부터 요소의 값을 구하기 위하여 곱해주는 값은?

① 6.25 ② 14 ③ 3.24 ④ 25 ⑤ 19

43. Creatinine 측정에서 사용되는 Lloyd 시약의 사용 목적은?

① 반응촉매 ② 발색증강 ③ 특이성증강 ④ 혼탁방지 ⑤ 발색안정

44. 암모니아가 촉매제하에서 차아염소산 나트륨 및 페놀과 반응하여 청색을 형성하는 반응명은?

① Fearon 반응 ② Jaffe 반응 ③ Berthelot 반응
④ Biuret 반응 ⑤ Kiliani 반응

45. 어떤 화합물 중의 질소성분을 측정하기 위해 micro kjeldahl법을 이용하였다. 이 방법에서 마지막으로 사용되는 기구와 과정이 옳게 연결된 것은?

① 뷰렛 — 적정 ② 플라스크 — 혼합 ③ 메스실린더 — 산화
④ 시험관 — 포집 ⑤ hole pipet — 포집

46. Cholinesterase는 어느 효소 군에 속하는가?

① 산화환원효소 ② 전달효소 ③ 가수분해효소
④ 부가효소 ⑤ 이성화효소

47. Cherry-Crandall법에 의한 lipase 측정에서 사용되는 지시약과 적정액을 바르게 연결한 것은?

① thymolphthalein — 0.1N NaOH ② phenolphthalein — 0.1N NaOH
③ thymolphthalein — 0.05N NaOH ④ phenolphthalein — 0.05N NaOH
⑤ methylorange — 0.1N NaOH

※ 다음은 혈청 무기질을 측정한 결과이다. 문제(48~50)에 대해 답하세요.

	Mg^{2+}(mg/dℓ)	Cu^{2+}(μg/dℓ)	Cl^-(mEq/ℓ)	HCO_3^-(mEq/ℓ)
A 환자	0.8	65	100	24
B 환자	5.0	150	98	27
C 환자	5.0	135	100	19
정상치	1.2~2.3	70~140	96~107	23~28

48. A환자는 어떤 질환을 의심할 수 있는가?

① 백혈병 ② 악성종양 ③ 용혈성 빈혈 ④ 간경변 ⑤ 용혈성 빈혈

49. B환자는 어떤 질환을 의심할 수 있는가?

① 백혈병 ② 간경변 ③ 신세뇨관 손상 ④ 빈혈 ⑤ 식욕부진

50. C 환자는 어떤 질환을 의심할 수 있는가?

① 당뇨병성 산혈증 ② 갑상선 기능 항진증 ③ 빈혈
④ Wilson disease ⑤ 백혈병

모의고사 1회 정답 및 해설

1. ④	2. ①	3. ⑤	4. ⑤	5. ①	6. ①	7. ③	8. ③	9. ⑤	10. ④
11. ①	12. ④	13. ④	14. ④	15. ⑤	16. ③	17. ⑤	18. ②	19. ①	20. ①
21. ①	22. ③	23. ②	24. ⑤	25. ①	26. ②	27. ③	28. ③	29. ②	30. ⑤
31. ⑤	32. ②	33. ①	34. ①	35. ②	36. ⑤	37. ④	38. ⑤	39. ③	40. ⑤
41. ⑤	42. ①	43. ③	44. ③	45. ①	46. ③	47. ④	48. ④	49. ①	50. ①

해설

01. 10^{-3} → milli, 10^{-6} → micro, 10^{-9} → nano, 10^{-12} → pico, 10^{-15} → femto, 10^{-18} → atto

02. M농도 = 용액 1ℓ 당 용질의 mole 수 = mole 수/ℓ ....①

mole 수 = 중량(g)/MW(분자량) ....②

①, ② → M×MW×ℓ =g

0.005 M × 180× 0.1ℓ = g

03. 5mM=10, M.W.=142, 500ml=0.5ℓ → $5 \times 10^{-3} \times 142 \times 0.5$

04. Tonks 허용한계란 무엇인가?

1) 임상검사 결과는 질병의 진단 혹은 치료방법을 결정하는데 중요한 사실을 제공하지만 분석 방법의 차이, 시약의 오차, pipette의 취급 등 다양한 요인에 의해 측정치에 오차(기술적 오차, 고유오차)가 생길 수 있다.

2) 진단학적인 관점을 감안하여 측정치 오차의 허용한계를 Tonks(1963)가 개발했다.

3) Tonks의 허용한계 계산식

: 정상범위의 상한치 − 정상범위의 하한치 × $\frac{1}{4}$ / 정상치의 중간치 × 100

*$\frac{1}{4}$은 허용오차로서 정상치 변동폭

4) Tonks 허용한계의 최대범위는 ± 10%이다.

5) 임상화학 측정에 있어서 Tonks의 허용오차

항 목	허용오차(%)	항 목	허용오차(%)
나트륨	1.8	Glucose	8.6
칼륨	8.6	중성지방(TG)	10.0
칼슘	4.5	Cholesterol	10.0
염화물	2.0	GOT, GTP	10.0
총단백질	6.2	유산 탈수소효소(lactate dehydrogenase)	10.0
요소질소	10.0	Choline esterase	10.0
총빌리루빈	10.0	Amylase	10.0

05. 변동계수 = 표준편차 / 평균치 × 100

06. 흡광도 = 2−log%T = 2−log30 = 2−log3×10 = 2−(log3+log10) = 2−(0.477+1) = 0.523

07. 과산화수소 정량 원리 [참조(1)]

− 어떤 유기물(예, glucose)에 산소가 작용하여 생긴 H_2O_2를 발색시킨다.

− 효소(catalase 또는 peroxidase)를 H_2O_2와 작용시킨다.

예) $2H_2O_2$ + (4−aminoantipyrine+phenol) + peroxidase → Quinone(적색) + $7H_2O$

※ 참고(1), 생성된 H_2O_2를 측정하는 방법의 원리

<table>
<tr><th>측정물질/효소</th><th>시료에 첨가하는 효소(법)</th><th>생성된 H_2O_2에 첨가하는 시약</th><th>최종산물</th><th>최종산물 비색을 위한 첨가 시약</th><th>비색(측정파장)</th></tr>
<tr><td rowspan="6">β-D-glucose</td><td rowspan="2">Glucose oxidase (GOD)(법)</td><td rowspan="2">catalase, methanol, FAD(보효소)</td><td rowspan="2">formaldehyde</td><td>chromotropic acid</td><td>적자색(570nm)</td></tr>
<tr><td>acetylacetone, 암모니움염</td><td>3,5-diacetyl-1,4-dihydrolutidine (DDHL) 황색(410nm)</td></tr>
<tr><td rowspan="4">GOD/ peroxidase (POD)(법)</td><td>peroxidase, phenol, 4-aminoantipyrine</td><td>Quinone</td><td>–</td><td>적색 (500nm)</td></tr>
<tr><td rowspan="2">peroxidase, o-dianisidine</td><td rowspan="2">–</td><td>염산액</td><td>황색 (440nm)</td></tr>
<tr><td>황산액</td><td>홍색 (535nm)</td></tr>
<tr><td>peroxidase, o-tolidine</td><td>–</td><td>–</td><td>청색 (625nm)</td></tr>
<tr><td>Triglyceride (TG)</td><td>Glycerol oxidase(법)</td><td>peroxidase, phenol, 4-aminoantipyrine</td><td>Quinone</td><td>–</td><td>적색(500nm)</td></tr>
<tr><td>Phospholipids ※phosphatidyl -choline</td><td>phospholipase D-choline oxidase</td><td>peroxidase, phenol, 4-aminoantepyrine</td><td>Quinone</td><td>–</td><td>적색(500nm)</td></tr>
<tr><td rowspan="3">Cholesterol -ester</td><td rowspan="3">cholesterol esterase cholesterol oxidase</td><td>peroxidase, phenol, 4-aminoantipyrine</td><td>Quinone</td><td>–</td><td>적색 (500nn)</td></tr>
<tr><td rowspan="2">catalase, methanol</td><td rowspan="2">formaldehyde</td><td>acetylacetone, 암모니움염</td><td>황색(410nm)</td></tr>
<tr><td>chromotropic acid, 황산</td><td>적자색(570)</td></tr>
</table>

* TG에 lipoprotein lipase를 가하면 glycerol과 지방산이 생성

<table>
<tr><th>유기물질 (시료)(기질)</th><th>시료(기질)에 첨가하는 효소</th><th>생성된 H_2O_2에 첨가하는 시약</th><th>최종산물</th><th>비색첨가시약</th><th>비색(측정파장)</th></tr>
<tr><td>Benzoylcholine</td><td>cholinesterase choline oxidase</td><td>phenol, 4-aminoantipyrine, peroxidase</td><td>Quinone</td><td>–</td><td>적색(500nm)</td></tr>
<tr><td rowspan="3">Creatinine</td><td rowspan="3">creatininase, creatine amidino-hydrolase, sarcosine oxidase</td><td>peroxidase, phenol, 4-aminoantipyrine</td><td>Quinone</td><td>–</td><td>적색(500nm)</td></tr>
<tr><td rowspan="2">–</td><td rowspan="2">formaldehyde</td><td>acetylacetone, 암모니움염</td><td>황색(410nm)</td></tr>
<tr><td>chromotropic acid, 황산</td><td>적자색(530nm)</td></tr>
<tr><td rowspan="3">Uric acid</td><td rowspan="3">uricase</td><td>peroxidase, phenol, 4-aminoantipyrine</td><td>Quinone</td><td>–</td><td>적색(500nm)</td></tr>
<tr><td rowspan="2">catalase, methanol</td><td rowspan="2">formaldehyde</td><td>acetylacetone, 암모니움염</td><td>황색(410nm)</td></tr>
<tr><td>chromatropic acid, 황산</td><td>적자색(530nm)</td></tr>
</table>

08. 광전 광도계(비색계) : Spectrophotometer

1) 구조

Light source(광원) → Entrance Slit → Monochromator → Exit Slit → (sample) Cuvet → Detector(수광기) → meter

Light source에서 빛 energy가 제공되면 entrance slit에서 다색량의 순도가 높아진다. 이 빛 energy는 monochromator에서 단색광으로 각각 분리되어 파장이 선택되고 exit slit을 통해 그 순도가 높아진다. 순도 높은 특정 단색광이 cuvet을 통과하면서 sample내의 입자성분 등과의 반응정도(흡광, 투과)가 detector에 의해 빛 energy가 전기적 energy로 전환됨으로써 검출된다. 이 전기적 energy가 meter에서 측정된다.

※ 미광(微光) : Monochromator(분광기)내의 구조 중 회절격자(diffraction gratings) 및 간섭필터에서 혼합되는 소정 파장의 $\frac{1}{2}$ 및 정수배 파장의 빛(측정에 방해가 된다) → Cut filter에 의해 제거

2) Cuvet(cell) : 자외부는 석영을, 가시부는 유리(320nm까지)와 플라스틱(340nm까지)을 사용

09. TTT : Thymol turbidity test(티몰 혼탁 반응) : 간기능 검사법 중 단백질 대사 기능 검사

예) β ,γ –globulin + Thymol buffer(pH 7.55 : Barbital, Thymol) → 탁도 측정

11. 색의 흡수광 · 투과광의 관계

흡수광 (nm)	용액의 색	투과광 (nm)
575–585	Violet	400–424
585–647	Blue	424–491
647–700	Green	491–575
400–424	Yellow	575–585
424–491	Orange	585–647
491–575	Red	647–700

*보색관계의 투과광·흡수광 동일

12. 염광 광도계의 구조와 원리

1) 구조

공기
↓
가스통 → burner → filter → 검지기(광전광) → 증폭기 → 미터
↑
시료(aspirator, nebulizer, atomizer)

2) 원리

시료 분무 → 화염으로 태움 : 용매 – 고열에 의해 증발
금속원소 – 여기상태(불안정) → 기저상태(안정)
↓
빛 energy 방출 → 측정(금속농도 측정) ; 각 원소 특유의 spectrum

13. Saccharogenic method ⇒ amylase 측정법

$$\text{starch} \xrightarrow{\text{amylase}} \text{maltose} \longrightarrow \text{2glucose}$$

16. Phosphatidylcholine의 분해

Phosphatidylcholine　　　Phosphatidic acid(PA)

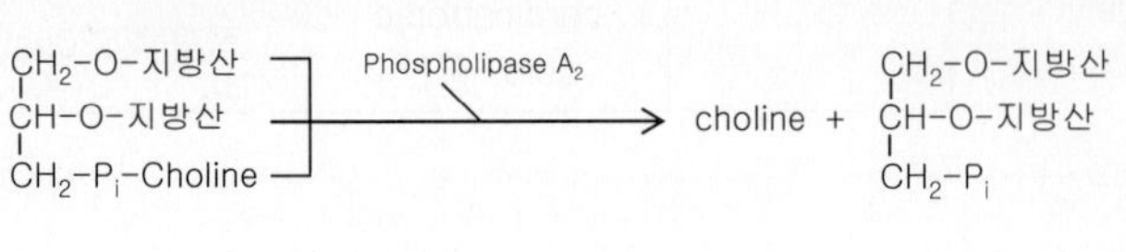

17. 각 혈청 단백 분획에 포함된 주요 단백질, 등전점, 이동도

분획명	pI	단백질명	등전점	이동도
albumin	4.9	prealbumin	4.7	7.6
		albumin	5.9	5.92
α_1-globulin	5.0	α_1-acid glycoprotein	2.7	5.2
		α_1-antitrypsin	4.0	5.42
		α-lipoprotein	–	–
α_2-globulin	5.0	haptoglobin	4.1	4.5
		α_2-macroglobulin	5.4	4.2
		ceruloplasmin	4.4	4.6
β -globulin	5.12	β -lipoprotein	–	3.1
		transferrin	3.1	5.9
		hemoglobin		3.1
γ -globulin	5.7~7.0	IgG	5.8~7.3	1.2
		IgM		2.1
		IgA, IgD, IgE	–	–

18.

1) $\text{Creatine + ATP} \underset{Mg^{2+},\ pH7}{\overset{Mg^{2+},\ pH9}{\rightleftharpoons}} \text{Creatine kinase + ADP}$ (Lohman 반응)

2) Creatine kinase cofactor : Mg^{2+}, Mn^{2+}, Co^{2+}, S^{2+}, Ba^{2+}

3) 검체 취급시 – 헤파린 외의 항응고제 사용 불가 (∵Mg^{2+}에 의한 활성 부활)

NaF(Sodium fluoride) : 혈당 검사에 이용
urease 저해 → 요소질소 측정 : 부적당

Heparin : 혈액가스, 긴급검사
생리적으로 가장 안정, 고가

※ 항응고제의 종류와 측정에 부적당한 항목

종 류		이 용 항 목	부 적 당 항 목
Heparin (Na, Li 염)		Gas, 전해질	ZTT, TTT, lipase
Oxalate (Na, K, NH_4 염)	lithium	NPN	Na, K, Cl, Ca, Pe, LDH, ALP, Ch-E, ZTT, TTT, Chol 등
	double	CBC	
EDTA (Na, K 염)		CBC, NH_3	Na, K, Ca, Cl, LAH, ALP, Ch-E amylase
Citrate (Na 염)		PT, PTT, ESR	Na, K, Ca, Pi, CK, amylase, ZTT, TTT
Fluoride (Na 염)		Glucose	Na, 일반적인 효소 및 효소법

23. 황달 지수 : Bilirubin 측정법 (황달의 정도)
→ 혈청, 혈장 속의 황색도를 비색한 결과와 $K_2Cr_2O_7$과 비교측정
※ $K_2Cr_2O_7$: 비색 표준액 육안 관찰시 0.01%
※ 용혈이 안된 혈청 → Sodium citrate를 (1:10)희석

24. 17-ketosterol 측정법

1) Zimmerman 반응 : Urine + HCl → Steroid 유리

유리된 Steroid + Ether ⟶ Steroid 추출
추출된 Steroid + NaOH ⟶ Steroid 검화
검화된 Steroid + m-Dinitrobenzene $\xrightarrow[\text{alkali}]{}$ 적자색 (520nm)

2) Jaffe 반응 : Creatine, creatinine 측정

Creatine $\xrightarrow[\text{boiling}]{\text{acid}}$ Creatinine + alkaline pircrate ⟶ Creatinine pircrate (등적색)

3) Fearon 반응 : BUN → urea

Urea + Diacetylmonoxime $\xrightarrow[\text{Thiosemi-carbazide}]{H^+}$ 축합(합성) : Orange-red

17-OHCS + Phenyl hydrazine $\xrightarrow{H_2SO_4}$ Hydrazone : yellow (황색)

4) Porter-Silber 반응 : Hormone → 17-OHCS

5) Biuret 반응 : Total protein

Total protein + Biuret 시약 ($CuSO_4$, Tartarate, NaOH, EDTA, KI) ⟶ Blue ⟶ Violet

※ 그 외 반응명 - 반응물질

Nessenr — NH_3, Berthelot — NH_3, Diazo — Bilirulbin, Kiliani — Total Cholesterol, Hantzch — Formaldehyde

25. 혈중 전해질의 농도(참고치)

전 해 질	농 도
Sodium(Na)	136~145 mmol/L (mEq/L)
Potassium(K)	3.5~5.5 mmol/L
Chloride(Cl)	98~110 mmol/L
Calcium	8.5~10.4 mg/dℓ (2.13~2.60 mmol/L)
Phosphate(Pi)	2.5~4.5 mg/dℓ
Magnesium	1.9~2.5 mg/dℓ
HCO3	24±3 mEq/L

26. Fe 대사

① Diet → ② 장관 내 흡수 (Fe^{2+}) → ③ 장점막내 : (Fe^{3+}) + apoferritin과 결합 → ferritin →
④ blood : Fe^{3+} + transferrin → ⑤ 각 기관

· TIBC : Total Iron Binding Capacity(총 철결합능) → Transferrin의 총량
· UIBC : Unsaturated Iron Binding Capacity(불포화 철결합능) → Fe과 결합하지 않은 transferrin
∴ TIBC = UIBC + 혈청철, UIBC = TIBC - 혈청철

27. 생리적 또는 병적 대사 활동 → 황산, 인산, 유기산 등 불 휘발성 산
⇒ 생체 완충계에 의해 완충작용 → 혈중 HCO_3^- 소비
⇒ 배설과 동시에 HCO_3^- 회수 → 혈장에서 일정하게 〔HCO_3^-〕 유지
(Na^+ 재흡수와 교환된 〔H^+〕 → 분비, 〔$NaHCO_3^-$〕 재흡수 ⇒ HCO_3^- 유지

28. 1) 직접(Direct) Bilirubin : 포합형 결합형
→ Bilirubin Diglucuronide Conjugated Bilirubin (수용성)
간에서 형성 : 간 → 모세 담관 → 담즙 농축 → 십이지장 배설
담즙의 대부분 형성, 장내 세균에 의해 분해 → 분변으로 배설, 일부 장간순환으로 대사 (urobilinogen 형으로 재흡수 → 혈중 순환 → 신장배설)

2) 간접(Indirect) Bilirubin : 비 포합형 유리형
→ Unconjugated Bilirubin (지용성)
간 이전 형성, 사구체 통과 못함, 신생아 신경계 장해, diazo 반응시 촉진제 필요

3) 혈청 Bilirubin의 종류

30. 교질반응 (ZTT, CCF, TTT)
→ γ -globulin ↑ : 침전량·탁도 ↑, albumin ↑ : 침전억제 (∴교질보호작용)

※ ZTT, CCF → r-globulin과 상관
TTT → r-globulin 과 가장 잘 상관

32. Biuret 반응 → 540nm
33. GOT(Reitman-Frankel) - 표준곡선용 물질 : 피루브산
34. NaF 처리혈장 - 혈당검사
37. GTT → 당뇨검사, 혈당검사
40. 간접 bilirubin : 지용성, 사구체 통과 못함 → 소변 배설×, allantoin과 결합하여 유리형
41. Biuret 반응 - 총 단백질, Kiliani 반응 - Total Cholesterol, Zimmerman 반응 - Creatinine
43. Lloyd 시약 → Creatinine 이외의 Jaffe 반응 물질 제거법 중 흡착법에 사용되고, 흡착제인 aluminum silicate는 반응 특이성을 향상시킨다.
44. Fearon 반응 - Urea 측정
45. Microkjeldahl 법
: Serum 습성회화 (Kjeldahl 산화관) $(NH_4)_2SO_4$ + NaOH + NH_3 → H_3BO_3, methyl red
→ indicator → HCl로 연한 녹색이 될 때까지 적정(뷰렛) → 소비된 HCl량으로 N량 측정

48.

Mg 감소, Cu 감소 → 간경변	Mg 증가, Cu 증가 → 백혈병	Mg 증가, HCO_3^- 감소 → 당뇨병성 산혈증

Mg^{2+}	증가	만성간염, 네프로제, 탈수, 본태성 고혈압증, 갑상선 기능저하증, 주기성 사지마비, 백혈병
	감소	만성간염, 간경변, 갑상선 기능 항진증, 충혈성 심부전, 임신후기, 구루병, 기아, 요독증, tetany
Cu^{2+}	증가	각종 감염증 및 염증, 류마티스열 및 류마티스 관절염, 혈색소증, 급성 백혈병, 악성종양, 간 담도계 질환, 재생불량성 빈혈
	감소	Wilson병, 소아 이상 단백혈증, 식욕부진증, 빈혈, 간경변
Cl^-	증가	고 Cl-성 산혈증 (대사성 산혈증)
	감소	저 Cl-성 알칼리 혈증 (대사성 알칼리증), 이뇨제 투여
HCO_3^-	증가	대사성 알칼리혈증
	감소	대사성 산혈증 → 당뇨병성 산혈증, 심한 설사, 신 세뇨관 손상

모의고사 2회

주요 평가 목표

Chloride측정법, 검체보존법, 일내변동과 정상치, 혈청분리에 대한 문제점, Uric acid, 전기영동의 이동도, 농도환산법, Ca^{2+}측정법, 혈액검체, Bilirubin측정, Protein 대사산물, CO_2의 수송, 보존제, 염광광도법, AST(GOT)/ALT(GPT), 단백질기능, 이온선택전극법, Ketonebody검출 test, 염광광도기, 광전비색계(분광광도분석)

ASCPi 예상문제와 유사하거나 동일한 문제 번호

11, 12, 13, 14, 16, 17, 19. 25, 28, 32, 42, 45, 46, 47

모의고사 2회

01. Chloride(염소) 측정의 Schales · Schales 법에서 사용되는 지시약-적정시약-비색의 조합이 맞는 것은?

지 시 약	적 정 시 약	비 색
① Diphenylcarbazone	질산 제2수은	청자색
② Diphenylcarbazone	질산은	청색
③ Phenol	oxalic acid	적색
④ Phenolphthalein	질산 제2수은	청자색
⑤ Diphenylcarbonate	질산 제2수은	청자색

02. 식사에 의해 혈중성분이 영향을 받는 것은?

① 무기인 ② 탄산수소이온(bicarbonate) ③ 염소 ④ 마그네슘 ⑤ 칼슘

03. 다음 효소 중에서 혈청을 4℃에서 수일간 보존했을 때 활성이 쉽게 저하하는 것은?

ⓐ creatine kinase ⓑ choline esterase ⓒ alkaline phosphatase ⓓ amylase ⓔ LDH_5

① a, b만 ② a, e만 ③ b, c만 ④ c, d만 ⑤ d, e만

04. 검체의 보존에 대해서 적당하지 않은 것은 어느 것인가?

① Triglyceride(중성지방)측정용의 혈청을 −20℃에 동결
② 암모니아 측정용의 검체(whole blood)를 2배량의 0.6N $HClO_4$ 용액과 혼합한다.
③ 혈당용의 혈장을 냉장고에 3일간 보존
④ 혈청 전해질(Na, K) 측정용의 검체(whole blood)를 냉장고에 1시간 보존
⑤ LDH측정용의 검체(혈청)를 실온(15∼20℃)에 하루 보존

05. 혈액을 하룻밤 실온에 방치한 후 얻은 혈청에서 이상치를 나타내는 것은?

① 무기인 ② 나트륨 ③ 칼슘 ④ GOT ⑤ glucose

06. 용혈 혈청에서 측정해도 혈구성분의 영향이 적은 것은?

① 칼륨 ② GOT ③ LDH ④ acid phosphatase ⑤ glucose

07. 혈액을 하룻밤 냉장 보존한 후 다음날 원심분리하여 얻은 혈청에서 이상치를 나타내는 것은?

① 무기인 ② 칼륨 ③ glucose ④ LDH ⑤ 나트륨

08. 항응고제의 사용법 중 적당하지 않은 것은?

① 불화나트륨/수산칼슘을 이용하여 glucose를 측정했다.
② 헤파린을 이용한 혈청에서 GOT를 측정했다.
③ EDTA-2Na을 이용한 혈장에서 칼슘을 측정했다.
④ Citric acid 염을 이용하여 침전을 측정했다.
⑤ 헤파린을 이용한 혈청에서 마그네슘을 측정했다.

09. 채혈 후 뚜껑을 닫지 않고 방치한 혈액에 대해 틀린 것은?

① pH가 알칼리로 기운다.
② 산소함량이 증가한다.
③ 이산화탄소 함량이 증가한다.
④ 혈당농도가 감소한다.
⑤ 유산(lactic acid)의 농도가 증가한다.

10. 핵산의 purine체의 최종 대사산물은?

① bilirubin ② uric acid ③ creatine ④ creatinine ⑤ amino acid

11. Cellulose acetate 막에 의한 혈청단백 전기영동법에서 albumin의 이동도가 감소하는 원인은?

ⓐ 완충액이 농축되었다.	ⓑ 전류가 증가했다.
ⓒ 시료가 황달 혈청이었다.	ⓓ 전기삼투가 큰 막으로 변하였다.

① a, b ② a, c ③ a, d ④ b, c ⑤ b, d

12. 다음 중 자유 영동법이 아닌 것은?

① 이동계면영동법(Tiselius 영동법) ② 등전점영동법 ③ 등속영동법
④ 세포영동법 ⑤ 여과지영동법

13. 다음 중 전기영동의 이동도에 영향을 미치는 것은 어느 것인가?

ⓐ 분자량	ⓑ 시료의 점도	ⓒ 전하	ⓓ 분자의 형태

① a, c, d만 ② a, b만 ③ b, c만 ④ d만 ⑤ a~d 모두

14. 원발성 간암의 진단에 사용하는 α-fetoprotein이 전기영동에서 영동되는 혈장단백질의 분획은?

① α_1-globulin ② α_2-globulin ③ β-globulin ④ γ-globulin ⑤ pre β-lipoprotein

15. K^+ 4mEq/ℓ를 mg/dℓ로 환산하면? (K^+의 분자량 : 39)

① 8.6mg/dℓ ② 10.6mg/dℓ ③ 13.6mg/dℓ ④ 15.6mg/dℓ ⑤ 17.6mg/dℓ

16. Cellulose acetate(C.A) 막 전기영동에서 가장 큰 분획과 작은 분획의 조합이 맞는 것은?

① Albumin과 α_1-globulin ② Albumin과 α_2-globulin ③ Albumin과 β-globulin
④ Albumin과 γ-globulin ⑤ β-globulin과 γ-globulin

17. Cellulose acetate 막 전기영동에서 transferrin이 영동되는 위치는?

① albumin ② α_1−globulin ③ α_2−globulin ④ β−globulin ⑤ γ−globulin

18. Hemoglobin의 저장철(Fe) 함량은?

① 약 20% ② 약 30% ③ 약50% ④ 약 70% ⑤ 99~100%

19. 전기영동에서 전기삼투현상의 영향을 받는 분획은?

① albumin ② α_1−globulin ③ α_2−globulin ④ β−globulin ⑤ γ−globulin

20. Ca 측정의 o−CPC법에서 Mg^{2+}의 영향을 제거하기 위해 이용되는 물질은?

① diacetylmonoxime ② 8−hydroxyquinoline ③ 2,4−DNPH
④ diphenyl carbazone ⑤ Diethyl amine

21. 다음 중 반응이 잘못된 것은?

① Creatine-phosphate + ADP $\xrightarrow{C.K}$ Creatine + ATP

② Uric acid $+H_2O$ $\xrightarrow{uricase}$ Allantoin + CO_2 + H_2O_2

③ Pyruvate + $NADH_2$ $\xrightarrow{LDH}$ Lactate + NAD

④ Glucose + ATP $\xrightarrow{hexokinase}$ G-6-P +ADP

⑤ Phosphoenol pyruvate + ATP $\xrightarrow{P.K}$ Pyruvate + ADP
cf) CK → creatine kinase, PK → pyruvate kinase

22. 다음 중 혈중 성분 중 가장 신속히 검사해야 할 성분은?

① glucose ② urea ③ NH_3 ④ Ca ⑤ Fe

23. 다음 중 Jaffe 반응의 특이성을 높여주기 위해 이용되는 시약은?

① urea ② cyanide ③ zeolite ④ LIoyd's 시약 ⑤ thiourea

24. 다음 성분 중 일내 변동폭이 큰 것은?

① Ca ② Fe ③ K ④ Na ⑤ Mg

25. Fe^{+++}→ Fe^{++}에 이용될 수 없는 것은?

① sod.sulite ② thioglycollic acid ③ ascorbic acid
④ hydrazine ⑤ bathophenonthroline

26. 다음 중 특이성이 가장 낮은 경우는?

① glucose — 환원성　② uric acid — Uricase　③ urea — urease
④ choline ester — choline oxidase　⑤ H_2O_2 — peroxidase

27. Bilirubin측정의 Malloy-Evelyn 법과 관계없는 시약은?

① sulfanilic acid　② HCl　③ sodium nitrate
④ methanol　⑤ caffeine

28. NaF가 유용하게 이용될 수 있는 검사는?

① protein　② glucose 측정　③ BUN 측정　④ LDH활성 측정　⑤ Ca측정

29. 280nm에서 rate assay로 어떤 물질 분석시 선택해야 할 cuvette의 재질은?

① 연질유리　② 경질유리　③ 석영　④ 플라스틱　⑤ teflon

30. 화학적 방법으로 17-KS와 17-OHCS를 측정하고자 한다. 가장 먼저 해야 할 조작은?

① 가수분해　② 추출　③ 불순물 제거　④ 용매의 증발　⑤ 검체의 희석

31. 체내의 Protein대사의 최종산물은?

① creatine　② creatinine　③ uric acid　④ urea　⑤ amino acid

32. 다음 중 혈청보다 적혈구 내에 많이 분포하고 있는 성분의 조합은?

① K-Na-Fe　② Ca-Fe-K　③ AST-ALT-CPK(creatine phosphokinase)
④ LDH-ALT-K　⑤ LDH-CPK-K

33. 혈청 CO_2로서 가장 많은 양을 차지하는 것은?

① HCO_3^-　② H_2CO_3　③ 용존 CO_2　④ CO
⑤ carbamino-bound CO_2

34. 공기와의 접촉을 차단시켜 요성분의 변화를 막는 보존제는?

① formalin　② chloroform　③ phenol　④ toluene　⑤ thymol

35. 혈색소뇨와 혈뇨를 구별하는데 가장 좋은 방법은?

① 현미경적 검사　② Benzidine법　③ Guaiac 시험
④ phenolphthalein 시험　⑤ Zwarensten법

36. 다음 원소 중 염광 광도법으로 측정이 불가능한 것은?

① Na　② K　③ Cl　④ Ca　⑤ Li

37. 다음 중 혈청 성분 중 참고치의 범위로 벗어난 것은?

① BUN : 20~35 mg/dℓ
② Glucose : 60~100 mg/dℓ
③ Creatinine : 0.8~1.0 mg/dℓ
④ Uric acid : 4.0~8.5 mg/dℓ
⑤ Cholesterol : 130~250 mg/dℓ

38. 다음 중 이당류는?

ⓐ maltose	ⓑ glucose	ⓒ xylose	ⓓ lactose	ⓔ sucrose	ⓕ galactose

① a, b, c만 ② b, c, d만 ③ d, e, f만 ④ a, c, e만 ⑤ a, d, e만

39. 다음 중 dinitrophenyl hydrazine과 결합하는 물질은?

① Aspartate ② Alanine ③ 2-Ketoglutarate
④ Glutamate ⑤ Maltose

40. LDH isoenzyme 중 심근에 가장 많이 분포하고 있는 분획은?

① LD_1 ② LD_2 ③ LD_3 ④ LD_4 ⑤ LD_5

41. 다음 중 신장의 기능이 아닌 것은?

① water balance 유지 ② acid-base의 balance 유지 ③ 해독작용
④ 대사산물의 배설 ⑤ 외래 이물질의 제거

42. Bence-Jones protein이 침전을 일으키는 온도는 다음 중 어느 것인가?

① 50~70℃ ② 80~90℃ ③ 90~100℃ ④ 20~40℃ ⑤ 100℃ 이상

43. Sulkowitch Test는 어느 물질을 정성검사하는 방법인가?

① chloride ② urea ③ glucose ④ calcium ⑤ ketone body

44. Ketone body인 β-hydroxybutyric acid를 검출하는 test는?

① Lange's test ② Rathera's test ③ Hart's test ④ Gerhardt's test ⑤ Gmelin test

45. 산화활성을 가지는 ceruloplasmin은 어떤 이온을 수송하는가?

① 구리이온 ② 마그네슘이온 ③ 염소이온 ④ 탄산이온 ⑤ 칼슘이온

46. 염소이온의 정량에서 Mohr법은 다음 어느 적정에 사용하는가?

① 중화적정 ② 침전적정 ③ 산화적정 ④ 환원적정 ⑤ Chelate 적정

47. 이온선택전극을 이용하여 측정할 수 있는 것은?

① 염소이온　② 마그네슘이온　③ 구리이온　④ 탄산이온　⑤ 망간이온

48. 마그네슘이온은 다음 어느 기기를 사용하여 측정할 수 있는가?

① 형광광도기　② 원자흡광광도기　③ 염광광도기　④ 이온선택전극　⑤ 분광광도기

49. 구리를 함유하고 있는 단백질은 전기 영동상에서 어떤 단백질 분획에서 분리할 수 있는가?

① α_1-globulin　② α_2-globulin　③ β_1-globulin　④ β_2-globulin　⑤ γ-globulin

50. 광전 비색계의 사용을 바르게 설명한 것은?

ⓐ Cutter filter는 미광을 제거하기 위해 이용한다.
ⓑ 측정파장이 340nm 일 때 glass cell을 사용한다.
ⓒ 분자흡광계수가 높을수록 감도 좋게 측정할 수 있다.
ⓓ 반치폭이 넓은 filter를 사용하면 검량선의 직선영역이 좁아진다.

① a, b만　② a, b, c만　③ a, c, d만　④ b, c, d만　⑤ a~d 모두

모의고사 2회 정답 및 해설

1. ①	2. ①	3. ②	4. ④	5. ①,⑤	6. ⑤	7. ②	8. ③	9. ③	10. ②
11. ③	12. ⑤	13. ①	14. ①	15. ④	16. ①	17. ④	18. ⑤	19. ①	20. ②
21. ⑤	22. ③	23. ④	24. ②	25. ①	26. ④	27. ⑤	28. ②	29. ③	30. ②
31. ④	32. ④	33. ①	34. ④	35. ①	36. ③	37. ①	38. ⑤	39. ③	40. ①
41. ⑤	42. ①	43. ④	44. ③	45. ①	46. ②	47. ①	48. ②	49. ②	50. ③

해설

01. Cl^- : 적정법

$2Cl^- + Hg(NO_3)_2 \rightarrow$ Mercuric diphenylcarbazone (청자색 복합체)

02.

식사후	↑	glucose, TG
	↓	무기인

04. 『K^+』 은 냉장 보존하면 상승

05. 전혈을 방치하면 무기인은 상승하고 glucose는 저하한다

06. 용혈 혈청 : K, LDH, ACP, AST↑, Bilirubin↓

08. EDTA – 측정 불가 항목 : Na, K, Ca, Cl, LDH, ALP, cholinesterase, amylase

09. 채혈 후 뚜껑 없이 실온 방치

: 산소함량↑, 이산화탄소함량↓, pH↑, 유산 농도↑, 혈당농도↓

12.
- 자유영동법
  - 저압 영동법 : 이동계면 영동법, 등전점 영동법, 등속 영동법, 세포 영동법,
  - 고압 영동법 : 모세관 영동법
- Zone영동법
  - 저압 영동법 : 여지 영동법, Cellulose acetate membrane 영동법, agarose gel 영동법 polyacrylamide gel 영동법, starch gel 영동법, column 영동법(silicu gel)
  - 고압 영동법 : 여지 영동법

14.

혈청 단백질 분석	주요 단백질
Albumin	Prealbumin, albumin
α_1–globulin	α_1–Fetoprotein, α_1–acid glycoprotein, α_1–Antitrypsin, α_1–lipoprotein
α_2–globulin	Haptoglobin, α_2–macroglobulin, ceruloplasmin
β –globulin	Hemopexin, transferrin, β –lipoprotein, fibrinogen
γ –globulin	IgG, IgA, IgM, IgD, IgE

15. Eq/ℓ = liter 당 gram 당량수

∴ mEq/ℓ = 10-3 Eg/ℓ ⇒ Eq × M.W. = g

K^+ 4mEq/ℓ ⇒ 4×39=156mg/ℓ → dℓ로 바꾼다면 156mg × 10-1/ℓ ×10-1= 15.6mg/dℓ

16. 정상인의 혈청 단백 분석

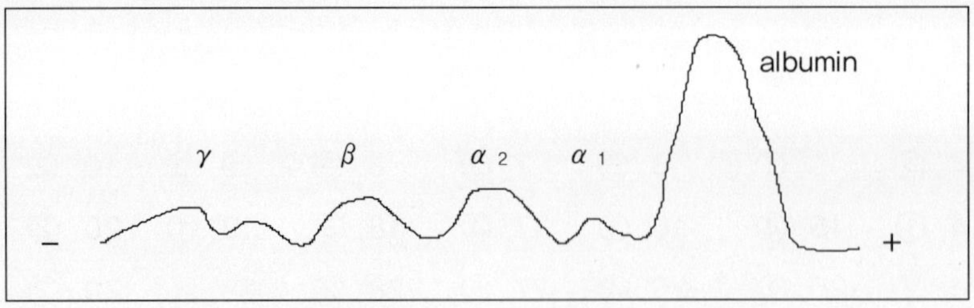

∴ 가장 큰 분획: albumin

가장 작은 분획: α_1-globulin

18. Ferritin과 hemosiderin의 형태로 간장, 비장, 골수 중에 저장되어 있고, 약 30%가 존재

19. 전기삼투 : 고체와 액체가 접했을 때 고체의 표면은 (−)로 액체는 (+)로 하전 된다. 여기에 직류 전압을 가했을 때 하전된 고체에 대해 액체가 음극 쪽으로 이동하는 것.

∴ 전기삼투 현상의 영향을 받는다는 것 → (+)극에 가장 가까운 것. (∵albumin)

24. Fe → 아침 ↑, 저녁 ↓

26. Cholinesterase가 더 특이적

27. Bilirubin 측정법 중 Malloy-Euelyn법 : Diazo 반응

- Bilirubin + Diazo 시약 → 1분 방치 → 적자색(direct azobilirubin)
- 적자색 + Methanol(반응 촉진제) → 30분 방치 → 적자색(total azobilirubin)

cf) Diazo 시약 : Sulfanilic acid + HCl

29. Cuvette(cell)

- 자외부 : 석영
- 가시부 : 320nm까지(유리), 340nm까지(플라스틱)

30. 17-KS, 17-OHCS

⇒ 순서 : 가수분해 (유리)→추출 → (mKS): 검화 → ┌ Zimmermann 반응 (17-KS) : 적자색
└ Porter-Silber : yellow

32. 적혈구내와 혈청사이의 성분차가 큰 것 (RBC 〉 혈청)

항 목	단 위	적혈구내	혈청중의 농도	혈구/혈청비
Sodium	mEq/ℓ	16.0	140.0	0.11
Potassium	mEq/ℓ	100.0	4.4	22.70
Calcium	mEq/ℓ	0.5	5.0	0.10
ACP	IU/ℓ	200	3.0	67.0
LDH	IU/ℓ	58,000	360	160
AST	IU/ℓ	31.5	0.8	40.0
ALT	IU/ℓ	1.6	0.24	6.67
Aldolase	IU/ℓ	900	3-10	150
Fe	μg/dℓ	1,600	120	96.7

34. Toluene : 24시간뇨 2~3mℓ, 화학적 검사에 이용

Formalin : 0.5mℓ/urine 100mℓ, 요당정량 이용불가, 세포학적 검사에 이용

Chloroform : 비중이 큰 층이 생김

35. · 혈색소뇨 : 소변 내 혈색소 함유된 것 (Hemoglobinuria)

→ 신장내 또는 요중에서 적혈구 용해시. (cf. Myoglobinuria : 근육병변, 근육괴사)

⇒ 원인 : 심한 용혈성 빈혈, 심한 중독증, 화상, 감염성 질환으로 인한 허약, 심한 육체적 과로, 심근경색, 근육병변, 진행성 근육질환

· 혈뇨(Hematuria) : 소변에 적혈구가 배출 되는 것.

⇒ 원인 : 선 비뇨 생식기 질환, 출혈성 요소(항응고제 투여 혈우병, 혈액응고 질환, 혈소판 질환).

예) 결석, 종양, 사구체 신염, 신우신염

37. BUN : 8(10)~20㎎/㎗, NPN : 20~35㎎/㎗

38. 단당류 – glucose, galactose, fructose, mannose, xylose, ribulose

이당류 – maltose, lactose, sucrose

40. LDH isozyme 및 조직분포

동질효소	소단위체	심장(심근)	골격근	간	혈청
LDH_1	HHHH	60	4	2	21~33
LDH_2	HHHM	30	7	6	36~46
LDH_3	HHMM	7	17	15	23~32
LDH_4	HMMM	미량	16	13	1~6
LDH_5	MMMM	미량	56	64	0~5

41. 신장의 주요기능

– 사구체 : 단백질 제외 나머지 물질 여과

– 세뇨관 근위 : 포도당, Na, 물 등 재흡수

원위 : Na 재흡수↑, K 배출 ↑ (by aldosterone)

– 산, 염기 평형조절 삼투압 유지, 수분, 전해질, 이물질 배설기능 등

42. Bence-Jones protein

– 전기 영동시 α –globulin과 β –globulin 사이에 위치하는 불완전한 globulin.

– 40~60℃에서 응고, 80~100℃에서 용해

43. Sulkowitch test : 소변내의 칼슘측정

45. Ceruloplasmin : α_2–globulin 분획에 존재하는 청색의 동(구리) 결합 단백질.

셀룰로플라스민 1분자는 구리 8분자와 결합한다.

46. 침전적정 → 침전반응 이용하여 정량

→ Halogen ion 정량

예) Mohr 법 : Cl^- 정량

→ Cl^- + 초산은 → 염화은 침전 + 크롬산칼륨(지시약) → 적갈색 침전

47. 이온 선택 전극 : pH, Na, Cl^-, Br^-, K^+, Ca^{2+}, O_2, H_2O

유리전극 고체막전극 액막전극 가스감응막전극

48. 원자 흡광법 : Ca, Ag, Sb, Cd, Bi, Pb, Mg, Mn, Ni, Zn

형광 광도법 : catecholamine, vitamin(A, B1, B2, B12 등), serotonin, estrogen, 과산화 지방질, NADH 정량

염광 광도법 : Na, K

49. 구리 함유 단백질 → ceruloplasmin → α_2–globulin

모의고사 3회

주요 평가 목표

Cholesterol측정법, Aldosterone, 신장의 수소이온 방출, 당뇨병의 종류, 신장 기능, 항응고제의 영향, 단백질 침전 시약, 용량기구, ALP특성, Lipoprotein측정, 당 측정법, 정상치에 영향을 미치는 인자, 추출기구, 등전점, 원자흡광광도계, 염광광도계, 국제단위, Pool혈청, 관리혈청과 정도관리, 검체보존, 정상치에 영향을 미치는 요인, 유리지방산 측정법, Dinitrophenlyhydrazine특성, 산 염기 평형, 유리기구

ASCPi 예상문제와 유사하거나 동일한 문제 번호

7, 8, 18, 21, 29, 32, 37, 38, 43, 49

모의고사 3회

01. Liberman-Burchard 반응 및 Kiliani 반응을 이용하여 측정하는 유기물과 그 정색을 위해 사용 하는 시약들로만 구성되어 짝지워진 것은?

① Cholesterol - 무수초산, 황산, 3염화철($FeCl_3$)
② Triglyceride(중성지방) - 염산, 무수초산, 황산
③ 인지질 - 질산, 염산, 황산
④ 유리지방산 - 질산, 염산, 3염화철
⑤ Bilirubin - 무수초산, 황산, 질산

02. Renin의 과잉분비에 의해 일어나는 aldosterone의 증후군은 어느 것인가?

ⓐ renin 분비성 종양	ⓑ renin 분비성 저혈압	ⓒ renin 분비성 고혈압
ⓓ 갑상선 기능 항진증	ⓔ 갑상선 기능 저하증	

① a, b만 ② a, c만 ③ a, d만 ④ b, d만 ⑤ b, e만

03. 신장의 세뇨관에서 수소이온이 방출되지 않을 때 일어나는 생리적 현상을 옳게 설명한 것으로만 짝지어진 것은?

ⓐ 혈중에 Cl^-이 증가한다.	ⓑ 혈중에 NH_4^+이 증가한다.
ⓒ 혈중의 pH가 산성이 된다.	ⓓ 혈중에 Na^+의 농도가 증가한다.

① a, b만 ② b, c만 ③ c, d만 ④ b, c, d만 ⑤ a~d 모두

04. 인슐린 의존성 당뇨병(type I) 합병증으로서 일어날 수 있는 질환은 다음 어느 것인가?

① 동맥경화증 ② 신장병 ③ Parkinson's disease
④ 갑상선 기능 저하증 ⑤ 대사성 acidosis

05. Kidney clearance의 계산식이 맞는 것은? (C:clearance, P:혈장중농도, V:요량, U:요중농도)

① C=PV/U ② C=UV/P ③ C=PU/V ④ C=U/PV ⑤ C=P×V×U

06. 혈장 중의 alkaline phosphatase를 측정하기 위해 혈장제조용으로 사용할 수 없는 항응고제로만 구성된 것은?

① oxalate, heparin, NaF ② oxalate, EDTA, NaF ③ oxalate, citrate, NaF
④ oxalate, heparin, citrate ⑤ heparin, citrate

07. Creatinine 측정시 혈청중의 단백질을 제거(침전)하기 위해 사용하는 시약은?

① phenol ② picric acid ③ NaOH ④ Na_2HPO_4 ⑤ H_2SO_4

08. 다음에서 옳게 설명한 것은 어느 것인가?

> ⓐ 간접형 bilirubin은 물에 녹지 않는다.
> ⓑ Bilirubin은 빛에 불안정하다.
> ⓒ 직접형 bilirubin을 측정하는데 사용하는 시약은 diazo 시약이다.
> ⓓ Gilbert병 환자의 혈중에는 간접 bilirubin이 증가한다.
> ⓔ 간세포 내부에 glucronic acid transferase가 결핍되었을 때(Griger–Najjar syndrome) 혈중에는 간접형 bilirubin이 증가한다.

① a, b, d만 ② b, c, d만 ③ c, d, e만 ④ a, b, c, d만 ⑤ a, b, c, e만

09. 혈액이나 혈청 등의 점도가 높은 용액을 오차없이 정확하게 채취할 때 사용하는 기구는?

① Serological 피펫 ② 용량 피펫 ③ Ostwald–Folin 피펫
④ Mohr 피펫 ⑤ Hole 피펫

10. 다음에서 옳게 설명한 것은?

> ⓐ 소아기 때의 혈중 alkaline phosphatase(ALP)는 증가한다.
> ⓑ ALP의 최적 pH는 8~10이다.
> ⓒ 간에 존재하는 ALP의 isozyme은 ALP_4 뿐이다.
> ⓓ ALP의 활성을 촉진시키는 cofactor는 Mg^{2+}과 Mn^{2+}이다.
> ⓔ ALP는 인산과 칼슘의 흡수와 수송을 촉진시킨다.
> ⓕ 단백질을 제거하지 않고 ALP를 측정할 때 사용하는 방법은, Grifols–Lucas법과 Kind–King법이다.
> ⓖ ALP를 측정할 때 phenol과 4–aminoantipyrin이 축합하여 생성되는 화합물은 Quinone이다.
> ⓗ 항응고제가 함유된 검체로 ALP를 측정할 때 방해물이 되는 이온은 Zn^{2+}이다.

① a, b, c, d만 ② b, c, d, e, f만 ③ c, d, e, f, g만
④ a, b, d, e, f, g, h만 ⑤ a, b, c, e, f, g, h만

11. 다음에서 옳게 설명한 것은?

> ⓐ GOT(AST)/GPT(ALT)의 보효소로 작용하는 것은 pyridoxal phosphate이다.
> ⓑ GOT(AST)를 자외부 분석법(UV법)으로 측정할 때 혈청중의 pyruvic acid는 방해물이 될 수 있다.
> ⓒ GOT 및 GPT의 측정시 NADH의 감소를 측정하는 파장은 340nm이다.
> ⓓ 급성간염 초기의 혈중에는 GOTm이 GPT보다 증가한다.
> ⓔ GOTs는 간/담도계 질환 및 심근경색 등의 위독성을 진단하는데 이용된다.
> ⓕ GPT가 기질로 하는 화합물은 aspartate와 α–ketoglutarate 이다.

① a, b, c, d만 ② a, c, d, e만 ③ b, d, e, f만
④ d, e, f만 ⑤ a, b, c, d, e, f 모두

12. 다음에서 옳게 설명한 것은?

> ⓐ α-amylase는 Cl^-에 의해 활성이 촉진된다.
> ⓑ Amylase는 Ca^{2+}을 가지고 있다.
> ⓒ Tartaric acid는 전립선 유래의 acid phosphatase의 활성을 선택적으로 저해한다.
> ⓓ Formaldehyde는 적혈구 유래의 acid phosphatase의 활성을 선택적으로 저해한다.

① a, b, c만 ② b, c, d만 ③ a, c, d만 ④ a~d 모두 ⑤ a, d만

13. 다음에서 옳게 설명한 것은?

> ⓐ 혈중에 중성지방(triglycerides)이 감소할 때 β-lipoprotein 결핍증, addison병, Basedow병, 간경변증, 심부전증 및 갑상선기능항진증을 의심할 수 있다.
> ⓑ Triglyceride를 검화하는데 필요한 시약은 KOH와 NaOH이다.
> ⓒ Glycerol을 formaldehyde로 산화시키는 화학물질은 $HIO_4/NaIO_4$이다.
> ⓓ Triglyceride를 glycerol dehydrogenase법으로 측정할 때 환원형의 NADH를 340nm에서 측정한다.

① a, b만 ② b, c만 ③ c, d만 ④ b, c, d만 ⑤ a~d 모두

14. HDL-cholesterol을 측정할 때 LDL 및 VLDL을 침전시킬 목적으로 사용하는 시약은?

① 인텅스텐/염화마그네슘 ② 헤파린/염화칼슘 ③ dextran/황산
④ 인텅스텐/염화칼슘 ⑤ 피크린산/염산

15. 혈청 glucose를 glucose oxidase와 작용시켜 측정할 때의 파장은?

① 500nm ② 540nm ③ 600nm ④ 430nm ⑤ 340nm

16. Somogyi-Nelson법에 대해 옳게 설명한 것은?

> ⓐ 당의 환원력을 이용하여 혈청당을 측정하는 법이다.
> ⓑ 단백질을 제거할 필요가 있다.
> ⓒ 단백질을 제거할 필요가 없다.
> ⓓ 단백질을 제거하는 시약은 $ZnSO_4/Ba(OH)_2$이다.
> ⓔ 중성지방을 측정하는 방법이다.

① a, b, c만 ② a, b, d만 ③ b, c, d만 ④ c, d, e만 ⑤ a~e 모두

17. 다음에서 옳게 설명한 것은?

> ⓐ 혈청의 철은 일내(日內)변동이 일어난다.
> ⓑ 비색법에 의한 혈청철 측정의 발색제로서 bathophenanthroline, ferrozine 등이 사용된다.
> ⓒ 사용하는 기구류에 있을 수도 있는 철을 제거하기 위하여 4N HCl을 사용한다.
> ⓓ 3가철의 환원제로서 ascorbic acid, thioglycollic acid, hydrazine 등을 사용한다.

① a, b만 ② b, c만 ③ c, d만 ④ b, c, d만 ⑤ a~d 모두

18. 간기능 검사항목이 아닌 것은?

① GOT(AST)　② ALP　③ ɣ-GTP　④ Amylase　⑤ LDH

19. 고형분에서 유기물질을 추출할 때 사용하는 기구는?

① soxhlet　② evaporator　③ esparator　④ vacuum evaporator　⑤ distillator

20. 등전점 pH가 5.8~7.3인 ɣ-globulin 중 IgG를 pH 8.6의 완충용액에서 전기영동으로 분리할 때 옳게 설명한 것은?

> ⓐ IgG의 아미노산 중 아미노기(-NH_2)가 (+)극으로 하전(charged)되기 때문에 전기장에서 (-)극으로 이동한다.
> ⓑ IgG의 아미노산 중 카르복실기(-COOH)는 (-)극으로 하전(charged)되기 때문에 전기장에서 (+)극으로 이동한다.
> ⓒ IgG의 아미노산 중 아미노기(-NH_2)가 (-)극으로 하전(charged)되기 때문에 전기장에서 (+)극으로 이동한다.
> ⓓ IgG를 염색할 때는 periodic acid Schiff's reagent(PAS)를 사용한다.

① a, b만　② a, c만　③ a, d만　④ b, c만　⑤ b, d만

21. Hollow cathode lamp를 이용하는 분석기구는?

① 분광광도계　② 염광광도계　③ 탁도계　④ 형광광도계　⑤ 원자흡광광도계

22. 다음에서 옳게 설명한 것은?

> ⓐ 광전광도계의 시료용기는 석영 cuvet이다.
> ⓑ 단색광에 가까운 빛을 얻을 수 있는 장치는 간섭필터이다.
> ⓒ 광도법(photometry) 중 광원(light source)을 필요로 하지 않는 분석법은 염광광도법이다.
> ⓓ 임상화학에서 catecholamine, cortisol 등을 측정할 때는 형광광도계를 이용하여 측정한다.
> ⓔ 염광광도법으로 K^+을 측정할 때 K^+의 불꽃반응의 색은 자색이다.

① a, b만　② b, c, d만　③ c, d, e만　④ d, e만　⑤ a, b, c, d, e 모두

23. 염광광도계를 사용하여 파장 383nm에서 측정하는 물질은?

① Mg　② Na　③ K　④ Ca　⑤ Li

24. 다음 국제단위를 연결한 것 중 틀린 것은 어느 것인가?

① 중량 — Kg　② 길이 — m　③ 시간 — s　④ 농도 — N　⑤ 전류 — A

25. Pool 혈청에 대하여 틀리게 설명한 것은 어느 것인가?

① 정도관리용의 혈청으로 이용된다.
② 검사실에서 쉽게 제조할 수 있다.
③ Pool 혈청을 제조할 때 냉동보존기간이 짧을수록 안정하다.
④ 항목에 따라 이용할 수 있는 기간이 다르다.
⑤ 검사종료 후 남은 혈청을 이용한 것이다.

26. 다음 중 관리 혈청을 이용하지 않는 정도관리법은 어느 것인가?

ⓐ X-R 관리도 ⓑ 누화법 ⓒ 쌍치법 ⓓ number-plus법 ⓔ 정상자 평균치법

① a, b만 ② a, e만 ③ b, c만 ④ c, d만 ⑤ d, e만

27. 혈청의 X-성분을 정량하기 위해 정확히 혈청 500㎕에 물 500㎕를 가하여 4.0ml의 정색액을 가지고 비색분석하면 된다고 했을 경우 다음 중 옳은 것은 어느 것인가?

ⓐ 물 5㎕를 더 채취해버렸을 경우 약 1%의 낮은 값이 나온다. ⓑ 혈청 5㎕를 더 채취해버렸을 경우 약 1%의 높은 값으로 나온다. ⓒ 물 5㎕를 더 채취해버렸을 경우 약 0.1%의 오차에 그친다.

① a만 ② b만 ③ a, c만 ④ b, c만 ⑤ a, b, c만

28. 혈당치를 상승시키는 호르몬은 어느 것인가?

ⓐ epinephrine(adrenaline) ⓑ glucagon ⓒ insulin ⓓ aldosterone

① a, b만 ② a, c만 ③ a, d만 ④ a, c, d만 ⑤ c, d만

29. 전이효소(transferase)에 속하는 것은 어느 것인가?

ⓐ glucokinase ⓑ phosphorylase ⓒ enolase ⓓ phosphatase

① a, b만 ② a, c만 ③ a, d만 ④ c, d만 ⑤ b, d만

30. 칼슘이온(Ca^{2+})의 25mg/dℓ을 mEq/ℓ로 나타내면 다음 어디에 해당하는가? (단, 칼슘의 원자량은 40이다.)

① 10.0 mEq/ℓ ② 12.5 mEq/ℓ ③ 15.0 mEq/ℓ
④ 17.5 mEq/ℓ ⑤ 25.0 mEq/ℓ

31. Whole blood를 오랜 시간동안 실온에 방치하여 혈청을 분리할 때의 문제점에 대해 틀린 것은?

① 무기인의 상승이 일어난다. ② Glucose의 농도는 변하지 않는다.
③ Latic acid 및 Pyruvic acid의 상승이 일어난다.
④ pH의 증가현상이 일어난다. ⑤ Na^+은 감소하고 K^+은 증가한다.

32. 다음 항응고제에 대해 틀리게 설명한 것은 어느 것인가?

① 혈청중의 Na, K, Cl, Ca 등을 측정하고자 할 때 항응고제로서 oxalate, citrate, EDTA 등을 사용 못한다.
② 항응고제 citrate, EDTA가 함유된 혈청으로 amylase를 측정할 수 있다.
③ 항응고제 NaF는 요소질소 측정에 부적합하다.
④ Heparin은 lipase 측정에 부적합하다.
⑤ EDTA가 함유된 혈청으로 Ca을 측정 못한다.

33. 단백질을 제거(제단백)하지 않고 측정하는 방법만으로 grouping된 것은?

ⓐ Bodansky/Sinowara법	ⓑ King-Amstrong법	ⓒ Kind-King법
ⓓ Grifols-Lucas법	ⓔ Moss-King법	

① a, b만 ② c, d만 ③ d, e만 ④ a, b, c만
⑤ c, d, e만 ⑥ a~e 모두

34. 단백질을 제거(제단백)하는데 사용하는 시약이 아닌 것은?

① trichloroacetic acid ② picric acid ③ tungstate(Na_2WO_4)
④ perchloric acid ⑤ $MgSO_4$

35. 등전점에서 단백질을 제거하는 방법이 아닌 것은?

ⓐ 삼염화 초산법	ⓑ Folin-Wu법	ⓒ Somogyi법	ⓓ 피크린산법

① a, b만 ② b, c만 ③ a, c, d만 ④ d만 ⑤ a~d 모두

36. 인체 내 Na^+에 대해 틀리게 기술한 것은?

① 성인남자의 체내에는 약 100g이다.
② 세포외액의 삼투압을 조절한다.
③ 체내에서의 Na^+ 양은 aldosterone에 의해 영향을 받는다.
④ 세포외액의 pH의 조절에 관여한다.
⑤ 혈장중의 농도는 90~100mEq/ℓ이다.

37. o-cresophthalein complexone(o-CPC)법으로 혈청칼슘을 측정할 경우 Mg^{2+}의 영향을 제거하기 위해 사용하는 것은 어느 것인가?

① 8-hydroxyquinoline ② glutathione ③ EDTA ④ Heparin

38. 다음에서 옳게 기술한 것은 어느 것인가?

ⓐ Transferrin의 철은 3가이다.
ⓑ 불포화 철결합능(UIBC)는 총철결합능치(TIBC)와 혈청철치와의 차이이다.
ⓒ 급성간염환자의 혈청에는 철의 양이 저하한다.
ⓓ Transferrin과 철의 결합은 pH 5 이하의 경우에 강하다
ⓔ 철결핍성 빈혈에서는 불포화 결합능치(UIBC)가 높게 된다.

① a, b, c만 ② a, b, e만 ③ a, d, e만 ④ b, c, d만 ⑤ c, d, e만

39. 건강한 남자의 혈청 무기인을 측정했더니, 어느 정도 높은 치를 나타냈다. 그 원인을 가장 잘 설명한 것은?

① 식후에 채혈했다.
② 격심한 운동 후 채혈했다.
③ 헤파린이 들어있는 채혈관을 이용했다.
④ Whole blood를 하룻밤 실온에 방치한 뒤 원심 분리했다.
⑤ 약간의 용혈이 일어난 혈청을 사용했다.

40. 당의 환원력을 이용하여 혈청당을 측정하는 Somogyi-Nelson법에서 단백질 제거에 사용하는 시약은 다음 중 어느 것인가?

① $ZnSO_4/NaOH$ ② Na_2WO/H_2SO_4 ③$CuOH/CH_2O$
④ $ZnSO_4/Na_2WO_4$ ⑤ $Na_2WO_4/NaOH$

41. 중성지방질 측정에서 글리세롤 산화에 이용되는 것은 어느 것인가?

① 과산화수소 ② 메타과요오드산염 ③ 과망간산칼륨 ④ 규산

42. Lieberman-Burchard 반응에 필요한 시약은?

ⓐ 황산 ⓑ 무수초산 ⓒ 염산 ⓓ 인산

① a, b만 ② a, c만 ③ a, d만 ④ b, c만 ⑤ c, d만

43. 유리형 콜레스테롤을 측정할 때 필요한 효소는 다음 어느 것인가?

ⓐ cholesterol oxidase ⓑ catalase ⓒ peroxidase ⓓ glycerol kinase

① a, b만 ② a, c만 ③ a, d만 ④ b, c만 ⑤ c, d만

44. 유리지방산 측정에서 지방산과 착염을 형성하는 구리금속의 착염 발색제 및 그 흡수파장이 옳게 연결된 것은 어느 것인가?

ⓐ dithiocarbamate / 440nm	ⓑ neocuproine / 450nm
ⓒ bathocuproine / 480nm	ⓓ diphenylcarbazide / 530nm

① a, b만 ② a, c만 ③ a, d만 ④ a, b, e만 ⑤ a~d 모두

45. GOT(AST)의 기질은 다음 어느 것인가?

ⓐ aspartate ⓑ α-ketoglutarate ⓒ oxaloacetate ⓓ glutamate

① a, b만 ② b, c만 ③ c, d만 ④ a, d만 ⑤ a, c만

46. 심근 경색 등 세포의 파괴와 괴사를 동반하는 질환의 위독성을 판정할 때 어떤 것을 측정하는가?(정답 2개)

① GOTm ② GOTs ③ GPT ④ ALP ⑤ LDH

47. Reitman-Frankel법에서 사용하는 2,4-dinitrophenylhydrazine은 어떠한 화합물의 확인에 이용하는가?

① carbonyl 화합물 ② carboxyl 화합물
③ dydrozone 화합물 ④ aldehyde 화합물

48. 생체 시료의 흡수파장을 바르게 설명한 것은 어느 것인가?

ⓐ 혈청 시료의 289nm의 흡광은 단백질에 의한 것이 많은 영향을 끼친다.
ⓑ Bilirubin의 diazo반응은 540nm에서 비색측정한다.
ⓒ Thymol 혼탁반응은 660nm에서 비색측정한다.
ⓓ Glucose의 산화에 의해 생성된 Quinone은 500nm에서 비색측정한다.
ⓔ 헤모글로빈은 300nm 부근에서 흡수된다.

① a, b만 ② a, b, c만 ③ a, c, d만 ④ a, b, c, d만 ⑤ a~e 모두

49. Creatinine의 측정 때 혈청중의 단백질을 제거(침전)하기 위해 사용하는 시약은?

① Phenol ② Picric acid ③ NaOH ④ Na_2HPO_4 ⑤ H_2SO_4

50. 다음에서 신장의 산염기 평형 유지기구에 있어서 혈중 K^+과 Na^+에 대해 옳게 설명한 것은?

ⓐ 세뇨관 세포에서 K^+이 혈중으로 나간다.
ⓑ Na^+은 Na^+/K^+-ATPase에 의해 교환된다.
ⓒ Na^+은 HCO_3^-와 결합하여 $NaHCO_3$로 중화된다.
ⓓ Na^+은 H^+과 단순확산에 의한 exchange 작용으로 사구체에서 세뇨관 세포 중으로 유입된다.

① a, b만 ② b, c만 ③ a, b, c만 ④ b, c, d만 ⑤ a~d 모두

모의고사 3회 정답 및 해설

1. ①	2. ②	3. ⑤	4. ①	5. ②	6. ①	7. ②	8. ⑤	9. ③	10. ④
11. ⑤	12. ④	13. ⑤	14. ①	15. ①	16. ②	17. ⑤	18. ④	19. ①	20. ⑤
21. ⑤	22. ⑤	23. ①	24. ④	25. ③	26. ⑤	27. ④	28. ①	29. ①	30. ②
31. ②	32. ②	33. ②	34. ②	35. ⑤	36. ⑤	37. ④	38. ⑤	39. ①	40. ②
41. ④	42. ①	43. ②	44. ⑤	45. ②	46. ①,⑤	47. ①	48. ④	49. ②	50. ④

해설

01. Cholesterol 측정법
① Liberman–Burchard 반응 : Cholesterol + (acetic acid, acetic anhydride) / H_2SO_4 → 청록색
② Killiani 반응 : Acetone alcohol을 이용한 추출액 → 건조 + (acetic acid, $FeCl_3$) / H_2SO_4 → 적색
③ Enzyme 법

03. 신장 세뇨관 : Cl^- ↔ H^+ → 수소 이온 방출되지 않을 때
: Cl^-, Na^+ 농도 증가 → 혈중 pH 산성

04. 인슐린 의존성 당뇨병(type I) 합병증 → 동맥 관련 질환, 갑상선 기능 항진증

06. ALP 측정불가 항응고제
: Oxalate(Na, K, NH_4염), EDTA(Na, K염), Fluoride 염(Na염 ex. NaF) ⇒ 효소활성 저해
∴ Heparin, Citrate 가능

07. Creatinine 측정법
– Jaffe법 : Creatinine + alkaline picrate(picric acid) → 혈청 중 단백질 침전

08.

직접 Bilirubin	간접 Bilirubin
수용성	지용성
Conjugated Bilirubin (glucuronic acid와 결합)	Unconjugated Bilirubin (albumin과 결합, free bilirubin)
간이후	
Diazo 시약 이용 측정시 유기용매 필요 없음 사구체 통과	Gilbert병 환자에서 증가 Glucuronic acid transferase 결핍시 증가 사구체 통과 안함 신생아 신경계 저해, 유기용매 필요

09. Ostwald-Folin pipette : 점도 높은 용액 정확하게 채취시

Serological pipette : 선단까지 눈금 ┐
Mohr pipette : 원통 부위 눈금 ┘ → Mass piptte

용량 pipette : 정확도, 정밀도 ↑

Hole pipette : 소량

10. ALP : ┌ 소아기 때 혈중농도는 성인의 2배
└ isozyme : ALP, ALP_2 : 간
ALP_3 : 골
ALP_4 : 태반
ALP_5 : 소장
ALP_3 : Ig과 결합
→ 총 6개의 isozyme

11. GOTm → 간/담도계 질환, 심근경색.
GOT 기질 : aspartate, α -ketoglutarate.

13. TG 측정과정(비색법)
: 추출(chloroform, isopropanol)
↓
방해물제거 Zeolite, silicic acid → 인지질
↓ $CuSO_4$, $CaCOH_2$ → glucose
검화(KOH)
↓
산화($NaIO_4$)
↓
발색

14. HDL-cholesterol 측정시 LDL 및 VLDL 침전시약
- Heparin / Mn^{2+}
- Heparin / Mg^{2+}
- Dextran / 황산 / 칼슘
- 인텅스텐산 / 마그네슘

16. Somogyi-Nelson법 : 동 환원법을 이용하여 당 측정(그외 : Folin-Wu, Neocuproine 법) 제단백 필요($ZnSO_4$, $Ba(OH)_2$)

17. 혈청철 - 일내변동 : 아침 ↑, 밤 ↓
- 성별 : 여 ↑, 남 ↓
: 비색법 이용하여 측정 : 혈청철 유리 → TCA 제단백 → 환원제 → 발색

18. Amylase - 췌장기능검사(급성 췌장염)

19. Evaporator : 물질 건조, 보관 distillator : 증류기

20. IgG 중 - COOH(carboxyl group) : (-)극으로 하전 → (+)극으로 이동

21. 탁도계 → 광원 상관없음
분광 광도계 → 중수소 방전관, 수은 램프
염광 광도계 → 광원 이용하지 않고 propane gas 이용
형광 광도계 → 수은 램프, xenon 램프

22. Cuvette – 자외부 : 석영
가시부 : 유리, 플라스틱
간섭필터 – 미광 제거 목적
형광 광도계 – 파장 2개, hormone 측정

23. 염광 광도계 측정 파장
: Mg – 383nm, Na – 589nm(노랑), K – 767nm(재색), Ca – 620nm, Li – 670nm

24. N – normal 농도, M – mole 농도

25. 풀 혈청 : 2~3개월간 보존 가능, 동결 + 용해 → 여과 → 사용

26. 관리 혈청을 이용하지 않은 정도 관리법
→ 내부정도관리 : number-plus법, 정상자 평균치법, 반복 측정법, 도수분포곡선법

27. 정색액 4.0ml → 400ml
500/4500 × = 0.111
500/4505 × = 0.112
505/4500 × = 0.109
(0.112–0.111)/0.111 = 0.9% ≒ 1%
(0.1109–0.111)/0.111 = –0.1%

28. Insulin – 혈당치 저하
Aldosterone – Na^+ 재흡수

29. Enolase – 부가효소 / Phosphatase – 가수분해효소

33. 제단백법의 일반적 원리
– 음이온 침전법 ex) Folin–Wu법, TCA법, Perchloric acid, Metaphosphoric acid
– 양이온 침전법 ex) Somogyi법

36. Sodium ion(Na^+) – 보통 성인의 체내 감량 : 85g (35g : 세포외액), 1일 섭취량 : 3g
여과량의 99.4%(70%근위세뇨관, 나머지 원위세뇨관)가 능동수송에 의해 재흡수.
Aldosterone – 모든 세포막에서 Na^+, K^+ 교환 촉진(Na^+ 흡수, K^+ 배설)
Na^+–K^+ pump →16/140 으로 적혈구/혈장 사이의 농도구배 일정.
혈중 농도 140.0 mEq/ℓ

37. Ca^{2+} → 비색법 중 o–Cresophthalein Complexone(o–CPC)법
Ca^{2+} + o–CPC → Ca^{2+} — o–CPC(적색)
8–hydroxyquinoline → 공존하는 Mg^{2+} 제거

38. 철 대사
: 식사 → 혈액내 흡수(Fe^{2+}) → 장점막내(Fe^{3+}) → 혈액 중(Fe^{3+} + transferrin) → 각 기관
· 총 철 결합능 ↑ 철 결핍성 빈혈, 급성 간염, 혈색소증, 진성 다혈증, 만성 출혈성 빈혈
· 2~4mg의 철 + transferrin(β –globulin)
: transferrin 100mg → 철 120μg과 결합

42. Liberman–Burchard 반응 : total cholesterol 측정
– Total cholesterol + (acetic acid, acetic anhydride) / H_2SO_4 : Blue → green

모의고사 4회

주요 평가 목표

Renin, 갑상선호르몬, 분광(광전)광도계, 무기인 정량, 항응고제(EDTA), TG 합성계, Insulin, ALP, 신장의 기능, Cholesterol측정법, Bilirubin, Creatinine측정법, TG측정법, 전해질농도, 기아때의 생리현상, 혈압상승기전, 부신피질호르몬, Urea, GOT(AST), TCA cycle, 산 염기 평형기구, 무기물질 기능, Glucose의 특성, 효소의 활성인자, 대사성 Acidosis

ASCPi 예상문제와 유사하거나 동일한 문제 번호

18, 20, 21, 31, 32

모의고사 4회

01. 칼슘 5mEq/ℓ를 mg/dℓ로 표현하면? (단, 칼슘의 분자량은 40)

① 2.5mg/dℓ ② 5mg/dℓ ③ 8mg/dℓ ④ 10mg/dℓ ⑤ 20mg/dℓ

02. 지방조직으로부터 지방산의 방출을 증가시키는 호르몬은?

ⓐ ACTH	ⓑ Insulin	ⓒ Adrenaline	ⓓ Aldosterone

① a, b만 ② a, c만 ③ a, d만 ④ b, c만 ⑤ c, d만

03. Renin에 대해 틀리게 설명한 것은?

① Kidney에서 생성되는 호르몬이다.
② 혈압을 상승시킨다.
③ 단백질로 구성되어 있지 않다.
④ Angiotensin I을 방출시킨다.

04. 갑상선 호르몬(T3, T4)의 혈중 과잉증에 의한 질환은?

① 갑상선 기능 저하증
② 갑상선 기능 항진증
③ 당뇨병
④ 혈중 TG의 증가
⑤ Tetany증

05. 투과율 50%를 흡광도로 표시하면? (단, log5 = 0.6990)

① 0.301 ② 0.602 ③ 0.609 ④ 1.301 ⑤ 1.602

06. 어떤 물질 X가 500nm에서 녹색으로 흡수되었을 때 이것의 반사되는 빛은?

① 적색 ② 청색 ③ 노란색 ④ 녹색 ⑤ 자색

07. 다음 혈청 성분 중 식후 1시간 후에 그 혈청의 측정치가 증가하는 것은 어느 것인가?

ⓐ TG	ⓑ FFA	ⓒ Phosphate	ⓓ Cholesterol

① a, b만 ② a, c만 ③ a, d만 ④ b, c만 ⑤ a, b, c만

08. 다음 중 잘못 기술된 것 하나만 골라라.

① 혈청중의 cholesterol은 ester형이 대부분을 차지한다.
② 절식 때 혈중의 lipoprotein이 증가하면 간장, 신장의 장해를 의심할 수 있다.
③ 절식 때 혈중의 TG가 감소하면 지방간의 장해를 의심할 수 있다.
④ 혈중의 칼슘은 전부 이온으로 존재한다.
⑤ Alkaline phosphatase는 마그네슘, 코발트에 의해 촉진한다.

09. 무기인의 비색정량에 molybdenum을 사용했을 때 나타나는 색은?

① 자색　② 청색　③ 녹색　④ 황색　⑤ 적색

10. 항응고제로서 EDTA를 이용한 혈장에서는 정량검사가 적당하지 않은 항목은?

ⓐ glucose　ⓑ 요소　ⓒ 칼슘　ⓓ alkaline phosphatase

① a, b만　② a, c만　③ a, d만　④ b, c만　⑤ c, d만

11. 다음은 TG의 합성계를 나타낸다. ( )안에 적당한 물질은?

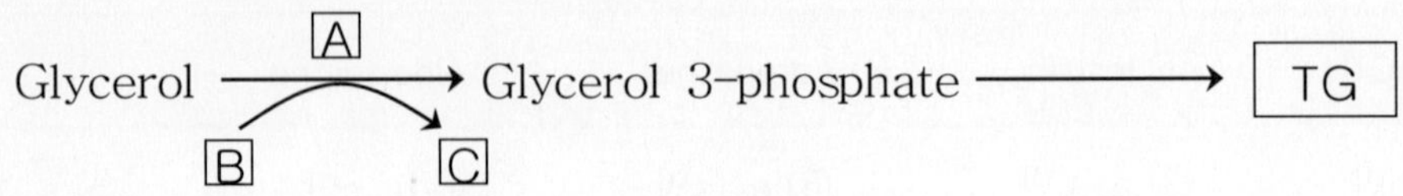

	(a)	(b)	(c)
①	Glycerol kinase	ATP	ADP
②	Lipase	ATP	ADP
③	Alkaline phosphatase	ATP	ADP
④	Lipase	ADP	ATP

12. Insulin의 분비를 촉진시키는 물질이 아닌 것은?

① 칼슘이온　② 마그네슘이온　③ 염소이온　④ cyclic-AMP　⑤ ketone body

13. 다음에서 바르게 표현한 것은?

① 인슐린의 분비에 의해 혈당은 상승한다.
② 갑상선기능저하증에서 혈당이 상승한다.
③ 갑상선기능항진증에서 혈당이 상승한다.
④ 혈당은 일반적으로 fructose를 가리킨다.
⑤ Adrenaline의 분비에 의해 혈당은 저하한다.

14. 다음 중 옳게 설명하지 않은 것은?

① Alkaline phosphatase의 측정방법 중 Kind-King법은 제단백을 필요로 한다.
② Alkaline phosphatase의 정색반응에서 적색을 나타내는 것은 Quinone이다.
③ Quinone의 흡수파장은 500nm 또는 570(580)nm이다.
④ Alkaline phosphate를 Bessey-Lowry법으로 측정하고자 할 때 405nm에서 흡수되는 물질은 4-nitrophenol이다.

15. 신장의 nephron 중 glucose와 amino acid의 재흡수가 일어나는 부위는?

① 사구체　② 근위세뇨관　③ 원위세뇨관　④ 집합관　⑤ Henle loop

16. 신장의 Na^+과 K^+의 유출을 조절하는 호르몬은?

① aldosterone ② adrenaline ③ antidiuretic hormone ④ vitamin D

17. 다음 중 Cholesterol의 측정법으로만 조합된 것은?

ⓐ Liberman-Burchard법 ⓑ Zak-Henly법(Killani법) ⓒ Digitonin법 ⓓ Fletcher법 ⓔ Van Handel법

① a, b, c만 ② a, b, d만 ③ c, d, e만 ④ a, d, e만 ⑤ a, c, d만

18. 다음에서 옳지 않게 설명한 것은?

① 간접형 bilirubin은 물에 녹지 않는다.
② 직접형 bilirubin은 glucuronic acid와 결합한다.
③ 직접형 bilirubin은 albumin과 결합되어 있다.
④ Bilirubin은 노화된 적혈구의 파괴에 의해 생긴 적혈구에서 생긴다.

19. 다음에서 빛에 불안정한 것은?

① bilirubin ② 단백질 ③ 칼슘 ④ 총콜레스테롤

20. 간세포 내부에 glucuronic acid(glucuronyl) transferase의 결핍에 의한 질환이 발생했을 때 혈중에는 무엇이 증가하는가?

① 직접형 bilirubin ② Bilirubin-diglucuronide
③ 간접형 bilirubin ④ 담즙

21. Gilbert 병에 대해 틀리게 설명한 것은?

ⓐ 직접 bilirubin의 혈중증가 ⓑ 간접 bilirubin의 혈중증가 ⓒ 요(urine) 중에 bilirubin이 검출되지 않는다. ⓓ 간세포 내부에 유리(free)형의 bilirubin이 증가

① a, b만 ② a, c만 ③ a, d만 ④ b, c만 ⑤ c, d만

22. 직접형 bilirubin을 측정하는데 사용하는 시약은?

① Schiff's reagent ② Diazo reagent
③ Jaffe 시약 ④ 염화나트륨

23. Creatinine을 발색시약으로 정색하여 정량할 때 spectrophotometer의 최적파장은?

① 340nm ② 630nm ③ 520nm ④ 430nm ⑤ 280nm

24. 다음 화학식에서 □속의 적당한 효소는?

$$\text{Glycerol 3-phosphate} \xrightarrow[\square]{O_2} H_2O_2$$

① reductase ② oxidase ③ lipase ④ kinase ⑤ phosphatase

25. 혈중지방(triglyceride)의 측정에 사용되는 발색제는?

① phenol ② Jaffe 시약 ③ 페닐알라닌 ④ Diazo 시약

26. 전해질의 농도조절에 관여하는 무기물질이 아닌 것은?

ⓐ Na^+	ⓑ K^+	ⓒ Cl^-	ⓓ Fe^{2+}	ⓔ Co^{2+}

① a, b만 ② a, c만 ③ c, d만 ④ d, e만

27. 혈중의 pH를 조절하는 무기물질은?

① Cl^- ② Ca^{2+} ③ Mg^{2+} ④ Co^{2+}

28. 기아(fasting)때 cholesterol의 합성이 저하됨으로써 일어나는 생리현상이 아닌 것은?

① Mevalonic acid 생성감소 ② HMG-CoA 축적
③ Ketone body 생성증가 ④ HMG-CoA reductase의 합성촉진

29. 7α-hydroxylase의 활성이 제한된 결과 일어나는 병리현상은?

① 담석이 일어난다.
② 담즙산의 합성이 촉진된다.
③ Chenodeoxycholic acid 합성이 촉진된다.
④ Ketone body의 생성이 증가한다.

30. 다음에서 틀리게 기술한 것은?

ⓐ 혈중 aldosterone이 감소하면 혈압이 높아진다.
ⓑ 혈중 angiotensin의 증가에 의해 저혈압이 된다.
ⓒ Renin은 angiotensinogen을 angiotensin I으로 변화시킨다.
ⓓ 혈중[Na^+]이 높아지면 renin의 생성이 증가한다.

① a, b만 ② a, c만 ③ a, b, d만 ④ b, c, d만 ⑤ a, c, d만

31. Cortisol의 기능에 대해 틀리게 설명한 것은?

① 혈중의 glucose의 농도를 증가시킨다. ② Glucose로부터 지방합성을 저해한다.
③ 단백질의 합성을 촉진한다. ④ 당신생(gluconeogenesis)을 촉진한다.

32. Urea에 대해 틀리게 기술한 것은?

① 비단백 질소화합물이다.
② 악성종양, 췌장괴사, 갑상선 항진증일 때 혈청 urea의 농도가 감소한다.
③ 혈청 urea의 농도 측정은 악화된 신장장해의 진단에 사용한다.
④ Urea clearance는 75ml/min이다

33. 다음 cycle을 보고 아래 물음에 답하라.

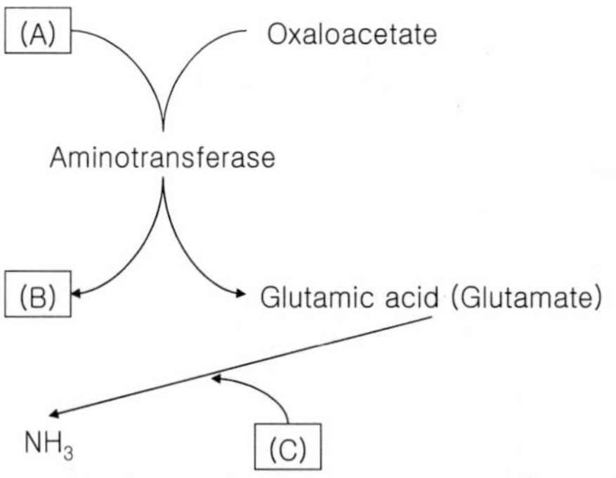

(1) A, B, C에 가장 적당한 물질/효소는?

번호	A	B	C
①	aspartate	α-ketoglutaric acid	glutamate dehydrogenase
②	aspartate	pyruvate	pyruvate kinase
③	aspartate	alanine	nNAD-kinase
④	pyruvate	alanine	glutamate dehydrogenase

(2) 위 cycle에 관여하는 효소는?

① GOT ② GPT ③ LDH ④ γ-GTP

(3) 위 cycle에 관여하는 효소가 혈중에 증가하면 어떤 질환을 의심할 수 있는가?

① a, b ② b, c ③ c, d ④ a, d ⑤ b, d

(4) 위 cycle에서 TCA cycle로 들어가는 것은?

① oxaloacetate ② glutamic acid ③ NH_3 ④ pyruvate

34. 다음에서 신장의 산·염기 평형 유지기구에 있어서 혈중 K^+과 Na^+에 대해 틀리게 설명한 것은?

① 세뇨관 세포에서 K^+이 혈중으로 나간다.
② Na^+은 Na^+/K^+-ATPase에 의해 교환된다.
③ Na^+은 HCO_3^-와 결합하여 $NaHCO_3$로 중화된다.
④ Na^+은 H^+과 단순확산에 의한 exchange 작용으로 사구체에서 세뇨관 세포내로 유입된다.

35. 부신피질 hormone합성에 관여하는 hydroxylase의 존재 부위는?

ⓐ mitochondria	ⓑ smooth ER	ⓒ membrane	ⓓ Golgi body	ⓔ nucleus

① a, b만 ② b, c만 ③ c, d만 ④ d, e만 ⑤ a, c만

36. 결핍되었을 때 갑상선 종양이 일어나는 무기물질은?

① Zn^{2+} ② I^- ③ Cr^{3+} ④ Ca^{2+} ⑤ Cl^-

37. 다음 원소 중 인체에 가장 많이 함유되어있는 것은?

① 칼륨 ② 나트륨 ③ 칼슘 ④ 마그네슘 ⑤ 철

38. 해당계 효소를 가장 많이 함유하고 있는 세포의 소기관은?

① 세포막 ② 세포질 ③ 소포체 ④ 미토콘드리아 ⑤ 핵

39. 다음 장기(臟器) 중 무기성분의 함량이 가장 많은 것은?

① 골격근(骨格筋) ② 골(骨) ③ 간장 ④ 뇌 ⑤ 피부

40. 다음 인체에 함유되어 있는 원소 중 양(量)이 가장 적은 것은?

① 마그네슘 ② 칼슘 ③ 인 ④ 유황 ⑤ 질소

41. Glucose에 대해서 잘못 설명한 것은?

① 수용액은 광학활성을 가진다.
② Ninhydrin 반응 양성이다.
③ Nylander법 양성이다.
④ Ethanol에 녹지 않는다.
⑤ Phenylhydrazine과 반응하여 osazone을 생성시킨다.

42. 다음 시약을 이용하는 혈당의 정량법 중 그 실시 원리에 glucose의 환원성을 이용하지 않는 것은?

① Cu염 ② picric acid ③ dinitrophthalic acid
④ calcium ferricyanide ⑤ anthron

43. 당질(糖質)의 정성/정량에 이용되는 정색반응은?

ⓐ 3,5-dinitrophthalic acid	ⓑ 페놀-황산법	ⓒ orcinole-염화철(III)-염산법
ⓓ Biuret 반응	ⓔ Millons 반응	

① a, b, c만 ② a, b, e만 ③ a, d, e만 ④ b, c, d만 ⑤ c, d, e만

44. 염소이온에 의해 활성이 촉진되는 효소는?

① α-amylase ② creatine kinase ③ alkaline phosphatase
④ acid phosphatase ⑤ glucose kinase

45. 마그네슘이온에 의해 활성이 촉진되는 효소가 아닌 것은?

① alkaline phosphatase ② hexokinase ③ creatine kinase
④ aspartate aminotransferase ⑤ leucine aminopeptidase

46. 대사성 acidosis에서 혈중에 증가하는 전해질(이온)은?

① 염소이온 ② 철이온 ③ 구리이온 ④ 마그네슘이온 ⑤ 탄산이온

47. 요 채취 후 장시간 방치했을 때 나타나지 않는 것은?

① 혼탁이 증가한다. ② pH가 alkali성으로 변한다. ③ Urea가 감소한다.
④ Ketone체가 증가한다. ⑤ 요침사 성분의 변성, 파괴가 일어난다.

48. 요 방부제에 대한 설명 중 바르지 못한 것은?

① 24시간뇨의 보존을 위해서는 산성화시킨다.
② 일상뇨 검사를 위해서는 toluene이 적당하다.
③ 모든 요의 분석을 위해서는 냉동시킨다.
④ 화학적 성분보존에는 toluene을 사용한다.
⑤ Thymol은 단백검사에서 위양성을 나타낸다.

49. 다음 중 수시뇨로 검사할 수 있는 것은?

① urobilinogen 정량검사 ② Addis count ③ 단백 정량검사
④ 당 정량검사 ⑤ ketone체 검사

50. 다음 설명 중 바르지 못한 것은?

① 24시간뇨는 정량검사에 이용된다.
② 하루 중 가장 농축된 요는 아침 첫뇨이다.
③ 주간뇨는 야간뇨의 3~4배이다.
④ 보존제는 요를 다 받은 후에 넣는다.
⑤ 미량의 당이나 단백은 희석뇨에서 검출하기 어렵다.

모의고사 4회 정답 및 해설

1. ④	2. ②	3. ③	4. ②	5. ①	6. ①	7. ⑤	8. ④	9. ②	10. ②
11. ①	12. ③	13. ③	14. ①	15. ②	16. ①	17. ①	18. ③	19. ①	20. ③
21. ③	22. ②	23. ③	24. ②	25. ①	26. ④	27. ①	28. ④	29. ①	30. ③
31. ③	32. ②	33. (1)-① (2)-① (3)-④ (4)-①				34. ①	35. ①	36. ②	37. ③
38. ②	39. ②	40. ①	41. ②	42. ⑤	43. ①	44. ①	45. ④	46. ①	47. ④
48. ③	49. ⑤	50. ④							

해설

37. Ca : 1,000~1,500g. 이중 99%는 무정형 칼슘염 형태로 뼈에 저장
1%는 단백질과 결합하거나 이온형으로 체액 중에 존재
cf) Fe : 총 4g 존재. 이중 75%는 porphyrin에 들어가 heme형성. Hemoglobin이나 myoglobin에서 헴효소로서 존재
Mg : 뼈(53%), 근육(46%), 적혈구(0.5%), 혈청(0.3%)에 존재

38. · 세포막 : 골격형성, 세포막내에 물질 이동. 특정물질 운반(인지질 이중층)
· 세포질 : 다양한 소기관 포함(소포체, 골지체, 중심소체, 사립체, 리보솜, 특이과립 및 저장과립)
· 소포체 : 단백질 합성과 물질의 운송
· 핵 : 유전정보 함유

39. 칼슘은 총 1,000~1,500g 중에서 99%가 뼈에 저장되어 있고 마그네슘은 53%가 뼈에 저장되어 있는데, inorganic phosphate는 총 500~800g 중 80%가 골이나 치아에 저장되어 있다.

40. Mg는 미량 금속이며 Ca, P은 뼈에 많이 함유되어 있다.

41. Ninhydrin 반응양성은 아미노산이다.

43. ① 3,6-dinitrophthalic acid (환원법) → 당질 정량법 / 정성법
② 페놀-황산법(축합법) → 당질 정량법 / 정성법
③ orcinole-염화철(III)-염산법 → 당질 정량법 / 정성법
④ Biuret 반응 → 단백질 정량법

46. 대사성 acidosis = Cl^- 증가, HCO_3^- 감소, CO_2 감소

모의고사 5회

주요 평가 목표

분리기구, 크롬산 세척액, 분석의 종류, 농도계산법, 건조제, ALP, 혈중 효소 활성기전, GOT(AST)/GPT(ALT), UV법, Acid phosphatase, Amylase, 무기인 측정법, 단백질 정량법, 방사선 동위원소, 분액여두, Urea, 단위(국제, Karmen)

ASCPi 예상문제와 유사하거나 동일한 문제 번호

1, 10, 16, 29, 34, 44

모의고사 5회

01. 물에 녹는 물질(단백질)과 유기용매에 녹는 물질(lipids)을 분리할 때 사용하는 기구는?

① 분액여두 ② 삼각플라스크 ③ 비이커 ④ 증류플라스크 ⑤ 농축기

02. 크롬산 세척액을 제조하는데 필요한 시약이 아닌 것을 고르면? (정답 2개)

ⓐ 중크롬산칼륨/중크롬산나트륨 ⓑ 진한황산 ⓒ 진한염산 ⓓ 수산화나트륨

① a, b만 ② b, c만 ③ c, d만 ④ b, d만

03. 크롬산 세척액이 폐액으로 되었을 때의 색깔은?

① 녹색 ② 적색 ③ 황색 ④ 청색 ⑤ 자색

04. 단백질 수용액의 분해를 방지하면서 건조시키려고 할 때 먼저 우선적으로 수행해야 할 실험적 수단은?

① 동결 ② 감압 ③ 여과 ④ 투석

05. 액체 중에 있는 분자를 구별하여 정제하려고 할 때 사용하는 실험수단은?

① 투석 ② 침전 ③ 여과 ④ 건조 ⑤ 증류

06. 건조제에 대하여 잘못 설명한 것은?

ⓐ $CaCl_2$는 phenol, ester 등의 건조에 사용한다.
ⓑ Na_2SO_4, $MgSO_4$, $CaSO_4$ 등은 유기화합물의 건조에 사용한다.
ⓒ Silicagel은 물 흡착력이 있고, 담홍색에서 청색으로 변할 때 폐기시킨다.
ⓓ 무수인산은 물을 흡수하면 인산이 된다.
ⓔ 금속나트륨은 ether, benzene, hexan 등의 건조에 사용한다

① a, b만 ② a, c만 ③ a, d만 ④ a, e만 ⑤ a, b, c, d만

07. Trizama-base 10g을 300ml의 물에 녹여 pH 7.4의 Tris-buffer를 제조했다. 이때 Trizama-base의 농도(M)를 구하는 식을 옳게 표현한 것은? (단, Trizama-base의 분자량은 Y이다.)

① M=10/0.3Y ② M=10Y/0.3 ③ M=0.3Y/10 ④ M=0.3/10Y

08. 혈청효소의 반감기가 짧은 것부터 긴 순서로 배열한 것은?

① Amylase 〈 ALP(장성, 腸性) 〈 creatine kinase 〈 LDH_1
② Amylase 〈 ALP(간성, 肝性) 〈 LDH_5 〈 GOT(가용성)
③ GOT(가용성) 〈 Amylase 〈 creatine kinase 〈 LDH_1
④ ALP(간성, 肝性) 〈 creatine kinase 〈 LDH_5 〈 GOT(mitochondria)

09. 소아기 때 혈중에 증가하는 효소는?

① GOT ② LDH ③ alkaline phosphatase ④ creatine kinase

10. 혈중효소의 활성 mechanism을 틀리게 설명한 것은?

① 간기능이 저하되면 혈중의 choline esterase의 활성이 증가한다.
② 혈중의 leucine amino peptidase 또는 r-GTP 등은 담도가 폐쇄되었을 때 증가한다.
③ Vitamin B_6를 섭취했을 때 GOT, GPT의 활성이 증가한다.
④ 용혈이 일어났을 때 혈중의 K^+가 증가한다.

11. GOT가 기질로 하지 않는 화합물로만 짝지어 있는 것은?

ⓐ aspartate ⓑ α-ketoglutarate ⓒ pyruvate ⓓ alanine

① a, b만 ② b, c만 ③ c, d만 ④ a, c만 ⑤ a, d만

※ 다음( )속에 적당한 것은 어느 것인가?

GPT는 (12)의 α-위치에 있는 amino group과 (13)의 carbonyl group을 교환하는 반응을 촉매하여 (12)는 (14)로, (13)는 (15)로 변화시킨다.

보기 : alanine, α-ketoglutarate(2-oxoglutarate), pyruvate, glutamate, lactic acid

16. 다음에서 틀리게 설명한 것은?

ⓐ 심근경색 등의 심장질환자와 근육질환자의 혈중에는 GOT가 GPT보다 낮아진다. ⓑ 급성간염초기의 혈중에는 GOTm이 GPT보다 증가한다. ⓒ 만성간염의 혈중에 GPT가 GOT보다 증가하는 것은 GOT의 반감기가 GPT보다 짧기 때문이다. ⓓ GOTs는 간/담도계 질환 및 심근경색 등의 위독성을 진단하는데 이용된다.

① a, b만 ② a, c만 ③ a, d만 ④ b, c만 ⑤ c, d만

17. GOT(AST)/GPT(ALT)의 보효소로 작용하는 것은?

① Pyridoxal phosphate ② ATP ③ Mg^{2+} ④ Zn^{2+}

18. UV법(자외부 분석법)으로 GOT를 측정할 때 방해물이 될 수 있는 것은?

① pyruvic acid(pyruvate) ② lactic acid ③ oxaloacetate ④ α-ketoglutarate ⑤ malate

19. GOT 및 GPT 측정시 NADH의 감소를 측정하는 파장은?

① 340nm ② 380nm ③ 430nm ④ 560nm ⑤ 590nm

※ 다음 ( )에 알맞은 단어는?

Reitman-Frankel법으로 GOT 및 GPT를 측정할 때 2,4-dinitrophenyl hydrazine은 (20) 및 (21)의 (22) group에 결합하여 키노이드형의 hydrazone이 되는데 이것을 파장(23)에서 정량하는 것이 본 Reitman-Flankel법이다.

보기: oxaloacetate, alanine, pyruvic acid, carbonyl, amino, 505nm, 340nm, α-ketoglutarate

24. Karmen unit을 가장 잘 설명한 것은?

① NADH의 340nm에서의 흡광도가 0.001M/ml/min(25℃)일 때 Karmen unit라 한다.
② NAD+의 340nm에서의 흡광도가 0.001M/ml/min(25℃)일 때 Karmen unit라 한다.
③ NADH의 430nm에서의 흡광도가 0.001M/ml/min(25℃)일 때 Karmen unit라 한다.
④ NADH의 340nm에서의 흡광도가 0.001M/ml/min(37℃)일 때 Karmen unit라 한다.

25. Karmen unit을 국제단위(IU)로 수정할 때 사용하는 보정치는?

① 2.25 ② 0.25 ③ 1.08 ④ 0.108 ⑤ 0.01

26. Alkaline phosphatase(ALP)의 최적 pH는?

① pH 8~10 ② pH 5~10 ③ pH 6~7 ④ pH 11~12

27. 간에 존재하는 ALP의 isozyme은?

ⓐ ALP_1 ⓑ ALP_2 ⓒ ALP_3 ⓓ ALP_4 ⓔ ALP_5

① a, b만 ② a, c만 ③ a, d만 ④ a, e만 ⑤ b, c만

28. ALP의 활성을 촉진시키는 cofactor로만 짝지어진 것은?

ⓐ Mg^{2+} ⓑ Mn^{2+} ⓒ Zn^{2+} ⓓ Ca^{2+} ⓔ Cl^-

① a, b만 ② c, d만 ③ d, e만 ④ c, e만 ⑤ b, d만

29. ALP의 생리적 임상적 의의를 틀리게 설명한 것은?

ⓐ 탄수화물과 lipids의 흡수를 촉진시킨다.
ⓑ Bone의 파괴와 형성에 관여한다.
ⓒ 인산과 칼슘의 흡수와 수송을 촉진시킨다.
ⓓ 소아의 정상치는 성인의 그것보다 낮다.
ⓔ 폐쇄성 및 간실질 세포성 황달 환자의 혈중에서 감소한다.
ⓕ 갑상선 기능 저하증 및 악성빈혈일 때 혈중에 상승한다.

① a, b, c만 ② b, c, d만 ③ c, d, e만 ④ d, e, f만 ⑤ a~e만

30. ALP의 측정 방법/기질/표준액이 서로 다르게 짝지어진 것은?

① Shinowara method / β-glycerophosphate / phosphate
② King-Amstrong method / phenylphosphate / α-napthol
③ Kind-King method / phenylphosphate / phenol
④ Bessy-Lowry method / ρ-nitrophenylphosphate / ρ-nitrophenyl

31. 단백질 제거(제단백)를 하지 않고 ALP를 측정하는 방법은?

ⓐ Bodansky법 ⓑ King-Amstrong법 ⓒ Shinowara법
ⓓ Grifols-Lucas법 ⓔ Kind-King법

① a, b만 ② b, c만 ③ c, d만 ④ d, e만 ⑤ c, e만

32. Phenol을 4-aminoantipyrine과 축합시켜 ALP를 측정하는 Grifols-Lucas/Kind-King법은 어떠한 화합물의 비색을 측정하는가?

① Quinone ② Potassium ferricyanide ③ Hydrozone
④ Hydrazine ⑤ Phenolphthalein

33. 항응고제가 함유된 검체로 ALP를 측정할 때 효소의 활성이 저해되는 이유는 ALP가 어떠한 금속 이온을 가졌기 때문인가?

① Zn^{2+} ② Mn^{2+} ③ Mg^{2+} ④ Cu^{2+} ⑤ Ca^{2+}

34. 전립선 유래의 acid phosphatase의 활성을 선택적으로 저해하는 물질은?

① formaldehyde ② tartaric acid ③ ethanol ④ Mg^{2+}

35. 적혈구 유래의 acid phosphatase의 활성을 선택적으로 저해하는 물질은?

① tartaric acid ② formaldehyde ③ NaF ④ Mg^{2+}

36. Cl^-에 의해 활성이 촉진되는 것은?

① α-amylase ② creatine kinase ③ ALP ④ ACP

37. Amylase는 어떤 이온을 가지고 있는가?

① Ca^{2+}　② Mg^{2+}　③ Zn^{2+}　④ Mn^{2+}

38. 무기인을 Fiske-Subbarow 법으로 측정할 때 사용되지 않는 시약군으로만 짝지어진 것은?

ⓐ napthol sulfonic acid	ⓑ sodium hydrogen sulfate	ⓒ sodium sulfite
ⓓ HCl	ⓔ molybdate	

① a, b　② b, c　③ c, d　④ d, e　⑤ c, e

39. 다음은 단백질의 정량법과 그 측정파장을 짝지은 것이다. 서로 다른 것은?

① Biuret법—540nm　② Lowry법—750nm
③ Bradford법—495nm　④ Lowry법—600nm

40. Bradford법에 의한 단백질 정량에서 사용하는 발색제는?

① Coomassie blue　② Ammonium sulfate
③ Phosphomolybdate　④ Phenol

41. Lowry법으로 단백질을 정량할 때 방해물이 되는 것은?

ⓐ ammonium molybdate	ⓑ ammonium sulfate
ⓒ HEPES buffer	ⓓ Tris buffer

① a, b만　② b, c만　③ c, d만　④ a, c만　⑤ a, d만

42. 방사선 동위원소의 폐기물 처리에 대하여 틀리게 설명한 것은?

① 용액과 고형물은 항상 별도로 보관처리한다.
② 동위원소의 핵종에 관계없이 모두 모아 처리한다.
③ 핵종에 따라 구분하여 처리한다.
④ 용액은 glass 용기에 담아 처리한다.

43. 크롬산용액을 폐기시킬 때 사용하는 시약은?

① 아황산수소나트륨/수산화나트륨
② 아황산수소나트륨/황산
③ 수산화나트륨/황산
④ 수산화나트륨/중크롬산나트륨
⑤ 황산/중크롬산나트륨

44. 분액여두를 사용하여 두 가지 용액을 분리할 때의 사항에 대해 알맞게 기술한 것은?

> ⓐ 물질의 극성을 알아야 한다.
> ⓑ 용매의 비중을 알아야 한다.
> ⓒ 유기용매에 녹아있는 물질을 물로 세척할 때 양친매성 단백질은 물과 유기용매 사이에 온다.
> ⓓ 비친수성물질은 유기용매 속에 녹아 있다.

① a, b만　② b, c만　③ a, b, c만　④ b, c, d만　⑤ a~d 모두

45. 다음 설명 중 바르지 못한 것은?

① Urobilinogen 측정시 오후 2~4시간뇨를 사용한다.
② 당뇨병의 측정을 위해서는 식후뇨, 공복뇨를 사용한다.
③ 오후 8시부터 다음 날 오전 8시까지의 채뇨를 주간뇨라고 한다.
④ 요침사의 성분보존을 위해서는 신선한 산성 농축뇨로 검사한다.

46. 다음 연결 중 바르지 못한 것은?

① 혈뇨-적갈색　② 농뇨-흑색
③ 빌리루빈뇨-황갈색　④ 지방뇨-백색
⑤ 근색소뇨-적갈색

47. 다음 중 요의 혼탁에 영향을 주지 않는 물질은?

① 백혈구　② 상피세포　③ albumin　④ 점액사　⑤ 무정형 인산염

48. 혼탁뇨에 5% 초산을 가해 CO_2 gas가 발생되었다면?

① carbonate이다. ② urate이다.　③ phosphate이다. ④ oxalate이다. ⑤ uric acid이다.

49. 산, 알칼리, 가온, alcohol, ether 등에서 어떠한 변화도 보이지 않을 때 의심할 수 있는 것은?

① 지방　② 세균　③ 요산　④ 요산염　⑤ 인산염

50. 다음 중 고비중뇨 상태가 아닌 것은?

① 물의 섭취 부족　② 당뇨병　③ albumin 주사후
④ 농축뇨　⑤ polyuria

모의고사 5회 정답 및 해설

1. ①	2. ③④	3. ①	4. ①	5. ①	6. ②	7. ①	8. ①	9. ③	10. ①	11. ③
12. alanine		13. α -ketoglutarate		14. pyruvate(pyruvic acid)			15. Glutamate		16. ③	17. ①
18. ①	19. ①	20. oxaloacetate		21. pyruvate(pyruvic acid)			22. carbonyl group		23. 505nm	24. ①
25. ③	26. ①	27. ①	28. ①	29. ④	30. ②	31. ④	32. ①		33. ①	34. ②
35. ②	36. ①	37. ①	38. ④	39. ④	40. ①	41. ②	42. ②		43. ①	44. ⑤
46. ②	47. ③	48. ①	49. ②	50. ⑤						

해설

01. Funnel 여두 ┌ 깔대기
└ 분액여두 : ① 용액과 용액을 비중 or 용해도에 따라 분리하거나 어떤 용매 중의 용질을 세척시
② 이 기구를 사용하고자 할 때 물질의 극성과 비중을 알아야 한다.
③ 유기용매에 녹아 있는 유기물질에는 단백질 등의 불순물이 포함되어 있는데, 여기에 단백질을 제거시키고자 할 때 chloroform을 H_2O로 mix하여 불용성 or 수용성 단백질을 분리

02. 크롬산 혼합액

시 약
1) 중크롬산 칼륨($K_2Cr_2O_7$) / 중크롬산 나트륨
2) Conc. H_2SO_4
3) water

03. 크롬산 세척액은 제조시 → 진한 적색.
산화 → 녹색

04. 단백질 수용액의 분해를 방지하면서 건조시킬 때 먼저 동결 과정이 수행되어야 한다.

05. · 침전 – 침전 반응을 이용하여 어떤 물질을 분리·정제하고자 할 때
· 여과 – 액체 성분과 고체 성분을 분별하여 정제하고자 할 때
· 투석 – 액체 중에 있는 분자를 분별하여 정제하고자 할 때

06. 건조제
1) $CaCl_2$ – 물과 수화물을 형성
– acetone, alcohol, amine류와 부가화합물을 생성시킨다.
– phenol, ester 등의 건조에는 사용하지 않는다.
2) Na_2SO_4, $MgSO_4$, $CaSO_4$
– 모든 유기화합물의 건조에 쓰인다.
– 물의 흡수력은 $CaSO_4$ 〉 $MgSO_4$ 〉 Na_2SO_4 순이다.

3) 무수인산(P_2O_5)

- 물을 흡수하여 인산이 된다.

4) Silica gel

- 물의 흡착기능
- 물이 흡착되면 청색에서 담홍색으로 변한다.

5) 금속나트륨

- 물과 반응하여 H_2 gas 발생
- Ester, Benzene, Hexane 등의 건조에 사용

08. 혈청 효소의 반감기

GOT(AST)m – 1hr　　Amylase – 1.5hr　　GOT(가용성) cytosol – 4hr

ALP(장성) – 5hr　　LDH_5 – 8hr　　Creatine kinase – 12hr

LDH_1 – 48hr　　ALP(간성) – 144hr

09. 소아기 때 혈중에서 alkaline phosphate(ALP)가 증가하는 이유는 ALP가 조혈기능에 관여하기 때문이다.

10. 혈중 효서의 활성 mechanism

- choline esterase는 간기능이 저하되면 혈중에서 저하
- 담도 폐쇄하면 ALP, LAP, γ –GTP 증가
- 요독증시 amylase 증가
- 용혈 ┌ 내인성 : choline esterase의 활성이 적어지거나
  └ 외인성 : GOT 증가, K^+ 증가

11. Aspartate + α –ketoglutarate (기질) $\xrightarrow{GOT}$ Oxaloacetate + glutamate

※ 문제 12~15

GPT는 alanine의 α –위치에 있는 amino group과 α –ketoglutarate의 carbonyl group을 교환하는 반응을 촉매하여 alanine는 pyruvate로 α –ketoglutarate는 glutamate로 변화시킨다.

16. ① 심근경색 등 심질환 / 근육질환에서는 GOT ≫ GPT

② 급성간염 초기에는 m–GOT이 GPT보다 증가한다.(절대량은 GPT가 많지만)

③ 만성간염에는 GOT 〈 GPT

④ GOTm은 간/담도계 질환과 심근경색 등의 세포 파괴를 동반하는 질환의 위독성 판단에 이용한다.

17. GOT(AST) / GPT(ALT) 작용시 꼭 필요한 cofactor : pyridoxal phosphate

18. <원리>

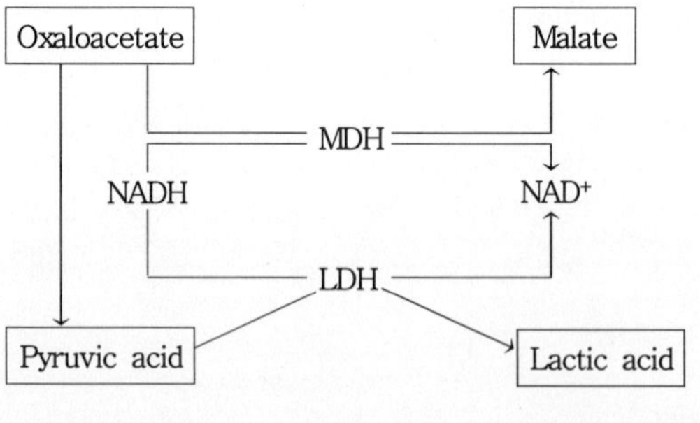

: Oxaloacetate가 자연적으로 pyruvic acid로 변하면서 340nm에서 quenching을 일으키므로 방해물질로 작용한다 (∵ NADH가 340nm에서 최대 흡수).

19. GOT 및 GPT 측정시 NADH의 감소를 측정하는 파장은 ①번 340nm이다.

※ 문제 20~23

Reitman-Frankel법으로 GOT 및 GPT를 측정할 때 2,4-dinitrophenyl hydrazine은 oxaloacetate 및 pyruvic acid의 carbonyl group에 결합하여 퀴노이드형의 hydrozone이 되는데 이것을 파장 505nm에서 정량하는 방법이다.

24. Karmen unit란?
: NADH의 340nm에 있어서 흡광도가 0.001/㎖/min(at 25℃)일 때 Karmen 1 unit라 한다.

25. 국제단위(IU) : 1μ mol 기질/㎖/min = 0.48KU
Cf) Karmen unit(KU) × 0.48 = IU

26. ALP의 최적 pH는 8~10이다.

27. ALP의 isoenzyme : 전기영동법 이용

	ALP_1	ALP_2	ALP_3	ALP_4	ALP_5	ALP_6
전기영동 위치	α_1 or $\alpha_1-\alpha_2$	α_2	$\alpha_2-\beta$	$\alpha_2-\beta$	β	$\beta-\gamma$
출현 장기	간 유래	간 유래	Bone 유래	태반 유래	소장 유래	면역 globulin과의 결합체 형성

28. ALP의 활성을 촉진시키는 cofactor는 Mg^{2+}, Mn^{2+}

29. ALP의 임상적 의의
〈Bone 질환〉
① Bone을 새롭게 형성할 때 혈중에 증가
② 구루병, 골연화증, 골육종, Paget병, 부갑상선 기능 항진증시 혈중에 증가
(Ca^{2+} 대사 조절)
〈간·담도 질환〉
: 폐쇄성 및 간실질 세포성 황달에서 혈중에 증가
〈종양〉
: 악성 종양에서 증가
〈생리적 요인〉
① 소아기때 증가
② 임신시 태반의 ALP가 2~3배 증가
〈병적인 요인시 ALP 저하〉
① 갑상선 기능 저하증
② 악성 빈혈

30. ALP 측정 방법 / 기질 / 표준액

측 정 방 법	기 질	표 준 액
Bodansky Shinowara	β -glycerophosphate	인 산
King-Amstrong Grifols-Lucas Kind-King	phenyl phosphate	★ phenol
Seligman Moss-King	α -napthylphosphate	α -napthol
Huggins Babson Coleman	phenolphthalein phosphate	phenolphthalein
Bessey-Lowry Hausamen Jacoby-Bagshawe	ρ -nitrophenyl phosphate	ρ -nitrophenol

31. Grifols-Lucas, Kind-King method로 ALP 측정시 제단백이 필요 없다.
전자의 경우 phenol을 4-aminoantipyrine과 축합시켜 potassium ferricyanide으로 발색시켜 500nm or 570nm에서 O.D.를 측정하는데 이때 단백질에 아무런 영향을 주지 않는다.

33. ALP는 Zn을 지닌 금속효소로 Mg^{2+}에 의해 활성화된다. 그런데 항응고제(EDTA, citric acid, Sodium fluoride(NaF) 등)는 금속이온(Mg^{2+}, Mn^{2+})을 chelating하므로 혈장을 사용하면 안된다.

34. 전립선 유래의 ACP는 L-tartaric acid(주석산) 또는 Sodium fluoride(NaF)에 의해 그 활성이 저해된다. → 전립선 질환 검증에 이용

35. 적혈구 유래의 ACP는 Cu^{2+}를 함유한 물질, formaldehyde에 의해서만 저해된다.

36. Cl^-에 의해 활성이 촉진되는 효소는 α -amylase이다. 그래서 sugar가 많은 수박에 NaCl을 넣어 먹으면 소화가 잘 된다.

37. Amylase는 Ca^{2+}을 효소 중심에 함유하고 있다.

38. Fiske-Subbarow reagent
① napthol sulfonic acid
② sodium hydrogen sulfate
③ sodium sulfate

39. 단백질 정량법
① Biuret법 - 540nm
② Lowry법 - 750nm
③ Bradford법 - 495nm

40. Bradford법에 사용하는 발색제는 Coomassie blue이다. 이것이 protein에 결합하여 blue color를 나타낸다.

41. Lowry법으로 단백질 정량시 방해물질
① Ammonium sulfate
② Glycine
③ Good's buffer
④ mercaptans
⑤ Hepes buffer

42. 방사선 동위원소 분류 1) 용액
2) 고형물 2-1) 불에 타는 것
2-2) 불에 타지 않는 것

43. 크롬산 혼액 폐기시 : Chrome을 제거한 후에 폐기시킨다.
① 중크롬산 혼액을 beaker에 transport
② 서서히 stirring
③ 아황산 수소 나트륨 결정을 조금씩 천천히 첨가
④ 녹색으로 변함
⑤ 5% NaOH 수용액을 조금씩 첨가하면서 pH 7.5 ~ 8.5로 조절
⑥ Overnight
⑦ Funnel 이용하여 여과
⑧ 여과액이 황색이면 위 과정을 반복하여 녹색으로 만듦

모의고사 6회

주요 평가 목표

Phenylketourea, Lactic acid, Lipoproteins, LCAT, Target cell, 고지혈증 종류, Cholesterol 대사산물, 원심기, 칼슘대사조절, 혈중 단백질의 기능, 전기영동, 혈청의 취급법, Amylase, 정상치에 영향을 미치는 인자, 관리혈정의 정도관리

ASCPi 예상문제와 유사하거나 동일한 문제 번호

3, 8, 11, 12(설명포함), 13(설명포함), 17, 18, 19, 20, 21, 23, 26, 27, 36

모의고사 6회

※ 다음 중 적당한 것을 선택하세요.

01. Phenylketouria에 대해 틀리게 설명한 것은?

① 간의 효소 중 phenylalanine hydroxylase의 유전적 결핍이 원인이다.
② 간의 효소 중 phenylalanine oxidase의 유전적 결핍이 원인이다.
③ Phenylalanine이 tyrosine으로 전환되지 않아 발생한다.
④ Phenylalanine이 모든 체액 중에 축적된다.
⑤ Phenylpyruvic acid가 요중으로 배설된다.

02. Lactic acid에 대해서 틀리게 설명한 것은?

① 정상의 생체에서는 거의 생성되지 않는다.
② 산소 이용률의 저하 또는 산소가 결핍되었을 때 혐기성 상태에서 생성된다.
③ Lactic acid는 혈중의 수산화 이온과 서로 교환되면서 혈중으로 유출된다.
④ 혈중에 lactic acid가 축적하면 acidosis가 되는 이유는 혈중에 수소이온이 증가하기 때문이다.
⑤ Lactic acid는 혈중의 용존 산소 이온과 교환될 수 있다.

03. 소장 상피세포에서 형성되는 lipoprotein은?

① chylomicron ② LDL ③ VLDL ④ HDL ⑤ IDL

04. Lipoprotein 중 TG(triglyceride)를 가장 많이 함유하고 있는 것은?

① chylomicrone ② IDL ③ LDL ④ VLDL ⑤ HDL

05. Cholesterol ester를 가장 많이 함유하고 있는 lipoprotein은?

① chylomicrone ② VLDL ③ HDL ④ IDL ⑤ LDL

06. Free cholesterol을 가장 많이 함유하고 있는 lipoprotein은?

① LDL ② VLDL ③ HDL ④ IDL ⑤ chylomicron

07. 단백질을 가장 많이 함유하고 있는 lipoprotein은?

① HDL ② chylomicron ③ LDL ④ IDL ⑤ VLDL

08. 혈중의 lipoprotein을 측정하여 고지혈증, 동맥경화증을 진단했다. 틀리게 설명한 것은?

① 혈중의 TG농도가 높았다.
② 혈중의 free cholesterol의 농도가 높았다.
③ 혈중의 cholesterol의 농도가 높았다.
④ 혈중의 TG/HDL-cholesterol 농도비가 높았다.
⑤ 혈중의 LDL-cholesterol/HDL-cholesterol 농도비가 높았다.

09. 다음에서 틀리게 설명한 것은?

① 혈중의 chylomicron은 lipoprotein lipase에 의해 분해되어 HDL로 변한다.
② 간에서 분비되는 lipoprotein은 HDL과 VLDL이다.
③ Insulin-dependent diabetes mellitus(IDDM)환자의 혈중에는 total cholesterol의 농도가 증가한다.
④ Insulin은 간의 β-hydroxy-3-methylglutaryl-reductase의 활성을 촉진시켜 cholesterol을 합성한다.
⑤ 당뇨병 환자의 혈중에는 LDL, VLDL과 같은 lipoprotein이 증가한다.

10. 제1형 고콜레스테롤혈증(type-I hyperlipoproteinemia)에 대해 틀리게 설명한 것은?

① 혈중에 chylomicron이 증가한다.
② 혈중에 LDL이 증가한다.
③ 혈중에 TG(triglyceride)가 증가한다.
④ 전기영동상에서 β-lipoprotein의 band가 증가한다.
⑤ 시험관의 상층에 크림층 바로 밑에 투명한 혈장이 관찰된다.

11. Low density lipoprotein(LDL)을 수송시키는 것은?

① β-lipoprotein ② γ-lipoprotein ③ α-lipoprotein
④ apoprotein E ⑤ apoprotein D

12. 고지방식을 했을 경우 혈중에 나타나는 생리적 현상들을 잘못 설명한 것은?

① LDL의 수용체가 제한되어있기 때문에 혈중에 LDL이 증가한다.
② 혈중에 triglyceride와 cholesterol의 농도가 증가한다.
③ 고지혈증이 발생한다.
④ Hyperlipoproteinemia가 발생한다.
⑤ 혈중의 bile acid의 농도가 증가한다.

13. LCAT(lecithin cholesterol acyl transferase)에 대해서 틀리게 설명한 것은?

① LCAT이 결핍되면 혈중에 free cholesterol이 증가한다.
② Cholesterol에 결합된 지방산을 lecithin에 전이시킨다.
③ LCAT가 결핍되면 용혈성 빈혈이 일어난다.
④ HDL을 성숙시킨다.
⑤ LCAT의 결핍은 동맥경화증, Tangier병이 유발된다.

14. 적혈구가 target cell로 변하는 이유에 대해 맞게 설명한 것은?

① 혈중의 LCAT의 결핍
② 적혈구 막의 phosphatidylcholine의 감소
③ 적혈구 막의 lysophosphatidylcholine의 증가
④ 적혈구의 유리 콜레스테롤의 감소
⑤ 혈중 cholesterol의 감소

15. 췌장염과 당뇨병을 동반하는 고지혈증은?

ⓐ Type I 고지혈증	ⓑ Type II 고지혈증	ⓒ Type III 고지혈증
ⓓ Type IV 고지혈증	ⓔ Type V 고지혈증	

① a, b만 ② a, c만 ③ a, d만 ④ a, e만 ⑤ b, c만

16. 다음에서 틀리게 설명한 것은?

① Cholesterol의 전구체는 mevalonic acid가 될 수 있다.
② 혈중 cholesterol의 농도는 일내(日內) 변동이 심하다.
③ Cholesterol 합성 효소 HMG-CoA reductase의 활성은 한밤중과 오전중에 증가한다.
④ 식후에 cholesterol의 합성이 저하된다.
⑤ 식후에 insulin의 분비가 증가한다.

17. Cholesterol로부터 cholic acid를 생성시키는 데 필요한 효소는?

① 7α-hydroxylase ② cholesterol oxidase ③ 7α-dehydrogenase
④ 7-hydrase ⑤ cholesterol hydrohylase

18. Bile acid에 대해서 틀리게 설명한 것은?

① 과잉의 cholesterol의 섭취에 의해 많은 bile acid가 생성된다.
② Prealbumin과 마찬가지로 vitamin A 등의 지용성 vitamin을 조직에 수송시킬 수 있다.
③ 담즙산염은 taurocholic acid/glycocholic acid이다.
④ 지방(fat)의 분해효소 lipase와의 친화력을 증가시킨다.
⑤ Cholesterol의 최종 분해산물이다.

19. 혈중의 lipoprotein의 분리에 적당한 원심기와 rotor의 종류가 맞게 짝지어진 것은?

① Ultra-high speed centrifuge/swing rotor
② Low speed centrifuge/swing rotor
③ High speed centrifuge/fixed angle rotor
④ Ultra-high speed centrifuge/ fixed angle rotor
⑤ 혈청 분리용 원심기

20. 다음에서 틀리게 설명한 것은?

① Bone에 저장되어 있는 칼슘은 hydroxyapatite, 인 등과 결합하여 존재한다.
② 혈중의 칼슘은 citric acid염 또는 인산염으로 존재한다.
③ 혈중의 이온화 칼슘의 농도가 낮아지면 부갑상선 호르몬(PTH)이 분비되어 bone과 신장에 작용하여 혈중 농도를 높여준다.
④ PTH는 kidney에 작용하여 활성 vitamin D의 생성을 촉진시키고, 이것은 신장과 bone에 작용하여 혈중 칼슘 농도를 높여준다.
⑤ 갑상선 호르몬 calcitonin은 bone에 작용하여 혈중 칼슘 농도를 증가시킨다.

21. 다음에서 틀리게 설명한 것은?

① 고칼슘혈증에서는 혈중의 alkaline phosphatase의 활성이 증가한다.
② 유아기때 혈중의 alkaline phosphatase의 활성은 감소한다.
③ Calcitonin은 혈중의 칼슘 및 인의 농도를 저하시킨다.
④ 고칼슘혈증은 고단백혈증에서 일어날 수 있다.
⑤ 저칼슘혈증에서는 마그네슘이온의 결핍증을 동반한다.

22. 간접형 bilirubin을 수송시키는 혈중 단백질은?

① prealbumin ② albumin ③ globulin ④ ceruloplasmin ⑤ plasminogen

23. α_1-antitrypsin에 대해서 틀리게 설명한 것은?

① 전기영동으로 분리하였을 때 α_2-globulin영역에 나타난다.
② 혈액 응고를 억제한다. ③ 피부노화와 폐기종을 억제시킨다.
④ Collagen의 분해를 억제시킨다. ⑤ 활성산소의 생성을 억제시킨다.

24. 다음에서 틀리게 설명한 것은?

① Plasmin은 fibrin clot를 용해시킨다.
② Urokinase와 tissue plasminogen activater는 plasmin의 생성을 촉진시킨다.
③ 급성상 반응 물질의 하나인 α_1-acidglycoprotein은 급성 염증환자의 혈중에 증가한다.
④ Plasminogen은 전기영동으로 분리하였을 때 γ-globulin의 영역에서 관찰된다.
⑤ Haptoglobulin은 유리형의 헤모글로빈과 결합한다.

25. 용혈성 빈혈환자의 혈중에서 감소되는 혈중 단백질은?

① transferrin ② haptoglobin ③ ferritin ④ globulin ⑤ albumin

26. 염증반응을 일으키는 혈중 단백질은 전기영동의 gel상에서 어느 영역에서 관찰되는가?

① albumin ② α_1-globulin ③ α_2-globulin ④ β-globulin ⑤ γ-globulin

27. 혈액응고를 일으키는 혈중 단백질은 전기영동의 gel상에서 어느 영역에 나타나는가?

① albumin ② α_1-globulin ③ α_2-globulin ④ β-globulin ⑤ γ-globulin

28. 단백질 염색시약이 아닌 것은?

① nigrosin
② amido black−10B
③ Sudan black−B
④ ponceau−3R
⑤ bromphenol blue

29. Glycoprotein의 염색액은?

① Schiff reagent
② fat red 7B
③ oil red O
④ nigrosin
⑤ brilliant blue

30. 전기영동 gel에 나타나는 단백질만 남기고 gel의 탈색에 사용하는 산(acid)은 무엇인가?

① 초산 ② 염산 ③ 황산 ④ 붕산 ⑤ 질산은

31. Reitman−Flankel법으로 transferase 측정법의 정색의 최대흡수는 380nm이지만 505nm에서 비색측정하는 이유는?

① 잔존하고 있는 α−ketoglutarate와 pyruvate의 정색의 차이 때문이다.
② 380nm의 비색을 측정할 수 있는 spectrophotometer가 많다.
③ 표준액의 정색 최대 흡수가 505nm이다.
④ 퀴노이드의 정색 최대 흡수가 505nm이다.

32. 혈청 amylase에 대해서 틀리게 설명한 것은?

① 다당류의 α−1,4 결합을 가수분해하여 maltose를 생성시킨다.
② 사람에서의 주요 생성장기는 췌장 또는 타액선이다.
③ Somogyi법, iodine 전분법 및 효소법으로 측정했을 때 그 측정치가 서로 다르다.
④ 신생아에서는 그 활성이 아주 낮다.
⑤ 불안정한 효소이다.
⑥ 신장사구체를 통과할 수 있다.
⑦ 타액선의 것은 A, B isozyme이 있다.
⑧ 최적 pH는 6.9~7.0 이다.

33. Glucose oxidase의 보효소는?

① NAD ② NADP ③ FAD ④ pyridoxal phosphate ⑤ CoA

34. 혈청의 취급을 틀리게 설명 한 것은?

① 동결하거나 해동을 반복하여 사용해도 무관하다.
② 한번 용해시킨 혈청은 측정 후 버린다.
③ 초음파를 가해서는 안 된다.
④ Bilirubin을 측정하고자 하는 혈청은 항상 빛을 차단시켜야 한다.
⑤ 혈청을 취급할 때 기포(bubble)가 생기면 효소의 활성이 떨어진다.

35. Amylase의 활성을 저해시키지 않는 것은?

① EDTA ② Cu^{2+} ③ Hg^{+} ④ Ag^{+} ⑤ Mn^{2+}

※ 다음 (   )에 적당한 단어를 기입하세요. (36~42)

급성췌장염 환자의 혈청 및 요에서 amylase의 활성이 (**36**)하고, 혈청 amylase의 활성이 요중의 그것보다 먼저(**37**)한다. 따라서, 요중의 amylase의 활성을 측정함으로써 질환의 경과 관찰을 할 수 있다. 신부전증 환자의 요중 amylase는 (**38**)한다. Amylase의 측정법 중 전분의 환원성을 이용하는 법을 (**39**)법이라 하고, (**40**)법은 환원당에 의한 (**41**)의 비색을 측정하며 제단백이 필요하다. 특히 희석한 혈청/요를 사용할 경우 활성촉진을 위해 (**42**)을(를) 첨가할 필요가 있다.

43. 나트륨의 정상범위를 135~148mEq/ℓ, 중앙치를 140mEq/ℓ로 하면 Tonks의 허용오차는?

① ±0.9%　② ±1.8%　③ ±3.6%　④ ±7.1　⑤ ±10%

44. 다음 중 관리혈청을 이용하지 않는 정도 관리법은?

① X-R 관리도　② 누화법　③ 쌍치법　④ Number-plus법　⑤ 정상자 평균치법

45. 정밀도를 평가하는 것은?

ⓐ 표준편차	ⓑ 회귀식	ⓒ 회수율	ⓓ 평균치	ⓔ 변동계수

① a, b만　② a, e만　③ b, c만　④ c, d만　⑤ d, e만

46. 정확도 관리법은 어느 것인가?

ⓐ X-R 관리도	ⓑ 쌍치법	ⓒ 표준혈청의 측정	ⓓ 표준법에 의한 측정	ⓔ 관리혈청의 측정

① a, b만　② a, e만　③ b, c만　④ c, d만　⑤ d, e만

47. 성인의 정상치 중에서 여성이 남성보다 높은 값을 나타내는 혈청 성분은 어느 것인가?

① 크레아티닌　② 요산　③ HDL-cholesterol　④ 철　⑤ γ-GTP

48. 다음 혈청 성분 중에서 유아 쪽이 성인보다 훨씬 높은 값을 나타내는 것은?

① ALP　② Cholesterol　③ 요소질소　④ 혈당　⑤ 요산

49. 식사에 의해 혈중 성분이 영향을 받는 것은?

① 중성지방　② 유리지방산　③ 총 콜레스테롤　④ 과산화지질　⑤ 칼슘

50. 다음 중 비중에 대한 설명 중 바르지 못한 것은?

① 24시간뇨의 비중은 1.015~1.025이다.
② 요 중에 단백이 1%정도 있으면 0.003이 증가한다.
③ 요붕증에서는 요량이 많고 무색이며 비중은 감소한다.
④ 비중 측정을 위한 시험지법에는 BPB가 지시약으로 사용된다.
⑤ 정상뇨에서 요량과 비중은 반비례 관계가 있다.

모의고사 6회 정답 및 해설

1. ②	2. ⑤	3. ①	4. ①	5. ⑤	6. ①	7. ①	8. ⑤	9. ①	10. ②
11. ①	12. ⑤	13. ②	14. ①	15. ④	16. ③	17. ①	18. ①	19. ①	20. ⑤
21. ②	22. ②	23. ①	24. ④	25. ②	26. ⑤	27. ④	28. ③	29. ①	30. ①
31. ①	32. ⑤	33. ③	34. ①	35. ④	36. 증가	37. 상승	38. 감소	39. sacharogenic (Somogyi) 법	
40. chromogenic법		41. 청색(Cu^+) 또는 ρ -nitrophenol				42. albumin		43. ②	44. ⑤
45. ②	46. ④	47. ③	48. ①	49. ①②	50. ④				

해설

01. Phenylketouria는 amino acid 대사 이상으로 발생하는 증상이다. Pheynylketouria와 관련된 2차적인 생화학적 이상은 serotonin 합성 감소, melanin 합성 감소, 뇌의 단백합성 장애, epinephrine 합성 장애, 당신생(gluconeogenesis) 감소, 해당(glycolysis) 감소가 포함된다.

※ 임상적인 특징 → "정신박약" 거의 모든 환자는 불안 초조와 공격적이고 활동적인 행동을 보인다. 근 긴장 항진, 진전, 운동의 활동성 항진으로 보행, 동작 자세에 영향을 받는다. 환자는 피부, 모발, 눈의 착색이 정상보다 엷다.

02. 모든 조직에서는 anaerobic condition에서 lactic acid가 생성된다. 그러나 거의 모든 조직에서는 glycolysis에서 생성된 pyruvate로부터 ATP가 생성되기 때문에 많은 lactic acid는 생성되지 않는다. 폐의 장애(손상), 순환기 질환, 근육의 경련, shock 등에 의한 hypoxia(저산소증)가 일어나면 lactic acid의 생성이 증가하지만 이용률은 저하되어 근육에 lactic acid가 축적된다. 축적된 lactic acid는 H^+(수소이온)과 antiport 형식으로 혈중으로 방출된다. 이와 동시에 혈중에는 수소이온 농도가 증가하여 혈중 pH가 산성으로 변한다. 이것을 lactic acidosis라 한다.

03. Chylomicron : intestine, LDL : intravascular
VLDL : liver & intestine, HDL : liver & intestine, IDL : intravascular
Chylomicron은 소장에서 흡수된 식이 유래 지방을 체내조직, 특히 지방 조직으로 운송하는 혈청 lipoprotein의 일종이다. Lipoprotein 중에서 가장 크고 가벼우며 비중은 0.96이다.

04. Chylomicron의 85%가 중성지방이고, cholesterol, 인지질은 각각 6 ~ 8%이다. TG는 VLDL(TG가 50~70%)과 chylomicron의 주요 성분으로 존재한다.

05. LDL에서 cholesterol ester는 약 37%로 lipoprotein 중에서 제일 많고 중성지방은 약 10%로 적다. LDL은 공복시 혈장에 가장 많으며 전기영동상에서 β -lipoprotein분획에 분리된다.

06. Chylomicron

TG	90%
Cholesterol	5%
Proteins	1%
Phospholipids	4%

VLDL

TG	65%
Cholesterol	13%
Phospholipids	13%
Protein	10%

LDL

Cholesterol	45%
Phospholipids	23%
Protein	20%

HDL

Proteins	50%
Phospholipids	30%
TG	2%
Cholesterol	18%

07. HDL : 50%, chylomicron : 1%, LDL : 20%, VLDL : 10%

08. LDL-cholesterol/HDL-cholesterol 비는 고지혈증, 동맥경화의 정도를 진단하는 지표로 사용되고 이 ratio가 클수록 동맥경화 작용이 있음을 의미하고, 낮을수록 항동맥경화 효과가 있다는 것을 진단할 수 있다.

09. ① : Lipoprotein lipase는 chylomicron, TG를 가수분해하는 효소. 유리된 지방산은 TG로 저장되고 골격근 및 심근의 energy원으로 이용된다.

② : Chylomicron → intestine, VLDL, HDL → liver & intestine, IDL, LDL → intravascular

③ : IDDM과 같은 insulin이 부족 또는 결핍의 경우, 혈중에 lipoprotein lipase의 활성이 저하되어 혈중에 VLDL, LDL이 증가한다. 이것은 혈중에 TG가 증가한다는 것을 의미한다.

※ NIDDM의 경우 혈중에 cholesterol이 증가하고, IDDM의 경우에 TG가 증가함.

10. 혈중 LDL은 type Ⅱa, Ⅱb의 경우에 증가함. (15번의 해설 참조)
다음의 〈Type hyperlipoproteinemia〉 현상은 혈청을 시험관에 넣고 실온에서 24시간 방치했을 때의 모양을 나타내는 것을 표시한다.

1. Normal control : clear
2. Type Ⅰ : creamy layer over clear plasma
3. Type Ⅱa : clear
4. Type Ⅱb : clear or slightly turbid
5. Type Ⅲ : turbid
6. Type Ⅳ : turbid to milky
7. Type Ⅴ : creamy layer over turbid suspension

11. 〈Electrophoretic mobility〉

· Chylomicron → at orgin
· VLDL → pre β
· IDL → between β & pre-β
· LDL → β
· HDL → α

12. 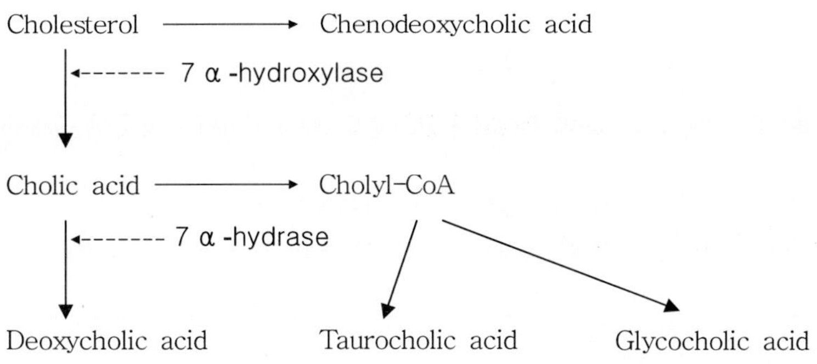

Cholesterol의 80%가 liver에서 bile acid로 합성된다. 나머지 20%가 VLDL 형태로 혈중에 방출된다. Cholesterol은 chenodeoxycholic acid와 bile acid인 cholic acid, glycocholic acid, deoxycholic acid 및 taurocholic acid로 변환된다. 담즙산의 합성은 ER, cytosol, mitochondria에서 이루어진다(세포의 효소 국재성이 있어서 중요한 의미). 개, rat 등의 동물에서는 cholesterol의 합성이 증가하면 bile acid의 합성이 증가하지만 사람에서는 과잉의 cholesterol이 합성되어도 bile acid 합성이 증가하지 않는다. 왜냐하면 사람에게는 7α -hydroxylase의 활성이 극히 제한되어서 과잉의 cholesterol은 bile acid로 합성되지 않고 배설된다. 이것 때문에 사람에서는 담석(cholesterol 결석)이 유발되기 쉽다. Cholesterol 결석이 생기는 것은 cholesterol의 backbone인 steroid는 분해되지 않기 때문에 cholesterol 그 자체가 담낭에 침착되기 쉽다. Estrogen은 bile acid의 합성을 촉진시킨다.

13. ① 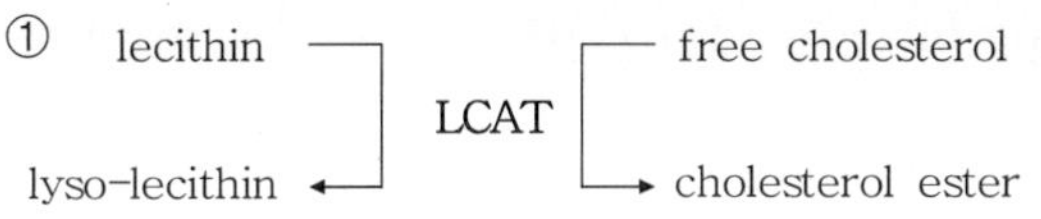

② : Lecithin에 결합된 지방산을 cholesterol에 전이시켜 cholesterol ester형을 만든다.
③ : LCAT가 선천적으로 결핍되면 혈장과 적혈구막에 free cholesterol이 과도해져서 만성 용혈성 빈혈을 초래한다.
④ : Free cholesterol에 지방산을 전이시키면서 생성된 cholesterol ester를 HDL의 core 부분에 유입시킨 결과, HDL 그 자체가 성숙된다.
⑤ : 동맥경화, 신장장애, 용혈성 빈혈, Tangier병은 LCAT 결핍으로 나타나는 질환으로 free cholesterol 증가를 수반한다.

14. LCAT의 결핍 → cholesterol 축적 → 적혈구의 형태학적 변화 야기, 적혈구 막 손상

15.

	증가하는 lipoprotein	1차성 질환의 원인	2차성 질환
Type Ⅰ	chylomicron	LPL 결손, Apo C-Ⅱ 결손	췌장염, 다발성 골수종, SLE
Type Ⅱa	LDL	LDL receptor 결손	신증후군, 갑상선 기능 항진증, 폐쇄성 간질환
Type Ⅱb	LDL, VLDL	불명	당뇨병, 신부전증, 갑상선 기능 저하증
Type Ⅲ	broad β (β VLDL)	Apo E의 구조 이상	당뇨병, 신부전증, 갑상선 기능 저하증, 면역 globulin 이상
Type Ⅳ	VLDL	불명	당뇨병, 신증후군, 갑상선 기능 저하증, cushing 증후군, 당원병
Type Ⅴ	chylomicron, VLDL	불명	당뇨병, 신증후군, cushing 증후군, Alcohol 중독, 췌장염, 다발성 골수종

16. - HMG-CoA는 cholesterol 합성에 limited enzyme으로 작용한다. 즉, HMG-CoA가 생성되지 않으면 cholesterol의 합성이 되지 않는다는 것을 의미한다.
- HMG-CoA는 한밤중에 그 활성이 증가하고, 정오에는 그 활성이 저하된다. 기아시에는 cholesterol 합성이 저하된다. → ketone body 생성 증가

18. ① : 7α -hydroxylase 합성이 제한되어 있으므로 cholesterol 양에 비례하여 bile acid가 생성되지 않는다.
② : Bile salt(taurocholic acid, glycocholic acid)는 지질의 소화, 흡수에 작용한다. 담즙산은 담즙으로 소화관을 통해 배설되고 이것은 강한 표면활성 작용으로 음식물의 지질을 유화시켜 lipase 작용을 돕는다.

19. Ultra-high speed centrifuge는 100,000g(110,000rpm)의 원심력을 가진 것인데, 이것을 이용해야 lipoprotein의 밀도에 따라 분리가 가능하다. : 원심 후 침전물을 편평하게 만든다 ⇒ layer 형성

20. ① : Hydroxyapatite → 수산화인화석, $Ca_5(PO_4)_3OH$, skeleton에 저장되어 있는 형태, 뼈나 치아의 기질 중에 존재하여 그 구조를 견고하게 하는 작용이 있다

④ : PTH(parathyroid hormone) → polypeptide 형태, target tissue는 bone과 kidney 이다.
기능은 plasma Ca^{2+} ↑, bone resorption ↑, Ca^{2+} excretion ↓, phosphate excretion ↑
PTH : calcium 항상성 유지.

- Bone에서부터 calcium을 동원하여 직접 Ca^{2+}을 증가시킨다.
- Tubular reabsorption을 자극하여 Ca^{2+}가 신장에서 분비되는 것을 감소시킨다.
- Vit D의 활성형인 Vit D_3는 calcium의 장관내 흡수를 증가시킨다.
- (신장에서 Vit D 형성을 증가시켜) 간접적으로 Ca^{2+}을 증가시킨다

⑤ : Calcitonin은 bone에서부터 파골세포의 bone-dissolving 활성을 저해함으로써 calcium의 방출을 저하시킨다.

21. ② : 소아의 경우는 ALP의 생성이 증가하고, 혈중에 증가하는 이유는 소아의 bone 형성에 관여하는 효소, 즉 ALP를 생성시키기 때문이다.

④ : 단백질 합성 Ca이 증가

22. · Prealbumin : tyroxine(T4), Vit.A 수송
· Albumin : 비수용성 물질(bilirubin, fatty acid 등의 lipid) 수송
· Ceruloplasmin : Cu^{2+} 수송
· Plasminogen : plasmin(fibrin clot 분해)의 전구체

23. α_1-antitrypsin : 전기영동으로 분리했을 때 α_1-globulin 영역에 나타난다.
단백질 분해 효소 억제 작용. α_1-antitrypsin이 결핍되면 조직의 탄력 단백질이 분해된다.→ 조직 탄력 상실 → 조직 기능 down → 노화 → death

24. · albumin → prealbumin, albumin
· α_1-globulin → α_1-antitrypsin, α -lipoprotein, α_1-acidglycoprotein, plasminogen
· α_2-globulin → α_1-macroglobulin, haptoglobin, ceruloplasmin
· β -globulin → transferrin, hemopexin, β -lipoprotein, C3, C4
· γ -globulin → Ig G, A, M, D, E, CRP

① → Plasmin은 fibrin이나 fibrinogen에 작용해 fibrin-fibrinogen 분해산물(FDP)를 만든다.

② → 혈액 내에는 섬유소나 섬유소원을 분해시키는 serine protease의 일종인 plasmin이라는 단백 분해 효소가 있는데 이는 정상적인 상태에서는 나타나지 않는다. 정상적인 경우에는 불활성화 형태의 단백질인 plasminogen으로 존재하며, 간에서 합성된다. Plasminogen은 조직 활성화 물질인 fibrinokinase와 소변 중에 존재하는 urokinase, 연쇄상구균 중에서 발견되는 streptokinase와 혈액응고인자 XII에 의해 plasmin이 된다.

⑤ → 적혈구 파괴시(혈관 내 용혈)에 적혈구에서 용출된 Hb는 직접적으로 protein carrier인 haptoglobin에 의해 결합된다. → Haptoglobin-hemoglobin 복합체는 신장에서 혈색소 배설을 막고 더 대사가 이루어지도록 간세포로 dimers를 운반한다.

25. 용혈(적혈구 파괴)이 일어나면 hemoglobin과 haptoglobin이 결합된다.

26. IgG(γ -globulin)는 체내 염증 반응에 관여

27. β -globulin → transferrin, plasminogen, β -lipoprotein, fibrinogen(혈액응고작용)

28. Sudan black-B는 지질 염색시약이다.

29. Schiff reagent : 당에 산화제를 처리하면 aldehyde기가 유리된다. Schiff 시약은 aldehyde기와 결합하여 적자색을 나타낸다.
Fat red 7B와 Oil red O : 지질 염색약
Nigrosin : 단백질 염색약

모의고사 7회

주요 평가 목표

이온선택전극, 효소전극, 굴절률 측정장치, Torsion balance, Abbot vision pack, 삼투압 측정장치, 17-KS(17-OS), 검체보존법, 농도계산법, 17-OHCS, 전해질(Na^+, K^+, HCO_3^-)의 생리기능, 염광광도법, 전량적정법, 식사와 무기물 변화, Ca^{2+} 측정법, 철의 측정법, Ceruloplasmin, 신장기능 검사 시약, 간기능 검사와 PT, 췌장기능 검사법, 조직기능 검사 항목, 요의 배설량

ASCPi 예상문제와 유사하거나 동일한 문제 번호

1, 2, 3, 5, 25, 26, 28, 34, 38, 39, 40, 41, 42

모의고사 7회

※ 다음 물음에 답하세요.

01. 이온선택전극으로 측정할 수 있는 이온과 전극이 알맞게 연결된 것은?

	측정하는 이온	이온 전극
ⓐ	K^+	유리막 전극, 액체막 전극
ⓑ	F^-	단결정막 전극, 불균질 고체막 전극
ⓒ	Cl^-	균질 고체막 전극, 불균질 고체막 전극, 액체막 전극
ⓓ	pH, Na^+	유리막 전극

① a, b만 ② c, d만 ③ a, b, c만 ④ b, c , d만 ⑤ a~d 모두

02. 혈청(장)중의 creatinine, urea nitrogen, glucose, triglyceride을 효소전극으로 측정할 때, 효소에 의해 생성된 어떤 물질을 측정하는 것인지에 대하여 서로 알맞게 연결된 것은?

	측정 항목	측정되는 물질
ⓐ	creatinine	암모니아
ⓑ	urea nitrogen	암모니아
ⓒ	glucose	과산화수소
ⓓ	triglyceride	과산화수소

① a, b만 ② c, d만 ③ a, b, c만 ④ b, c, d만 ⑤ a~d 모두

03. 실험대 위에 굴절률 측정 장치(refractometer), 액체막 전극, 격막형 전극, torsion balance가 놓여져 있다. 이들의 용도를 알맞게 연결시킨 것은?

	기 구	용 도
ⓐ	굴절률 측정장치	혈청단백질 농도 측정
ⓑ	액체막 전극(valinomycin 액막 전극)	혈청 Ca^{2+} 측정
ⓒ	격막형 전극	NH_4^+ , CO_2 측정
ⓓ	torsion balance	조직 절편 칭량

① a, b만 ② b, c만 ③ a, c, d만 ④ b, c, d만 ⑤ a~d 모두

04. Abbott vision pack에 대해 옳게 설명한 것은?

ⓐ 측정에 필요한 시약이 vision pack에 밀봉되어 있다. ⓑ 같은 항목의 batch 측정, 복수항목의 random 측정이 가능하다. ⓒ 2차원적 원심법에 기초를 둔 다항목 생화학자동 system 이다. ⓓ 검체는 전혈, 혈청, 혈장의 사용이 가능하다.

① a, b만　② c, d만　③ a, b, c만　④ b, c, d만　⑤ a~d 모두

05. 삼투압 측정장치의 원리에 대해 옳게 설명한 것은?

ⓐ 빙점강하　ⓑ 증기압　ⓒ 용해도　ⓓ 압력

① a, b만　② c, d만　③ a, c만　④ a, d만　⑤ b, d만

문제 6~20
17-KS(17-OS)의 Zimmermann 반응에 의한 측정방법은 10단계로 요약할 수 있다.
다음을 읽고 물음에 답하세요.

1) 요에 포르말린을 첨가한다.
2) 염산 또는 황산용액을 첨가하여 100℃ 15분간 가열한다.
3) 냉각 후 추출용액을 첨가한다.
4) 정치 후 상층을 버린다.
5) 10% NaOH를 첨가한다.
6) 17KS(17-OS)를 추출한다.
7) 건조시킨다.
8) 건조된 17KS(17-OS) 잔여물에 에탄올에 용해한 m-dinitrobenzene을 첨가한다.
9) 8N KOH를 첨가한다.
10) 적자색을 비색한다.

06. 17-KS(17-OS)가 증가하는 질환은?

ⓐ 갑상선기능항진증　ⓑ 난소 종양　ⓒ 고환 종양　ⓓ Cushing 증후군

① a, b만　② b, c만　③ c, d만　④ a, b, c만　⑤ a~d 모두

07. 17-KS(17-OS)가 감소하는 질환은?

ⓐ Addison 병　ⓑ 갑상선기능저하증　ⓒ 뇌하수체 기능저하증　ⓓ 간경변증

① a, b만　② a, b, c만　③ b, c, d만　④ a, c, d만　⑤ a~d 모두

08. 포르말린은 formaldehyde의 몇 % 수용액인가?

① 30% ② 35% ③ 37% ④ 45% ⑤ 50%

09. 포르말린을 첨가해주는 이유를 옳게 설명한 것은?

① 17-KS(17-OS)의 분해를 촉진한다.
② 염산(황산)과 요의 가열에 의한 적색의 색소의 생성을 억제한다.
③ Zimmermann 반응을 촉매한다.
④ 염산(황산)과 17-OS의 반응을 촉매한다.
⑤ 17-KS(17-OS)의 추출을 용이하게 한다.

10. 염산 또는 황산을 첨가하여 가열하는 이유를 알맞게 설명한 것은?

① 황산 또는 glucuronic acid의 포합체로 존재하는 17-KS(17-OS)의 가수분해
② Zimmermann 반응의 비색촉진
③ 포르말린과의 반응촉진
④ 뇨의 분해
⑤ 뇨와 포르말린과의 반응촉진

11. 17-KS(17-OS)의 추출용매로 적당한 것은?

ⓐ ether ⓑ chloroform ⓒ dichloromethane ⓓ ethanol

① a, b만 ② b, c만 ③ c, d만 ④ a, b, c만 ⑤ b, c, d만

12. 17-ketosteroid에 대해 옳게 설명한 것은?

ⓐ steroid 핵의 C-17 위치에 케톤기(C=O)를 가진 C-19 스테로이드의 대사산물이다. ⓑ 임상적으로 중 배설량측정하고, 뇌하수체-부신피질 및 성선기능의 판정에 이용한다. ⓒ 17-KS에는 androsterone, etiocholanolone, dihydroepiandrosterone, 11-ketoandro-sterone, 11-β-oxyandrosterone, 11-β-oxycholanolone 등이 있다. ⓓ 뇨중 17-KS의 2/3는부신 피질에 유래하고, 황산 또는 glucuronic acid 와 포합체로 존재한다.

① a, b만 ② a, b, c만 ③ b, c, d만 ④ a, c, d만 ⑤ a~d 모두

13. 17-KS(17-OS) 측정용의 검체로 적당하지 않은 것은?

ⓐ 요 ⓑ 혈청 ⓒ 혈장 ⓓ 전혈

① a, b만 ② b, c만 ③ c, d만 ④ a, b, c만 ⑤ b, c, d만

14. 17-KS(17-OS) 추출에 적당한 기구는?

① 분액여두 ② 뷰렛 ③ 실린더 ④ 플라스크 ⑤ 메스플라스크

15. 10% NaOH에 필요한 NaOH의 양은? (단, NaOH의 순도는 98%)

답 : ____________________

16. 추출한 17-KS(17-OS)의 건조에 필요한 것은?

ⓐ 농축기	ⓑ 질소가스	ⓒ fume hood	ⓓ evaporator

① a, b만 ② c, d만 ③ a, b, c만 ④ a, b, d만 ⑤ a~d 모두

17. 8N KOH 100ml를 제조하는데 필요한 KOH의 양을 계산하는 식을 적으세요. (단, KOH의 분자량은 56이다.)

답 : ____________________

18. 8N KOH 제조를 위한 적당한 기구는?

ⓐ 메스플라스크	ⓑ 메스실린더	ⓒ vortex mixer	ⓓ balance

① a, b만 ② c, d만 ③ a, b, c만 ④ b, c, d만 ⑤ a~d 모두

19. 17-KS(17-OS)의 비색인 적자색(pink)을 흡수하는 파장은?

① 500nm ② 520nm ③ 410nm ④ 600nm ⑤ 540nm

20. 17-KS(17-OS)의 측정 때에는 알렌보정식에 따라 3파장에서 측정한다. 그 파장과 알렌보정에 의한 17-KS (17-OS)의 측정공식이 옳은 것은?

	파 장(nm)	알 렌 보 정 식
①	480, 520, 560	520nm 흡광도-(480nm 흡광도+560nm 흡광도)/2
②	480, 520, 560	560nm 흡광도-(520nm 흡광도+480nm 흡광도)/2
③	520, 560, 580	560nm 흡광도-(580nm 흡광도+520nm 흡광도)/2
④	520, 560, 580	580nm 흡광도-(560nm 흡광도+520nm 흡광도)/2
⑤	480, 520, 560	560nm 흡광도-(520nm 흡광도+480nm 흡광도)/2

21. 17-hydroxycorticosteroids(17-OHCS)의 측정용 검체는?

① 요 ② 혈청 ③ 혈장 ④ 전혈 ⑤ 타액

22. 17-OHCS 의 측정법과 그것의 추출용액, 비색물질 및 측정파장을 옳게 연결시킨 것은?

	측정법	추출용액	비색물질	측정파장(nm)
ⓐ	효소분해법	chloroform	phenylhydrazine	410
ⓑ	효소분해법	dichloromethane	phenylhydrazine	410
ⓒ	Butanol 추출법(비효소법)	butanol	phenylhydrazine	410
ⓓ	Porter-Silber 법	methanol	phenylhydrazine	410

① a, b만 ② c, d만 ③ a, b, c만 ④ a, c, d만 ⑤ b, c, d만

23. 생체 중에서 Na^+, K^+, Cl^-, HCO_3^-의 공통적 생리기능은?

ⓐ 수분대사조절 ⓑ 삼투압조절 ⓒ 산염기 평형조절 ⓓ 혈액응고작용

① a, b만 ② c, d만 ③ a, b, c만 ④ a, c, d만 ⑤ b, c, d만

24. 염광 광도법으로 측정하는 물질은?

ⓐ Na ⓑ K ⓒ Ca ⓓ Mg

① a, b만 ② b, c만 ③ a, b, c만 ④ b, c, d만 ⑤ a~d 모두

25. 시료중의 Na, K, Ca, Fe, Cl, HCO_3^-를 공통적으로 측정하는데 필요한 기구는?

① 이온선택전극 ② 원자흡광기 ③ 염광광도기 ④ 적정기 ⑤ 분광기

26. 일정전극에 전류를 흘러 전기량을 적정하여 측정하는 전량 적정법으로 시료중의 농도를 알 수 있는 무기물은?

① Cl ② Ca ③ Mg ④ Fe ⑤ Na

27. 일정전극에 전압을 걸어 전기량을 측정하여 시료 중의 농도를 알 수 있는 무기물은?

① Cl ② Ca ③ Mg ④ Fe ⑤ Na

28. 혈청중의 Cl^-를 전기량으로 측정하기 위해 발생시키는 전극은?

① Ag 전극 ② K 전극 ③ Na 전극 ④ Hg 전극 ⑤ Sn 전극

29. 혈청 중의 철(Fe)을 정전위 전기량으로 분석할 때 일어나는 어떤 반응을 측정하는 것인가?

① 철과 구리의 산화반응
② 철과 구리의 환원반응
③ 철과 구리의 산화환원반응
④ 철과 Hg의 산화환원반응
⑤ 철과 thioglycollic acid와의 산화반응

30. 염광법으로 Ca을 측정할 때 방해가 되는 무기물은?

ⓐ Na ⓑ Fe ⓒ K ⓓ Mg

① a, b만 ② b, c만 ③ c, d만 ④ a, c만 ⑤ a, d만

31. 무기물의 측정시 식사에 영향을 받거나 받지 않은 것을 고려하여 채혈할 필요가 있다. 다음 중 옳게 연결된 것은?

	식사영향받는 무기물	식사영향받지않는 무기물
①	인	칼슘
②	칼슘	인
③	마그네슘	나트륨
④	칼슘	마그네슘
⑤	나트륨	마그네슘

32. 생체내의 칼슘이 주로 존재하는 형태는?

① hydroxyapatite ② 무기인 ③ 단백질과 결합
④ 이온상태 ⑤ 유기물과 결합

33. 혈청중의 Ca^{2+}을 적정법으로 측정하기 위해 oxalate로 침전시켰다. 적정시약과 그 종말점의 비색이 옳게 연결된 것은?

	적정시약	종말점
①	수산암모니움	자주색
②	과망간산칼륨	자주색
③	과망간산나트륨	분홍색
④	EDTA	자주색
⑤	EDTA	분홍색

34. 혈청중의 Ca^{2+}을 측정하기 위해 알카리성의 o-cresolphthalein complexone(o-CPC)을 첨가하여 킬레이트를 만들어 비색측정하려고 한다. 이때 킬레이트의 비색과 측정파장 및 공존하는 어떤 이온을 은폐시키기 위해 첨가해주는 시약이 옳게 연결된 것은?

	비 색	측정파장(nm)	공존 이온	은폐시약
①	심홍색	575	Mg^{2+}	8-hydroxyquinoline
②	자주색	575	Zn^{2+}	Quinoid
③	청 색	500	Mg^{2+}	EDTA
④	심홍색	575	Mg^{2+}	oxalate
⑤	자주색	500	Sn^{2+}	oxalate

35. 혈청 중의 무기물을 측정할 때 단백질을 제거할 필요성이 있는 것은?

ⓐ 인 ⓑ 철 ⓒ 구리 ⓓ 나트륨

① a, b만 ② c, d만 ③ a, b, c만 ④ a, c, d만 ⑤ a~d 모두

36. 인체의 철은 heme의 어디에 결합되어 있는가?

① porphyrin ② globulin ③ hemoglobin ④ cytochrome ⑤ catalase

37. 혈청중의 철을 환원시켜 마쯔하라법으로 비색측정을 할 때 사용되는 환원제와 비색제 및 측정파장이 알맞게 연결된 것은?

	환원제	비색제	파장(nm)
ⓐ	ascorbic acid	bathophenanthroline	545
ⓑ	thioglycollic acid	bathophenanthroline	545
ⓒ	hydrazine	bathophenanthroline	545
ⓓ	hydrazine	tripyridyltriazone	550

① a, b만 ② c, d만 ③ a, b, c만 ④ b, c, d만 ⑤ a, c, d만

문제 38~42
Ceruloplasmin과 결합되어 존재하는 혈중 Cu를 측정하고자 Cu의 분리, 환원반응 및 발색반응을 시켜야 한다. 다음 물음에 답하세요.

38. 위에 기술한 실험 단계에 첨가해야 할 실험단계는?

ⓐ 단백질의 침전 ⓑ 단백질의 제거 ⓒ 단백질의 정제 ⓓ 단백질 세척

① a, b만 ② c, d만 ③ a, b, c만 ④ b, c, d만 ⑤ a~d 모두

39. 구리를 분리하기 위해 사용되는 시약은?

① NaCl ② trichloroacetic acid ③ HCl ④ NaOH ⑤ KCl

40. 구리이온(Cu^{2+})을 환원시키기 위해 첨가해주는 시약은?

ⓐ 염산 hydroxylamine ⓑ ascorbic acid ⓒ bathocuproine ⓓ vitamin A

① a, b만 ② b, c만 ③ c, d만 ④ a, d만 ⑤ b, d만

41. 환원된 Cu(Cu^{+})의 발색제와 그 추출용매 및 측정파장이 옳게 연결된 것은?

	발색제	추출용매	측정파장(nm)
①	diethyldithiocarbamate	사염화탄소	435
②	diethylether	사염화탄소	525
③	bathocuproine	필요없다	480
④	bathocuproine	사염화탄소	435

42. Ceruloplasmin은 단백질 분획 중 어느 분획에 존재하는가?

① α_2-globulin ② γ-globulin ③ β-globulin ④ albumin ⑤ α_1-globulin

43. 신장 세뇨관에 장애가 일어나 혈중 또는 요중에 증가하는 신장 기능 검사항목은?

① uric acid ② creatinine ③ β_2-microglobulin
④ BUN ⑤ creatine

44. 신장의 혈류량 검사에 사용되는 시약은?

ⓐ p-aminohippurate ⓑ phenolsulfophthalein ⓒ inulin ⓓ thiosulfuric sodium

① a, b만 ② b, c만 ③ c, d만 ④ a, c만 ⑤ a, d만

45. 신장의 사구체 여과능 검사에 사용되는 시약은?

ⓐ inulin ⓑ phenolsulfphthalein ⓒ thiosulfuric sodium ⓓ bilirubin

① a, b만 ② b, c만 ③ c, d만 ④ a, c만 ⑤ a, d만

46. 간기능 검사시 prothrombin time을 검사하는 이유는?

ⓐ Prothrombin이 간에서 생성된다.
ⓑ Prothrombin은 외인계 응고계를 촉진하는 단백질이다.
ⓒ 간경변 등 간실질세포 장해시 prothrombin time이 연장된다.
ⓓ 간암에서는 prothrombin time이 단축된다.

① a, b만 ② c, d만 ③ a, b, c만 ④ b, c, d만 ⑤ a, c, d만

47. 간실질세포의 기능을 진단하기 위해 투여시키는 약물과 투여경로와 그것의 정색은?

	약 물	투여경로	정 색
ⓐ	Bromosulphophthalein	정맥주사	적자색
ⓑ	Indocyanine	정맥주사	녹색
ⓒ	Bromosulphophthalein	경 구	적자색
ⓓ	Indocyanine	경 구	적자색

① a, b만 ② b, c만 ③ c, d만 ④ a, d만 ⑤ b, d만

48. 췌장액의 분비능을 측정하기 위해 투여하는 약물과 그것의 투여방법 및 검체를 알맞게 연결한 것은?

	투 여 약 물	투여경로	검 체
①	N-benzoyl-l-tyrosyl-p-aminobenzoic acid(BTA)	경 구	뇨
②	BTA	근육주사	혈청
③	secretin	근육주사	혈청
④	pancreozymin	경 구	혈액
⑤	glycine	경 구	뇨

49. 수분이 적은 식사를 섭취시켜 요의 농축상태를 점검하는 조직기능검사와 측정항목이 옳게 연결된 것은?

	조직기능검사	측정항목
ⓐ	신장기능	요비중
ⓑ	간기능	serum protein
ⓒ	신장기능	요삼투압
ⓓ	췌장기능	수분함량

① a, b만 ② b, c만 ③ c, d만 ④ a, c만 ⑤ a, d만

50. 요의 배설량이 적은 것부터 되어있는 것은?

① anuria — oliguria — normal — polyuria
② oliguria — anuria — polyuria — normal
③ polyuria — oliguria — anuria — normal
④ oliguria — polyuria — normal — anuria
⑤ anuria — oliguria — polyuria — normal

모의고사 7회 정답 및 해설

1. ⑤	2. ⑤	3. ⑤	4. ⑤	5. ①	6. ⑤	7. ⑤	8. ③	9. ②	10. ①
11. ④	12. ⑤	13. ⑤	14. ①	15. 10.2mg		16. ④	17. g=56×8×0.1		18. ⑤
19. ②	20. ①	21. ①	22. ③	23. ③	24. ⑤	25. ①	26. ①	27. ④	28. ①
29. ③	30. ④	31. ①	32. ①	33. ②	34. ①	35. ③	36. ①	37. ③	38. ①
39. ③	40. ①	41. ④	42. ①	43. ③	44. ①	45. ④	46. ③	47. ①	48. ①
49. ④	50. ①								

해설

05. 삼투압 측정장치의 원리는 빙점강하와 증기압이다.

09. 포르말린은 염산과 요의 가열에 의한 적색의 색소 생성을 억제한다.

11. 17-KS의 추출 용매 : ether, chloroform, dichloromethane

13. 17-KS의 측정용 검체 : 혈청, 혈장, 전혈

14. 17-KS 추출에 적당한 기구 : 분액여두

16. 17-KS의 건조에 필요한 기구 : 농축기, 질소가스, evaporator

17. M = N / 당량
g = M.W. × M × ℓ = 56 × 8 × 0.1

19. 17-KS의 흡수 파장 : 520 nm

20. 알렌보정식 = 520nm흡광도 − $\frac{(480nm\text{흡광도}+560nm\text{흡광도})}{2}$

21. 17-OHCS의 측정용 검체는 요이다.

23. 전해질은 수분대사조절, 삼투압조절, 산·염기평형조절의 기능을 가진다.

26. 전량 적정법으로 측정하는 것은 Cl이다.

30. Ca을 염광법으로 측정할 때 방해가 되는 물질은 Na과 K이다.

31. 인은 식사의 영향을 많이 받고 칼슘은 거의 받지 않는다.

33. 칼슘의 적정시약은 과망간산칼륨이며 종말점은 자주색으로 비색된다.

35. 제단백이 필요한 무기물에는 인, 철, 구리 등이 있다.

36. Heme은 porphyrin의 고리 화합물 속에 있다.

39. 구리를 분리하기 위해 HCl로 제단백한다.

40. 구리이온의 환원제로는 염산 hydroxylamine과 ascorbic acid가 있다.

42. Ceruloplasmin은 α_2-globulin에 분획된다.

44. 신장의 혈류량의 검사에는 ρ -aminohippurate, PSP가 사용된다.

45. 신장의 사구체 여과능 검사에 사용되는 시약에는 inulin과 thiosulfuric sodium이 있다.

47. 간실질세포의 기능 진단을 위해 투여하는 약물에는 bromosulphophthalein(정맥주사, 적색)과 indocyanine(정맥주사, 녹색) 등이 있다.

48. 췌장의 외분비기능 검사항목에는 α -amylase와 lipase가 있다.

모의고사 8회

주요 평가 목표

췌장질환 진단 항목, lipase의 종류와 기능, 검화, TG측정법, 유리지방산 특성, TG와 유리지방산의 임상적 평가, Quinone 생성, Amylase, Glucose측정법, 당 부하시험, 당뇨, 무기인산 측정법, 간질환, 갑상선기능항진증, 당화단백질, 염증진단지표, uric acid측정법, uric acid와 질환, 용혈혈청, 혈청성분의 일내변동, pH, Bence-Jones protein

ASCPi 예상문제와 유사하거나 동일한 문제 번호

8, 15, 23, 25, 26, 28, 29, 30, 31, 32, 33, 37, 40, 43, 44, 45, 50

모의고사 8회

01. 췌장 질환의 진단에 적당한 측정 항목은?

ⓐ lipase　ⓑ leucine aminopepitase　ⓒ amylase　ⓓ triglyceride

① a, b만　② a, c만　③ a, b, c만　④ a, c, d만　⑤ b, c, d만

02. 다음 항목의 측정계에서 NaCl이 함유되면 활성이 저해되는 효소가 아닌 것은?

ⓐ 췌장 lipase　ⓑ lipoprotein lipase　ⓒ 간성 lipase　ⓓ amylase

① a, b, c만　② a, c, d만　③ a, b, d만　④ a, b만　⑤ c, d만

03. 다음 항목의 측정계에 heparin이 함유되면 활성이 촉진되는 효소는?

ⓐ lipoprotein lipase　ⓑ 간성 lipase　ⓒ 호르몬 감수성 lipase　ⓓ 췌장 lipase

① a, b만　② b, c만　③ b, d만　④ a, b, c만　⑤ b, c, d만

04. 췌장 질환자의 혈액으로 lipase를 측정했더니 정상치보다 낮았다. 이것을 통해 다음 어느 것을 생각할 수 있는가?

ⓐ 환자의 혈액 중에 칼슘 이온이 혼입되어 있다. ⓑ 저혈당 현상의 유발을 의심할 수 있다. ⓒ 환자는 췌장 질환 이외에 갑상선 기능 항진증을 의심할 수 있다. ⓓ I_2 함유 음식을 과잉 섭취했을 가능성이 있다.

① a, b, c만　② a, c, d만　③ b, c, d만　④ a, d만　⑤ b, c만

05. Lipase를 중화 적정법으로 측정할 때 사용하는 지시약은?

ⓐ phenolphthalein　ⓑ thymolphthalein　ⓒ 산성 지시약　ⓓ methylene blue

① a, b만　② a, c만　③ a, d만　④ a, b, c만　⑤ a~d만

06. TG 측정을 위해 검화시킨 지방산 염을 산화시키는데 사용하는 시약은?

ⓐ $NaIO_4$　ⓑ H_5IO_4　ⓒ HCl　ⓓ HIO_4

① a, b만　② b, c만　③ b, c, d만　④ a, b, c만　⑤ a, b, d만

07. TG에 알카리(KOH, NaOH)용액을 첨가, 가열하여 생기는 물질(A)와, (A)를 산화시켜 생기는 물질 (B)와, (B)의 검출에 사용하는 발색제(C) 및 (C)의 최대흡수파장(D)가 옳게 연결된 것은?

	A	B	C	D
ⓐ	지방산염	formaldehyde	chromotropic acid	570nm
ⓑ	글리세롤	formaldehyde	acetylacetone	570nm
ⓒ	지방산염	formic acid	acetylcholine	410nm
ⓓ	지방산염	formaldehyde	acetylcholine	410nm

① a, b만 ② a, c만 ③ a, d만 ④ b, c만 ⑤ b, d만

08. 혈중 TG 측정의 효소법에 대해 옳게 설명한 것은?

ⓐ 시료에 lipoprotein lipase를 가하여 TG로부터 생성된 glycerol을 측정하는 법이다.
ⓑ 혈중에는 유리 상태의 glycerol이 상당량 함유되어 있기 때문에 맹검이 필요하다.
ⓒ 혈중 TG의 측정 대상은 내인성 유래의 TG이다.
ⓓ 식사 후 혈중 TG는 증가하기 때문에 항상 공복시에 채혈, 검사한다.

① a, b만 ② a, b, c만 ③ b, c만 ④ b, c, d만 ⑤ a~d 모두

09. TG의 효소법 측정에서 사용하는 기질과 효소법과 최종산물 및 흡수파장을 옳게 연결한 것은?

	기 질	효 소	최종산물	흡수파장(nm)
ⓐ	Glycerol	glycerokinase	Quinoide	410
ⓑ	H_2O_2	peroxidase	Quinone	500
ⓒ	Nitrotetra blue	diaporase	diformazone	570
ⓓ	Glycerol	glycerol dehydrogenase	NADH	340

① a, b만 ② a, b, c만 ③ b, c만 ④ b, c, d만 ⑤ a~d 모두

10. 혈중의 유리 지방산(FFA)에 대해 알맞게 설명한 것은?

ⓐ 식후에 감소하고, 공복시에 상승한다.
ⓑ 측정을 위해 조기 공복(식후 12~14시간 사이)시에 채혈해야 한다.
ⓒ 산화되거나 분해되기 쉬워 실온이나 4℃에서 장기 보존해서는 안된다.
ⓓ 당뇨병을 동반하는 질환, Cushing 증후군, 중증의 간장해, Addison 병의 진단을 위해 측정한다.

① a, b만 ② b, c만 ③ a, c, d만 ④ a, b, d만 ⑤ a~d 모두

11. 혈중 FFA와 착염을 형성시키기 위해 시료에 첨가해 주는 시약은?

ⓐ 질산 동 ⓑ Triethanolamine ⓒ EDTA ⓓ chromotropic acid

① a, b만 ② b, c만 ③ c, d만 ④ a, d만 ⑤ b, d만

12. 지방산과 형성된 구리착염을 발색할 때 사용하는 발색제와 이것의 흡수파장이 옳게 연결된 것은?

ⓐ Neocuproine — 450nm	ⓑ Bathocuproine — 480nm
ⓒ Diethiocarbamate — 440nm	ⓓ Dimethylcarbazine — 530nm

① a, b만 ② b, c만 ③ a, b, c만 ④ b, c, d만 ⑤ a~d 모두

※ 환자의 혈액으로 TG와 유리 지방산을 측정하였더니, A환자는 TG와 유리 지방산이 모두 증가했고, B환자는 TG는 증가하고 유리 지방산은 감소했다. 다음 물음에 답하시오. (13~14)

13. A환자는 어떤 질환을 의심할 수 있는가?

ⓐ 당뇨병 ⓑ 갑상선 기능 항진증 ⓒ 간경변 ⓓ 비만증

① a만 ② b만 ③ c만 ④ c, d만 ⑤ a~d 모두

14. B환자는 어떤 질환을 의심할 수 있는가?

ⓐ 갑상선 기능 저하증 ⓑ 당뇨병 ⓒ Addison 병 ⓓ Cushing 증후군

① a만 ② b, c만 ③ c, d만 ④ a, c만 ⑤ a, d만

15. 혈청 amylase에 대한 설명이 틀린 것은?

ⓐ 만성형 췌장암일 때 혈중에는 췌장 유래의 amylase활성이 감소한다.
ⓑ 급성 췌장염일 때 발생 1~2시간 이내에 혈청 amylase가 요중의 amylase 보다 먼저 증가한다.
ⓒ 효소 활성 중심에 칼슘이온이 결합되어 있다.
ⓓ 전기영동상에서 혈청과 요의 amylase는 α-, β-, γ- type 중 γ type의 위치에 영동된다.

① a, b만 ② b, c, d만 ③ a, c, d만 ④ a, b, d만 ⑤ a~d 모두

※ 다음에서 ( ) 안에 적당한 것을 기입하세요. (16~21)

16~17.

$$\text{Glycerol} \xrightarrow[(16)]{} H_2O_2 \xrightarrow[(17)]{} \text{Quinone}$$

18~19.

$$\text{Phosphatidylcholine} \xrightarrow[(18)]{} \text{Choline} + (19)$$

20~21.

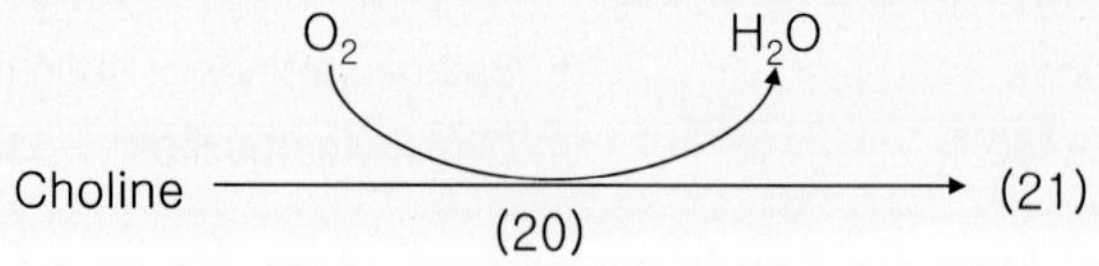

22. Amylase 측정시 환원된 구리 이온을 비색 정량하는 방법은?

> ⓐ Saccharogenic법　ⓑ Chromogenic법　ⓒ 점도 측정법
> ⓓ Turbidometric법　ⓔ Amyloclastic법

① a, b만　② b만　③ c, d만　④ a만　⑤ d, e만

23. Amylase의 효소법에 대한 설명이다. 옳게 설명한 것은?

> ⓐ 기질로 ρ-nitrophenyl maltopentoside등의 배당체를 사용한다.
> ⓑ 생성된 ρ-nitrophenol(ρ-nitrophenyl)을 405nm에서 측정한다.
> ⓒ Cl^-에 의해 활성이 촉진되기 때문에 시료에 Cl^-(염소이온)의 혼입에 주의한다.
> ⓓ 분자 내부에 구리 이온이 결합되어 있기 때문에 시료에 금속이온과 착염을 형성하는 물질의 혼입에 주의한다.

① a, b만　② a, b, c만　③ b, c만　④ b, c, d만　⑤ a~d 모두

24. 요 검체나 혈청의 희석액을 가지고 amylase를 측정할 경우 첨가해 주는 물질이 아닌 것은?

> ⓐ albumin　ⓑ prealbumin　ⓒ bilirubin　ⓓ EDTA

① a, b만　② b, c만　③ c, d만　④ a, b, c만　⑤ b, c, d만

25. 어떤 환자의 혈당치가 상승했다. 무엇을 생각할 수 있는가?

> ⓐ 췌장 α-cell의 손상　ⓑ 부신 피질 호르몬의 분비 과잉
> ⓒ 갑상선 호르몬의 분비 과잉　ⓓ 당질의 흡수 억제

① a, b만　② b, c만　③ b, d만　④ c, d만　⑤ a, d만

26. 당 부하시험에 대한 설명이다. 옳게 기술한 것은?

> ⓐ 환자에 일정량의 당을 부하하여 투여 전 후 혈당, 요당치의 변동을 검사
> ⓑ 신장 장해의 진단이 목적이다.
> ⓒ 당뇨병 및 갑상선 기능 이상의 진단이 목적이다.
> ⓓ 간 장해의 진단 목적이다.

① a, b만　② b, c만　③ c, d만　④ a, b, d만　⑤ a~d 모두

27. 혈중 glucose의 측정법에 대해 틀리게 설명한 것은?

> ⓐ Glucose를 oxidase로 산화시켜 측정할 경우 시료 중의 단백질을 제거해야한다.
> ⓑ 시료에 mutarotase를 첨가하는 목적은 시료 중의 β-D-glucose를 α-D-glucose로 변화시키기 위해서이다.
> ⓒ 시료에 pyranose oxidase를 첨가해 주는 목적은 α-, β-D-glucose를 H_2O_2로 산화시키기 위해서이다.
> ⓓ Glucose의 aldehyde group을 산화시키는 Fehling시약은 $CuSO_4$, NaOH 등이다.

① a, b만　② b, c만　③ c, d만　④ a, c만　⑤ a, d만

※ 다음 반응식을 보고 물음에 답하세요. (28~33)

> (A) —Glucose oxidase→ 과산화수소 —(B)→ Formaldehyde

28. Glucose oxidase의 기질 A는 무엇인가?

29. 과산화수소를 formaldehyde로 변화시키기 위해 (B)의 단계에 첨가해 주는 시약은?

30. Formaldehyde를 적자색으로 발색시키기 위해 첨가해 주는 시약과 정색의 흡수파장이 맞게 연결된 것은?

① acetylcholine/NH_3 ······ 410nm
② chromotropic acid ······ 570nm
③ chromotropic acid/ H_2SO_4 ······ 570nm
④ acetylcholine ······ 570nm
⑤ acetylcholine/NH_3 ······ 570nm

31. 과산화수소를 기질로 할 수 있는 효소(B)는 무엇인가?

답 : ________________________________

32. 과산화수소에 페놀, 4-aminoantipyrine, (X)을 첨가해 주면 (Y)이 되는데 이것은 적색의 정색을 띠며, (Z)에서 흡수된다. X, Y, Z가 서로 맞게 연결된 것은?

	X	Y	Z
①	peroxidase	Quinone	500nm
②	peroxidase	Quinone	450nm
③	catalase	formic acid	500nm
④	boric acid	Quinoid	480nm
⑤	oxidase	Quinone	500nm

33. 과산화수소에 peroxidase 및 (X)를 첨가하고 발색제 (Y)를 첨가해 주면 청색의 산화형의 발색 물질로 변한다. 이것은 (Z)에서 흡수된다. X, Y, Z 가 알맞게 연결된 것은?

	X	Y	Z
①	염산	붕산	500nm
②	붕산	o-toluidine	635nm
③	황산	o-dianisidine	440nm
④	염산	o-dianisidine	535nm
⑤	황산	o-toluidine	530nm

34. 당뇨병일 때 공통적으로 혈중에서 증가하는 것은?

ⓐ 인지질　ⓑ 유리지방산　ⓒ TG(중성지방)　ⓓ glucose

① a, b만　② c, d만　③ a, b, c만　④ b, c, d만　⑤ a~d 모두

35. 환자 A의 혈중 지질은 감소했고, 환자 B의 중성지방(TG)도 감소하였다. A/B 환자는 다음 어느 질환을 의심할 수 있는가?

	A 환자	B 환자
①	간질환	갑상선 기능 항진증
②	폐쇄성 황달	당뇨병
③	갑상선 기능 저하증	갑상선 기능 저하증
④	신증	요독증
⑤	동맥경화증	뇌혈전

36. 혈중 인지질에 결합된 유기인산을 무기인산으로 변화시키는데 필요한 시약은?

ⓐ 인지질　ⓑ 과망간산칼륨　ⓒ 염산　ⓓ 황산

① a, b만　② c, d만　③ a, b, d만　④ b, c, d만　⑤ a~d 모두

37. 혈중의 총 인지질이 10mg/dl이었다. 이때의 무기인산은 몇 mg/dl이며 무기인산을 발색시키는데 사용하는 시약은?

1) 무기 인산 (　　　　) mg/dl

2) 발색 시약 (　　　　)

38. 식사에 의해 영향 받지 않는 요 중 성분이 아닌 것은?

ⓐ free fatty acid　ⓑ triglyceride　ⓒ uric acid　ⓓ phospholipid

① a, b만　② c, d만　③ a, b, c만　④ b, c, d만　⑤ a, b, d만

39. 다음 혈중 성분을 측정할 때 제단백이 필요한 것은?

ⓐ uric acid　　ⓑ glucose　　ⓒ FFA　　ⓓ lipase

① a, b만　　② c, d만　　③ b, c만　　④ c, d만　　⑤ a~d 모두

40. 당화 단백질에 대해 옳게 설명한 것은?

ⓐ Hemoglobin등의 단백질이 glucose의 aldehyde나 carbonyl group에 결합된 것이다.
ⓑ 전기영동 gel상의 band는 Schiff's reagent로 동정할 수 있다.
ⓒ Hemoglobin에 결합된 glucose(HbA_{1c})는 전기영동상에서 음극쪽으로 이동한다.
ⓓ 당뇨병의 진단에 이용된다.

① a, b만　　② c, d만　　③ a, b, c만　　④ b, c, d만　　⑤ a~d 모두

41. 다음 급성 반응 물질 중 임상에서 염증 상태의 진단 지표로 이용되는 것은?

ⓐ HDL　　ⓑ α_1-acid glycoprotein　　ⓒ C-reactive protein　　ⓓ serum amyloid

① a, b만　　② b, c만　　③ c, d만　　④ a, c만　　⑤ a, d만

42. 혈액에 uric acid를 증가시키는 질환이 아닌 것은?

ⓐ 백혈병　　ⓑ 골수종　　ⓒ 급성 사구체 신장염　　ⓓ 자폐증

① a, b만　　② c, d만　　③ a, c, d만　　④ a, b, d만　　⑤ a~d 모두

43. 다음 혈중 uric acid에 대해 틀리게 설명한 것은?

ⓐ 칼슘이온과 결합하여 불용성의 침전물을 생성한다.
ⓑ 구아닌, 아데닌의 최종산물로서 통풍의 원인이 된다.
ⓒ Pentose phosphate pathway에서 purine체의 과잉형성으로 혈중에 증가하는 경우도 있다.
ⓓ 알칼리로 환원시켜 측정할 때 제단백이 필요하다.

① a, b만　　② a, c만　　③ a, d만　　④ b, c만　　⑤ b, d만

44. 환원법으로 uric acid를 측정할 때 정색안정을 위해 사용하는 시약은?

ⓐ lithium　　ⓑ phosphotungstate　　ⓒ polyanetolsulfonic acid　　ⓓ allopurinol

① a, b만　　② b, c만　　③ c, d만　　④ a, c만　　⑤ b, d만

45. 환원법에 의한 uric acid의 측정에 대해 옳게 설명한 것은?

> ⓐ 정색제로 인텅그스텐산 나트륨 및 인산을 사용한다.
> ⓑ Ascorbic acid, creatine, cysteine 등의 환원제의 간섭을 받기 쉬운 것이 문제이다.
> ⓒ 용혈 시료를 사용하면 측정에 방해를 받는다.
> ⓓ 환원 물질에 의한 간섭을 방지하기 위해 반응계에 탄산나트륨을 첨가해 준다.

① a, b만 ② c, d만 ③ a, b, c만 ④ b, c, d만 ⑤ a~d 모두

46. 혈청성분 중 일내 변동이 큰 것은 어느 것인가?

> ⓐ Glucose ⓑ TG ⓒ Creatinine ⓓ Na ⓔ Fe

① a, b, c만 ② a, b, e만 ③ a, d, e만 ④ b, c, d만 ⑤ c, d, e만

47. 용혈 혈청으로 측정하여도 혈구 성분의 영향이 적은 것은?

① K ② GOT ③ LD ④ ACP ⑤ Glucose

48. 시판되고 있는 황산의 몰농도는?

① 6 ② 10 ③ 12 ④ 16 ⑤ 18

49. pH에 대한 설명 중 바르지 못한 것은?

① 신선뇨의 pH는 6.0정도이다.
② 기아, 당뇨병일 때의 요는 보통 alkali성이다.
③ 요를 방치하면 pH는 증가한다.
④ 식물성식품을 많이 섭취했을 때는 alkali성이다.
⑤ 요의 산성화는 H^+이온의 분비에 의한다.

50. Bence-Jones protein에 대한 설명 중 바르지 못한 것은?

① 100℃에서 용해된다.
② 정상인에서도 가끔 나타난다.
③ 혈액 중에도 존재하는 단백이다.
④ 요는 약산성상태에서 검사한다.
⑤ 단백검출용 시험지법에서는 잘 검출되지 않는다.

모의고사 8회 정답 및 해설

1. ②	2. ②	3. ①	4. ③	5. ⑤	6. ⑤	7. ③	8. ⑤	9. ⑤	10. ⑤	11. ①
12. ⑤	13. ⑤	14. ①	15. ⑤	16. Glycerol oxidase	17. Peroxidase, phenol, 4-aminoantipyrine					
18. phospholipase D	19. phosphatidic acid	20. choline oxidase	21. 과산화수소 또는 $2H_2O_2$							
22. ④	23. ②	24. ⑤	25. ②	26. ⑤	27. ①	28. β -D-glucose	29. methanol catalase			
30. ③	31. catalase	32. ①	33. ②	34. ⑤	35. ①	36. ③	37. 0.4, 몰리브덴산(molybdate)			
38. ⑤	39. ①	40. ⑤	41. ③	42. ⑤	43. ③	44. ④	45. ⑤	46. ②	47. ⑤	48. ⑤
49. ②	50. ②									

해설

01. LAP : 급성간염, 감염성 단핵구증, 임파종, 일부 백혈병, 간암, 담즙 울체증 등에서 상승

07. TG의 비색법
- TG의 추출 : chloroform, isopropanol, hexane, diethylether, petroleum ether, methanol 등을 이용.
- 방해물질 제거 : 규산, zeolite, fluorosil
- 검화 : TG + 3KOH → 글리세롤 + 3R COOK(비누)
- 산화 : 글리세롤 + 산화제 → formaldehyde + 포름산 + 과요오드산 나트륨 + 물
  산화제 → $NaIO_4$, H_5IO_4, HIO_4
- 발색 : 산화에 의해 생성된 formaldehyde를 비색정량함
  발색제 : chromotropic acid(570nm, 적자색), acetylacetone(410nm, 황색)

13. FFA 상승 : 당뇨병, 갑상선 기능 항진증, 갈색세포종, 말단비대증, 비만증, 중증 간질환, Cushing 증후군
저하 : 갑상선 기능 저하증, 범하수체 기능 부전, Addison병, 도세포종(Insulinoma)
TG 상승 : 식이성, 당뇨병, 네프로제, 비만증, 동맥경화증, 뇌혈전, 통풍, 갑상선 기능 저하증, 말단비대증, 뇌하수체 기능 저하증, 폐쇄성 황달, 급성 알콜성 지방간, 급성 및 만성 췌장염, 요독증, 고도의 빈혈, 다발성 골수종

23. Amylase는 1당량의 Ca^{2+}를 함유하고 있다.

25. 고혈당이 되는 원인 : Insulin의 분비저하, Adrenalin의 과잉분비, Glucagon의 과잉분비, Cortisol의 과잉분비, Glucose의 과다섭취, 갑상선 호르몬(Tyrosin)의 분비저하

27. GOD 및 GDH는 β -D-glucose에만 특이적이다. Glucose는 4℃의 수용액 중에서 α 형(α -Pyranose) 36%, β 형(β -Pyranose) 64%의 균형을 유지하고 있기 때문에 우선 α 형을 β 형으로 변환시키는 것이 필요하다. 이를 위해 Glucomutarotase를 첨가하여 α 형을 β 형으로 전환시킨 후 GOD 또는 GDH를 반응시킨다. 또한 α 형과 β 형 양쪽에 다 작용하도록 GOD 대신 pyranose oxidase를 이용한다.

36. 무기인의 정량

· 추출 : 유기용매법(Bloor법), 침전법(5% 삼염화초산)

· 무기인화 : 10N H_2SO_4 + 30% H_2O_2 + 60% $HClO_4$

· 무기인 정량 : 무기인 산성용액에 몰리브덴산(molybdate)을 가하여 인산몰리브덴산으로 되면 amino naphtol sulfonic acid에 의해 Molybdenium blue를 생성 → 측정(660nm)

37. 인지질에 포함된 무기인의 함량은 약 4%이다.

모의고사 9회

주요 평가 목표

헤모글로빈의 특성/기능, 2,3-DPG의 기능(적혈구 당 대사), 암모니아/생성효소, 단백질 분해효소, 2-Oxoacid의 종류, 지방산 합성, NADPH의 이용, Acyl carrier protein, 동·식물의 지방산 특성, β -oxidation, 췌장질환/Amylase, Glucose 측정법, 단백질 침전제의 기능, 검화, TG측정법, 갑상선질환, Benedict시험, 시험지법

ASCPi 예상문제와 유사하거나 동일한 문제 번호

4, 27, 29, 30, 35

모의고사 9회

01. 헤모글로빈의 산소 결합력을 지배하는 인자가 아닌 것은?

① 산소분압 ② H^+ 농도 ③ Cl^- 농도 ④ CO_2 농도

02. 다음에서 틀리게 기술한 것은?

① 헤모글로빈은 산소분압이 높은 곳에서 산소와 결합한다.
② 헤모글로빈은 산소분압이 높은 곳에서 산소와 해리한다.
③ 헤모글로빈은 산소분압이 낮은 곳에서 산소와 결합한다.
④ 조직에서는 pH가 낮기 때문에 헤모글로빈의 O_2 결합력은 낮다.

03. 적혈구의 2,3-diphosphoglycerate(DPG)에 대하여 틀리게 설명한 것은?

① DPG의 농도가 높으면 헤모글로빈의 O_2 친화력은 낮아진다.
② DPG의 농도가 낮으면 헤모글로빈의 O_2 친화력은 낮아진다.
③ 안데스 산맥에 사는 사람의 적혈구에는 DPG의 농도가 높다.
④ DPG의 농도가 증가하면 무산소증이 유발된다.

04. 근육, 간에서 amino acid로부터 NH_3가 생성되는데 관여하는 효소는?

① glutamate dehydrogenase ② pyruvate kinase
③ peptidase ④ glucokinase

05. 다음 cycle 중 □에 들어갈 적당한 단어는?

번호	A	B
①	oxaloacetate	glutarate
②	glutarate	oxaloacetate
③	pyruvate	glutarate
④	aspartate	oxaloacetate

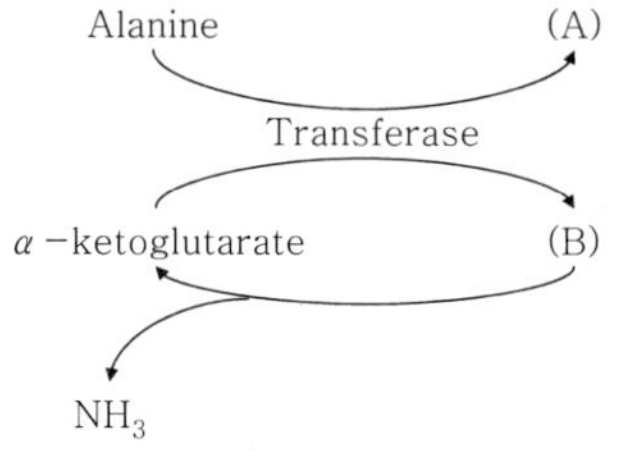

06. 단백질을 polypeptide로 분해시키는 위액 분비효소는?

> ⓐ renin ⓑ pepsin ⓒ trypsin ⓓ aminopeptidase

① a, b만 ② c, d만 ③ b, c만 ④ a, c만

07. Peptide의 구성아미노산 중 lysine과 arginine을 특이적으로 분해시키는 peptide 분해효소는?

① Trypsin ② Chymotrypsin ③ Pepsin ④ Pepsinogen ⑤ Carboxypeptidase

08. Chymotrypsin이 특이적으로 분해시키는 amino acid는?

ⓐ Phenylalanine ⓑ Tyrosine ⓒ Lysine ⓓ arginine ⓔ Alanine ⓕ Trypsin

① a, b, f만 ② b, c만 ③ a, d만 ④ a, c만 ⑤ b, e만

09. Amino acid의 transamination과 deamination에서 생성되는 2-oxoacid가 아닌 것은? (2개)

ⓐ alanine ⓑ pyruvate ⓒ oxaloacetate ⓓ glutarate

① a, b만 ② b, c만 ③ a, d만 ④ a, c만 ⑤ b, d만

10. Amino transferase의 세포 내 존재부위는?

ⓐ cytosol ⓑ mitochondria ⓒ Golgi body ⓓ endoplasmic reticulum ⓔ microsome

① a, b만 ② b, c만 ③ c, d만 ④ d, e만

11. 아미노산으로부터 NH_3의 생성과정의 한 부분을 설명한 것이다. 적당하지 않은 것은?

① 보효소로서 NAD^+($NADP^+$)가 필요하다.
② 보효소로서 NADH(NADPH)가 필요하다.
③ Amino transferase의 보효소는 pyridoxal phosphate이다.
④ Alanin은 amino transferase에 의하여 pyruvate로 변한다.

12. 다음 □에 적당한 효소는?

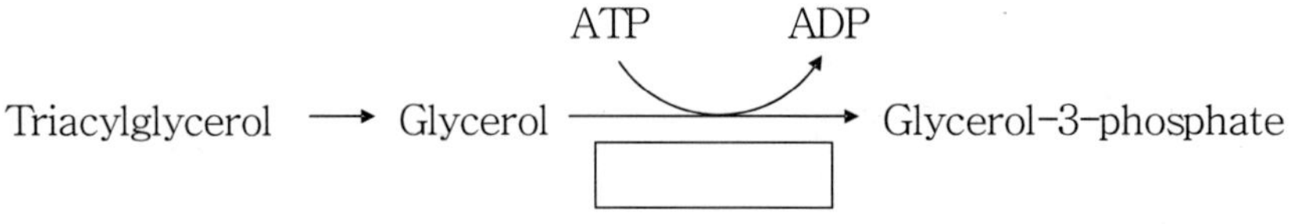

① glycerol kinase ② glycerol phosphate
③ lipase ④ TG-lipase

13. 지방산의 합성에 있어서 malonyl-S-CoA에 대한 설명이다. 틀린 것은? (ACP=acyl carrier protein)

① Malonyl-S-CoA는 ACP-SH와 결합하여 malonyl-S-ACP가 된다.
② Malonyl-S-ACP는 acetyl-S-ACP에 2개의 탄소를 첨가한다.
③ Malonyl-S-CoA가 생성되기 위해서는 ATP와 HCO_3^-가 필요하다.
④ Palmitic acid(C16:0)가 생성되기 위해서는 8개의 malonyl-CoA가 필요하다.

14. 한 분자의 palmitic acid가 생성하는데 필요한 ATP와 NADPH는 각각 몇 분자인가?

번호	ATP	NADPH
①	7	14
②	8	14
③	8	8
④	16	14

15. 지방산의 합성에 필요한 NAD(P)H는 다음 어디에서 생성되는가?

ⓐ pentose phosphate pathway ⓑ malic acid ⓒ glycolysis ⓓ urea cycle

① a, b만 ② a, c만 ③ a, d만 ④ b, c만

16. 다음 □에 적당한 효소는?

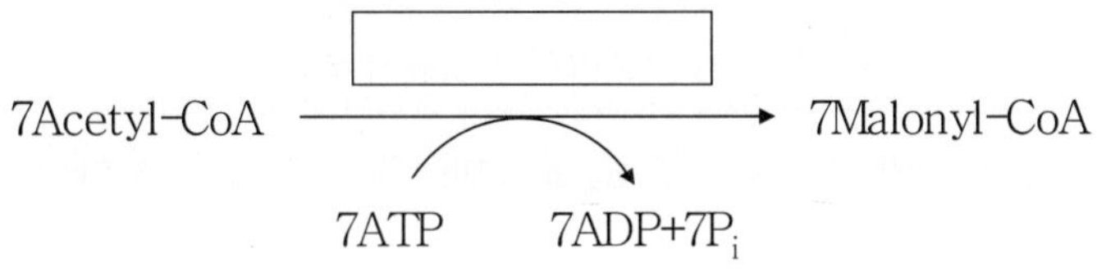

① malonyl-CoA synthase ② carboxylase
③ acetyl-CoA transferase ④ malonyl transferase

17. Acyl carrier protein(ACP)에 대하여 틀리게 설명한 것은?

① Acyl group을 운반하는 단백질이다.
② 단백질의 CH_2 말단에 adenosine-3'-5'-bisphosphate가 결합되어 있다.
③ ②를 CoA라 한다.
④ ACP의 보결 분자족은 pantothenic acid이다.

18. Food 또는 plant 중의 18:2(9.12, n-6)의 지방산이 동물세포에서 대사되어지지 않은 지방산은?

① γ-18:3(6, 9, 12) ② 20:3(18, 11, 14)
③ 20:4(5, 8, 11, 14) ④ 20:5(5, 8, 11, 14, 17)

19. 지방산이 β-oxidation될 때 fatty acyl-CoA를 mitochondria 내막으로 이동시키는데 주요한 작용을 하는 화합물은?

① carnitine ② creatine ③ acyl-carrier protein ④ CoA ⑤ acyl-CoA

20. 다음에서 옳게 기술한 것은?

① 동물세포에서 지방산의 unsaturation(불포화화)은 carboxyl 말단방향으로 일어난다.
② 식물에서 지방산의 unsaturation은 carboxyl 말단방향으로 일어난다.
③ 지방산의 unsaturation은 double bond의 형성위치에서 2번째의 탄소위치에 탈수소반응이 일어나는 것이다.
④ n-3 type의 지방산은 carboxyl 말단으로부터 3번째의 탄소에 이중결합이 끝나는 것을 의미한다.

※ 실험 항목에 대한 물음에 답하시오.

실험 1 (문제 21~25)
췌장질환을 의심하는 환자의 혈청으로 α-amylase를 측정했다.

21. 췌장질환자의 참고치보다 낮게 측정되었다. 그 이유는?

ⓐ 측정반응계에 Cl^-가 함유되어 있다.
ⓑ 측정반응계에 EDTA가 함유되어 있다.
ⓒ 측정반응계에 Hg^{2+}가 함유되어 있다.
ⓓ 측정반응계에 Ca^{2+}이 함유되어 있다.

① a, b만 ② b, c만 ③ c, d만 ④ a, b, c만 ⑤ b, c, d만

22. 췌장 질환자의 참고치보다 높게 측정되었다. 그 이유는?

ⓐ 측정반응계에 NaCl이 함유되어 있다.
ⓑ 측정반응계에 Ca^{2+}이 함유되어 있다.
ⓒ 측정반응계에 Ag^{2+}가 함유되어 있다.
ⓓ 측정반응계에 Pb^{2+}가 함유되어 있다.

① a, b만 ② b, c만 ③ c, d만 ④ a, b, c만 ⑤ b, c, d만

23. α-amylase의 특징을 알맞게 설명한 것은?

ⓐ 사람의 혈중에서만 관찰된다.
ⓑ 녹말 또는 글리코겐의 $\alpha_1 \rightarrow 4$글리코시드 결합을 분해하는 소화효소이다.
ⓒ Pancreozymin에 의해 분비·촉진된다.
ⓓ 일탈효소의 일종이다.

① a, b만 ② c, d만 ③ a, b, c만 ④ b, c, d만 ⑤ a~d 모두

24. 췌장 관련 질환을 진단할 때 urine의 amylase를 측정하는 이유는?

① 췌장질환 발생 후 서서히 증가함과 동시에 측정동안 그 증가치가 유지된다.
② 췌장질환 발생 1~2일 후에 증가한다.
③ 췌장질환 발생 4~5일 후에 증가한다.
④ 췌장질환 발생 1일 후에 증가한다.
⑤ 췌장질환 발생 4일 후에 증가한다.

25. 타액선 유래의 amylase에 대해 알맞게 설명한 것은?

ⓐ 전기영동상에서 (-) 측 가까운 지점에서 분리된다.
ⓑ 전기영동상에서 (+) 측 가까운 지점에서 분리된다.
ⓒ 폐질환과 당뇨병을 의심할 수 있다.
ⓓ 췌장질환을 의심할 수 있다.

① a, b만 ② b, c만 ③ c, d만 ④ a, c만 ⑤ a, d만

실험 2 (문제 26~31)
효소 측정법으로 어떤 환자의 혈청 glucose를 측정했다.

26. Glucose oxidase의 기질이 되는 탄수화물은?

① β-D-glucose ② α-D-glucose ③ β-L-glucose
④ α-L-glucose ⑤ gluconic acid

27. Glucose oxidase가 기질인 glucose에 작용하여 생성시키는 화합물은?

① H_2O_2 ② formaldehyde ③ 산소(O_2)
④ gluconic acid ⑤ acetylacetone

28. Formaldehyde를 생성시키는 효소와 formaldehyde의 발색제 및 측정파장이 옳게 짝지어진 것은?

	생성효소	발색제	측정파장(nm)
ⓐ	catalase	chromotropic acid	570
ⓑ	catalase	acetylacetone	410
ⓒ	peroxidase	quinone	410
ⓓ	peroxidase	acetylacetone	570

① a, b만 ② b, c만 ③ c, d만 ④ a, b, c만 ⑤ b, c, d만

29. Glucose 수용액에 첨가해 준 glucose oxidase에 의해 생성된 화합물에 어떤 효소(A)와 화합물(B)를 첨가하여 quinone을 생성시키려 한다. 다음 A, B를 알맞게 연결한 것은?

	효소 (A)	화합물 (B)
①	peroxidase	phenol
②	peroxidase	phenol, 4-aminoantipyrine
③	catalase	methanol
④	catalase	methanol, ethanol
⑤	peroxidase	phenol, 4-aminoantipyrine

30. Glucose 수용액에 첨가해 준 glucose oxidase에 의해 생성된 화합물과 축합반응을 시켜 glucose를 측정할 때 사용되는 시약과 용매 및 측정파장 등이 옳게 연결된 것은?

	시 약	용 매	측정 파장 (nm)
ⓐ	o-dianisidine	염산	440
ⓑ	o-dianisidine	황산	660
ⓒ	o-toludine	붕산	630(635)
ⓓ	o-toludine	염산	440

① a, b만 ② b, c만 ③ c, d만 ④ a, c만 ⑤ a, d만

31. Glucose 수용액에 mutarotase를 첨가하는 이유는?

① α-D-glucose나 β-D-glucose의 양쪽에 작용하여 glucose를 산화시킨다.
② α-D-glucose를 β-D-glucose로 전환시킨다.
③ β-D-glucose를 α-D-glucose로 전환시킨다.
④ 과산화수소를 생성시키지 않는다.
⑤ Quinone을 바로 생성시킨다.

실험 3 (문제32~34)
환원법으로 혈청의 glucose를 측정하는 방법들을 설명한 것이다. 물음에 답하시오.

32. 옳게 설명한 것은?

ⓐ 환원법에서는 반드시 혈중(청) 단백질을 제거하여야 한다.
ⓑ 환원법에서는 첨가해주는 구리의 환원성을 비색측정한다.
ⓒ 환원성 구리를 비색시키기 위해 첨가해주는 시약은 molybdenum blue이다.
ⓓ 환원성 구리의 비색을 위해 첨가해주는 시약은 황산이다.

① a, b만 ② b, c만 ③ c, d만 ④ a, c만 ⑤ a, d만

33. Folin-Wu법과 Somogyi-Nelson법에서 단백질 제거제로 사용되는 것은?

	Folin-Wu법	Somogyi-Nelson법
①	$Ba(OH)_2$, $ZnSO_4$	$Ba(OH)_2$, $ZnSO_4$
②	H2SO_4, Na2WO_4	H2SO_4, Na2WO_4
③	H2SO_4, Na2WO_4	$Ba(OH)_2$, $ZnSO_4$
④	$CuSO_4$, Na2WO_4	$Ba(OH)_2$, Na2WO_4
⑤	$Ba(OH)_2$, Na2WO_4	H2SO_4, Na2WO_4

34. Glucose를 구리 환원법으로 측정할 때 최종 생성되는 화합물은?

답: ______________________________

※ 다음은 glucose 측정법의 원리이다. (　)에 적당한 단어는?

(**35**) ——→ glucose-6-phosphate ——→ 6-phosphogluconic acid
hexokinase (**36, 37**)

	35	36(효소)	37(보효소)
①	β-D-glucose	dehydrogenase	NADPH
②	β-D-glucose	oxidase	$NADP^+$
③	α-D-glucose	dehydrogenase	NADH
④	β-D-glucose	dehydrogenase	$NADP^+$
⑤	α-D-glucose	dehydrogenase	NAD^+

38. 다음에서 옳게 설명한 것은?

> ⓐ 산성의 단백질 수용액은 Na_2WO_4의 WO_4^{2-}와 결합하여 침전된다.
> ⓑ 단백질 수용액에 $Ba(OH)_2$를 첨가하면 단백질의 amino acid는 (+)로 charge된다.
> ⓒ 환원성 구리(Cu_2O)에 arsenomolybdic acid를 첨가하면 molybdenum blue가 된다.
> ⓓ 구리의 환원법으로 glucose를 측정할때 제단백을 위해 사용하는 시약은 $ZnSO_4$이다.

① a, b만　② c, d만　③ a, b, c만　④ a, c, d만　⑤ a~d 모두

39. Glucose 측정시 해당의 억제용으로 첨가해주는 시약은?

> ⓐ NaF　ⓑ potassium oxalate　ⓒ sodium iodoacetate　ⓓ benzoic acid

① a, b만　② b, c만　③ c, d만　④ a, b, c만　⑤ b, c, d만

40. Triglyceride를 혈청으로부터 분리 후 측정에 방해물질을 제거하기 위해 사용되는 column chromatography의 충전제는?

> ⓐ zeolite　ⓑ silicic acid　ⓒ fluorosil　ⓓ sephadex

① a, b만　② a, c만　③ a, d만　④ a, b, c만　⑤ b, c, d만

41. Triglyceride의 검화에 필요한 시약은?

> ⓐ NaOH　ⓑ KOH　ⓒ NaCl　ⓓ KCl

① a, b만　② b, c만　③ b, d만　④ a, b, c만　⑤ b, c, d만

42. Glycerol의 산화에 의해 생기는 화합물과 그것의 발색에 사용되는 시약과 측정파장은?

	생성물	발색제	측정파장 (nm)
ⓐ	formaldehyde	choromotropic acid	570
ⓑ	glyceraldehyde	choromotropic acid	540
ⓒ	acetylacetone	aldehyde	410
ⓓ	formaldehyde	acetylacetone	410

① a, b만　② c, d만　③ a, c만　④ b, c만　⑤ a, d만

43. Acetone phosphate의 단계에서 A의 단계를 옳게 설명한 것은?

> Triglyceride → Glycerol → Glycerol-3-phosphate → dihydroxyacetone
> (A)

> ⓐ Glycerol-3-phosphate dehydrogenase(G-3-PDH)가 필요하다.
> ⓑ G-3-PDH는 산화형 NAD를 환원시킨다.
> ⓒ 환원된 NAD(NADH)를 산화시키는 효소는 diaphorase이다.
> ⓓ Diaphorase에 의해 diformazone으로 환원되는 발색단은 nitrotetra blue이다.

① a, b만　② b, c만　③ c, d만　④ a, b, c만　⑤ a~d 모두

44. 다음에서 식사에 의해 혈중에 증가되는 것은?

ⓐ 유리지방산 ⓑ glucose ⓒ triglyceride ⓓ creatine

① a, b만 ② b, c만 ③ c, d만 ④ a, b, c만 ⑤ b, c, d만

45. Triglyceride의 측정에서 pyruvic acid를 Quinoid로 변화시키는데 필요한 시약은?

ⓐ NaOH ⓑ 2,4-dinitrophenyl hydrazine ⓒ phenol ⓓ 4-amino antipyrine

① a, b만 ② b, c만 ③ c, d만 ④ a, b, c만 ⑤ b, c, d만

46. 갑상선기능저하증일 때 혈액에서 감소하는 것은?

ⓐ glucose ⓑ creatine ⓒ triglyceride ⓓ free fatty acid

① a, b만 ② b, c만 ③ b, d만 ④ c, d만 ⑤ a~d 모두

47. 갑상선기능저하증일 때 혈액에서 증가하는 것은?

① triglyceride ② creatine ③ free fatty acid ④ glucose ⑤ creatinine

48. 다음에서 옳게 설명한 것은?

ⓐ 간기능 및 심장의 기능을 진단하기 위해 glucose를 측정한다. ⓑ Creatine의 측정시료는 혈청과 요를 사용할 수 있다. ⓒ Creatine의 측정시 단백질을 제거하기 위해 사용하는 시약은 alkaline과 picric acid 이다. ⓓ Creatine의 측정시 생성시키는 최종산물은 quinones 이다.

① a, b만 ② b, c만 ③ b, d만 ④ a, b, c만 ⑤ b, c, d만

49. Benedict 시험에서 양성, 포도당 산화효소시험에서 음성을 보였다면?

① 포도당이다. ② 환원성 물질이다. ③ 단백질이다.
④ 시약이 오래되었다. ⑤ 당뇨병환자의 요이다.

50. 시험지법에 의한 요검사 중 H_2O_2가 관계하는 것은?

① 당, 잠혈 ② 케톤, PKU ③ 당, 단백
④ 단백, 빌리루빈 ⑤ porphyrin, 비중

모의고사 9회 정답 및 해설

1. ③	2. ②	3. ②	4. ①	5. ③	6. ③	7. ①	8. ①	9. ③	10. ①
11. ②	12. ①	13. ④	14. ①	15. ①	16. ②	17. ②	18. ④	19. ①	20. ①
21. ②	22. ①	23. ⑤	24. ①	25. ④	26. ①	27. ①	28. ①	29. ②	30. ④
31. ②	32. ①	33. ③	34. molybdenum blue		35. ④	36. ④	37. ④	38. ④	
39. ④	40. ④	41. ①	42. ⑤	43. ⑤	44. ②	45. ①	46. ③	47. ①	48. ③
49. ②	50. ①								

해설

01.

Hb + $4O_2$ (해모글로빈) ⇄ $Hb(O_2)_4$ (산소헤모글로빈)

→ 폐(O_2분압 ↑, CO_2분압 ↓, 체온 ↓, pH ↑(중성))

← 조직(O_2분압 ↓, CO_2분압 ↑, 체온 ↑, pH ↓(산성))

02. Hb와 O_2의 결합이 촉진되는 반응 → O_2분압이 높고, CO_2분압이 낮을 때, 체온이 낮을 때, pH가 높을 때, 고도가 낮을 때

03. 혈중 DPG가 높으면 Hb과의 산소 결합능력은 떨어진다.

04. 일부 아미노산은 아미노기가 산화되어 아미노산이 된 후 glutamate dehydrogenase에 의해 가수분해되어 탈아미노반응이 일어난다.

06. Pepsin과 trypsin은 peptide를 아미노산으로 가수분해시킨다.

07. Chymotrypsin … Phe, Tyr, Trp을 특이적으로 분해시킨다.
Pepsin … Trp, Phe, Tyr, Met, Leu을 특이적으로 분해시킨다.
Pepsinogen … 위액분비로 산도가 증가하여 위액중의 Pepsinogen이 H^+에 의해 제한적으로 분해되어 활성형의 Pepsin이 되면 산성영역에서 단백질이 소화되기 시작한다.
Carboxypeptidase … Arg, Lys, Pro이 아닌 아미노산을 특이적으로 분해시킨다.

10. 세포질에 존재하는 adenyl deaminase에 의해서 글루탐산이 α^-케토글루타르산으로 되고, mitocho-ndria 내막을 통과하여 oxaloacetate와 아미노기 전이 반응을 일으킨다.

11. Glutamine은 아미노기 공여체로 작용하여 NAD+의 합성에 관여하고, 생성된 NAD^+는 보효소로 작용한다.

12. Glycerol은 glycerol kinase와 ATP의 작용으로 glycerol-3-phosphate로 된다.

13. Palmitic acid 1분자를 합성하는데 acetyl-CoA 1분자, malonyl-CoA 7분자, ATP 7분자, NADPH 14분자가 필요하다.

15. NADPH는 주로 Hexose monophosphate pathway(pentose phosphate pathway)로부터, NADH는 TCA cycle(malate → oxaloacetate 사이)에서 생성된다.

16. Acetyl-CoA가 acetyl-CoA carboxylase에 의해 malonyl-CoA로 되는 반응에서부터 지방산 생합성이 시작된다.

17. ACP의 CH_2 말단에는 adenosine-3'-5'-trisphosphate가 결합되어 있다.

18. 탄소수 18개, 이중결합 3개 : 리놀렌산(linolenic acid)
탄소수 20개, 이중결합 4개 : 아라키돈산(arachidonic acid)

19. Acyl-CoA의 acyl기는 carnitine acyl transferase I 의 작용으로 acyl carnitine이 되어 mitochondria의 내막으로 들어간다.

모의고사 10회

주요 평가 목표

세포막기능, 세포소기관 기능, 원핵세포, 진핵세포, Second messenger, 인지질 분해효소의 특성, Glucose의 막 수송양식, Na^+/K^+의 기능과 특성, Ca^{2+}조절과 세포기능, Amylase, 효소단백질의 인산화와 기능, GOT(AST)/GPT(ALT), NAD^+ (NADH)의 특성, Urea생성단계, Glucogenic amino acid

모의고사 10회

01. 세포막의 기능을 틀리게 설명한 것은?

① 이온과 물질의 수송 ② 인식작용 ③ 세포외부 물질의 수송체
④ 세포형태의 변화 ⑤ 단백질의 합성

02. Mitochondria의 기능과 틀리게 설명한 것은?

① ATP 합성 ② DNA 합성 ③ 탄수화물, 지질 ,단백질의 산화
④ 단백질의 합성 ⑤ heme의 합성 ⑥ macromolecules의 가수분해

03. 원핵세포와 진핵세포의 차이점을 잘못 설명한 것은?

ⓐ 진핵세포와 원핵세포는 모두 유사분열을 한다.
ⓑ 진핵세포는 핵막이 있지만 원핵세포는 그렇지 않다.
ⓒ 원핵세포에는 mitochondria와 핵이 없다.
ⓓ 원핵세포에는 histone이 함유되어있다.

① a, b만 ② a, c만 ③ a, d만 ④ b, c만 ⑤ b, d만

04. Glycogen을 분해하는 second messenger는?

① cAMP ② cGMP ③ Ca^{2+} ④ DG ⑤ IP_3

※ 다음은 인지질의 구조를 나타낸 것이다. 물음(5~9)답하세요.

CH_2O — R_1
|
CHO — R_2 *R_1, R_2는 지방산
|
CH_2O — P_i — Base(choline, inositol, etc)

05. R_1을 가수 분해시키는 효소는 무엇인가?

06. R_2를 가수 분해시키는 효소는 무엇인가?

07. Base가 inositol이면 phosphatidylinositol이다. 이 인지질을 가수분해하는 효소는 무엇인가?

08. 위 문제 7에서 생기는 수용성 물질은 무엇인가?

09. Base가 choline이면 phospahtidylcholine이다. 이 인지질에 phosholipase D가 작용하면 어떠한 물질이 생성되는가? 두 가지를 쓰세요.

10. 다음( )에 적당한 효소는?

Inositol 1,4,5-trisphosphate -------------▶ inositol 1,4-bisphosphate
(10)

11. Glucose가 막을 통과할 때의 수송양식을 틀리게 설명한 것만 짝지어져 있는 것은?

ⓐ 수동수송/촉진성확산/symport	ⓑ 능동수송/antioport
ⓒ 수동수송/단순확산/symport	ⓓ 능동수송/symport

① a만　② b, c만　③ b, c, d만
④ c, d만　⑤ a, b, c, d만　⑥ a, b, c만

12. Macrophage가 고분자의 vesicle이나 microorganism을 eating하여 산화, 분해시킬 때 주요작용을 하는 소기관은 무엇인가?

① lysosome　② mitochondria　③ endoplasmic reticulum
④ peroxisome　⑤ Golgi body

13. 혈액(또는 체액)의 Na^+와 K^+에 대하여 옳게 설명한 것들로만 짝지어져 있는 것은?

ⓐ Na^+은 혈액의 주요 cation으로서 150mM이 존재한다.
ⓑ K^+은 혈액에 5~15mM이 존재한다.
ⓒ Na^+와 K^+는 능동수송 양식으로 세포 내외로 수송되며 이때 ATP가 소모된다.
ⓓ Na^+/K^+-ATPase의 작용에 의해 3분자의 Na^+이 세포외부로, 2분자의 $^{K+}$이 세포내부로 antiport형식으로 서로 교환된다.

① a, b만　② b, c만　③ c, d만　④ a, b, c만　⑤ a~d 모두

※ 다음(　　)에 알맞은 것은?

세포내의 free-Ca^{2+} 농도를 감소시키는 작용이 있는 원형질막 결합효소는 (14)이며, 소포체막 결합 효소는 (15)이다. 그리고, 세포내의 free-Ca^{2+} 농도를 상승시키는 원형질막 및 소포체막에 결합되어 있는 단백질은 각각 (16), (17)이다. 세포내의 free-Ca^{2+} 농도가 (18)nM 일때가 정상이지만, 이 농도가 증가하면(1mM 이상) 근육의 (19), tumor, 세포괴사, 혈전, 기타 생리적 현상이 발현된다.

※ 다음은 Amylase에 대한 설명이다. 적당한 단어를 넣으세요.

Amylase는 (**20**)와(과) (**21**)에서 분비되고, 그 활성을 촉진시키는 이온은 (**22**)이다. 이 효소는 amylose를 (**23**)와 dextrine으로 분해시키며, (**23**)은 (**24**)에 의해 2분자의 glucose로 분해된다. 이 glucose가 liver의 내부로 수송될 때에는 (**25**) 이온이 함께 수송되며, 이때 (**25**)의 이온이 혈중에 부족하면 (**26**) 질환이 발생한다. 이것으로부터 생명체가 생명을 유지하기 위해서는 전해질의 농도가 이루어져야하는데, 이것에는 (**25**)의 이온과 (**27**) 이온을 조절하는 (**28**)가(이) 주요작용을 한다.

29. 인산화되어 활성이 촉진되는 효소들로만 작지어진 것은?

ⓐ phosphorylase kinase a ⓑ phosphorylase b ⓒ phosphorylase a
ⓓ phosphorylase b ⓔ glycogen synthase

① a, b만 ② a, c만 ③ a, d만
④ b, c만 ⑤ d, e만 ⑥ a~d만

※ 다음 중 적당한 것을 선택하세요

30. TCA cycle에 관여하는 효소는 어디에 존재하는가?

① plasma membrane ② mitochondria
③ Golgi body ④ ribosome

31. GOT/GPT의 기질인 oxaloacetate는 어디에서 생성되는가?

① 지방산의 β-oxidation ② pyruvate의 산화
③ glucose의 분해 ④ urea cycle

32. TCA cycle에서 acetyl-coA와 oxaloactate를 기질로 이용하는 효소는?

① citrate synthetase ② malate dehydrogenage
③ decarboxylase ④ thioesterase

33. 산화형의 NAD로부터 환원형의 NADH가 생성되는 반응이 아닌 것은?

① Pyruvate가 acetate로 decarboxylation될 때
② Isocitrate가 oxalosuccinate로 dehydrogenation될 때
③ α-ketoglutarate가 succinyl-CoA로 dehydrogenation될 때
④ Succinate가 fumarate로 dehydrogenation될 때

34. 다음에서 잘못 설명된 것은?

① Acetyl-CoA의 전구체는 공통적으로 pyruvate, amino acid 및 fatty acid이다.
② TCA cycle에서 생성된 oxo-acid는 glutamate oxaloacetate transferase의 기질이다.
③ α-ketoglutarate의 carbonyl group위치에 amino group을 전이시키는 효소는 GPT이다.
④ Acetyl-coA가 완전히 산화될 때 생성되는 ATP 수는 15개이다.

35. Urea의 생성에 관여하는 효소가 아닌 것은?

① carbamoylphosphate synthetase
② ornithin carbamoyl transferase
③ arginosuccinate synthetase
④ malate dehydrogenase

36. Oxo-acid로 짝지어진 것은?

ⓐ pyruvic acid/ α-ketoglutarate	ⓑ α-ketoglutarate/ oxaloacetate
ⓒ pyruvate/ ornithine	ⓓ oxaloacetate / alanine

① a, b만 ② a, c만 ③ a, d만 ④ b, c만 ⑤ b, d만

37. 다음에서 옳게 설명한 것은?

ⓐ Glucose가 pyruvate로 완전히 분해되어 TCA cycle에서 산화될 때 생성되는 총 APT는 38개이다
ⓑ TCA cycle에서 생성된 aspartate는 urea cycle에서 생성된 citrulline과 결합하여 arginosuccinate로 변한다.
ⓒ 위 ⓑ의 과정에는 ATP가 필요하다.
ⓓ Urea는 liver에서 생성된다.
ⓔ 위의 ⓓ는 간의 해독작용이다.

① a, b, c만 ② a, b, d만 ③ a, c, d만 ④ b, c, d, e만 ⑤ a~e 모두

38. Glucogenic amino acid가 아닌 것으로만 짝지어진 것은?

ⓐ glycogen	ⓑ serine	ⓒ leucine	ⓓ lysine	ⓔ cysteine

① a, b만 ② b, c만 ③ c, d만 ④ d, e만 ⑤ b, d 만

39. 다음에서 pyruvate로 변하여 glucose로 되는 amino acid는?

① alanine ② tyrosine ③ phenylalanine ④ valine ⑤ methionine

※ 다음 ( )에 알맞은 단어는?

argininosuccinate → (40.　　　) —물→ (41.　　　) ornithine

Glucose-6-phosphate —(42.　　　)→ glucose

※ 다음 (　　)에 적당한 단어는? (43~48)

> Glycine으로부터 glucose가 생성될 때 효소(**43**)에 의하여 pyruvate로 변한다. 이것은 (**44**) carboxylase에 의하여 (**45**)로 변하고, (**45**)에 효소(**46**)가 작용하여 생성된 phosphoenol pyruvate는 gluconeogenesis에서 중간체로 작용한다. 상기 (**46**)의 효소 이외에 fructose-1,6-phosphate, 효소(**47**)가 작용하여 glucose가 되는데, 이들의 효소를 (**48**) enzyme라고 한다.

49. glycerol —(49.　　　)→ glycerol-3-phosphate (ATP → ADP) 에서 (49)의 효소는?

50. 다음 중 옳은 것은?

> ⓐ 혈중의 칼슘은 전부 이온상태로 존재한다.
> ⓑ 칼륨은 혈구쪽이 많다.
> ⓒ 혈청 페리틴 값은 남성에 높고 여성에서 낮다.
> ⓓ 철의 측정은 통상 $Fe^{2+} \rightarrow Fe^{3+}$로 산화한 후 발색시킨다.
> ⓔ 나트륨 전극은 valinomycin을 함유한 액막전극이다.

① a, b만　　② a, e만　　③ b, c만　　④ c, d만　　⑤ a~e 모두

모의고사 10회 정답 및 해설

1. ⑤	2. ⑥	3. ③	4. ①	5. Phospholipase A_1	6. Phospholipase A_2

7. Phospholipase C 8. Inositolphosphate 9. Choline, phosphatidic acid 10. Inositol 1,4,5,-trisphosphate

11. ② 12. ① 13. ⑤ 14. Ca^{2+}-ATPase(Ca^{2+}-pump) 15. Ca^{2+}-ATPase(Ca^{2+}-pump)

16. 칼슘채널 17. 칼슘채널 18. 80~100nM 19. 수축 20. 타액, 췌장 21. 타액, 췌장 22. 염소이온

23. maltose 24. Maltose 25. 나트륨 이온 26. 당뇨병 27. 칼륨이온 28. Na^+/K^+-ATPase

29. ② 30. ② 31. ② 32. ① 33. ④ 34. ④ 35. ④ 36. ① 37. ⑤ 38. ③

39. ① 40. arginine 41. urea 42. glucose-6-phosphatase 43. transminase 44. pyruvate carboxylase

45. oxaloacetate 46. phosphenol pyruvate carboxylase 47. glucose-6-phosphatase 48. glucogenic

49. glycerol(또는 glycero) kinase 50. ③

해설

30. TCA 회로를 통해서 에너지인 ATP가 만들어지므로 에너지 생산을 담당하는 미토콘드리아에 존재한다.

모의고사 11회

주요 평가 목표

LDH(LD)의 특성, ALT(GPT)/γ-GTP/ALP의 특성과 임상적 평가, 몰농도, 당량, SI기본단위, 세척액, 임상적 효소활성 변화특성, GOT(AST)/ GPT(ALT)측정법, ALP측정법, LD(LDH)isozyme의 전기영동 특성과 임상평가, 분리분석법, 건조제, 용량기구, 항응고제/침전제, Albumin측정법, 병적뇨, 요 침사검경, Addis count, Glucose합성조직, 절식/기아 상태에서의 에너지원

ASCPi 예상문제와 유사하거나 동일한 문제 번호

1, 2, 3, 4, 5, 9, 10, 25, 28, 29, 34, 43

모의고사 11회

※ 다음 실험 사항들에 대한 물음에 적당한 단어를 보기에서 선택해서 기입하세요.

실험 1. (문제 1~10)
어떤 환자의 혈청을 소재로 하여 LDH의 활성을 pH 7.4에서 활성을 측정했다.

01. LDH의 기질이 되는 것은? (   )

02. LDH의 isozyme은? (   )

03. LDH의 subunit과 국재성은?

1) subunit (   )
2) 국재성 (   )

04. 조직에서 LDH의 활성이 강하면 혈중의 (   ), (   )이 증가되어 lactate acidosis가 된다.

05. LDH isozyme의 분리의 경우 전기영동의 gel 상에서 어느 전극 가까이에 분리되는가?

답 : ______________________________

06. LDH 등의 단백질이 전기영동으로 분리될 때 이동상에 영향을 미치는 것은?

답 : ______________________________

07. 분리된 전기영동상의 gel을 densitometer로 분석할 때 densitometer에서의 파장은?

답 : ______________________________

08. LDH/GOT의 ratio가 4보다 작은 질환은?

답 : ______________________________

09. LDH의 측정파장과 측정물은? 측정파장 (   ), 측정물(   )

10. LDH의 isozyme측정 반응 pH가 alkali 일 경우 기질(   )과 보효소로써 (   )을 필요로 하는 LDH의 isozyme은 (   )이다.

〈보 기〉
LDH_1, LDH_3, LDH_5, NAD^+, NADH, lactate, 340nm, 450nm, 540nm, 만성간염, 급성간염, CO_2, H^+, pyruvate, (+)전극, (−)전극, 분자량, 등전점, 전위, HCO_3^-, H_2CO_3, MMMM=M4, 적혈구, 간, 골격근, 심근

실 험 2 (문제11~21)
A라는 사람의 혈청 효소를 측정해본 결과,
ALT, ALP_5, ALP_2 및 γ-GTP의 농도가 현저히 상승되었다.

11. A라는 사람의 질환은 무엇으로 추측할 수 있는가?

12. 만약 A라는 사람이 간 질환자가 아니라고 판단했을 때, 다음 어느 것을 생각할 수 있는가?

ⓐ Vitamin B_6를 과잉으로 복용했다.
ⓑ 효소반응액에 $CaCl_2$, $MgCl_2$, $MnCl_2$ 등이 함유되어 있다
ⓒ SH 화합물, boric acid, oxalate 등이 반응액에 함유되어 있었다.
ⓓ Phenobarbital 등의 향정신약을 상습적으로 복용했다.

① a, b만 ② b, c만 ③ a, b, c만 ④ a, c, d만 ⑤ b, c, d만

13. ALT, ALP(ALP_2, ALP_5) 및 γ-GTP의 기질은?

ALT → (   )
ALP → (   )
γ-GTP → (   )

14. 실험 2에서 측정한 효소 중에 세포 내부의 mitochondria에 존재하는 것은?

답 : ______________________________

15. Mitochondria에 손상을 가한다면 다음 어떤 생리 현상을 추측할 수 있느냐?

ⓐ 활성 산소의 증가
ⓑ H^+-ATPase 의 활성이 저하된다.
ⓒ Glutathione의 생성이 증가된다.
ⓓ NADPH의 이용이 저하된다.

① a, b만 ② c, d만 ③ a, b, c만 ④ a, b, d만 ⑤ b, c, d 만

16. 실험 2에서 측정한 효소 중 용혈 혈청을 사용했을 때 결과에 error가 생기는 것은?

답 : ______________________________

17. 실험 2에서 측정한 효소 중 용혈의 영향을 받지 않는 것은?

답 : ______________________________

18. 유아의 성장기 때 혈중에 증가하는 ALP의 isozyme은? (단, ALP_2, ALP_5 이외의 것)

답 : ______________________________

19. 실험 2에서 측정한 효소 중 혈액형 O/B 형인 사람이 지방을 많이 섭취했을 때 혈중에 증가하는 효소는?

(   )

20. 다음 중 옳게 설명한 것은?

ⓐ 간염일 때 ALP 및 간접형 bilirubin이 혈중에 증가한다.
ⓑ 갑상선 기능 저하일 때 ALP가 혈중에서 증가한다.
ⓒ 알콜성 간질환일 때 ɣ-GTP도 혈중에서 증가한다.
ⓓ 급성간염, 심근경색일 때 AST도 혈중에서 증가한다.

① a, b, c만　② b, c, d만　③ a, c, d만　④ a~d 모두

21. 다음 중 옳게 설명한 것은?

ⓐ ALP의 phenol 측정법에서 King-Armstrong법에서는 Folin-Ciocalteau 용액을 첨가하기 때문에 혈청 단백질을 제거시켜야 한다.
ⓑ ALP의 측정시 혈청의 단백질을 제거할 필요성이 있는 ALP의 생성물 또는 측정물질은 phenolphthalein, ρ-nitrophenol 등이다.
ⓒ ALP 측정용 혈청은 동결시켜야 한다.
ⓓ Phenolphthalein은 알카리성 지시약이다.

① a, b만　② b, c만　③ c, d만　④ a, b, c만　⑤ b, c, d만

〈보 기〉
ALP, ALP_1, ALP_2, ALP_3, ALP_4, ALP_5, ALP_6, AST, ɣ-GTP, 급성간염, 만성간염, 간경변, alanine, glutamate, aspartate, α-ketoglutarate, oxaloacetate, pyruvate, phenylphosphate, ɣ-glutamyl-ρ-anilide-glycilglycine, 4-aminoantipyrine, Quinone, potassium cyanide

22. 다음에서 옳게 기술한 것은?

ⓐ 몰 농도(M) = mole 수 / L
ⓑ mole 수 = 분자량 / 중량
ⓒ 중량(g) = 몰농도(M) × 분자량(M.W.) × L
ⓓ 1 당량 = 원자가 / 원자량

① a, b만　② a, c만　③ a, b, c만　④ b, c, d만　⑤ a, d만

23. SI 기본단위의 명칭 및 기호를 틀리게 연결한 것은?

	기본 단위	명칭	기호
ⓐ	길 이	Kilometer	Km
ⓑ	질 량	Kilogram	Kg
ⓒ	시 간	second	s
ⓓ	물질의 양	Mole	M

① a, b만　② a, b, c만　③ c, d만　④ b, d만　⑤ a, d만

24. 한달전에 제조한 chromic acid 용액으로 비이커에 오염된 염을 제거하려고 했더니 제거되지 않았다. 이 현상의 이유를 옳게 설명한 것은?

> ⓐ 용액의 색상이 녹색으로 변하였다. ⓑ Cr^{6+}이 Cr^{3+}으로 산화되었다.
> ⓒ Cr^{3+}이 Cr^{6+}으로 산화되었다. ⓓ 용액의 색상이 진한 적색이었다.

① a, b만 ② b, c만 ③ c, d만 ④ b, d만 ⑤ a, c만

25. 다음 혈중 효소 활성 변화에 대해 알맞게 설명한 것은?

> ⓐ Mitochondria에 유래하는 GOT의 반감기는 4시간이다.
> ⓑ 유아의 혈중에는 alkaline phosphatase(알칼리성 인산 분해효소)가 성인의 그것보다 증가한다.
> ⓒ 신장 질환자의 혈액에 γ-GTP가 증가한다.
> ⓓ 용혈이 일어난 혈액에는 pyruvic acid도 증가한다.

① a, b만 ② b, c만 ③ c, d만 ④ b, d만 ⑤ a, d만

26. 다음 중 GOT 및 GPT의 기질, 생성물(측정물질), 비색물질 및 측정파장을 알맞게 연결한 것은?

	효 소	기 질	생성물 (측정물질)	비색물질	측정파장 (nm)
ⓐ	GOT	Aspartate, α-ketoglutarate	glutamate	NAD^+	340
ⓑ	GPT	Alanine, α-ketoglutarate	pyruvate	NADH	340
ⓒ	GOT	Aspartate, α-ketoglutarate	oxaloacetate	Quinone	500
ⓓ	GPT	Alanine, α-ketoglutarate	pyruvate	Quinone	500

① a, b만 ② b, c만 ③ c, d만 ④ a, c만 ⑤ a, d만

27. 2,4-dinitrophenylhydrazine에 대하여 옳게 설명한 것은?

> ⓐ GOT 및 GPT를 측정할 때 발색제로 이용된다.
> ⓑ Carbonyl group(C=O, keto 기)를 가지고 있는 화합물과 결합하여 자색의 형광물질을 나타낸다.
> ⓒ GOT가 기질을 이용하여 생성시킨 pyruvic acid와 DNP가 결합했을 때 흡수되는 최대 파장은 340nm이다.
> ⓓ GPT가 기질을 이용하여 생성시킨 pyruvic acid와 DNP가 결합하였을 때 흡수되는 최대 파장은 440nm이다.
> ⓔ GOT가 기질을 이용하여 생성시킨 oxaloacetate와 DNP가 결합하여 생긴 복합체를 505nm에서 측정한다.

① a, b, c만 ② b, c, d만 ③ c, d, e만 ④ a, b, d만 ⑤ a, b, e만

28. ALP의 측정시 무기 인산의 발색제로 사용하는 시약은?

① ammonium molybdate ② phenylphosphate ③ NaOH
④ amino antipyrine ⑤ 10% H_2SO_4

29. Phosphomolybdate와 반응시켜 인산의 발색 감도를 증가시키기 위해 첨가해 주는 시약은?

ⓐ naphtol sulfonic acid	ⓑ phosphomolybdenium
ⓒ sodium hydrogen sulfite	ⓓ sodium sulfite

① a, b, c만　② a, c, d만　③ b, c, d만　④ a, b, d만　⑤ a~d 모두

30. ρ-nitroaniline의 비색 측정에 있어서 방해물을 제거하기 위해 첨가해 주는 시약과 방해물 및 실제의 측정파장이 알맞게 짝지어진 것은?

	첨 가 시 약	방 해 물	측정파장 (nm)
①	2-amino-2-methyl-1,3-propanediol	bilirubin	410
②	ρ-dimethylaminocinnam aldehyde	bilirubin	510
③	γ-glutamyl-α-naphthylamide	glucose	410
④	2-amino-2-methyl-1,3-propanediol	bilirubin	510
⑤	ρ-anilide	bilirubin	410

31. LD_1과 LD_5의 특성을 잘못 기술한 것은?

ⓐ LD_5는 전기 영동상에서 혈청 단백질의 영역에 나타난다.
ⓑ LD_1은 전기 영동상에서 (+)극에 인접하여 나타난다.
ⓒ LD_1은 전기 영동상에서 (-)극에 인접하여 나타난다.
ⓓ LD_1이 LD_5보다 음극성이 강한 것은 이것의 등전점, pH가 LD_5의 그것보다 산성이기 때문이다.

① a, b만　② b, c만　③ c, d만　④ a, c만　⑤ a, d만

32. 혈청 GPT와 LDH의 측정치가 정상보다 높았다. 알맞게 기술한 것은?

ⓐ 급성간염을 의심할 수 있다.
ⓑ GPT가 혈중에서 증가하면 간세포 내부의 GPT는 감소한다.
ⓒ 에너지 대사에는 영향이 없다.
ⓓ 간세포 내부의 LDH는 감소한다.

① a, b만　② a, c만　③ a, d만　④ b, c만　⑤ b, d만

33. 다음에서 옳게 기술한 것은?

ⓐ 급성 간염과 간경변일 때의 환자 혈중 LDH/GOT의 비가 6보다 작다.
ⓑ 심근경색일 때의 환자혈중 LDH/GOT의 비는 10보다 크다.
ⓒ 백혈병 및 용혈성 빈혈일 때 혈중의 GOT 활성이 LDH의 그것보다 증가한다.
ⓓ 간에 산소가 공급되지 않은 상태에서는 혈중의 LD_5가 정상보다 현저히 감소한다.

① a, b만　② b, c만　③ c, d만　④ b, d만　⑤ a, d만

34. LDH의 isozyme과 그 관련 질환을 알맞게 연결시킨 것은?

> ⓐ LDH_1, LDH_2 --- 심근경색　　ⓑ LDH_5 --------------- 급성간염
> ⓒ LDH_2, LDH_3 --- 백혈병　　ⓓ LDH_3, LDH_4, LDH_5 ---- 순환장애

① a, b만　② a, b, c만　③ b, c, d만　④ a, c, d만　⑤ a~d 모두

35. 다음 분리분석법 중 틀리게 설명한 것은?

> ⓐ 혈청 중의 단백질을 제거하기 위해 혈청에 염산을 첨가한다.
> ⓑ 간조직에서 mitochondria를 분리할 때 첫 번째 조작은 homogenization이다.
> ⓒ 물에 녹지 않는 불용성의 물질이 함유된 수용액에서 액체를 정제하려고 할 때 필요한 기구는 funnel 및 filter paper 이다.
> ⓓ Pore size가 다양한 membrane filter 또는 vinyl tube로 투석시키면 액체와 고체를 분리할 수 있다.

① a, b만　② b, c만　③ c, d만　④ a, c만　⑤ a, d만

36. 염화수소, alcohol류 등을 건조하기 위해 사용하는 건조제는?

① anhydrous $CaCl_2$　② $CaSO_4$　③ 무기인산　④ silica gel
⑤ Na_2SO_4

37. 다음 A와 B의 연결이 옳은 것은?

	A	B
ⓐ	용량 플라스크	정확한 용액의 수기
ⓑ	증류 플라스크	유기용매의 정제
ⓒ	산, 염기 채취	filler, pipet aid
ⓓ	blood 채취	Ostwald-Folin pipet

① a, b만　② c, d만　③ a, b, c만　④ b, c, d만　⑤ a~d 모두

38. 식사 후 혈중에 감소하는 것은?

> ⓐ 무기인산　ⓑ 유리지방산　ⓒ glucose　ⓓ amino acid

① a, b만　② c, d만　③ b만　④ a, c, d만　⑤ b, c만

39. 혈장 제조시 항응고제의 혈액 1㎖ 당 사용량이 옳은 것은?

> ⓐ heparin — 0.01mg　　ⓑ double oxalate — 2mg
> ⓒ sodium citrate — 5mg　　ⓓ EDTA — 1mg

① a, b만　② c, d만　③ b만　④ a, b, c만　⑤ a~d 모두

40. 혈청에 함유된 단백질을 침전/제거시키기 위해 TCA(trichloroacetic acid)를 첨가했다. 다음 옳게 설명한 것은?

ⓐ 혈청 단백질의 pI는 알칼리성임을 알 수 있다.
ⓑ TCA를 첨가하면 혈청 단백질은 (+) charge로 된다.
ⓒ TCA의 CCl_3COO-가 단백질과 결합하여 침전된다.
ⓓ TCA를 첨가하면 혈청 단백질은 (−) charge로 된다.

① a, b만　② c, d만　③ a, b, c만　④ b, c, d만　⑤ a~d 모두

41. BCG법으로 혈청 albumin을 측정할 때 나타나는 녹색은 어느 파장으로 측정하는가?

① 630nm　② 760nm　③ 430nm　④ 580nm

42. 혈중의 amino acids를 간세포 등의 내부로 수송시키는 효소는?

① Amino-transaminase
② α-glutamyltranspeptidase
③ γ-glutamyltranspeptidase
④ γ-glutamic oxaloacetic transferase
⑤ γ-glutamic pyruvic transferase

43. Bilirubin에 대한 설명 중 바르지 못한 것은?

① 담즙 중에는 직접 bilirubin의 형태로 존재한다.
② 결합형 bilirubin은 지용성이다.
③ Bilirubin과 diazo시약이 반응하면 적자색이다.
④ Ictostix은 bilirubin을 검출한다.
⑤ 간에서 glucuronic acid와 결합하여 직접 빌리루빈이 된다.

44. 다음 중 병적뇨에 나타날 수 있는 것은?

① 적혈구원주　② 초자원주　③ 편평상피세포　④ 무정형 요산염　⑤ 무정형 인산염

45. 다음 중 요침사 검경에 가장 부적당한 요는?

① 신선뇨　② 산성뇨　③ alkali성뇨　④ 농축뇨　⑤ 식후뇨

46. Addis count에 대한 설명 중 바르지 못한 것은?

① 요침사 성분에 대한 정량검사이다.
② Nephritis를 진단하는데 의의가 있다.
③ 선천성 대사이상 질환을 알기위해 한다.
④ 적혈구, 백혈구, 상피세포, 원주를 관찰한다.
⑤ 요 비중이 낮으면 검사결과가 정확하지 못하다.

47. 적혈구의 무산소 상태에서 glucose로부터 생성되는 물질은?

① pyruvate ② lactic acid ③ glucose-6-phosphate
④ glycogen ⑤ deoxyribose

48. 다음에서 옳게 기술한 것은?

ⓐ 적혈구의 내부로의 glucose 수송 단백질은 glucose transport 이다.
ⓑ NADH가 mitochondria의 전자 전달계에서 산화되면 3ATP가 생성된다.
ⓒ NADPH는 glucose의 pentose phosphate pathway에서 생성된다.
ⓓ Acetyl-CoA는 glucose의 생성원이 될 수 있다.

① a, b만 ② c, d만 ③ a, b, c만 ④ b, c, d만 ⑤ a, c, d만

49. 절식이나 기아의 경우 세포에서 유기물질의 대사에서 생성되는 물질로서 에너지 source가 될 수 있는 것은?

ⓐ glycerol ⓑ free fatty acid ⓒ lactate ⓓ ribose

① a, b만 ② c, d만 ③ a, b, c만 ④ b, c, d만 ⑤ a, c, d만

50. 절식이나 기아의 경우 새로운 glucose의 합성원이 되는 것과 그것의 공급 조직 또는 세포는?

	Glucose 합성원	공급 조직/세포
ⓐ	leucine	muscle
ⓑ	lysine	adipocyte
ⓒ	glycine	muscle
ⓓ	valine	muscle

① a, b만 ② c, d만 ③ a, c만 ④ a, d만 ⑤ b, d만

모의고사 11회 정답 및 해설

1. Pyruvate	2. LDH_5	3. 1) MMMM=M_4 2) 간, 골격근		4. Lactate, CO_2	5. (−) 전극				
6. 분자량, 등전점, 전위	7. 540nm	8. 만성간염	9. 340nm, NADH	10. Lactate, NAD^+, LDH	11. 간경변				
12. ③	13. ⓐ alanine, α −ketoglutarate ⓑ phenylphosphate ⓒ γ −glutamyl-p-anilide-glycilglycine								
14. ALT, γ −GTP	15. ④	16. ALT, ALP_2, ALP_5	17. γ −GTP	18. ALP_3	19. ALP_5	20. ③			
21. ①	22. ②	23. ⑤	24. ①	25. ④	26. ③	27. ⑤	28. ①	29. ②	30. ②
31. ②	32. ④	33. ①	34. ②	35. ③	36. ①	37. ⑤	38. ①	39. ⑤	40. ③
41. ①	42. ③	43. ②	44. ①	45. ③	46. ③	47. ②	48. ③	49. ①	50. ②

모의고사 12회

주요 평가 목표

지시약, 검화(TG), Ketone bodies, Homogenates, 원심기의 원심력, Glycolysis, Ca^{2+}-ATPase, Na^{+}/K^{+}-ATPase, Cori-cycle, Alanine cycle, 알콜(에탄올)산화, 입자의 산란광과 측정기구, NTB특성, 당뇨

ASCPi 예상문제와 유사하거나 동일한 문제 번호

7, 41, 48

모의고사 12회

01. TG를 검화시키는데 사용하는 시약으로만 짝지어진 것은?

① KOH—NaOH ② KOH—$CaCl_2$ ③ NaOH—$CaCl_2$ ④ $CaCl_2$—$MgCl_2$

02. 약산을 강알칼리로 적정할 때 사용하는 지시약은 어느 것인가?

① methyl orange ② Topler 시약 ③ phenolphthalein
④ litmus ⑤ Congo red

03. 당뇨의 경우 ketone bodies의 합성원이 되는 것과 그것의 공급 조직 또는 세포는?

	Ketone bodies의 합성원	공급 조직/세포
ⓐ	free fatty acid	adipocyte
ⓑ	glycerol	liver
ⓒ	leucine	muscle
ⓓ	alanine	muscle

① a, b만 ② a, c만 ③ a, d만 ④ b, c만 ⑤ b, d만

04. Homogenates에 대해 옳게 기술한 것은?

ⓐ 세포의 원형질막을 기계적인 물리적 힘으로 파괴한 세포 균질액이다.
ⓑ 모든 세포내의 organella를 함유하고 있다.
ⓒ Nucleus, mitochondria를 분리하는데 이용한다.
ⓓ 원형질막은 함유되어 있지 않다.

① a, b만 ② c, d만 ③ a, b, c만 ④ b, c, d만 ⑤ a~d 모두

05. 세포의 organella나 물질의 분리에서 사용되는 원심기의 원심력을 「$g=(1.119\times10^{-5})\times(A)^2\times(B)$」로 표현할 때 A와 B에 적당한 단어는? (단, rpm : round per minutes, r : 회전반경)

	A	B
①	rpm	r
②	r	rpm
③	2r	rpm
④	rpm	2r

06. Glucose가 glycolysis에서 2pyruvate로 산화되기 위해 생성되는 중간 대사산물은?

ⓐ fructose-6-phosphate	ⓑ glyceraldehyde-3-phosphate
ⓒ glucose-6-phosphate	ⓓ dihydroxyacetone phosphate

① a, b만 ② a, c만 ③ a, d만 ④ b, c만 ⑤ b, d만

※ 다음은 glucose의 glycolysis 과정을 표기한 것이다. 물음에 답하세요 (7~13).

Glucose → Glucose-6-phosphate → Fructose-6-phosphate →(A) Fructose-1,6-bisphosphate →

Glyceraldehyde-3-phosphate →(B) 1,3-diphosphoglycerate →(C) 3-phosphoglycerate →

2-phosphoglycerate → Phosphoenolpyruvates →(D) Pyruvate →(E) Lactate

07. ATP가 소모되는 단계는 위 A~E 중 어느 pathway 인가?

답 : ______

08. NADH가 NAD^+로 산화되는 단계는 A~E 중에서 어느 pathway인가?

답 : ______

09. NAD^+이 NADH로 환원되는 단계는 A~E 중 어느 pathway인가?

답 : ______

10. 위 A~E 중 ATP가 생성되는 단계는?

답 : ______

11. 위 A~E 중 기질 인산화 단계는?

답 : ______

12. Glucose → Glucose-6-phosphate 단계를 옳게 기술한 것은?

ⓐ hexokinase가 작용	ⓑ ATP 한 분자 소비
ⓒ ⓐ의 효소는 transferase 의 일종	ⓓ ATP 2분자 소비

① a, b만 ② b, c만 ③ a, b, c만 ④ b, c, d만 ⑤ a~d 모두

13. 산화 · 환원 효소가 작용하는 단계는?

답 : ______

※ 1,3-bisphosphoglycerate $\xrightarrow[(E)]{}$ 2,3-bisphosphoglycerate 에 대한 물음에 대해 답하세요 (14~15).

14. E에 해당하는 효소와 그 분류명 및 분류번호가 옳게 연결된 것은?

	효소	분류명	분류번호
①	mutase	isomerase	5
②	mutase	hydrolase	3
③	lygase	mutase	6
④	lygase	isomerase	5
⑤	transferase	mutase	4

15. 위에서 적혈구의 hemoglobin과 결합하여 산소를 방출하는 물질은?

답 : ______________________________

16. 세포내/외부의 Ca^{2+} 농도를 조절하는 Ca^{2+}-ATPase의 존재부위는?

ⓐ 원형질막	ⓑ 소포체막	ⓒ mitochondira막	ⓓ 핵막

① a, b만 ② b, c만 ③ b, d만 ④ a, c만 ⑤ a, d만

※ Na^+/K^+-ATPase에 대한 내용이다. 물음에 대한 답을 보기에서 고르시오 (17~25).

17~19. 흥분세포의 경우 세포내부의 (17)을 세포외부로, 세포내부의 (18)을 세포내부로 유입시켜 (19)을 과분극 상태로 유지하는데 이용된다.

20~23. 적혈구의 경우 (20)와 함께 세포 내부로 유입된 Na+을 (21)로, (22)을 세포 외부로 이동시킨다. 이들 반응이 조절되지 않으면 (23)이 일어난다.

24~25. 신장의 경우 Na^+/K^+-ATPase의 기능이 저하되었을 경우 (24)의 중화 능력이 저하되어 혈액이 (25)으로 변할 수 있다.

〈보 기〉
산성, 알칼리성, K^+, 세포내부, 세포외부, HCO_3^-, H_2CO_3, H_2O, Na^+, glucose, 탈분극, 빈혈

※ Pyruvate → Lactate에 대한 물음을 보기에서 찾아 답하세요 (26~31).

26. 위 반응에서 glucose의 신생(gluconeogenesis)에 이용되는 물질은?

답 : ______________________________

27. 위 반응에 관여하는 효소는?

답 : ______________________________

28. 위 반응에서 lactate의 산화제로 사용되는 것은?

답 : ______________________________

29. 위 반응에서 pyruvate의 환원제로 사용되는 것은?

답 : ______________________________

30. 위 반응은 어느 경우에 일어날 수 있는가?

답 : ______________________________

31. 위 반응은 Cori-cycle을 요약한 것이다. 어느 조직에서 일어날 수 있는가?

답 : ______________________________

〈보 기〉
pyruvate, lactate, lactate oxidase, lactate oxidase, lactate reductase, NAD^+, NADH, hypoglycemia, hyperglycemia, 간, 적혈구, 근육, 뇌, 신장, hypoxia

Alanine + α-ketoglutarate $\underset{(B)}{\overset{(A)}{\rightleftarrows}}$ Pyruvate + Glutamate 는 alanine cycle을 요약한 것이다.

다음 물음을 보기에서 찾아 답하세요 (32~38).

32. A 반응은 어느 조직에서 일어날 수 있는가?

답 : ______________________________

33. B 반응은 어느 조직에서 일어날 수 있는가?

답 : ______________________________

34. A나 B 반응을 조절하는 효소와 그것의 기능은?

답 : ________________________________

35. 위 반응에서 keto group(C=O)을 가지는 물질은?

답 : ________________________________

36. 위 반응에서 urea의 생성과 관련있는 것은?

답 : ________________________________

37. 위 반응은 어느 때 활동적인가?

답 : ________________________________

38. 위 반응에서 pyruvate 이외에 ATP 생성 source로서 이용될 수 있는 것은?

답 : ________________________________

〈보 기〉
kidney, liver, muscle, brain, α-ketoglutarate, alanine, pyruvate, glutamate, alanine aminotransferase, α-ketoglutarate transferase, 아미노기 전이, 아미노기 합성, 신생아, hyperglycemia, hypoglycemia, 간 손상시

39. 에탄올(알콜)은 간에서 무엇으로 산화되는가?

ⓐ acetone ⓑ acetate (acetyl-CoA) ⓒ acetaldehyde ⓓ methanol

① a, b만 ② a, c만 ③ a, d만 ④ b, c만 ⑤ b, d만

40. Alcohol의 산화 생성물이 뇌에서 다시 산화되면 생성되는 물질과 그것이 혈액에 미치는 영향은 무엇인가?

답 : ________________________________

41. Alcoholism에서 알콜성 지방간의 source가 되는 것은?

ⓐ ketone bodies ⓑ glycerol ⓒ free fatty acid ⓓ glucose

① a, b만 ② b, c만 ③ b, d만 ④ a, c만 ⑤ a, d만

42. 위 문제 41의 알콜성 지방간의 source를 제공하는 조직은?

① brain ② adipocyte ③ liver ④ kidney ⑤ erythrocyte

※ Glucose → 2pyruvate + 8ATP 에 대한 물음을 보기에서 찾아 답하세요 (43~47).

43. Glucose가 pyruvate로 산화되기 위해 최초로 인산화 되는 물질은?

답 : ______________________________

44. ATP의 구성 분자는?

답 : ______________________________

45. ATP의 구조는 adenosine – O – P_i – O – P_i – O – P_i 이다. 여기서 high energy bond는?
(A) (B) (C)

46. 45의 ATP 구조에서 ester bond 부위는?

답 : ______________________________

47. ATP가 ATPase에 의해 ADP로 분해되었을 때 생기는 에너지를 이용하여 조절되는 생리 반응은?

〈보 기〉
glucose–6–phosphate, 3–phosphoglycerate, fructose 1,6–bisphosphate, adenine, adenosine, deoxyribose, ribose, phosphate, 전해질 농도 조절, 혈당 상승, alcohol 산화

48. 다음에서 혈청 중의 입자의 산란광으로 측정할 수 있는 항목과 기구가 옳게 연결된 것은 무엇인가?

ⓐ triglyceride — nephelometer
ⓑ 면역 글로불린 — nephelometer
ⓒ 단백질 — 굴절계
ⓓ glucose — visible spectrophotometer

① a, b만 ② c, d만 ③ a, b, c만 ④ b, c, d만 ⑤ a, c, d만

49. NTB(nitro tetra blue=nitro tetrazolium blue)에 대하여 옳게 기술한 것은?

ⓐ NADH를 산화시키는 효소의 활성 측정에 이용한다.
ⓑ Diaphorase에 의해서 적자색의 diformazone으로 변한다.
ⓒ NAD^+을 환원시키는 효소의 활성 측정에 이용한다.
ⓓ Lactate dehydrogenase의 활성 측정시에 비색시약으로도 사용한다.

① a, b만 ② a, b, d만 ③ b, c, d만 ④ b, d만 ⑤ c, d만

50. 당뇨의 복합증세로서 골다공증에 대해 옳게 기술한 것은?

ⓐ 혈중의 Ca^{2+}의 저하가 주요원인이다
ⓑ ⓐ 때문에 부갑상선 호르몬이 bone에 작용한다.
ⓒ ⓑ에 의해 bone의 Ca^{2+}의 방출 촉진으로 bone의 형성 파괴 현상이 일어난다.
ⓓ 상기 ⓐ, ⓑ, ⓒ가 계속 반복된다.

① a, b만 ② b, c만 ③ a, c, d만 ④ b, c, d만 ⑤ a~d 모두

모의고사 12회 정답 및 해설

1. ①	2. ③	3. ②	4. ⑤	5. ①	6. ⑤	7. A	8. E	9. B	10. C,D

11. C,D 12. ③ 13. B 14. ① 15. 2,3-bisphosphoglycerate 16. ① 17. Na^+ 18. K^+

19. 탈분극 20. glucose 21. 세포외부 22. K^+ 23. 빈혈 24. HCO_3^- 25. 산성

26. pyruvate 27. lactate dehydrogenase 28. NAD^+ 29. NADH 30. hypoglycemia, hypoxia

31. 간, 적혈구 32. liver 33. muscle 34. 효소 : alanine aminotransferase, 기능 : 아미노기 전이

35. pyruvate, α -ketoglutarate 36. glutamate 37. 신생아, hypoglycemia 38. α -ketoglutarate, alanine

39. ④ 40. CO_2, pH의 산성화 (acidosis) 41. ② 42. ② 43. glucose-6-phosphate

44. adenine, ribose, phosphate 45. B,C 46. A 47. 전해질 농도 조절 48. ① 49. ② 50. ⑤

모의고사 13회

주요 평가 목표

지방간, 당뇨(병), 고혈압, Addison's disease, Hypoglycemia, Arachidonic acid의 대사산물, Metabolic hyperchloremic acidosis, 세포내의 Glucose의 대사 중요성, Na^{+}/K^{+}-ATPase, Hormone의 기능, Anion gap, Acidosis/Alkalosis, 혈중 lipid의 임상적평가, 용량분석기구, Beer법칙(분광광도계), 혈당 정량법, TG측정법, 당화헤모글로빈, 당뇨진단지표

ASCPi 예상문제와 유사하거나 동일한 문제 번호

2, 3, 5, 13, 16, 18, 23, 26, 29, 37, 38, 39, 40, 41, 42, 43, 44, 45, 46, 47, 48

모의고사 13회

01. 지방간의 환자의 임상검사 소견에 대해 알맞게 기술한 것은?

ⓐ 혈중에 triglyceride가 감소한다.
ⓑ 혈중에 adrenaline, ACTH 등의 호르몬이 감소한다.
ⓒ TG/HDL-cholesterol의 비가 감소한다.
ⓓ 혈중에 HDL-Cholesterol의 농도가 증가하는 경향이 있다.

① a, b만 ② b, c만 ③ c, d만 ④ a, c, d만 ⑤ a~d 모두

02. 당뇨병의 원인이 되는 hyperglycemia가 일어나면 지방세포 및 혈중에는 어떤 현상이 나타나겠는가?

ⓐ 뇌하수체 전엽에서 ACTH가 분비되어 TG를 분해시킨다.
ⓑ ⓐ의 결과 혈중에 free fatty acid가 증가한다.
ⓒ ⓐ의 결과 free fatty acid가 β-oxidation되어 세포는 에너지를 얻게 된다.
ⓓ ⓐ의 결과 혈중에는 ketone body가 증가한다.

① a, b만 ② c, d만 ③ a, b, c만 ④ b, c, d만 ⑤ a~d 모두

03. Cortisol이 분비되지 않으면 다음 어떤 질환이 일어날 수 있는가?

ⓐ hypotension ⓑ hypoglycemia ⓒ Addison's disease ⓓ hypertension

① a, b만 ② b, c만 ③ a, b, c만 ④ b, c, d만 ⑤ a~d 모두

04. 다음에서 옳게 설명한 것은?

ⓐ Kinin이 근육 세포막에 작용하였을 때 prostaglandin E_2가 생성된다.
ⓑ Prostaglandin E_2는 arachidonic acid를 전구물질로 한다.
ⓒ Arachidonic acid의 전구물질이 될 수 있는 것은 γ-linoleic acid이다.
ⓓ Arachidonic acid는 세포막 인지질의 C-2위치에 있다.

① a, b만 ② b, c만 ③ a, b, c만 ④ a, b, d만 ⑤ a~d 모두

05. Renal성 당뇨병인 경우를 옳게 설명한 것은?

ⓐ 요중에 Na^+이 증가한다. ⓑ 신장 세포 내부에 H^+이 증가한다.
ⓒ 요중에 glucose가 증가한다. ⓓ 고혈압이 일어날 수 있다.

① a, b만 ② c, d만 ③ a, c, d만 ④ b, c, d만 ⑤ a~d 모두

06. 다음에서 혈압 조절 호르몬의 작용에 관한 것을 틀리게 설명한 것은?

> ⓐ Angiotensin Ⅱ는 부신수질에 작용하는 noradrenaline의 분비를 촉진한다.
> ⓑ Noradrenaline은 kidney에 작용하여 renin의 전구체인 prorenin의 분비를 촉진한다.
> ⓒ Renin은 angiotensin Ⅰ을 angiotensin Ⅱ로 전환시킨다.
> ⓓ Aldosterone은 부신의 피질에서 angiotensin Ⅱ의 자극을 받아 분비된다.

① a, b만 ② a, c만 ③ b, d만 ④ a, b, c만 ⑤ b, c, d만

07. 신장 세뇨관 세포에 ATP가 생성되지 않을 때 다음 무엇을 생각할 수 있는가?

> ⓐ 혈중에 Na^+의 농도가 감소하고, K^+의 농도가 증가한다.
> ⓑ 혈중에 HCO_3^-의 농도가 증가한다.
> ⓒ $NaHCO_3$가 재흡수 되지 않는다.
> ⓓ 신장세뇨관 세포에 K^+의 농도가 감소한다.

① a, b만 ② c, d만 ③ a, c, d만 ④ a, b, c만 ⑤ a~d 모두

08. 다음에서 옳게 설명한 것은?

> ⓐ 혈중의 H_2CO_3의 농도는 혈중의 CO_2농도에 비례한다.
> ⓑ 세포외부에는 Cl^-이온이 대부분을 차지한다.
> ⓒ 전해질 농도를 조절하는 Cl^-/HCO_3^-의 교환체는 적혈구막에 존재한다.
> ⓓ Anion gap은 대사성 acidosis를 진단할 때 측정한다.

① a, b만 ② b, c만 ③ a, d만 ④ a, b, c만 ⑤ a, c, d만

09. Metabolic hyperchloremic acidosis가 원인이 되어 일어나는 질환은?

> ⓐ 간경변 ⓑ 신장질환 ⓒ 갑상선 기능 항진증 ⓓ 갑상선 기능 저하증

① a, b만 ② b, c만 ③ a, d만 ④ a, b, c만 ⑤ a, c, d만

10. 다음에서 틀리게 설명한 것은?

> ⓐ 혈청에는 혈액의 응고인자가 함유되어 있다.
> ⓑ 임상화학에서 혈액, 요, 수액을 시료로 하는 것은 세포/조직/장기의 이상에 따라 유기 물질, 효소 등이 그것들로 유출되어 나오기 때문이다.
> ⓒ Cortisol은 protein으로 되어있다.
> ⓓ Insulin은 glycogen 합성작용이 있다.

① a, b만 ② a, c만 ③ a ,d만 ④ a, c, d만 ⑤ b, c, d만

11. 세포 내부의 glucose의 중요성에 대해 알맞게 설명한 것은?

> ⓐ ATP 및 glycogen의 source
> ⓑ 산화/환원 반응이나 지방산 합성에 필요한 NADPH의 source
> ⓒ Ribose 및 deoxyribose의 source
> ⓓ Acetylcholine의 source

① a, b만 ② c, d만 ③ a, b, c만 ④ b, c, d만 ⑤ a, b, c, d

12. Na^+/K^+–ATPase에 대하여 알맞게 설명한 것은?

> ⓐ 세포막 단백질이다.
> ⓑ 세포 내부로 3분자의 Na^+를 유입시키고 세포외부로 2분자의 K^+를 유출시킨다.
> ⓒ 신장에서는 aldosterone에 의해 활성화된다.
> ⓓ ATP를 분해시켜 생기는 에너지를 이용하여 Na^+와 K^+의 농도조정

① a, b만 ② b, c만 ③ c, d만 ④ a, b, c만 ⑤ a, b, d만

13. 혈중에 insulin이 결핍되거나 결여되었을 때 세포내부에서 일어날 수 있는 생리 현상은?

> ⓐ 신경 전달 물질의 생성 억제
> ⓑ 활성 산소의 생성 증가에 의한 조직세포의 손상
> ⓒ 간세포, 지방 등에서 TG 및 단백질의 분해
> ⓓ 신경세포는 ketone body 이용
> ⓔ 간세포에서는 ketone body 생성

① a, b, d만 ② c, d, e만 ③ a, d, e만 ④ a, c, e만 ⑤ a~d 모두

14. 다음 hormone의 분비기관/ hormone/ 표적 세포/ 기능/ 결과가 바르게 짝지어진 것은?

> ⓐ 췌장α–cell/ Glucagon/ 간, adipocytes/ glycogen 분해/ 혈중 glucose 농도 증가
> ⓑ 부신 수질/ adrenaline/ 간, adipocytes/ TG 분해/ 혈중 free fatty acid 증가
> ⓒ 신장/ kinin/ 혈관/ 혈관평활근수축/ 혈압상승
> ⓓ 뇌하수체후엽/ oxytocin/ 근육/ 근육이완
> ⓔ 부신피질/ cortisol/ 간/ 당의 신생

① a, b만 ② c, d, e만 ③ a, c, e만 ④ a, b, d, e만 ⑤ a~e 모두

15. 다음에서 인산화됨으로써 활성화되는 것은?

> ⓐ cyclic–AMP ⓑ TG–lipase
> ⓒ DG–lipase ⓓ glycerol–3–phosphate acyltransferase

① a만 ② b만 ③ c만 ④ a, c, d만 ⑤ b, c, d만

16. 빈혈을 호소하는 환자의 혈중 전해질 농도를 측정해본 결과 anion gap이 증가했다. 다음 어느 것을 상상할 수 있는가?

> ⓐ 혈중에 glucose 가 증가한다.
> ⓑ 혈중에 lactate가 증가하여 혈액의 pH가 산성으로 된다.
> ⓒ 저산소증을 의심할 수 있다.
> ⓓ 혈중에 ketone body가 증가하여 혈액의 pH가 산성으로 된다.

① a, b만 ② b, c만 ③ a, b, c만 ④ b, c, d만 ⑤ a~d 모두

17. 혈중에 glucose가 증가하면 적혈구, 간세포에서는 어떠한 생리 반응이 일어나는가?

> ⓐ NADPH의 생성이 저하된다.
> ⓑ 산화형의 glutathione이 환원되지 않는다.
> ⓒ 활성산소가 증가된다.
> ⓓ 적혈구는 파괴되어 용혈성 빈혈 증세를 보인다.
> ⓔ 간의 기능에 장해가 일어난다.

① a, b, c만 ② b, c, d만 ③ c, d, e만 ④ b, c, d만 ⑤ a~d 모두

18. 다음 중 알맞게 연결한 것은?

> ⓐ 대사성 acidosis/ HCO_3^-의 농도저하 원인/ 신장 장애
> ⓑ 대사성 alkalosis/ HCO_3^-의 농도증가 원인/ 고혈압/ 과잉구토
> ⓒ 호흡성 acidosis/ CO_2의 농도증가 원인/ 폐렴
> ⓓ 호흡성 alkalosis/ CO_2의 농도저하 원인/ 저산소증

① a, b만 ② c, d만 ③ a, c, d만 ④ b, c, d만 ⑤ a~d 모두

※ 어떤 환자 A의 혈중 lipid를 측정해 본 결과가 다음과 같다.

	TG	HDL-cholesterol
정상	15	10
환자A	8	20

19. 환자 A의 임상적 소견에 대해 옳게 기술한 것은?

> ⓐ TG가 감소하였기 때문에 hypotriglyceridemia 환자라고 생각할 수 있다.
> ⓑ TG에 의한 HDL-Cholesterol의 비가 감소하므로 동맥경화증의 소견은 아니다.
> ⓒ A환자의 간에는 TG가 증가된 지방간의 발생 위험이 있다.
> ⓓ HDL-cholesterol의 증가는 막의 투과성에 의한 것으로 간주할 수 있고, 아울러 혈중의 total cholesterol의 농도도 측정해 볼 필요가 있다.

① a, b, c만 ② b, c, d만 ③ c, d만 ④ a, d만 ⑤ a~d 모두

20. 다음 prostaglandins의 생리 기능에 대해 옳게 기술한 것은?

ⓐ PGI_2 — 혈관 이완	ⓑ TXA_2 — 혈관 이완
ⓒ PGD_2 — 학습 활동 증가	ⓓ $PGF_{2\alpha}$ — 근육의 수축

① a, b만 ② c, d만 ③ a, b, c만 ④ a, c, d만 ⑤ b, c, d만

21. Insulin의 분비가 정상이라도 당뇨병 소견을 보인다. 다음 중 옳게 기술한 것은?

ⓐ Glucose를 이용하는 조직세포의 당대사에 이상이 생겼다.
ⓑ Insulin의 분비량 보다 상대적으로 glycogen의 분비호르몬의 분비가 증가했다.
ⓒ 신장의 기능 장해로 인하여 glucose 재흡수능이 저하되었다.
ⓓ Cortisol의 분비가 일어나지 않은 결과일 수도 있다.

① a, b만 ② b, c만 ③ b, c, d만 ④ a, b, c만 ⑤ a~d 모두

22. 고혈압의 치료를 위해 조절해야할 사항을 옳게 기술한 것은?

ⓐ Angiotensin Ⅱ 전환효소의 활성을 억제시킨다.
ⓑ ⓐ의 작용을 가지는 약물은 captopril이다.
ⓒ 교감 신경계의 말단에서 acetylcholine의 분비를 촉진시킨다.
ⓓ 부신의 피질에서 aldosterone의 분비를 억제시킨다.

① a, b만 ② b, c만 ③ c, d만 ④ a, b, c만 ⑤ a,b,d만

23. 다음 중 옳게 연결한 것은?

ⓐ 신장에서 K^+과 H^+의 분비 증가 — 부신암
ⓑ 혈중의 K^+ 증가 — aldosterone 생성 증가
ⓒ 혈중의 Na^+ 증가 — aldosterone 생성 증가
ⓓ 혈중의 K^+ 감소 — aldosterone 생성 감소

① a, b만 ② b, c만 ③ a, b, c만 ④ a, b, d만 ⑤ b, c, d만

24. 다음 중 용량 분석을 이용한 것은?

ⓐ Schales-Schales 법(Cl)	ⓑ 뷰렛법(총 단백질)
ⓒ Hagedorn-Jensen 법(혈당)	ⓓ Kjeldahl-Parnas 법(잔여질소)

① a, c, d만 ② a, b만 ③ b, c만 ④ d만 ⑤ a~d 모두

25. Beer의 법칙이 성립되지 않는 것은?

ⓐ 용액이 혼탁한 경우	ⓑ 용액의 흡광도가 현저히 높은 경우
ⓒ 용질이 형광을 발하는 경우	ⓓ 용질이 빛에 의해 변화하는 경우

① a, c, d만 ② a, b만 ③ b, c만 ④ d만 ⑤ a~d 모두

26. 400~800nm 범위의 광원으로서 적합한 것은

ⓐ 텅스텐 램프 ⓑ 크세논 램프 ⓒ 수소방전관 ⓓ 적외선 램프

① a, c, d만 ② a, b만 ③ b, c만 ④ d만 ⑤ a~d 모두

27. 투과율이 10%일 때 흡광도는 얼마인가?

① 0.1 ② 0.5 ③ 1.0 ④ 1.5 ⑤ 2.0

28. 다음 중 광원 장치를 필요로 하지 않는 것은?

① Nephelometry ② 형광광도계 ③ 염광광도계 ④ 비색계 ⑤ 원자흡광장치

29. pH meter 측정원리는?

① 전류량 측정법 ② 전위차 측정법 ③ 전기량 측정법
④ 전도도 측정법 ⑤ 전해전류 분석법

30. 다음 중 사람의 혈청 중에 존재하지 않는 효소는?

① lipase ② urease ③ phosphatase ④ β-glucuronidase ⑤ catalase

31. H_2O_2 생성 반응에서 peroxidase 반응으로 공역시켜 측정할 수 있는 것은?

ⓐ Cholinesterase ⓑ Cholesterol ⓒ TG ⓓ Urea ⓔ Uric acid

① a만 ② a, b만 ③ b, c, d만 ④ a, b, e만 ⑤ a~e 모두

32. 혈당 정량법이 아닌 것은?

① Hagedorn-Jenson 법 ② o-toluidine boric acid 법
③ GOD 법 ④ Malloy-Evelyn 법

※ 다음은 혈청 triglyceride(TG)의 측정원리를 설명한 것이다. 물음에 대해 보기에서 찾아 답하세요. (33~36)

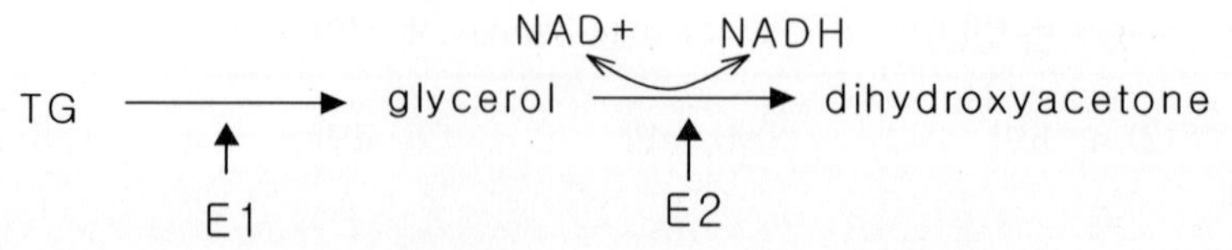

33. TG가 lipoprotein에 함유되어 있다면 glycerol을 생성시키기 위해 필요한 효소는?

34. E2 효소는?

35. E2의 분류명과 분류번호는?

36. 옳게 설명한 것은?

ⓐ NAD^+은 glycerol을 산화시키는 산화제 역할을 한다. ⓑ NADH는 280nm에서만 흡수된다. ⓒ NADH는 280nm 및 340nm에서 흡수된다. ⓓ NADH의 증가분을 340nm에서 측정하면 TG의 농도를 구할 수 있다.

① a, b만　② a, c만　③ a, b, c만　④ a, c, d만　⑤ a, b, d만

〈보 기〉
분류번호 1번, 분류번호 3번, lipoprotein lipase, TG-lipase, glycerol oxidase, glycerol lipase, glycerol dehydrogenase, glycerol reductase, 산화환원효소, 전이효소, 가수분해효소

37. 당뇨의 진단항목인 것은?

ⓐ glucose	ⓑ HbA1C	ⓒ C-peptide	ⓓ ketone body

① a, b만　② c, d만　③ a, b, c만　④ b, c, d만　⑤ a~d 모두

※ 다음은 혈중 단백질의 glycosylation에 대한 설명이다. (　)에 적당한 단어를 보기에서 찾아 기입하세요 (38~45).

혈중 단백질 hemoglobin의 아미노산 분자 중 (**38**)의 $-NH_2$와 glucose의 aldehyde가 (**39**)으로 (**40**)을 형성하지만, 이것은 Schiff base로서 불안정하여 glucose의 (**41**) 위치의 H-C-OH가 축합하면서 물을 방출하고 1-amino-2-deoxyfructose의 keto group을 가지는 ketoamine형 당화 hemoglobin (HbA_{1C})가 된다. 이 HbA_{1C}의 생성은 약 (**42**)일의 적혈구의 생존 기간 중에 혈중 (**43**)농도와 의존하여 연속적으로 결합하기 때문에 말초 혈액 중의 (**44**)의 농도는 120일간의 혈중 (**45**) 농도를 반영한다.

보기 (38~45)
valine, lysine, leucine, aldimine, aldose, ketose, amadori 반응, milliard 반응, C-1, C-2, C-3, C-5, HbA_{1C}, Hb, 120일, 70일, glucose, fructose, albumin, fibrinogen

46. 갑상선 기능 저하증에서 혈중에 증가하는 당화 단백질은?

① HbA　② HbA_{1C}　③ fructosamine
④ glycoalbumin　⑤ C-peptide

47. 인슐린 처방 중의 당뇨환자의 췌장 β-cell에서 인슐린 생성 능력을 평가하기 위해 적당한 측정 항목은?

① insulin　② C-peptide　③ C-reactive protein
④ HbA_{1C}　⑤ glucose

48. 갑상선 기능 항진증, 비만, 인슐린 자가면역 증후군에서 혈중에 증가하는 것은?

① C-peptide　② HbA_{1C}　③ α_1-antitrypsin
④ fibrinogen　⑤ glucose

49. 당뇨의 경우 glucose를 이용하는 세포에 NADPH가 생성되지 않을 것을 가상한다면 다음 어느 병리 현상을 생각할 수 있는가?

ⓐ NADPH-glutathione reductase의 활성이 저하할 수 있다.
ⓑ ⓐ에 의해 항산화 효소 cycle이 장해 받을 수 있다.
ⓒ ⓑ에 의해 산소로부터 활성산소가 생성될 수 있다.
ⓓ ⓒ에 의해 세포나 조직의 손상이 증가하여 세포/조직의 기능장해가 일어날 수 있다.

① a, b만　② b, d만　③ c, d만　④ a, b, c만　⑤ a~d 모두

50. 위 49번의 ⓓ의 조직이 신장 조직이라면 다음 무엇을 생각할 수 있는가?

ⓐ glucose 등의 재흡수 억제　ⓑ ⓐ에 의해 urine에 glucose 농도 증가
ⓒ 신성당뇨　ⓓ 전해질 (Na^+, H^+) 등의 교환 장해

① a, b만　② b, c만　③ a, b, c만　④ b, c, d만　⑤ a~d 모두

모의고사 13회 정답 및 해설

1. ⑤	2. ⑤	3. ③	4. ④	5. ⑤	6. ②	7. ⑤	8. ⑤	9. ④	10. ②
11. ⑤	12. ⑤	13. ⑤	14. ④	15. ②	16. ⑤	17. ⑤	18. ⑤	19. ⑤	20. ④
21. ④	22. ⑤	23. ④	24. ①	25. ⑤	26. ②	27. ③	28. ③	29. ②	30. ②
31. ④	32. ④	33. lipoprotein lipase, TG-lipase				34. glycerol dehydrogenase			
35. 산화환원효소, 분류번호 1번			36. ④	37. ⑤	38. valine	39. amadori 반응/milliard 반응			
40. aldimine	41. C-1	42. 120일	43. glucose		44. HbA_{1C}	45. glucose		46. ④	47. ②
48. ①	49. ⑤	50. ⑤							

해설

05. 신장의 기능손상에 의해 신장의 세뇨관 세포로 유입되지 않고 요중으로 많은 양의 glucose가 배출되는 경우

06. 혈압을 상승시키기 위해 신장에서 renin이 분비된다. Renin에 의해서 angiotensin II가 상승한다. 이 결과 aldosterone이 부신의 피질에서 분비된다.

09. Metabolic hyperchloremic acidosis가 원인이 되어 일어나는 질환에는 간경변, 신장질환, 갑상선 기능 항진증 등이 있다.

10. Insulin은 혈중의 glucose를 세포내로 유입시킨다.

15. TG-lipase는 인산화됨으로써 활성화된다.

20. TXA_2는 혈관수축, 혈전유발의 작용이 있다.

21. 인슐린이 정상적으로 분비되어도 glucose/glucagon 대사에 관여하는 organ/cell의 손상에 의해 발생된다.

22. 혈압의 상승에 관여하는 호르몬은 angiotensin II, aldosterone, noradrenaline, renine 등이 있다.

모의고사 14회

주요 평가 목표

혈청단백질의 임상적 평가, 인체조직의 산화적 손상, 유전성 대사 이상질환과 urea생성장해, 중금속 성분 분석, 염광광도분석, 원자흡광분석, 검체취급법, 혈액가스, 형광분석법, Heparin특성, pH측정, Cholinesterase특성, 혈청단백질/전기영동, 암모니아 측정

ASCPi 예상문제와 유사하거나 동일한 문제 번호

21, 22, 23, 24, 31, 32, 34, 35, 46, 48, 49

모의고사 14회

※ 다음은 혈청 단백질의 농도 변화를 표시한 것이다. 아래 물음에 답하시오 (1~4).

환자	총단백	알부민	α_1-분획	α_2-분획	β-분획	γ-분획
A	고도 감소	고도 감소	-	고도 증가	-	감소
B	증가,정상,감소	고도 감소	-	감소	β-γ 연결	
C	-	감소	감소	증가	-	정상
D	감소	감소	-	-	증가	-

01. 환자 A, B, C, D는 무슨 질환을 의미할 수 있는지를 옳게 연결한 것은?

ⓐ 환자 A — nephrose 증후군
ⓑ 환자 B — 급성 염증
ⓒ 환자 C — 급성 염증
ⓓ 환자 D — 임신

① a, b만 ② b, c만 ③ c, d만 ④ a, b, d만 ⑤ a, c, d만

02. 환자 A의 경우 α_2-분획이 증가했다. 이것에 속하는 단백질과 그들의 임상적 의의가 옳게 연결된 것은?

ⓐ α_2-macroglobulin — 만성 간염, 간경변, 당뇨병, 신증후군
ⓑ haptoglobin — 염증성 질환, 급성 심근경색, 악성종양
ⓒ ceruloplasmin — 감염증, 악성종양, 임신
ⓓ transferrin — 철결핍성 빈혈, 임신

① a, b만 ② c, d만 ③ a, b, c만 ④ b, c, d만 ⑤ a, c, d만

03. 환자 C의 경우 α_1-분획과 α_2-분획이 증가했다. α_1-분획과 α_2-분획에 속하는 단백질과 그 기능이 알맞게 연결된 것은?

ⓐ α_1-분획 — α_1-lipoprotein — 지질 운반
ⓑ α_1-분획 — α_1-antitrypsin — 급성상 단백질, protease 저해
ⓒ α_2-분획 — ceruloplasmin — 구리 수송, 급성상 단백질
ⓓ α_2-분획 — haptoglobin — 헤모글로빈과 결합, 급성상 단백질

① a, b만 ② c, d만 ③ a, b, c만 ④ b, c, d만 ⑤ a~d 모두

04. 환자 D의 경우 β-분획이 증가했다. 의심되는 질환과 다음으로 진행해야 할 검사 항목이 옳게 연결된 것은?

ⓐ 철 결핍성 빈혈 — 혈구 계산, 총 철결합능
ⓑ 임신, 염증성 질환 — 혈구 계산, 총 철결합능
ⓒ 지방간, 고지혈증 — 신기능, 간기능
ⓓ 악성 종양 — 악성 종양의 검색

① a, b만 ② b, c만 ③ c, d만 ④ a, c만 ⑤ a, d만

※ 다음은 혈청 단백질을 분리하여 분석한 결과이다. 물음에 답하시오 (5~10).

A. 분석 결과 1 : - 정상에 비해 prealbumin과 albumin이 감소되었다.
- Haptoglobulin의 저하로 α_2-globulin이 저하되었다.
- α_2-globulin/α_1-globulin의 비가 감소되었다.

B. 분석 결과 2 : - 정상에 비해 prealbumin, albumin이 감소되었다.
- 병적인 immunoglobulin의 일종인 M-protein이 α_2-, β- 및 γ-globulin에 걸쳐 폭넓게 증가하고, 특히 γ-globulin이 크게 증가했다

05. 분석 1은 어떤 질환의 양식인가?

① 급성 간장애 ② 만성 간장애 ③ 철 결핍성 빈혈
④ 용혈성 빈혈 ⑤ 네프로제 증후군

06. 분석 2는 어떤 질환의 양식인가?

ⓐ 다발성 골수종 ⓑ 원발성 마크로글로불린혈증 ⓒ amyloidosis ⓓ 간경변

① a, b만 ② c, d만 ③ a, b, c만 ④ b, c, d만 ⑤ a~d 모두

07. 분석 1의 경우 원인을 옳게 설명한 것은?

ⓐ Albumin의 저하는 영양 장해, 합성 저하
ⓑ 신장, 위장, 장관 등을 통한 방출 촉진
ⓒ 염증성 질환의 항진
ⓓ 체내 분포 이상

① a, b만 ② c, d만 ③ a, b, c만 ④ b, c, d만 ⑤ a~d 모두

08. Albumin이 저하했다면 다음 어느 기능에 장해가 일어날까?

ⓐ 삼투압 유지 기능 ⓑ 물질 운반 기능 ⓒ 유리 지방산 혈중 증가 ⓓ 철의 운반 기능

① a, b만 ② c, d만 ③ a, b, c만 ④ b, c, d만 ⑤ a~d 모두

09. 분석 1과 같은 양식은 용혈성 질환과 비슷한 양식을 보이기 때문에 그림 1 환자의 감별을 위해 다음 어느 것을 측정할 필요가 있는가?

ⓐ 망상 적혈구 수　ⓑ choline esterase　ⓒ 혈액 응고 검사　ⓓ 백혈구 수

① a, b만　② c, d만　③ a, b, c만　④ a, c, d만　⑤ a~d 모두

10. 분석 2의 양식을 나타내는 환자일 경우를 옳게 설명한 것은?

ⓐ M-protein이 증가한다
ⓑ M-protein은 α_2에서 γ분획 까지의 범위에 나타난다
ⓒ Albumin분획이 저하한다
ⓓ β분획에 transferrin의 증가를 M-protein으로 잘못 인식하여 오진의 경우가 있다

① a, b, c만　② b, c, d만　③ c, d만　④ b, d만　⑤ a~d 모두

※ 다음은 인체 조직의 산화적 손상에 대한 것이다. 물음에 답하세요.

11. 지중해성 빈혈(thalassemia)에 대해 옳게 기술한 것은?

ⓐ Hemoglobin합성의 선천성 장애
ⓑ 철 과다에 의한 과산화수소의 생성에 의한 적혈구의 파괴에 기인한다.
ⓒ 철 킬레이터인 desferrioxamine을 투여하면 방지할 수 있다.
ⓓ 정기적인 수혈로 생존 가능하다.

① a, b만　② c, d만　③ a, b, c만　④ b, c, d만　⑤ a~d 모두

12. 허혈 조직에 대한 것이다. 옳게 설명한 것은?

ⓐ 허혈 조직은 산성으로 되고, ATP치는 감소한다.
ⓑ 미토콘드리아가 파괴될 수 있고, 철의 저장 부위로부터 방출의 증가
ⓒ Xanthine oxidase가 증가한다.
ⓓ Hypoxanthine이 증가한다.

① a, b만　② b, c만　③ c, d만　④ a, b, d만　⑤ a~d 모두

13. Malondialdehyde(MDA)에 대하여 옳게 기술한 것은?

ⓐ 과산화 지질의 부산물이다.
ⓑ Thiobarbituric acid와 반응시켜 생성된 적색 화합물을 측정한다.
ⓒ ⓑ에서 적색화합물을 n-butanol로 추출하여 여기파장 515nm, 형광파장 553nm에서 측정한다.
ⓓ 세포와 조직으로부터 얻은 homogenates의 보관은 heparin이 함유된 용액에 보관(-70℃)하여 사용한다.

① a, b만　② c, d만　③ a, c, d만　④ b, c, d만　⑤ a~d 모두

※ 환자 A의 유전성 대사 이상 질환의 진단을 위해 다음과 같은 검사를 하였다 (14~15).
⇒ 환자 A의 혈장 glucose, 소변 orotic acid, 혈장 glycine, 혈장 lysine, 소변 lysine

14. 환자 A의 혈장의 glucose, lysine, glycine 및 소변 lysine의 농도는 정상이었지만 소변 orotic acid가 증가 했다. 다음 어느 질환을 의심할 수 있는가? (2개)

① ornithine transcarbamylase 결핍증　② 유기산 뇨증
③ carbamyl phosphate synthetase 결핍증　④ 갈락토스 혈증　⑤ peroxisome 결핍증

15. 환자 A의 혈장의 glucose, lysine, glycine 및 소변 lysine과 orotic acid의 농도는 모두 정상인 고암모니아 혈증을 일으켰다. 다음 중 어느 것을 의심할 수 있는가?

① ornithine transcarbamylase 결핍증　② carbamyl phosphate synthetase 결핍증
③ arginiosuccinase 결핍증　④ pyruvate dehydrogenase 결핍증
⑤ arginiosuccinate synthetase 결핍증

16. 다음 중에서 phenylketouria에 대해 옳게 설명한 것은?

ⓐ 정신 운동 발달 지연, 구토, 지능 발달 지연 등의 특색
ⓑ 혈장의 phenylalanine의 1200μM이상 증가
ⓒ 혈장의 thyrosine은 정상이거나 감소한다.
ⓓ 치료를 위해 치료식(저 phenylalanine)으로 조절한다.

① a, b만　② c, d만　③ a, b, c만　④ a, c, d만　⑤ a~d 모두

17. 혈액 중금속 성분의 분석에 있어서 matrix 변형법을 옳게 설명한 것은?

ⓐ 직접법과 희석법에서 발생하는 문제점을 극복하기 위한 방법
ⓑ 카드뮴과 납 등의 휘발성 원소의 손실을 방지하기 위해 인산 암모늄 또는 인산 암모늄과 질산마그네슘의 혼합물을 시료에 첨가한다.
ⓒ 비소와 세레늄을 안정화 시키기 위해 니켈과 팔라듐을 첨가한다.
ⓓ 알루미늄, 비소, 카드뮴, 크롬, 망간, 니켈, 납의 분석을 위해 matrix macthed calibration을 사용하여야 한다.

① a, b만　② c, d만　③ a, c, d만　④ b, c, d만　⑤ a~d 모두

18. 다음에서 무기물의 측정법이 옳게 연결된 것은?

ⓐ 나 트 륨 — 염광 광도법, 원자 흡광법, 이온 선택 전극법
ⓑ 염　　소 — 이온 선택 전극법, 적정법, 비색법, 전량 적정법
ⓒ 칼　　슘 — 이온 선택 전극법, 적정법, 비색법
ⓓ 마그네슘 — 원자 흡광법, 비색법

① a, b만　② b, c만　③ c, d만　④ a, c, d만　⑤ a~d 모두

19. 염광 광도 분석에서 사용하는 연료와 산화제를 옳게 연결한 것은?

	연 료	산 화 제
ⓐ	아세틸렌	공 기
ⓑ	아세틸렌	산 소
ⓒ	수 소	산 소
ⓓ	프 로 판	공 기

① a, b만 ② b, c만 ③ c, d만 ④ a, c, d만 ⑤ a~d 모두

20. 원자 흡광 분석으로 혈중의 무기물의 측정시 방해되는 물질과 해결점을 옳게 연결한 것은?

	무 기 물	방해물	방해물 제거제
ⓐ	칼 슘	phosphate sulfate	La, EDTA
ⓑ	칼 슘	phosphate sulfate	Ni
ⓒ	마그네슘	알루미늄	hydroxyquinoline
ⓓ	카 드 뮴	알루미늄	Ni

① a, b만 ② c, d만 ③ a, c만 ④ b, c만 ⑤ a, d만

※ 다음의 화학식을 보고 물음에 답하여라.(21~24번 문제)

$H_2O + CO_2 \longrightarrow H_2CO_3 \longrightarrow HCO_3^- + H^+$

21. A사람의 동맥 혈액에서 pCO_2와 HCO_3^-를 측정했더니 pCO_2는 45mmHg, HCO_3^-는 29mM이었다. 이 때 A사람의 pH는 얼마인가? 계산하는 방법만 기술하시오. (pKa = 6.1)

답 : ______________________________

22. pCO_2와 HCO_3^-의 농도를 측정하기 위해 항응고제로 적당한 것은?

① Heparin ② EDTA ③ oxaloacetate
④ ammonium oxalate ⑤ citric acid

23. 검체 취급의 주의점을 옳게 기술한 것은?

ⓐ 검체가 많을 경우 냉장 또는 얼음물에 넣어 혈액 가스의 변성을 저지한다.
ⓑ 채혈 시에 기포를 제거해야 한다.
ⓒ 측정전에 혈액을 충분히 섞어준다.
ⓓ 측정기의 온도를 37℃로 한다.

① a, b만 ② c, d만 ③ a, b, c만 ④ a, c, d만 ⑤ a~d 모두

24. 혈액 가스 측정 오차를 줄이기 위한 방법이 옳게 기술된 것은?

> ⓐ 전극막이나 교정액을 정기적으로 교환한다.
> ⓑ 채혈 또는 측정시 기포의 혼입을 막는다.
> ⓒ Plastic 주사기로 채혈할 경우 채혈 후 신속하게 측정한다.
> ⓓ 혈액량을 헤파린에 대하여 1/4 이하로 희석하지 말 것.

① a, b만　② b, c만　③ c, d만　④ a, c, d만　⑤ a~d 모두

25. 조직에 수송되는 산소의 농도를 알기 위해 측정하는 것은?

> ⓐ pH　ⓑ pCO_2　ⓒ pO_2　ⓓ SO_2

① a, b, c만　② a, c, d만　③ b, c, d만　④ a, b, d만　⑤ a~d 모두

26. 호흡이 곤란한 환자의 혈액에 대하여 옳게 설명한 것은?

> ⓐ LDH의 값이 증가한다.
> ⓑ Urine에 hemoglobin이 증가하고 혈액 내 Hb은 감소한다.
> ⓒ 총 bilirubin 및 직접 bilirubin이 증가한다.
> ⓓ 동맥 혈액의 carboxyhemoglobin이 증가한다.

① a, b만　② c, d만　③ a, b, c만　④ b, c, d만　⑤ a~d 모두

27. Heparin에 대하여 옳게 설명한 것은?

> ⓐ 포유동물의 간에 풍부
> ⓑ 혈액가스 분석을 위한 채혈의 경우 520~1000 IU/㎖의 헤파린 용액 사용
> ⓒ 혈액 1.0㎖에 액체 헤파린 0.05㎖을 첨가하여 채혈할 경우 pCO_2는 감소한다.
> ⓓ Na^+, K^+, Ca^{2+}이 혼합되어 있다.

① a, b만　② c, d만　③ a, b, c만　④ b, c, d만 ⑤ a~d 모두

28. 형광 분석법으로 tyrosine을 정량할 때 사용하는 시약이다. 그 특성을 옳게 설명한 것은?

> Nitric acid, nitrite, 1,2-dichloroethane, trichloroacetic acid(TCA), 1-nitro-2-naphthol

> ⓐ TCA는 시료 중의 단백질을 침전 시킨다.
> ⓑ 1-nitro-2-naphthol은 tyrosine과 불안정한 색소 복합체 형성
> ⓒ Nitric acid와 nitrite는 570nm에서 형광을 발산하는 안정한 노란색의 생성물 측정
> ⓓ 1,2-dichloroethane은 1-nitro-2-naphthol과 과형성된 다른 형광성 화합물의 추출에 사용

① a, b만　② c, d만　③ a, b, c만　④ b, c, d만　⑤ a~d 모두

※ 물이 수용액 상태에서 존재하는 식을 보고 다음 물음에 답하시오. (29~33번)

$H_2O \longrightarrow H^+ + OH^-$

29. 다음에서 옳게 기술한 것은?

ⓐ $[H^+][OH^-]$ = 1.01×10−14M	ⓑ $[H^+]$ = $[OH^-]$ = 1.01×10−7M
ⓒ pH = −log$[H^+]$	ⓓ pH + pOH = 14

① a, b만　② b, c만　③ c, d만　④ a, b, c만　⑤ a~d 모두

30. pH 측정시 pH 측정기의 비교전극으로 적당하지 않은 것은?

ⓐ 염화은 전극　ⓑ 유리 전극　ⓒ 염화칼슘 전극　ⓓ 수은 전극

① a, b만　② b, c만　③ c, d만　④ a, b, c만　⑤ b, c, d만

31. pH 6.0을 측정하고자 할 때 적당한 교정액이 아닌 것은?

ⓐ 중성 인산염　ⓑ phthalic염　ⓒ phosphate염　ⓓ oxalate염　ⓔ boric acid염

① a, b, c만　② b, c, d만　③ c, d, e만　④ a, c, d, e만　⑤ a, b, d, e만

32. pH 7을 정색시약을 이용해서 측정할 때 적당한 교정액이 아닌 것은?

ⓐ chromoblue　ⓑ methyl red　ⓒ naphthalene　ⓓ thymolphthalene

① a, b만　② b, c만　③ c, d만　④ a, b, d만　⑤ b, c, d만

33. 혈액 pH를 측정할 때 이용될 수 있는 항응고제가 아닌 것은?

ⓐ sodium oxalate　ⓑ sodium citrate　ⓒ EDTA　ⓓ ACD 용액

① a, b만　② c, d만　③ a, b, c만　④ b, c, d만　⑤ a~d 모두

※ Ag/AgCl의 내부 기준물질을 포함한 전극을 사용하여 pH를 측정할 경우에 대한 질문이다. 다음 물음에 답하시오. (34~35번 문제)

34. 기준전극의 ceramic junction이 은 침전으로 막히게 되어 전극의 감응을 방해하는 생물시료는?

ⓐ Tris buffer　ⓑ sulfide용액　ⓒ protein용액　ⓓ 폐수나 석유화학제품 함유성 용액

① a, b만　② c, d만　③ a, b, c만　④ b, c, d만　⑤ a~d 모두

35. 34번 문제를 해결하는 방법은?

ⓐ 전극을 1M KCl 용액에 담구어 둔다.
ⓑ 전극을 0.1M HCl 용액에 담구어 둔다.
ⓒ Outer chamber의 충전액은 KNO_3를 사용한다.
ⓓ 전극을 3차 증류수에 담구어 둔다.

① a, b만 ② b, c만 ③ a, b, c만 ④ a, c, d만 ⑤ b, c, d만

36. 간, 췌장, 혈청 등에 존재하는 위성 choline esterase에 대해 옳게 설명한 것은?

ⓐ 지방산 결합형 choline을 분해하는 효소이다.
ⓑ 간에서 합성된다.
ⓒ 간경변, 만성 간염, 빈혈, 악성 종양의 환자 혈중에서는 활성이 저하한다.
ⓓ 지방간, 갑상선 기능 항진증의 환자 혈중에서는 상승한다.

① a, b만 ② b, c만 ③ c, d만 ④ a, b, c만 ⑤ a~d 모두

※ 다음에 대한 문제이다. 물음에 답하시오. (37~40번 문제)

$$\text{Acylcholine} \xrightarrow[\text{(A)}]{} \text{Choline + 산}$$

37. A에 필요한 효소는? (   )

38. 위 식에서 생성된 '산'을 측정하기 위해 첨가하는 지시약은?

ⓐ phenyl red ⓑ bromophenol blue ⓒ m-nitrophenol ⓓ barbitol

① a, b만 ② c, d만 ③ a, b, c만 ④ b, c, d만 ⑤ a~d 모두

39. A의 효소 활성을 측정하기 위하여 필요한 기구는?

ⓐ 광전 비색계 ⓑ water bath ⓒ pH meter ⓓ 형광 광도계

① a, b만 ② b, c만 ③ a, b, c만 ④ b, c, d만 ⑤ a, c, d만

40. 위의 반응계 또는 혈액 중에 다음 어느 물질이 함유되면 A의 합성이 저하되는가?

ⓐ oxaloacetate ⓑ heparin ⓒ parathion ⓓ melathion

① a, b만 ② c, d만 ③ a, b, c만 ④ a, c, d만 ⑤ a~d 모두

41. 알부민 측정에 널리 이용되고 있는 아조계 색소는?

ⓐ Methyl orange	ⓑ BPB	ⓒ BCG	ⓓ HABA	ⓔBCP

① a, b만 ② b, d만 ③ a, d만 ④ a, c만 ⑤ b, e만

42. 혈청 단백질을 전기영동 했을 때 α_1-globulin의 위치로 영동되는 것은?

① LDL ② HDL ③ ceruloplasmin ④ prealbumin ⑤ IgG

43. 다음 중 에스테르형 콜레스테롤로부터 유리형 콜레스테롤을 분리하는데 이용되는 시약은?

① 규산 ② zeolite ③ floridyl ④ digitonin ⑤ LIoyd

44. 정상인의 혈청 총 콜레스테롤 중 에스테르형은 약 몇 %인가?

① 10% ② 30% ③ 50% ④ 70% ⑤ 90%

45. LDL과 가장 관계가 깊은 아포 단백질은?

① Apo A-I ② Apo B-100 ③ Apo C-Ⅱ ④ Apo C-Ⅲ ⑤ Apo E

46. 급성 심근경색시에 이상치를 나타내지 않는 것은?

① GOT ② CK-MB ③ 미오글로빈 ④ LD1 ⑤ GPT

47. 다음의 조합 중 틀린 것은?

① ACP -------- Bessey-Lowry법 ② GOT -------- Karmen법
③ amylase ------ Somogyi법 ④ GPT --------- Wroblewski법
⑤ LAP --------- Goldberg법

48. 다음 중 틀린 것은?

① LD는 산화환원효소이다.
② Pyruvic acid를 기질로 할 때의 조효소는 NAD^+이다.
③ 건강인에서 LD의 동질효소는 5분획이다.
④ LD의 소단위체는 골격근형(M형)과 심근형(H형)이 있다.
⑤ 용혈에서 LD의 활성치는 높아진다.

49. 다음 중 암모니아와 요소 측정에 공통적으로 이용되는 것은?

① Fearon 반응 ② Indophenol 반응 ③ Jaffe 반응
④ Lohmann 반응 ⑤ Hantzch 반응

50. 1분자의 glucose가 glycolysis와 TCA cycle을 거쳐 생성되는 ATP는?

① 38ATP ② 30ATP ③ 8ATP ④ 6ATP ⑤ 4ATP

모의고사 14회 정답 및 해설

1. ⑤	2. ③	3. ⑤	4. ①	5. ①	6. ③	7. ⑤	8. ③	9. ③	10. ⑤
11. ⑤	12. ⑤	13. ⑤	14. ①②	15. ②	16. ⑤	17. ⑤	18. ⑤	19. ④	20. ③
21. pH = pKa + log([HCO_3^-]/{pCO_2×CO_2의 용존 계수}) = 6.1 + log(29/{45×0.03})									22. ①
23. ⑤	24. ⑤	25. ①	26. ⑤	27. ⑤	28. ⑤	29. ⑤	30. ⑤	31. ④	32. ⑤
33. ⑤	34. ⑤	35. ③	36. ⑤	37. pseudocholine esterase			38. ③	39. ③	40. ①
41. ③	42. ②	43. ④	44. ④	45. ②	46. ⑤	47. ④	48. ②	49. ②	50. ①

모의고사 15회

주요 평가 목표

중금속 중독과 임상, 지방간, 관상동백경화증, Ketone bodies와 임상, 혈중단백질과 임상, 급성상 단백질과 임상, 단백질의 측정원리/기기, Amylase활성 특성과 임상, 당뇨합병증, Glucose측정법, ϒ-GTP의 기능 특성, Amino acid대사장해와 Parkinson's disease, 암모니아의 임상과 측정원리, 혈장제조와 항응고제 비율, Hyperlipoproteinemia의 종류와 임상, 혈중 Albumin 농도 변화와 임상

ASCPi 예상문제와 유사하거나 동일한 문제 번호

3, 5, 6, 10, 19, 33, 35, 36, 37, 46, 47, 49

모의고사 15회

01. 중금속에 중독된 환자의 체중이 정상인의 그것보다 증가했다. 임상병리사가 생각한 다음 사항 중 옳은 것의 기호를 선택하세요.

ⓐ 식사에 기인할 수 있다고 생각했다.
ⓑ 비만의 증세로 생각했다.
ⓒ 중금속에 의한 조직 또는 세포에 damage가 일어나고 있다는 것을 생각했다.
ⓓ 간의 swelling을 생각하고, 조직검사를 하고 싶은 생각을 했다.
ⓔ 우선 체중 증가의 원인이 무엇인가를 알려고 했다.
ⓕ 어떤 작업 환경에서 근무하는지/ 어떤 직종에 종사하는지를 알려고 했다.
ⓖ 체내에서 중금속의 대사 기관이 어디인가를 알려고 했다.
ⓗ 적혈구의 용혈 현상이 있는가 또는 빈혈이 있는가를 검사하려고 했다.
ⓘ 중금속에 의한 임상적 변화 등을 조사하려고 했다.

02. 간에 TG가 축적되었다면 임상적으로 다음 무엇을 생각할 수 있는가?

ⓐ Adrenaline의 분비가 억제 되었다.
ⓑ Adrenaline의 분비억제에 의한 혈압 저하가 일어날 수 있다.
ⓒ Hypotriglyceridemia가 일어날 수 있다.
ⓓ Adrenaline의 분비억제로 hypoglycemia가 일어날 수 있다.

① a, b만　② c, d만　③ a, b, c만　④ b, c, d만　⑤ a~d 모두

03. 관상동맥경화증 환자의 혈액으로 triglyceride(TG), total cholesterol(TC) 및 HDL-cholesterol (HDLC)을 측정했을 때 정상인의 그것보다 낮았다. 관상동맥경화증 환자임을 판단하기 위해서 다음의 어느 것을 생각해야 하는가?

ⓐ TG, TC, HDLC로 동맥경화지수를 구해본다.
ⓑ TG에 대한 HDLC의 비를 구해본다.
ⓒ TC에 대한 HDLC의 비를 구해본다.
ⓓ TC와 HDLC로 동맥경화지수를 구해본다.

① a, b만　② a, c만　③ b, d만　④ a, c, d만　⑤ a, b, d만

04. 혈중에 ketone bodies가 정상보다 증가했다. 임상병리사로서 생각해야 할 것은 무엇인가?

> ⓐ Insulin의 분비 억제 또는 결핍을 생각할 수 있다.
> ⓑ 신경 퇴행성 질환으로 진행될 수 있다.
> ⓒ 지방산으로부터 에너지의 생성이 억제될 수도 있다.
> ⓓ 혈액의 pH가 산성으로 변할 수 있다.
> ⓔ 혈액에 ketogenic amino acid가 증가할 수도 있다.

① a, b만 ② a, c, d만 ③ b, d, e만 ④ a, d, e만 ⑤ a~e 모두

05. 혈중 단백질의 기능과 그 결핍 또는 저하시 일어날 수 있는 병리 현상을 옳게 연결시킨 것은?

	단 백 질	기 능	결핍/저하시 병리 현상
ⓐ	ceruloplasmin	구리수송	산화/노화 촉진 (신경장해)
ⓑ	transferrin	철 (Fe^{2+})	Hb 산소 운반 능력 저하
ⓒ	혈액응고 X인자	혈액응고	지혈장해
ⓓ	보체	항원-항체 반응의 effector	감염

① a, b만 ② c, d만 ③ a, b, c만 ④ a, c, d만 ⑤ a~d 모두

06. 급성상 단백질의 기능과 증가 또는 감소시의 임상 증상을 옳게 연결한 것은?

	급성상 단백질	기 능	증가 / 감소
ⓐ	haptoglobin	Hb의 Fe^{2+}방출 억제	감소: 간질환, 빈혈
ⓑ	α1-acidglycoprotein	면역반응 억제	증가: 악성종양, 염증
ⓒ	C-reactive protein	백혈구 주화	증가: 세균 감염, 급성염증
ⓓ	serum amyloid A	항체생성억제	증가: 자가면역질환

① a, b만 ② c, d만 ③ a, b, c만 ④ b, c, d만 ⑤ a~d 모두

07. Serum amyloid A(SAA)와 C-reactive protein (CRP)의 공통적인 유도인자는?

> ⓐ IL-a ⓑ IL-6 ⓒ TNF-α ⓓ Ig G

① a, b만 ② b, c만 ③ a, b, c만 ④ b, c, d만 ⑤ a~d 모두

08. 혈중 단백질 등의 단백질 수용액 중의 aromatic amino acid를 측정할 때의 측정파장과 그 측정법이 옳게 기술된 것은?

	측정파장 (nm)	측정법
ⓐ	340	자외부법
ⓑ	280	자외부법
ⓒ	630	굴절율법
ⓓ	470	굴절율법

① a, b만 ② b, c만 ③ c, d만 ④ a, d만 ⑤ a, c만

09. 생체시료로부터 단백질을 탐색/정량할 경우 필요한 기구는?

ⓐ 이온 교환체	ⓑ UV-detector	ⓒ HPLC	ⓓ 기록계

① a, b만　② b, c만　③ c, d만　④ a, b, c만　⑤ a~d 모두

10. 켈달 법으로 총 단백질을 총 질소량으로 측정할 때 질소량에 곱해주는 factor는?

답 : ____________________

11. 총 단백질을 측정할 때 phenol을 필요로 하는 측정법과 측정파장이 옳게 연결된 것은?

	Phenol 필요 측정법	측정파장 (nm)
ⓐ	Biuret 법	540
ⓑ	Folin 법	540
ⓒ	Lowry-Folin 법	770
ⓓ	Folin 법	770

① a, b만　② b, c만　③ c, d만　④ a, d만　⑤ a, c만

12. α-amylase를 분비시키는 조직은?

ⓐ 구강	ⓑ 위	ⓒ 췌장	ⓓ 간

① a, b만　② b, c만　③ c, d만　④ a, c만　⑤ a, d만

13. NaCl은 체내에서 Na^+와 Cl^-로 해리된다. 다음 설명에서 틀린 것은?

ⓐ Na^+는 α-amylase의 활성을 촉진시킨다.
ⓑ Cl^-는 α-amylase의 활성을 촉진시킨다.
ⓒ Cl^-는 혈압의 상승을 촉진시킨다.
ⓓ Na^+는 위에서 분비되는 HCO_3^-와 결합하여 pH를 조절한다.

① a, b만　② c, d만　③ a, c만　④ a, d만　⑤ b, d만

14. 혈청 α-amylase에 대한 설명이 틀린 것은?

ⓐ 만성형 췌장암일 때 췌장 유래의 것은 감소한다.
ⓑ 급성 췌장염일 때 발생 1~2시간 이내에 혈청의 것이 요 중의 것보다 먼저 증가한다.
ⓒ 효소 활성 중심에 칼슘이온이 결합되어 있다.
ⓓ 전기영동상에서 혈청과 요의 것은 α-, β-, γ-type 중 γ-type의 위치에 영동된다.

① a, b만　② b, c, d만　③ a, c, d만　④ a, b, d만　⑤ a~d 모두

15. α-amylase의 효소법에 대한 설명이다. 옳게 설명한 것은?

ⓐ 기질로 ρ-nitrophenyl maltopentoside 등의 배당체를 사용한다.
ⓑ 생성된 ρ-nitrophenol(ρ-nitrophenyl)을 405nm에서 측정한다.
ⓒ Cl^-에 의해 활성이 촉진되기 때문에 시료에 Cl^-(염소이온)의 혼입에 주의한다.
ⓓ 분자 내부에 칼슘이온이 결합되어 있기 때문에 시료에 금속이온과 착염을 형성하는 물질의 혼입에 주의한다.

① a, b만 ② a, b, c만 ③ b, c만 ④ b, c, d만 ⑤ a~d 모두

16. α-amylase의 측정에 사용되는 시료는?

ⓐ 타액 ⓑ 혈청 ⓒ 위액 ⓓ 요

① a, b만 ② a, c만 ③ c, d만 ④ b, c만 ⑤ b, d만

17. 다음을 만족시키는 것은 어느 것인가?

◦ 소장 점막에서 분비
◦ α-amylase의 활성적정 pH 6.9~7.0 조절에 이용
◦ 위액의 중화에 이용

① Cl^- ② HCO_3^- ③ $NaHCO_3$ ④ H^+ ⑤ Na^+

18. 췌장의 내분비기능 검사법과 그것의 결과를 옳게 평가한 것은?

ⓐ Glucose를 경구투여 후 2시간후에 혈청과 요의 glucose 농도 측정
ⓑ Insulin을 정맥주사후 2시간후에 혈청의 glucose 농도 측정
ⓒ 혈청과 요의 glucose농도가 증가하면 췌장의 기능장해로 추측
ⓓ 혈청과 요의 glucose농도가 감소하면 insulin 혈증으로 추측

① a, b만 ② a, c, d만 ③ b, c, d만 ④ a, b, d만 ⑤ a~d 모두

19. 다음을 만족하는 것은?

◦ 당뇨의 임상지표의 항목 ◦ 혈중의 insulin농도를 반영 ◦ 췌장의 β-cell의 기능지표

① insulin ② C-peptide ③ HbA_{1C} ④ pancreozymine ⑤ secretin

20. 당뇨병의 합병증이라고 할 수 있는 것은?

ⓐ 망막증 ⓑ 고콜레스테롤혈증 ⓒ Niemann-Pick disease ⓓ 간경변

① a, b만 ② b, c만 ③ a, c, d만 ④ a, b, c만 ⑤ b, c, d만

※ 다음은 혈청 glucose의 측정 순서이다. 물음을 보기에서 찾아 답하세요 (21~25).

α-D-glucose →(E$_1$)→ β-D-glucose →(E$_2$)→ H_2O_2

→ 발색•축합시약 → Quinone 생성 → 500nm에서 흡수도 측정

21. E1의 효소는?

22. E2의 효소는?

23. 발색 · 축합시약은? (3종류)

24. H_2O_2로부터 Quinone을 생성시키지 않고 formaldehyde를 생성시키기 위해 첨가해주는 시약은?

25. 24번의 formaldehyde를 적자색으로 발색시키는 시약과 이때의 측정파장은?

〈보 기〉
mutarotase, phenol, 4-aminoantipyrine, peroxidase, catalase, methanol, H_2SO_4, NH_4Cl, chromotropic acid, o-dianisidine, aldehyde, mannitol, 570nm, 535nm, 500nm

26. Glucose를 구리 환원법으로 측정할 때 최종으로 생성되는 화합물과 측정파장이 옳게 연결된 것은?

	생성화합물	측정파장(nm)
①	phosphomolybdate	500nm
②	molybdeum blue	500nm
③	Quinone	550nm
④	arsenomolybdic acid	450nm
⑤	phosphomolybdate	450nm

27. 다음에서 옳게 기술한 것은?

ⓐ 혈중 glucose는 식후에 감소한다.
ⓑ 혈중 glucose 측정시 용혈 혈청은 '+' 영향을 미친다.
ⓒ 혈중 glucose 측정시 해당의 억제를 위해 sodium iodoacetate를 첨가한다.
ⓓ 혈중 glucose 측정시 공복시에 채혈한다.

① a, b만 ② c, d만 ③ a, b, c만 ④ b, c, d만 ⑤ a, c, d만

28. Liver, muscle, brain의 세포내부로 amino acid의 수송이 억제되는 것과 관련된 질환과 그 원인들에 대해 옳게 기술한 것은?

ⓐ 각 조직에 γ-GTP의 활성 저하
ⓑ 뇌세포에서 dopamine의 생성저하로 Parkinson's disease 발병
ⓒ 만성 alcoholism으로 당의 신생억제와 더불어 에너지 생성저하
ⓓ 근육세포에서의 γ-GTP 활성저하로 근무력증 발병

① a, b만 ② c, d만 ③ a, b, c만 ④ b, c, d만 ⑤ a~d 모두

29. Amino acid의 대사 장해에 의해 생성저하 되는 생리활성 물질과 그것의 결과로 발생할 수 있는 병리현상은?

	생성저하 되는 생리활성 물질	발생가능 병리현상
ⓐ	prolactin	정동(情動)조절저하
ⓑ	prolactin	생체발육억제
ⓒ	adrenaline	혈압조절저하
ⓓ	dopamine	욕망저하

① a, b만 ② b, c만 ③ b, c, d만 ④ a, b, c만 ⑤ a~d 모두

30. Phenylketouria의 원인 물질은?

ⓐ phenylalanine ⓑ phenyl acetic acid ⓒ phenyl pyruvate ⓓ dihydroxyphenylalanine

① a, b만 ② a, c만 ③ a, d만 ④ b, c만 ⑤ b, d만

31. Phenylketouria와 관련있는 병리현상은?

ⓐ 세포의 성장둔화 ⓑ 저혈당증 ⓒ 만성알콜중독 ⓓ 호흡성 acidosis

① a, b만 ② b, d만 ③ a, b, c만 ④ b, c, d만 ⑤ a~d 모두

32. Alcohol 대사에서 과잉의 NADH(Nicotineamide adenine dinucleotide)가 생성되었을 때 일어날 수 있는 병리현상은?

ⓐ 아미노산으로부터 당의 신생억제 ⓑ 혈중에 CO_2가 증가
ⓒ 혈액의 pH가 알칼리로 된다 ⓓ 저혈당증이 발생

① a, b만 ② b, d만 ③ a, b, d만 ④ b, c, d만 ⑤ a~d 모두

33. 혈중에 암모니아를 증가시키는 질환은?

ⓐ 간경변 ⓑ 간암 ⓒ 신장의 clearance 작용 장해 ⓓ 근육질환

① a, b만 ② c, d만 ③ a, b, c만 ④ b, c, d만 ⑤ a, b, d만

34. 암모니아의 측정 시료로 적당한 것은?

ⓐ whole blood ⓑ plasma ⓒ serum ⓓ urine

① a, b만 ② a, c만 ③ a, d만 ④ b, c만 ⑤ c, d만

※ 다음은 암모니아의 측정원리이다. 물음을 보기에서 찾아 답하세요 (35~37).

NH_4^+ + α-ketoglutarate + NADH + E1 ↔ NAD^+ + glutamate + H_2O

35. α-ketoglutarate를 환원시키는 수소 공여체는?

36. E1의 효소와 효소분류 번호는?

37. NH_4^+를 측정할 때 최종측정물질과 파장은?

〈보 기〉
dehydrogenase, aldehyde, NADH, NAD^+, 1번, 2번, 5번, 340nm, α-ketoglutarate

38. 혈중에 LCAT(lecithin cholesterol acyltransferase)의 결핍시 일어날 수 있는 병리현상은?

ⓐ 적혈구 용혈 ⓑ 빈혈 ⓒ 소화불량 ⓓ 동맥경화

① a, b만 ② c, d만 ③ a, c, d만 ④ b, c, d만 ⑤ a~d 모두

39. 다음에서 옳게 기술한 것은?

ⓐ 가족성 고콜레스테롤 혈증은 LDL 수용체의 유전적 결함에 기인한다.
ⓑ 고콜레스테롤 식사시 hypercholesterolemia가 쉽게 일어나는 것은 LDL의 수용체 수가 제한적이기 때문이다.
ⓒ 췌장의 외분비기능 검사시 secretin과 pancreozymin을 근육주사하여 α-amylase의 활성을 측정한다.
ⓓ Glucagon과 insulin의 분비가 항상성을 유지 못하면 당뇨관련 질환이 유발된다.

① a, b만 ② c, d만 ③ a, b, c만 ④ b, c, d만 ⑤ a~d 모두

40. 혈청에 함유된 물질로만 구성된 것은?

ⓐ fibrinogen　　ⓑ protein　　ⓒ glucose　　ⓓ erythrocyte

① a, b만　② b, c만　③ c, d만　④ a, d만　⑤ b, d만

41. Plasma 제조시 혈액과 항응고제의 비율이 알맞게 연결된 것은?

	혈액	항응고제
①	9	1
②	1	9
③	5	5
④	10	1
⑤	1	10

42. 항응고제 EDTA의 기능을 옳게 기술한 것은?

ⓐ Prothrombin이 thrombin으로 분해되는 것을 저해한다.
ⓑ Fibrin의 형성을 억제한다.
ⓒ Ca^{2+}의 기능을 억제한다.
ⓓ Thromboplastin의 기능을 억제한다.

① a, b만　② c, d만　③ a, b, c만　④ b, c, d만　⑤ a, c, d만

43. 혈장 제조 방법을 옳게 기술한 것은?

ⓐ 항응고제로 혈액의 응고를 저해시킨다.
ⓑ 항응고제 함유 혈액을 원심기에서 3,000 rpm 정도로 원심하여 세포 등의 유형성분을 침전으로 제외시킨다.
ⓒ 원심기 로타에 넣는 시료 튜브는 원심기의 로타를 중심으로 서로 마주보게 한다.
ⓓ 상기 ⓑ에서 상층 용액이 혈장이다.

① a, b, c만　② a, c, d만　③ b, c, d만　④ a, b, d만　⑤ a~d 모두

44. NaCl 5mM 100㎖을 제조하는데 필요한 NaCl의 양 (g)을 계산하는 방법은?

답 : ____________________

45. Lipoprotein의 분리에 사용될 수 있는 기기는?

ⓐ ion-exchange chromatography　　ⓑ ultracentrifuge
ⓒ electrophoresis instrument　　ⓓ spectrophotometer

① a, b만　② b, c만　③ a, b, c만　④ b, c, d만　⑤ a, b, d만

46. Blood에 lipoprotein lipase의 활성저하가 원인이 되어 일어나는 hyperlipoproteinemia의 type과 임상현상을 옳게 연결지은 것은?

	Type	임상현상
①	I	chylomicron 증가, 당뇨 복합 증상
②	I	triglyceride 감소
③	IIa	β-lipoprotein 증가
④	IIa	VLDL 증가
⑤	III	chylomicron 감소, 동맥경화

47. Plasmin의 기능의 저하를 초래하여 동맥경화, 혈전증의 유발위험이 되는 hyperlipoproteinemia 의 type과 그 복합증세는?

	type	복 합 증 세
①	III	당뇨, α_2-macroglobulin 혈증
②	IV	당뇨, 췌장염
③	I	췌장염, α_2-macroglobulin 혈증
④	IIa	갑상선기능 항진증
⑤	V	당뇨, 췌장염

48. 혈중에 유리지방산이 증가하는 질환은?

ⓐ 당뇨 ⓑ 간경변 ⓒ 비만 ⓓ 혈전증

① a, b만 ② c, d만 ③ b, c만 ④ a, b, c만 ⑤ b, c, d만

49. 혈중에 albumin의 농도가 감소하는 경우 혈중에 증가하는 유기물과 그 관련 질환을 옳게 연결시킨 것은?

	유 기 물	관 련 질 환
①	유리지방산	간경변
②	triglyceride	당뇨
③	cholesterol	고지혈증
④	triglyceride	비만
⑤	α_2-macroglobulin	신부전증

50. 다음에서 옳게 기술한 것은?

ⓐ β-hydroxymethylglutaryl(HMG)-CoA reductase의 활성은 당뇨나 기아시 저하한다.
ⓑ 당뇨나 기아시 cholesterol의 합성이 증가한다.
ⓒ 당뇨나 기아시 HMG-CoA lyase의 합성이 증가하여 ketone bodies의 생성이 증가한다.
ⓓ 당뇨나 기아시 혈중의 pH는 산성으로 변할 수 있다.

① a, b만 ② c, d만 ③ a, b, c만 ④ b, c, d만 ⑤ a, c, d만

모의고사 15회 정답 및 해설

1. c~f	2. ⑤	3. ③	4. ⑤	5. ⑤	6. ⑤	7. ③	8. ①	9. ⑤	10. 6.25
11. ②	12. ④	13. ③	14. ⑤	15. ②	16. ⑤	17. ②	18. ⑤	19. ②	20. ④

21. mutarotase　22. glucose oxidase　23. Phenol, peroxidase, 4-aminoantipyrine

24. Methanol, catalase　25. Chromotropic acid 및 H_2SO_4, 570nm　26. ②　27. ④　28. ⑤

29. ⑤　30. ④　31. ⑤　32. ③　33. ③　34. ⑤　35. NADH　36. Dehydrogenase, 1번

37. NAD^+, 340nm　38. ⑤　39. ③　40. ②　41. ①　42. ③　43. ⑤

44. NaCl(g) = 0.005M ×NaCl 분자량×0.1L　45. ③　46. ①　47. ①　48. ④　49. ①　50. ⑤

모의고사 16회

주요 평가 목표

단백질의 동정/분리, 세포소기관 분리/원심기, 분액여두, 여과기, 박층크로마토크래피(TLC), 투석법, 이온교환 크로마토그래피, 참조(비교)전극, Glucose/TG의 측정, 연구재료, 원형질세포, 농도계산법, 원심기, 형광현미경, 전기영동, Lipoprotein 분리, Folch법, 분석/분리기구의 원리

ASCPi 예상문제와 유사하거나 동일한 문제 번호

4, 5, 9, 39, 49

모의고사 16회

※ 다음 실험들에 대한 물음에 답하세요.

실험 1 (문제 1 ~ 5)

Liver tissue를 가지고 hepatocytes를 분리하여 단백질을 동정·분리하려고 한다.

01. 필요한 실험기구가 아닌 것은?

ⓐ 분액여두 ⓑ 균질기 ⓒ 전기영동기 ⓓ 원심기

① a만 ② a, b만 ③ b, c만 ④ c, d만 ⑤ d만

02. 동물의 간 조직을 구축하는 조직 단백질을 용해시키는데 사용하는 효소는?

ⓐ pectinase ⓑ collagenase ⓒ cellulase ⓓ lipase

① a만 ② b만 ③ a, c만 ④ b, c만 ⑤ a, d만

03. 간세포에서 단백질을 분리해내는 방법을 옳게 설명한 것은?

ⓐ Hepatocytes의 세포막을 용해시키기 위해 detergent를 사용한다.
ⓑ 단백질을 전기영동으로 분리하기 위해 hepatocytes의 단백질을 정량한다.
ⓒ 필요한 단백질을 투석하여 정제한다.
ⓓ 세포막 결합성 단백질은 물로 추출한다.

① a, b만 ② a, b, c만 ③ a, c, d만 ④ b, c, d만 ⑤ a~d 모두

04. 전기영동에서의 단백질의 분리특성을 옳게 설명한 것은?

ⓐ Amino acid의 전하에 따라 분리된다.
ⓑ 단백질의 수용액이 등전점보다 알카리성 완충액에서 전기 영동하면 단백질은 (+)전하로 이동·분리된다.
ⓒ 단백질의 수용액이 등전점보다 산성 완충액에서 전기 영동하면 단백질은 (−)전하로 이동·분리된다.
ⓓ 단백질의 수용액에 산성용액을 첨가하면 amino acid는 (−)전하를 띤다.

① a, b만 ② b, c만 ③ c, d만 ④ a, b, c만 ⑤ b, c, d만

05. 전기 영동시에 분리된 단백질을 염색하는 염색제는?

① coomassie blue R−120 ② methylene blue ③ methyl orange
④ acetic/methanol 혼합물 ⑤ ninhydrin

실험 2 (문제 6~11)

세포의 organella(소기관)을 분리하여 각종 유기물질을 분리 · 정량하려고 한다.

06. 원심기의 원심력과 분리되는 organella가 서로 알맞게 짝지어진 것은?

ⓐ 600g ―――――――――――――――― cytosol　　ⓑ 20,000g ――――――― mitochondria
ⓒ 100,000g ―――――――― microsome　　ⓓ 3,000g ―――――――――――― nuclei

① a, b만　② b, c만　③ a, b, c만　④ b, c, d만　⑤ a~d모두

07. 원심기에서 100,000g를 회전수(rpm)로 환산하는 공식은?

답 : ________________________________

08. 원심기의 사용을 옳게 설명한 것은?

ⓐ 원심 하고자하는 물질의 균형을 맞춘다.
ⓑ 원심기의 rotor의 반경을 알아야 한다.
ⓒ Microsome을 분리할 때 fixed angle-rotor로 분리한다.
ⓓ 균형을 맞춘 시료는 서로 마주보게 rotor에 넣는다.

① a, b만　② c, d만　③ a, b, c만　④ a, b, d만　⑤ a~d 모두

09. Cell gradient에 의한 세포의 분리 · 정제법을 옳게 설명한 것은?

ⓐ 세포의 비중에 따라 분리하는 방법이다.
ⓑ Gradient용매는 보통 sorbitol, sucrose등을 이용한다.
ⓒ 시험관 벽에 피펫을 붙이고 gradient용매를 중첩시킨다.
ⓓ 사용되는 원심기의 rotor는 swing rotor이다.

① a, b만　② b, c만　③ a, b, c만　④ b, c, d만　⑤ a~d 모두

10. 분리한 mitochondria에서 lipid를 유기용매로 분리하는데 필요한 기구와 그 분리 방법이 옳게 짝지어진 것은?

ⓐ 원심분리기 — 침전법　　ⓑ 추출기— 추출법
ⓒ 전기영동기 — 전하법　　ⓓ 투석기— 확산법

① a만　② b만　③ c만　④ b, c만　⑤ b, d만

11. 유기용매로 분리한 lipid에 cell debris가 혼입되었다. 이것을 제거시키는데 필요한 기구는?

ⓐ 여과기　ⓑ 증류기　ⓒ 냉각기　ⓓ 분액여두

① a, b만　② a, c만　③ a, d만　④ a, b, c만　⑤ b, c, d만

실험 3 (문제 12~16)

Lipids에 함유되어 있는 화합물을 박층 크로마토그래피로 분리하고 분리된 A, B를 각종 발색제로 정성시험을 했다.

12. A의 band는 ninhydrin 양성으로 비색되었다. 옳게 설명한 것은?

ⓐ A의 band는 분홍색으로 나타난다.
ⓑ A의 band는 아미노기를 가지고 있는 lipids이다.
ⓒ A의 band는 노란색으로 나타난다.
ⓓ A의 band는 glucose등의 탄수화물을 가지고 있는 lipids이다.

① a만 ② c만 ③ a, b만 ④ b, c만 ⑤ b, d만

13. Dittmer시약으로 B만 양성을 나타내었다. 옳게 설명한 것은?

ⓐ B의 band는 적색으로 나타난다.
ⓑ B의 band는 청색으로 나타난다.
ⓒ B의 band는 인을 가지고 있는 lipids이다.
ⓓ B의 band는 요오드 증기로도 양성으로 나타날 수 있다.

① a, b만 ② c, d만 ③ a, b, c만 ④ b, c, d만 ⑤ a, c, d만

14. A, B를 densitometer로 정량했다. 옳게 설명한 것은?

ⓐ A, B는 A, B특성에 맞는 표준물질의 band의 밀도에 따라 상대적으로만 정량할 수 있다.
ⓑ A, B는 10N H_2SO_4 등으로 완전 탄화시켜 그 밀도를 측정하는 것이 정확하다.
ⓒ 요오드 증기는 기화하므로 A, B를 요오드 증기로 발색하면 그 밀도를 정확히 측정할 수 있다.
ⓓ Densitometer에서 나오는 빛을 100% 흡수하여 나오는 밀도를 측정하기 때문에 A, B의 band의 색깔이 기화해서는 안된다.

① a, b만 ② a, b, c만 ③ a, b, d만 ④ b, c, d만 ⑤ a, c, d만

15. 다음에서 옳게 설명한 것은?

ⓐ 박층 크로마토그래피는 각종 유기물질의 분리에 사용된다.
ⓑ 박층 크로마토그래피에서의 Rf치는 HPLC나 GC에서 어떤 물질이 분리되는 retension time과 동일하다.
ⓒ 박층 크로마토그래피에서 분리된 band는 Rf치 또는 발색 등으로 도포되어 있다.
ⓓ 박층 크로마토그래피의 plate에는 이동상인 agarose가 도포되어 있다.

① a, b만 ② b, c만 ③ c, d만 ④ a, b, c만 ⑤ a~d 모두

16. 다음에서 옳게 설명한 것은?

ⓐ A, B의 band에 ninhydrin과 Dittmer 시약을 분무하여 발색시킬 때는 120℃에서 가열한다. ⓑ A, B의 band에 10N H_2SO_4를 spray하여 120℃에서 가열하면 검정색으로 발색된다. ⓒ b에서 검정색으로 되는 것은 황산과 열에 의해 유기물질이 탄화되는 것에 기인한다. ⓓ A, B의 band에 요오드 증기를 spray했을 경우는 가열하면 안된다.

① a, b만　② c, d만　③ a, b, c만　④ b, c, d만　⑤ a~d모두

실험 4 (문제 17~20)

세포용액 및 혈장에서 단백질을 분리 정제 하려고 한다.(단, 세포용액과 혈장의 pH는 7.4)

17. 산성 용액인 trichloro acetic acid(TCA)를 첨가하여 단백질을 침전시켰다. 옳게 설명한 것은?

ⓐ 단백질은 (+)전하를 띤다. ⓑ 단백질은 (−)전하를 띤다. ⓒ TCA의 Cl_3C-COO^-와 단백질의 (+)전하가 결합하여 침전된다. ⓓ TCA의 H^+와 단백질의 (−)전하가 결합하여 침전된다. ⓔ 원심할 필요가 없다.

① a만　② b만　③ a, c만　④ b, d만　⑤ b, d, e만

18. 분리한 단백질에는 산이 함유되어 있다. 제거시키는 방법은?

① 확산법　② 세척법　③ 침전법　④ 증류법　⑤ 농축법

19. 전기영동 gel에서 분리한 단백질들의 양을 측정하기 위해 densitometer를 사용했다. 옳게 설명한 것은?

ⓐ 단백질 band가 blue로 염색되었을 경우 densitometer에서의 밀도 측정파장은 540nm 이다. ⓑ 전기영동상에서 분리한 표준물질의 양을 알아야 한다. ⓒ 표준물질의 양에 대한 밀도에 따라 상대적인 양을 구할 수 있다. ⓓ 청색의 단백질 band를 Lowry-method로 측정하면 오차가 생길 수 있다.

① a, b만　② c, d만　③ a, b, c만　④ b, c, d만　⑤ a~d 모두

20. 다음에서 옳게 설명한 것은?

ⓐ 투석법으로 단백질을 정제할 경우 투석막 pore의 크기는 단백질의 분자량보다 커야 한다. ⓑ 투석을 통해 정제된 단백질을 농축·건조할 때는 동결건조기를 사용한다. ⓒ Gel filtration을 하면 작은 분자의 단백질이 먼저 용출된다. ⓓ 산성의 buffer로 용해한 단백질을 이온교환체 크로마토그래피로 분리할 경우 이온 교환체는 cellulose methyl을 사용한다.

① a, b만　② c, d만　③ b, c만　④ b, d만　⑤ a, d만

실험 5 (문제 21~25)

2M의 sodium phosphate(pH 6.0) 완충용액으로 산성의 등전점(pI 4.8)을 가지는 아미노산(또는 단백질)을 ion-exchange chromatography로 분리하려고 한다.

21. 2M의 sodium phosphate, dibasic(Na_2HPO_4, 분자량 142.0)완충액 500㎖를 제조하는데 필요한 sodium phosphate, dibasic의 양은? (　　　　　)g

22. Sodium phosphate, dibasic의 dibasic에 해당되는 원자(분자)는?

23. Ion-exchange chromatography에 사용되는 이온 교환체는?

① diethylamino ethyl　② cellulose　③ sulphomethyl
④ sephadex　⑤ hydroxyapatite

24. 2M의 sodium phosphate, dibasic을 물에 녹였더니 pH가 7.0이었다. 이것을 pH 6.0으로 조정하는데 필요한 시약은?

답 : ______________________________

25. pH meter의 참조(비교) 전극에 들어가는 용액은?

① KCl 용액　② HCl 용액　③ $SnCl_4$ 용액　④ $HgCl_4$ 용액　⑤ NaOH 용액

실험 6 (문제 26~30)

Glucose와 triglyceride 혼합 수용액(예, 혈청)으로 glucose와 triglyceride의 함량을 측정하려고 한다.

26~27. Glucose와 triglyceride는 공통적으로 phenol, peroxidase, 4-aminoantipyrine을 첨가시켜 (26)을 만든 후 (27)nm에서 흡광도를 측정한다.

28. 위 혼합수용액에서 triglyceride만을 분리하려고 한다. 필요한 기구와 용매를 알맞게 짝지은 것은?

	기　구	용　매
ⓐ	분 액 여 두	hexane
ⓑ	분 액 여 두	chloroform
ⓒ	농 축 기	methanol
ⓓ	분 액 여 두	ethanol

① a, b만　② b, c만　③ c, d만　④ a, d만　⑤ b, d만

29. 위 혼합 수용액에서 분리한 triglyceride의 비누화(검화)에 필요한 시약은?

ⓐ KOH　　ⓑ NaOH　　ⓒ HCl　　ⓓ Phenol

① a만　② b만　③ a, b만　④ c, d만　⑤ b, d만

30. 다음에서 옳게 설명한 것은?

ⓐ 수용액 중의 glucose는 α-D-glucose와 β-D-glucose가 존재한다.
ⓑ β-D-glucose는 수용액 중에 36% 존재한다.
ⓒ α-D-glucose는 mutarotase에 의해서 β-D-glucose로 변한다.
ⓓ Glucose와 triglyceride의 농도 측정에는 UV-spectrophotometer가 필요하다.

① a, b만　② b, c만　③ c, d만　④ a, c만　⑤ b, d만

31. 연구에 사용할 수 있는 생명체의 재료에 대해 옳게 기술한 것은?

ⓐ 동식물 및 미생물이 될 수 있다.
ⓑ 동물에서는 조직, 세포 및 혈액 등이 연구재료로 사용된다.
ⓒ 혈액에 존재하는 세포를 유리 세포라고 한다.
ⓓ 식물이나 미생물에서 세포벽을 제외시킨 것을 원형질 세포라고 한다.

① a, b만　② c, d만　③ a, b, c만　④ a, b, d만　⑤ a~d 모두

32. 간세포를 분리하는데 필요한 실험 조작이 아닌 것은?

ⓐ Collagenase등으로 간조직 구축 단백질을 분해시킨다.
ⓑ 온전한 간세포를 분리시키기 위해 침전법을 이용한다.
ⓒ 온전한 간세포를 원심으로 분리할 때 적당한 rotor는 fixed angle rotor이다.
ⓓ 온전한 간세포를 homogenization시킨다.

① a, b만　② c, d만　③ a, b, c만　④ b, c, d만　⑤ a~d 모두

33. 동식물 및 미생물의 원형질 세포를 제조할 때 사용하는 시약은?

ⓐ elastinase　　ⓑ collagenase　　ⓒ pectinase　　ⓓ cellulase

① a, b만　② c, d만　③ a, b, c만　④ b, c, d만　⑤ a~d 모두

34. 어떤 A시약 5M 100ml을 제조하려고 한다. 알맞게 설명한 것은?

ⓐ A시약의 분자량을 알아야 한다.
ⓑ A시약이 물에 녹는지 확인해야 한다.
ⓒ 필요한 A시약의 중량(g)은 A시약의 '분자량×m×l'의 공식에서 구할 수 있다.
ⓓ A시약이 H_2SO_4라면 5M은 10N과 같다.

① a, b만 ② c, d만 ③ a, b, d만 ④ a, c, d만 ⑤ a~d 모두

35. 세포의 viability를 관찰하는데 필요한 것은?

ⓐ fluorescence 등의 형광물질 ⓑ 형광 현미경 ⓒ 원심기 ⓓ 광학 현미경

① a, b만 ② a, d만 ③ b, c만 ④ c만 ⑤ a~d 모두

36. 세포의 density를 이용하여 분리하는데 필요한 것은?

ⓐ 원심기 ⓑ density 구별 용매 ⓒ pipet ⓓ plastic tube

① a, b만 ② c, d만 ③ a, b, c만 ④ b, c, d만 ⑤ a~d 모두

37. 서로 알맞게 연결된 것은?

ⓐ fixed angle rotor — 세포 소기관 분리 ⓑ swing rotor — 온전한 세포 분리
ⓒ homogenizer — 세포의 원형질막 파괴/균질화 ⓓ ultra-high speed centrifuge — microsome 제조

① a, b만 ② c, d만 ③ a, b, c만 ④ a, c, d만 ⑤ a~d 모두

38. 세포 소기관의 분리를 위한 원심력 및 그것의 실험 대상이 옳게 연결된 것은?

	소기관	원심력	실험대상
ⓐ	mitochondria	20,000g	에너지 대사
ⓑ	microsome	100,000g	물질산화
ⓒ	nuclei	600g	세포분화, 증식
ⓓ	microsome	50,000g	물질 대사

① a, b만 ② c, d만 ③ a, b, c만 ④ b, c, d만 ⑤ a~d 모두

39. 전기영동에 대해 옳게 설명한 것은?

ⓐ 단백질 또는 단백질의 복합체를 분리하는데 이용
ⓑ Amino acid가 전하를 띄고 있는 것을 이용
ⓒ 등전점을 기준으로 알칼리성 buffer로 분리하면 단백질은 (−)에서 (+)로 이동, 분리된다.
ⓓ 등전점에서는 단백질이 이동하지 않는다.

① a, b만 ② c, d만 ③ a, b, c만 ④ b, c, d만 ⑤ a~d 모두

40. 고체와 액체를 분리할 때 이용하는 실험 조작은?

① 여과 ② 투석 ③ 침전 ④ 건조 ⑤ 추출

41. 다음에서 옳게 설명한 것은?

> ⓐ 혈액중의 세포성분을 제외시킨 혈액성분을 혈장이라 한다.
> ⓑ 혈장에는 혈액응고 인자가 함유되어 있다.
> ⓒ 혈장의 제조시 항응고제를 이용한다.
> ⓓ 혈청은 혈액세포, 혈액응고 인자를 제외시킨 혈액 성분이다.

① a, b만 ② c, d만 ③ a, b, c만 ④ b, c, d만 ⑤ a~d 모두

42. 혈청 중의 단백질을 제거시키기 위해 첨가해 주는 시약 및 기구에 대해 옳게 설명한 것은?

> ⓐ Trichleroacetic acid(TCA) 등을 이용한다.
> ⓑ TCA의 Cl_3COO^-와 단백질의 $-NH_3$가 결합하여 침전된다.
> ⓒ 이 실험에 이용되는 원심기의 rotor는 swing rotor가 적당하다.
> ⓓ TCA의 H^+가 단백질의 $-COO^-$와 결합하여 침전된다.

① a, b만 ② c, d만 ③ a, b, c만 ④ b, c, d만 ⑤ a~d 모두

43. 투석에 대해 옳게 설명한 것은?

> ⓐ 단백질을 분자의 크기에 따라 분리할 때 이용한다.
> ⓑ 투석막의 재질은 cellulose, cellophane 등을 이용한다.
> ⓒ 용매(물, buffer), stirrer bar, beaker 등의 bottle도 필요하다.
> ⓓ 분리하고자 하는 물질의 분자량보다 작은 pore size를 가진 투석막을 이용한다.

① a, b만 ② c, d만 ③ a, b, c만 ④ b, c, d만 ⑤ a~d 모두

44. 혈중의 lipoprotein을 분리할 때 필요한 기구와 그것들의 원리가 옳게 연결된 것은?

> ⓐ 원심기 — lipoprotein의 비중 차이 ⓑ 전기영동기 — lipoprotein의 전하
> ⓒ 원심기 — lipoprotein의 양 ⓓ 전기영동 — lipoprotein의 단백질 양

① a, b만 ② c, d만 ③ a, b, d만 ④ a, c, d만 ⑤ b, c, d만

45. Folch법에 의한 lipid 추출 용매는?

① Chloroform/Methanol(2:1, v/v) ② Chloroform/Methanol(1:2, v/v)
③ Chloroform/Hexane(2:1, v/v) ④ Petroleum/Hexane(7:3, v/v)
⑤ Methanol/Chloroform(1:1, v/v)

46. Chloroform에 녹아 있는 혼합물의 세척에 필요한 용매와 적당한 기구는?

ⓐ 물 — 분액여두	ⓑ methanol — 분액여두
ⓒ 물 — 원심기	ⓓ 비극성용매 — 분액여두

① a, b만 ② a, c만 ③ c, d만 ④ a, d만 ⑤ a~d 모두

47. 다음에서 옳게 설명한 것은?

ⓐ Silic acid, zeolite, fluorosil 등은 lipid를 흡착하는 특성이 있다.
ⓑ Silic acid column chromatography에서 neutral lipid를 분리해 내고자 할 때 적당한 용매는 hexane, diethylether 등의 비극성 용매가 적당하다.
ⓒ 용액의 농축을 위해 질소 가스 또는 농축기를 이용한다.
ⓓ 전기영동상의 단백질 band의 분석에는 densitometer가 이용된다.

① a, b만 ② c, d만 ③ a, b, c만 ④ b, c, d만 ⑤ a~d 모두

48. 다음 기구와 원리가 옳게 연결된 것은?

ⓐ TLC — 흡착, 분배	ⓑ column chromatography — 흡착, 분배
ⓒ Evaporator — Boiling point, 진공 pumping	ⓓ 원심기 — 침전

① a, b만 ② c, d만 ③ a, b, c만 ④ a, c, d만 ⑤ a~d 모두

49. 다음을 만족시키는 것은 무엇인가?

- Ketone bodies의 생성증가
- CO_2의 생성증가
- HCO_3^-의 소비/이용증가

① diabetic ketoacidosis ② lactic acidosis ③ 간기능 장해
④ 신기능 장해 ⑤ adrenaline의 분비 증가

50. 유리지방산의 측정에서 지방산과 착염을 형성하는 금속은?

ⓐ 동 ⓑ 철 ⓒ 마그네슘 ⓓ 칼륨 ⓔ 코발트

① a, b만 ② b, c만 ③ c, d만 ④ a, b, c만 ⑤ a, e만

모의고사 16회 정답 및 해설

1. ①	2. ②	3. ③	4. ④	5. ①	6. ②	7. 원심력(g) = $1.118 \times 10^{-5} \times r \times n^2$ (단, r : rotor의 회전 반경, n : 회전수(rpm))				
8. ⑤	9. ⑤	10. ②	11. ③	12. ③	13. ④	14. ③	15. ④	16. ⑤	17. ③	18. ①
19. ④	20. ④	21. 142g	22. HPO_4^-	23. ①	24. 프탈산표준액(프탈산수소칼륨 pH 4.01)					25. ①
26. Quinone(적색)	27. 500nm	28. ①	29. ②	30. ④	31. ⑤	32. ②	33. ⑤	34. ⑤	35. ①	
36. ⑤	37. ⑤	38. ③	39. ⑤	40. ①	41. ⑤	42. ③	43. ⑤	44. ①	45. ①	46. ②
47. ⑤	48. ⑤	49. ①	50. ⑤							

해설

01. Liver tissue에서 hepatocytes를 분리시 물리적으로는 가위나 나이프가 이용되고 화학적으로는 collagenase나 elastinase가 필요하다. 그리고 균질기(hemogenizor)를 이용하여 분리한 조직을 균질화시키고 이 분리된 hepatocytes에서 각 organella를 원심기를 이용하여 분리하고 남은 cytosol을 가지고 전기영동기로 단백질을 동정 · 분리한다.

02. 간조직은 collagen과 elastin에 의해 구축되는데 이를 용해시키는 효소를 collagenase, elastinase라 한다.

03. 세포막 결합성 단백질은 물에 용해되지 않는다.

04. Amino acid의 pH에 따른 상태 변화는 다음 표와 같다.

산성	중성	알카리성
NH_3^+–CH(R)–COOH 단백질이 (+)전하로 하전	NH_3^+–CH(R)–COO^- 단백질은 중성을 띔	NH_2–CH(R)–COO^- 단백질이 (–)전하로 하전

따라서 알칼리 완충액에서는 (+)극으로 이동하고 산성 완충액에서는 (–)극으로 이동한다.

05. 전기영동에서 사용되는 염색시약
① 단백질 염색시약 : Ponceau–3R, Ponceau–S, Bromphenol blue, Amido black 10B, Coomassie brilliant blue
② 지단백 염색시약 : Sudan black B, Oil red O, Fat red 7B

06. 균질 세포를 원심분리하는 방법은 다음과 같다.
① 600g에서 원심하여 nuclear, cell debris를 침전시킨다.
② 상층액을 따서 다시 20,000g에서 원심하여 mitochondria, lysosome을 침전시킨다.
③ 상층액을 따서 다시 100,000g에서 원심하여 microsome을 침전시킨다.
④ 상층액을 따면 cytosol만이 남게 된다.

08. Ultra speed centrifuge의 rotor는 fixed angle rotor를 사용한다.

10. Lipid는 물과 섞이지 않으므로 유기용매(chloroform, ether, hexane 등)을 가해 물층과 분리한 후 추출기(soxhlet), 분액여두 등을 이용하여 분리한다.

11. 두 물질이 서로 섞이지 않는 lipid와 cell debris인 경우 유기용매로 lipid를 녹이고 두 층을 분액여두로 분리하거나 여과기로 여과하여 분리한다.

12. Ninhydrin에 양성이므로 A는 NH_2(아미노)기를 그 물질 내에 가지고 있다. 그리고 이 반응의 색깔은 120℃에서 건조(가열)하면 red color를 나타낸다.

13. Dittmer에 양성이므로 B는 인(phosphorus)을 함유한 물질이다. 반응 색깔은 청색을 띤다. 요오드는 모든 유기물질이 흡수하여 yellow color를 나타낸다.

15. TLC(thin layer chromatography)에서 plate(aluminum, glass)에 silica gel을 coating 시킨다.

17. 산성 용액 상태이므로 단백질은 (+)전하를 띤다. 그리고 TCA의 COO^-기와 반응하여 침전을 형성한다.

NH_3^+–C(HR)–COOH + CCl_3COO^- → 침전

(+)전하를 띤다 　　　 물에 해리

18. 분자량이 다른 단백질과 산을 분리하기 위해서 확산법(투석:dialysis)을 사용한다.

19. 물질이 청색으로 염색되었으므로 청색에 보색(여색)인 황색의 파장인 580nm에서 측정한다.

20. 투석막의 pore의 크기는 단백질 분자보다 작아야 한다.
산성 buffer에서 단백질은 (+)전하를 띠고 이 때 사용하는 흡착제는 Diethylaminoethyl(DEAE)–cellulose, Polyethyleneimine(PEI)–cellulose, Diethylaminoethyl(DEAE)–cephadex, Polyethyleneimine(PEI)–cephadex이다.

21. 몰농도 = {질량(w)/분자량(MW)}/부피(ℓ)
따라서, 구하고자 하는 질량(x) = 몰농도×부피×분자량 = 2M×0.5ℓ ×142 = 142g

22. Sodium phosphate, dibasic은 물에 용해해서 $2Na^+$와 HPO_4^-로 해리된다. 이때, HPO_4^-에 물이 반응하여 HPO_4^- + $2H_2O$ = H_3PO_4 + $2OH^-$로 되어 염기 두 개를 내놓게 된다.

23. 산성 buffer이므로 사용되는 이온 교환체는 diethylaminoethyl 이다.

24. pH 7.0에서 pH 6.0으로 pH를 내려야 하므로 일단 sodium phosphate, dibasic을 pH meter에 걸어서 pH를 확인하면서 표준용액인 프탈산표준액(프탈산수소칼륨 pH 4.01)을 사용하여 pH를 조정한다.

25. 기준전극 – 비교전극 – 참조전극 – KCl용액
유리전극 – 지시전극 – 수소전극

27. Glucose의 측정법에서 과산화효소법을 이용

$$Glucose + O_2 + H_2O \xrightarrow{GOD} Gluconic\ acid + H_2O_2$$

$$H_2O_2 + Phenol + 4\text{-}aminoantipyrine \xrightarrow{POD} Quinone(\text{적색})$$ 500nm에서 흡광도 측정

※ Triglyceride의 측정법에서 효소 glycerol oxidase에 의한 방법

TG ——↓——TG–lipase(LPL)——〉 Glycerol —↓GOD—〉 H_2O_2 ——POD + Phenol + 4–aminoantipyrine——〉 Quinone(적색)

↳ 3FFA 　　 ↳ Glyceraldehyde 　　 500nm에서 흡광도 측정

28. Glucose는 탄수화물이라 물에 녹고 Triglyceride는 지방이라 물에 녹지 않는다. 따라서 TG를 유기용매(chloroform, hexane, ether 등)로 녹여 층을 만들어 분액여두에서 분리한다.

29. 비누화(검화) 과정은 다음과 같다.

$$\begin{array}{l} CH_2O\text{-}CO\text{-}(CH_2)nCH_3 \\ CH_2O\text{-}CO\text{-}(CH_2)nCH_3 \\ CH_2O\text{-}CO\text{-}(CH_2)nCH_3 \end{array} + 3KOH(3NaOH) = \begin{array}{l} CH_2OH \\ CH_2OH \\ CH_2OH \end{array} + \begin{array}{l} 3KCOO(CH_2)nCH_3 \\ 3NaCOO(CH_2)nCH_3 \end{array}$$

TG　　　　Glycerol　　　　비누

30. 자연 중에 α -D-glucose는 36% 존재하고 β -D-glucose는 64% 존재한다.
GOD는 α -D-glucose에 작용하지 않아서 mutarotase로 β -D-glucose로 변성시켜서 측정한다. Glucose와 TG 측정에는 UV-spectrophotometer가 필요하지 않고 단지 spectrophotometer가 필요할 뿐이다.

32. Rotor의 종류
- Fixed angle rotor : microsome, cytosol, mitochondria, neclear 등의 세포 소기관 분리시
- Swing rotor : 세포의 원형을 그대로, 즉 intact cell을 분리

38. 원심력 = $1.118 \times 10^{-5} \times r \times n^2$
*세포분획시에는 ultra high speed centrifuge(100,000rpm이상)를 사용

45. 추출법
- Bloor 추출법 - 에테르 : 에탄올 = 1:3
- Folch 추출법 - 클로로포름 : 메탄올 = 2:1
- Schoenheimer 추출법 - 에탄올 : 아세톤 = 1:1

46. 비중차를 이용해서 분액 여두로 분리

모의고사 17회

주요 평가 목표

Ringer용액, 이온선택전극, pH조정용의 표준액, 효소전극, 빙점강하측정계, Densitometer, 원심기 rotor종류, 탈수현상과 임상, ALP측정, LD(LDH)의 임상, 액체크로마토그래피, 박층크로마토그래피와 발색제, LDH(LD)/ GOT(AST)의 임상, ϒ-GTP, 폐쇄성황달, 단백질 침전용 기기, 당뇨와 Ketone bodies, Lipoprotein의 침전법에 대한 분리법

ASCPi 예상문제와 유사하거나 동일한 문제 번호

3, 4, 5, 7, 8, 9, 10, 11, 12, 13, 14, 17, 21, 26, 32, 35

모의고사 17회

01. 응급환자에 Ringer 용액을 주사하기 위해 임상병리사가 측정해야 할 항목에 대한 사항을 옳게 설명한 것은?

> ⓐ 수소이온 농도를 pH meter로 측정한다.
> ⓑ 체내에 비휘발성 산인 HCl이 증가할 경우 HCO_3^- 농도가 낮아져 혈액의 pH는 산성으로 변한다.
> ⓒ Ringer액의 주성분인 $NaHCO_3$는 산성의 혈액으로 중화시킨다.
> ⓓ 대사성 acidosis인 경우 Ringer액을 주사한다.

① a, b만 ② b, c만 ③ a, b, c만 ④ a, c, d만 ⑤ a~d 모두

02. 옳게 연결된 항목은?

> ⓐ 대사성 alkalosis → HCO_3^- 증가 → pCO_2 증가
> ⓑ 대사성 alkalosis → saline 투여 → H_2CO_3 감소
> ⓒ 대사성 acidosis → HCO_3^- 감소 → pCO_2 감소
> ⓓ 대사성 acidosis → $NaHCO_3$ 투여 → HCO_3^- 중화

① a, b만 ② b, c만 ③ a, b, c만 ④ a, c, d만 ⑤ a~d 모두

03. 이온을 선택전극으로 측정할 때 준비해야 할 전극은?

	측정하는 이온	이 온 전 극
ⓐ	K^+	유리막 전극, 액체막 전극
ⓑ	Cl^-	고체막 전극, 액체막 전극
ⓒ	pH, Na^+	유리막 전극
ⓓ	CO_2	격막형 전극

① a, b만 ② c, d만 ③ a, b, c만 ④ b, c, d만 ⑤ a~d 모두

04. pH 8.6의 용액을 제조할 때 사용하는 표준액으로 적당한 것은?

> ⓐ 불산염 표준액 ⓑ 중성인산염 용액 ⓒ 수산염 용액 ⓓ 프탈산 표준액

① a, b만 ② c, d만 ③ a, c만 ④ a, d만 ⑤ b, d만

05. 혈장(혈청) 중의 creatinine, urea N, glucose, triglyceride를 효소 전극으로 측정할 때, 어떤 물질을 측정하는가?

	측정항목	측정물질
ⓐ	creatinine	암모니아
ⓑ	urea N	암모니아
ⓒ	glucose	과산화수소
ⓓ	triglyceride	과산화수소

① a, b만 ② b, c만 ③ a, b, c만 ④ a, c, d만 ⑤ a~d 모두

06. 다음의 기구와 용도가 알맞게 연결된 것은? (모두 고르시오)

	기 구	용 도
①	굴절률 측정장치	혈청단백질 농도 측정
②	torsion balance	조직절편 칭량
③	thermistor 온도계	빙점강하온도 측정
④	densitometer	전기영동의 gel상의 단백질 또는 TLC 상의 lipid 등의 상대적 농도 측정

07. 다음 기구의 원리와 용도가 알맞게 연결된 것은?

	기 구	원 리	용 도
ⓐ	fixed angle rotor	원심력에 의한 물질의 침전	세포의 소기관 분리
ⓑ	swing rotor	원심력에 의한 물질의 침전	적혈구, 백혈구, 혈소판 등의 원형상태의 세포 분리
ⓒ	teflon homogenizer	세포의 균질화	세포의 소기관의 분리를 위한 세포의 파괴
ⓓ	투석튜브	분자의 크기에 따라 튜브를 중심으로 이동	단백질 등의 분리·정제

① a, b만　② c, d만　③ a, c, d만　④ b, c, d만　⑤ a~d 모두

※ 다음 상황들에 적당한 것을 선택하세요.

상황 1 〈8~10〉

심한 탈수현상을 일으킨 환자가 내원했다.

08. 임상병리사가 취급해야 할 시료는?

ⓐ 혈장　ⓑ 혈청　ⓒ 요　ⓓ 전혈

① a, b만　② c, d만　③ a, b, c만　④ a, c, d만　⑤ b, c, d만

09. 임상병리사가 측정해야 할 필요성이 있는 항목과 그것의 기구 및 측정원리가 알맞게 연결된 것은?

	측정항목	기 구	측 정 원 리
ⓐ	삼투압	삼투압계	빙점강하도 측정
ⓑ	나트륨	염광광도계	융기 상태에서의 원자의 방출에너지 측정
ⓒ	나트륨	원자흡광계	흡수상태에서의 원자의 안전한 에너지 측정
ⓓ	삼투압	삼투압계	이슬점 강하도 측정

① a, b만　② c, d만　③ a, c만　④ b, d만　⑤ a~d 모두

10. 탈수현상과 관련하여 일어날 수 있는 생리적 현상의 원인과 결과에 대해 알맞게 기술한 것은?

	원 인	결 과
ⓐ	심한 운동	혈장 삼투압 증가
ⓑ	항이뇨호르몬 분비	요의 농축
ⓒ	aldosterone의 분비	요의 농축
ⓓ	간경변증	만성 소모성 질환

① a만 ② d만 ③ a, b만 ④ c, d만 ⑤ a~d 모두

상황2 〈11~12〉

ALP 측정시 단백질 제거용 기구로서 원심기가 필요하다.

11. 옳게 기술한 것은?

ⓐ 원심기의 rotor는 fixed angle rotor가 적당하다.
ⓑ 원심기의 rotor는 swing angle rotor가 적당하다.
ⓒ 단백질의 침전제로서 sodium tungstate도 필요하다.
ⓓ 단백질을 제거할 때 vortex mixer가 필요한 경우가 있다.

① a, b만 ② a, c만 ③ a, d만 ④ b, c만 ⑤ b, d만

12. 시료를 3,000rpm으로 원심할 경우 알아야 할 사항들에 대해 옳게 기술한 것은?

ⓐ 3,000rpm은 rotor가 1분간에 3000번 회전하는 것을 의미한다.
ⓑ 3,000rpm을 원심력으로 환산해야 할 경우 원심기의 회전반경을 알아야 한다.
ⓒ 회전수로 계산할 수 있다.
ⓓ 회전의 rotor-bottle에는 균형이 맞는 시료를 서로 마주보게 넣고 회전한다.

① a, b, c만 ② a, b, d만 ③ a, c, d만 ④ b, c, d만 ⑤ a~d 모두

13. 일정 전극의 전기량으로 농도를 알 수 있는 무기물과 원리가 알맞게 연결된 것은 어느 것인가?

	무 기 물	원 리
ⓐ	Cl	전류에 의한 전기량 측정
ⓑ	Fe	전압에 의한 전기량 측정
ⓒ	Cl	Ag 전극에 흐르는 전기량 측정
ⓓ	Fe	철과 구리의 산화 환원반응에 의한 정전위 전기량 측정

① a, b만 ② c, d만 ③ a, b, d만 ④ b, c, d만 ⑤ a~d 모두

상황 3 〈14~18〉

환자의 혈청으로부터 LD_1과 LD_5를 분리하는 방법에 대한 것이다. 물음에 답하세요.

14. LD_1과 LD_5의 측정 목적은?

ⓐ LD_1 — 심근경색 진단　　ⓑ LD_5 — 심근경색 진단
ⓒ LD_1 — 담즙울체증 진단　　ⓓ LD_5 — 급성간염 진단

① a, b만　② b, c만　③ c, d만　④ a, d만　⑤ a~d 모두

15. LD_1 또는 LD_5를 ion-exchange chromatography로 분리할 때 사용하는 buffer, 이온 교환체 및 그것의 결과에 대해 옳게 연결시킨 것은?(LD_1의 pI = 4.8, LD_5의 pI = 8.8)

	Buffer	이온 교환체	결　과
ⓐ	pH 6.0	CM-cellulose	LD_1 : 흡착, LD_5 : 용출 · 분리
ⓑ	pH 6.0	DEAE-cellulose	LD_5 : 흡착, LD_1 : 용출 · 분리
ⓒ	pH 6.0	CM-cellulose	LD_5 : 흡착, LD_1 : 용출 · 분리
ⓓ	pH 6.0	DEAE-sephadex	LD_1 : 흡착, LD_5 : 용출 · 분리
CM : carboxymethyl, DEAE : diethylaminoethyl			

① a, b만　② b, c만　③ b, d만　④ a, c만　⑤ a, d만

16. LD_1 또는 LD_5를 전기영동으로 pH 8.6의 buffer에서 분리할 경우에 대해 옳게 설명한 것은?

ⓐ LD_1은 음극측 가까운 곳에서 분리된다.　　ⓑ LD_5는 양극측 가까운 곳에서 분리된다.
ⓒ LD_5는 음극측 가까운 곳에서 분리된다.　　ⓓ LD_1은 양극측 가까운 곳에서 분리된다.

① a, b만　② a, c만　③ b, d만　④ c, d만　⑤ a~d 모두 아님

17. LD의 전기영동상의 gel 염색제로 사용되는 것은?

ⓐ Phenazinemetosulfate　　ⓑ Nitrotetrazolium blue
ⓒ Sudan black B　　ⓓ Oil red O

① a, b만　② b, c만　③ b, d만　④ a, c만　⑤ a, d만

18. 전기 영동상의 gel에 분리된 LD_1과 LD_5를 정량할 때 densitometry를 사용한다. 알맞게 기술한 것은?

ⓐ Gel에 분리된 LD_1과 LD_5의 염색, 탈색 및 건조과정이 필요하다.
ⓑ Densitometry로 분석할 때 염색액의 종류에 따라 분석파장이 다르다.
ⓒ Coomassie blue(R-250)를 염색액으로 사용했을 경우 densitometry에서의 측정파장은 550nm이다.
ⓓ 농도를 알고 있는 standard에 대한 상대적 농도를 구할 수 있다.

① a, b만　② b, c만　③ c, d만　④ a, b, c만　⑤ a~d 모두

19. 액체 chromatography의 기록계에서 기록되는 retention time에 대해 옳게 설명한 것은?

> ⓐ 분리되는 물질이 column을 통과하는 시간을 의미한다.
> ⓑ UV 또는 형광의 탐색기에서 detector 되는 시간을 의미한다.
> ⓒ 시료 주입의 양을 의미한다.
> ⓓ Standard의 retention time과 비교분석하여 어떤 물질을 동정·정량할 수 있다.

① a, b만　② b, c만　③ c, d만　④ a, c만　⑤ a, d만

20. 박층 chromatography상에서 동정하고 싶은 물질군과 그들의 발색제가 알맞게 연결된 것은?

	동 정 물 질	발 색 제
ⓐ	모든 유기물질	I2 vapor
ⓑ	NH_2 결합물질	Ninhydrin
ⓒ	탄수화물 결합물질	Anthron
ⓓ	인 결합물질	Dittlmer

① a, b만　② c, d만　③ a, b, c만　④ b, c, d만　⑤ a~d 모두

※ 다음 보기에서 적당한 단어를 찾아 넣으시오. (21~24)

21. TLC 상의 Rf는 HPLC의 (　　　　　　)에 해당한다.

22. 혈중의 dopamine을 측정하고자 할 때 필요한 것은 (　　　　　　)이다.

23. 혼합되지 않는 두 물질을 분리 또는 추출하는데 사용하는 기구는? (　　　　　　)

24. 혈청 단백질 용액중의 Cl^-, Na^+, K^+ 등을 제외시키는데 사용하는 것은? (　　　　　　)

보 기	투석튜브, gel 여과지, 이온 크로마토그래피, 분액여두, 형광탐지기, UV 탐지기, retention time, 깔때기, densitometer, 이온 선택전극

25. GPT와 LDH(lactate dehydrogenase) 측정의 공통성을 알맞게 기술한 것은?

> ⓐ 기질을 pyruvate로 한다.
> ⓑ 기질을 lactate로 한다.
> ⓒ NADH가 NAD^+로 산화되는 양을 측정한다.
> ⓓ 비색물질의 감소를 측정하는 것은 NADH이다.

① a, b만　② a, b, c만　③ b, c, d만　④ a, c, d만　⑤ a~d 모두

26. 다음에서 알맞게 기술한 것은?

> ⓐ Lactate dehydogenase(LD)의 isoenzyme 중 pH 10.0~12.0에서 lactate를 pyruvate로 산화시키는 것은 LD_1 이다.
> ⓑ LD_1 은 심근, 적혈구, 신장에 주로 분포하고 있다.
> ⓒ LD_5 는 간, 골격근에 주로 분포하고 있다.
> ⓓ LD의 isoenzyme 중 pH 6.0~8.5에서 pyruvate를 lactate로 환원시키는 것은 LD_5 이다.

① a, b만 ② b, c만 ③ c, d만 ④ a, c만 ⑤ a, d만

27. 임상병리검사실에 내원한 환자의 혈청으로 LD(H)와 GOT를 측정한 결과가 다음 표와 같았다. 옳게 설명한 것은?

환자	LD(H)	GOT	LD(H)/GOT
A	10	2	5
B	20	10	2
C	50	2	25

> ⓐ A환자는 급성간염 환자로 추측할 수 있다. ⓑ B환자는 악성종양이 있는 환자로 추측할 수 있다.
> ⓒ C환자는 악성종양이 있는 환자로 추측할 수 있다. ⓓ B환자는 심근경색 환자로 추측할 수 있다.
> ⓔ A환자는 만성간염 환자로 B, C환자는 간경변 환자로 추측할 수 있다.

① a, b만 ② c, d만 ③ c, e만 ④ a, c만 ⑤ a, e만

28. Lactate dehydrogenase나 GOT의 isoenzyme을 분리하여 SDS-PAGE상에 나타난 band를 표준물질에 대한 상대적인 양을 정량할 때 필요한 기구는?

① UV-spectrophotometer ② visible-spectrophotometer
③ densitometer ④ fluorescence spectrophotometer
⑤ atomic absorbance spectrophotometer

29. γ-GTP의 측정에 있어서 발색단으로 적당한 것은?

> ⓐ ρ-nitroanilide ⓑ α(β)-naphthylamide
> ⓒ 2-amino-2-methyl-1,3-propanediol ⓓ ρ-dimethylaminocinnamaldehyde

① a, b만 ② c, d만 ③ a, c만 ④ b, d만 ⑤ a, d만

30. 폐쇄성 황달에서 증가하는 것은?

> ⓐ ALP ⓑ γ-GTP ⓒ GOT ⓓ LD(H)

① a, b만 ② c만 ③ d만 ④ a, b만 ⑤ b, c만

31. 다음 항목 중 인산이나 phenol을 측정 물질로 할 때 단백질을 제거해야 하는 것은?

> ⓐ ALP ⓑ ACP ⓒ GOT ⓓ LD(H)

① a만 ② c, d만 ③ a, c만 ④ a, d만 ⑤ c, d만

32. 다음에서 옳게 설명 한 것은?

> ⓐ ALP가 증가하는 간담도질환에서 bilirubin도 증가한다.
> ⓑ 간접형 bilirubin이 증가하는 간세포성 괴사 질환에서 ALP도 증가한다.
> ⓒ 간경변에서는 ALP는 변화없고 bilirubin만 증가한다.
> ⓓ 원발성 간암 초기일 경우 혈청 ALP는 감소하고 혈청 bilirubin은 변화없거나 약간 증가한다.

① a만 ② c만 ③ a, b만 ④ c, d만 ⑤ b, d만

33. γ-GTP의 측정시 ρ-nitroanilide를 발색단을 하여 생기는 물질 X를 측정했는데, X의 최대흡수파장에 방해물이 있는 것 같이 생각되었다. 그것은 무엇일까?

① hemoglobin ② bilirubin ③ oxalate ④ formaldehyde ⑤ boric acid

34. 효소 ALP에 의해 생성된 phenol, phenolphthalein 및 ρ-nitrophenol을 측정할 때 공통적으로 사용되는 시약은?

① 4-aminoantipyrine ② Quinone ③ NaOH
④ HCl ⑤ trichloroacetic acid

35. ALP가 저하하는 질환은?

> ⓐ 갑상선기능 저하증 ⓑ 갑상선기능 항진증
> ⓒ 악성빈혈 ⓓ 폐쇄성 황달

① a, b만 ② c, d만 ③ a, c만 ④ a, d만 ⑤ b, d만

36. GOT(AST)를 Karmen법으로 25℃에서 측정했더니 5KU였다. 이것을 국제단위로 수정하면 얼마인가?

① 2.4IU ② 11.25IU ③ 5.4IU ④ 2.5IU ⑤ 10.4IU

37. DEAE-Sephadex가 충진된 column chromatography로 혈청중의 LD1과 LD5를 분리하려고 한다. 옳게 기술한 것은? (단, LD_1의 pI는 4.8, LD_5의 pI는 8.8이다.)

> ⓐ pH6.0의 buffer를 용출시키면 LD1만 DEAE에 흡착된다.
> ⓑ pH10.0의 buffer를 용출시키면 LD1과 LD_5가 모두 DEAE에 흡착된다.
> ⓒ pH6.0의 buffer를 용출시키면 LD1이 용출/분리되어 나온다.
> ⓓ pH6.0의 buffer를 음이온 교환수지에 용출시키면 LD_5가 용출/분리되어 나온다.

① a, b만 ② a, c만 ③ b, c만 ④ c, d만 ⑤ b, d만

38. 혈청 중의 단백질을 제거하기 위해 음이온 침전제를 사용했을 때 필요한 기구는?

> ⓐ Vortex-mixer ⓑ Low centrifuge ⓒ Swing-rotor
> ⓓ Fixed-angle rotor ⓔ Dialysis-tube

① a, b만 ② b, c만 ③ b, c, e만 ④ b, d, e만 ⑤ a~d 모두

39. NADH의 감소량을 측정하는 항목은?

ⓐ γ-GTP	ⓑ GOT(AST)	ⓒ GPT(ALT)	ⓓ LD(H)

① a, b만 ② c, d만 ③ a, b, c만 ④ b, c, d만 ⑤ a~d 모두

40. 빈혈환자면서 간질환이 없는 환자의 혈청에서 AST(GOT)가 증가했을 경우를 옳게 설명한 것은?

ⓐ Vitamin B_6 복합체를 복용했다. ⓑ Vitamin B_{12} 복합체를 복용했다.
ⓒ Pyridoxal phosphate의 결핍이 있다. ⓓ AST(GOT)의 기질에 대한 활성이 증가했다.

① a만 ② c만 ③ a, d만 ④ b, c만 ⑤ b, d만

41. Chloroform의 폐기물 방류를 금지시키는 이유는?

ⓐ Chloroform의 구성 분자가 dioxane의 구성분자가 된다.
ⓑ 체내에 들어가면 간 등의 조직 장해를 일으킨다.
ⓒ 불용성의 물질이기 때문이다. ⓓ 휘발성이 강하기 때문이다.

① a, b만 ② c, d만 ③ a, c만 ④ a, d만 ⑤ a, b, c만

42. 다음 중 서로를 알맞게 연결시킨 것은?

ⓐ 혈청중의 유리지방산 추출 — separate funnel
ⓑ 혈청중의 triglyceride, 유리 지방산등의 lipids 분리 — thin layer chromatography
ⓒ 혈청중의 lipoprotein의 apoprotein 분리 — electrophoresis
ⓓ 용해성 물질과 비용해성 물질의 분리 — separate funnel

① a, b만 ② a, c만 ③ a, b, c만 ④ b, c, d만 ⑤ a~d 모두

43. 당뇨 환자의 경우 high carbohydrates diet를 했을 경우 ketone bodies가 생성되지 않는 이유는?

ⓐ Acetyl-CoA의 생성저해 ⓑ Malonyl-CoA의 생성증가
ⓒ ⓑ에 의한 fatty acyl-CoA의 mitochondria 내부로의 유입 저해
ⓓ Glucose의 산화에 의한 acetyl-CoA의 증가

① a, b만 ② b, c만 ③ c, d만 ④ a, b, c만 ⑤ b, c, d만

44. VLDL 및 LDL의 등전점은 3.5, HDL의 등전점은 5.5 일때 침전법으로 분리할 경우에 대해 옳게 설명한 것은?

ⓐ Sodium phosphotungstate로 침전시키면 VLDL 및 LDL은 HDL보다 강하게 '+'로 하전된다.
ⓑ Sodium phosphotungstate의 WO_3^{2-}와 VLDL 및 LDL의 '+'가 결합하여 침전된다.
ⓒ 이때 염으로서는 $MgCl_2$가 이용된다.
ⓓ 침전용액중의 NaCl은 HDL의 용해를 촉진한다.

① a, b만 ② b, c만 ③ a, c, d만 ④ b, c, d만 ⑤ a~d 모두

45. 기아나 당뇨의 경우 ketone bodies의 생성이 증가되었을 때 일어날 수 있는 병리현상은?

ⓐ 소화억제	ⓑ steroid hormone 합성저해
ⓒ vitamin D_3의 생성저하	ⓓ Ca^{2+}의 흡수조절 저하

① a, b만 ② b, c만 ③ a, c, d만 ④ b, c, d만 ⑤ a~d 모두

46. 비만인 경우 담석증을 동반할 수 있다. 그 이유는?

ⓐ cholesterol의 합성촉진	ⓑ bile acid의 합성이 제한적
ⓒ 담낭에 cholesterol 축적	ⓓ glycine의 공급부족

① a, b만 ② c, d만 ③ a, b, c만 ④ b, c, d만 ⑤ a, c, d만

47. 혈중에 triglyceride(TG)가 증가하는 질환과 그 원인은?

	질 환	원 인
ⓐ	고 인슐린혈증	VLDL의 합성 촉진
ⓑ	만성 신부전증	lipoprotein 활성저하
ⓒ	알콜성 지방간	알콜에 의한 liver TG 생성 증가
ⓓ	갑상선 기능 항진증	liver TG의 합성

① a, b만 ② b, c만 ③ c, d만 ④ a, b, c만 ⑤ b, c, d만

48. 혈청의 TG를 추출 분리하여 TG 이외의 물질을 흡착시켜 제거시키는데 필요한 물질과 그 용매는?

	흡착제거용의 물질	용매
ⓐ	zeolite	hexane
ⓑ	silicic acid	methanol
ⓒ	fluorosil	chloroform
ⓓ	silicic acid	petroleum ether

① a, b만 ② b, c만 ③ c, d만 ④ a, d만 ⑤ b, d만

49. 원심기의 회전수를 지배하는 인자는?

ⓐ 원심반경	ⓑ 원심시간	ⓒ 원심력	ⓓ 원심직경

① a, b만 ② a, c만 ③ b, d만 ④ b, c만 ⑤ a, d만

50. 혈중 암모니아 측정을 위한 채혈조건은?

ⓐ 안정상태	ⓑ 식사후 가능
ⓒ 항응고제는 NaF가 적당	ⓓ 항응고제는 EDTA가 적당

① a, b만 ② c, d만 ③ a, c, d만 ④ a, c, d만 ⑤ b, c, d만

모의고사 17회 정답 및 해설

1. ⑤	2. ⑤	3. ⑤	4. ①	5. ③	6. ①~④ 모두		7. ⑤	8. ③	9. ⑤
10. ③	11. ④	12. ⑤	13. ⑤	14. ④	15. ①	16. ④	17. ①	18. ⑤	19. ⑤
20. ⑤	21. Retention time		22. 형광 탐지기		23. 분액여두	24. 투석튜브		25. ⑤	26. ⑤
27. ④	28. ③	29. ①	30. ④	31. ①	32. ③	33. ②	34. ③	35. ③	36. ③
37. ④	38. ②	39. ④	40. ①	41. ①	42. ⑤	43. ⑤	44. ⑤	45. ⑤	46. ③
47. ④	48. ④	49. ②	50. ③						

해설

25. LDH는 pyruvate와 lactate를 기질로 하고, GPT는 Alanaine α –ketoglutarate을 기질로 한다.

31. 혈중의 인산을 측정할 경우 단백질을 제거하는 이유

→ 혈중에 인과 결합된 단백질이 많다.

→ 혈중에 lipids와 결합된 인(=인지질)이 존재.

Lipoprotein에 인지질이 많기 때문

ALP와 ACP의 측정법은 완충액의 pH가 다른 것 외에는 원칙적으로 같다. 측정법은 생성된 무기인을 측정하는 것과 생성된 유기알콜(또는 페놀)을 직접 비색하거나 발색 후 측정하는 것이 있다.

모의고사 18회

주요 평가 목표

LDH측정법, Cholinesterase, 신장기능, 분석/분리용매, Lipase측정법, 심근경색, ALP/ACP의 임상과 측정법, ϒ-GTP의 임상/측정법, TG의 측정법, 요붕증, 부종, 단백질의 측정원리, 효소전극, pH측정기, 철의 측정, 삼투압 측정, 항응고제, 염광광도기, 이온선택전극

ASCPi 예상문제와 유사하거나 동일한 문제 번호

1, 6, 9, 12, 15, 41, 43, 45, 47, 50

모의고사 18회

01. 간질환 환자의 LDH를 pyruvate를 기질로 하여 측정했을 때 진단의 error가 있었다. 옳게 설명한 것은?

> ⓐ NAD^+의 생성을 260nm에서 측정했다. ⓑ NADH의 감소를 340nm에서 측정했다.
> ⓒ NAD^+의 감소를 340nm에서 측정했다. ⓓ NADH의 증가를 340nm에서 측정했다.

① a, b만 ② c, d만 ③ b, d만 ④ a, b, c만 ⑤ a, c, d만

02. 용혈된 혈청으로 측정했을 때 (+)의 error가 생길 수 있는 것은?

> ⓐ LD ⓑ creatine kinase ⓒ creatine ⓓ cholinesterase

① a, b만 ② c, d만 ③ a, b, c만 ④ a, b, d만 ⑤ a, b, c, d 모두

03. Pseudo-cholinesterase에 대해 옳게 설명한 것은?

> ⓐ NaCl에 의해 활성이 촉진된다. ⓑ 유기산 농약(예, 프로스치구민)에 의해 활성이 저해된다.
> ⓒ 간, 췌장, 혈청에 존재한다. ⓓ 갑상선 기능 항진증일 때 혈중에 감소한다.

① a, b만 ② c, d만 ③ b, c만 ④ b, d만 ⑤ a, d만

04. Pseudo-cholinesterase 측정치는 다음 어느 질환의 진단에 이용할 수 있는가?

> ⓐ 악성종양 ⓑ 빈혈 ⓒ 신증 ⓓ 갑상선 기능 저하증

① a, b만 ② c, d만 ③ a, b, c만 ④ b, c, d만 ⑤ a, b, c, d 모두

05. 신장의 기능을 관찰하기 위해 측정하는 것은?

> ⓐ uric acid ⓑ blood urea nitrogen ⓒ β_2-globulin ⓓ creatine

① a, b만 ② c, d만 ③ a, b, c만 ④ a, c, d만 ⑤ a, b, c, d 모두

06. Chloroform에 용해되어 있는 TG를 separate funnel로 분리해 낼 때 적당한 용매는?

> ⓐ hexane ⓑ petroleum ether ⓒ diethylether ⓓ methanol

① a, b만 ② c, d만 ③ a, b, c만 ④ a, b, d만 ⑤ a, b, c, d 모두

07. 혈청의 췌장 lipase의 활성측정을 위해 TG를 기질로 하여 비탁법으로 측정할 때의 적당한 파장은?

① 410nm ② 500nm ③ 400nm ④ 430nm ⑤ 530nm

08. TG를 기질로 하여 췌장 lipase의 활성을 비색법으로 측정할 때 생성되는 물질과 그것에 첨가해 주는 시약이 옳게 연결된 것은?

① Fatty acid — phenalphthalein, 0.05N NaOH
② Glycerol — methylene blue, 0.05N NaOH
③ Diglyceride — phenolphthalein, 0.05N NaOH
④ Diglyceride — phenolphthalein, 0.05N NaOH
⑤ Fatty acid — methylene blue, 0.05N NaOH

09. 심근경색의 진단을 위해 측정하는 항목은?

ⓐ CK-MB	ⓑ CK-MM	ⓒ GOT	ⓓ LD

① a, b만 ② a, c만 ③ c, d만 ④ a, b, c만 ⑤ a, c, d만

10. 전기영동상에서 분리된 creatine kinase의 isoenzyme의 동정에 사용하는 발색제에 대하여 알맞게 기술한 것은?

ⓐ Nitroblue tetrazolium(NBT)을 사용한다.
ⓑ Dehydrogenase 또는 creatine kinase의 존재하에서 청자색을 나타낸다.
ⓒ Succinate dehydrogenase의 동정에도 사용한다.
ⓓ 530nm에서 흡수된다.

① a, b만 ② a, b, c만 ③ a~d 모두 ④ b, c, d만 ⑤ a, c, d만

11. Creatinine의 Jaffe 반응에 의해 발색되는 비색과 측정 파장이 알맞게 연결된 것은?

① 홍색 — 520nm ② 자색 — 520nm ③ 청색 — 750nm
④ 적색 — 530nm ⑤ 적색 — 520nm

12. 심근경색과 관련된 혈중 효소의 변화에 대한 설명이다. 옳은 것은?

ⓐ GOT(AST)가 48시간 내에 최고치에 도달한다.
ⓑ LD(H)는 72시간 내에 최고치에 도달한다.
ⓒ α-hydroxybutyrate dehydrogenase은 24시간 후에 증가한다.
ⓓ Creatine kinase의 MB isozyme은 24시간 후에 최고치에 도달한다.

① a, b만 ② c, d만 ③ a, d만 ④ a, b, c만 ⑤ a, b, c, d 모두

13. Vitamine B_6 복용자의 혈중에 증가하는 효소가 아닌 것은?

ⓐ GOT(AST)	ⓑ γ-GTP	ⓒ ALP	ⓓ GTP

① a, b만 ② b, c만 ③ c, d만 ④ a, d만 ⑤ b, d만

14. 용혈된 혈청을 사용해도 무관한 혈중 효소는?

ⓐ γ-GTP ⓑ ALP ⓒ GOT ⓓ LDH

① a, b만 ② a, c만 ③ a, d만 ④ b, c만 ⑤ b, d만

15. 다음에서 ALP(alkaline phosphate)와 그 임상적 의의를 잘못 연결한 것은?

ⓐ ALP_1 — 폐쇄성 황달
ⓑ ALP_3 — 골 생성 질환
ⓒ ALP_4 — 간,담도 질환
ⓓ ALP_5 — 궤양성 대장염

① a, b만 ② b, c만 ③ c, d만 ④ b, d만 ⑤ a, d만

16. 다음에서 Kind-King법에 의한 ALP의 측정 원리를 잘못 설명한 것은?

ⓐ ALP의 기질로 phenyl phosphate를 사용
ⓑ ALP반응 완충액을 제거해야 한다.
ⓒ 혈청의 단백질을 제거해야 한다.
ⓓ ALP에 의해 생성된 phenol에 첨가하는 산화제는 4-aminoantipyrine과 potass-ium ferricyanide이다.
ⓔ 파장 505nm에서 비색 측정하는 것은 Quinone 이다.

① a, b만 ② b, c만 ③ c, d만 ④ d, e만 ⑤ a~d만

17. 주석산 및 boric acid에 의해 저해되는 ACP(Acid phosphatase)는 어느 장기에서 유래하는가?

① 적혈구 ② 전립선 ③ 비장 ④ 간장 ⑤ 췌장

18. 혈중 γ-GTP가 증가했을 때 일어나는 생리현상을 옳게 설명한 것은?

ⓐ 혈중에 amino acid가 조직/세포에 유입되지 않는다.
ⓑ Glutathione의 생성이 저하된다.
ⓒ 조직의 손상 또는 산화가 촉진된다.
ⓓ NADPH의 이용이 저하된다.

① a, b만 ② b, c만 ③ c, d만 ④ a, b, c만 ⑤ a~d 모두

19. 간질환의 소견이 없는 어떤 환자의 혈중에서 γ-GTP가 정상보다 증가했다. 다음 어느 것을 생각해야 하는가?

ⓐ Phenobarbital 등의 향정신약을 섭취했는가?
ⓑ 격심한 운동을 자주하는가?
ⓒ 간질환의 손상을 가져올 수 있는 약물을 섭취했는가?
ⓓ 고단백 함유 식품을 섭취했는가?

① a, b만 ② b, c만 ③ b, d만 ④ c, d만 ⑤ a, c만

※ 다음 화학 반응식을 보고 물음에 답하세요. (20~21)

γ-glutamyl-p-nitroanilide + glycilglycine ⇒ γ-glutamylglycilglycine + p-nitroaniline

20. p-nitroaniline의 최대 흡수 파장은?

① 410nm ② 430nm ③ 340nm ④ 560nm ⑤ 500nm

21. 위 반응식에서 사용하는 Buffer(완충용액)와 pH가 알맞게 연결된 것은?

① 2-amino-methyl-1,3-propanediol → pH 8.6
② 2-amino-methyl-1,3-propanediol → pH 6.8
③ p-dimethylaminocinnam aldehyde → pH 6.9
④ glycine → pH 8.6
⑤ phosphate buffer → pH 6.8

※ 혈청 TG의 화학적 방법에 의한 측정 순서는 다음과 같다. 보기에서 찾아 답하세요. (22~25)

TG 추출 → TG만 정제 → A → 산화 → HCHO 생성 → 발색 → 흡수도 측정 → 계산

22. A의 순서는?

23. A 단계에서 사용하는 물질은?

24. HCHO의 발색제는?

25. 산화에 사용되는 시약은?

〈보 기〉
KOH, NaOH, saponification, reduction, oxidation, H_2SO_4, HCL, $NaIO_4$, chromotropic acid, EDTA

26. 혈중에 albumin의 농도가 낮아져 있을 때의 생리현상은?

ⓐ 부종(anasarca)발생 ⓑ 교질 삼투압이 저하한다.
ⓒ 혈중 유리지방산의 조직/세포로의 수송저하 ⓓ 혈중 bilirubin의 조직/세포로의 수송저하

① a, c만 ② b, c 만 ③ a, c, d만 ④ b, c, d만 ⑤ a~d 모두

※ 다음 (   )에 적당한 key word를 선택하세요. (27~29) (단, 동일 번호는 동일한 key word.)

혈중에 Na^+와 Cl^-가 수분과 함께 소실되었을 때 혈장의 삼투압은 상승한다. 이 때 뇌하수체 후엽으로부터 (**27**)이 분비되어 신장의 세뇨관 세포에 작용하여 (**28**)의 재흡수를 촉진시켜, 높아졌던 혈장의 삼투압을 저하시킨다. 만약, (**27**)이 분비되지 않아 (**28**)의 재흡수가 억제되면 (**29**)이 발생한다.

▶ Key Word (27~29)
요붕증, 부종, vasopressin, adrenalin, aldosterone, 수분, Na^+, Cl^-

※ 다음 (   )에 적당한 key word를 선택하세요. (30~40)

혈액 또는 요중의 단백질을 자외부법으로 측정하는 원리는 tryptophan, trypsin 및 (**30**) 등의 benzene-ring을 가진 화합물이 공통적으로 (**31**)nm에서 최대로 흡수되는 특성을 이용한 것이다. 시료중의 총질소량으로 단백질 농도를 계산할 때 적용해주는 단백질의 질소 역가는 (**32**)이다. 용량분석은 표준용액을 시료에 (**33**)하여 특이한 색깔을 나타내는 종말점에서 소비된 (**34**)으로부터 시료중의 특이한 물질의 양을 측정하는 것이다. 표준용액의 제조시에 필요한 기구는 chemical balance 및 눈금이 있는 (**35**) 등이 필요하고, 특히 용량분석을 위해 (**36**)이 필요하다. 표준용액의 농도단위는 (**37**)를 사용하고, 이것을 정확히 제조했다는 지표로서 역가를 구하는 것이 중요하고, 이것이 (**38**)에 가까울수록 정확도가 높음을 의미한다. 역가를 지배하는 인자는 제조하고자하는 표준용액의 용질이 정확한 (**39**)라 용액의 정확한 (**40**)이다.

▶ Key Word (30~40)
중량, 용량, morality(몰농도), normality(규정도), 뷰렛, 삼각플라스크, 메스플라스크, 표준용액, 적정, 6.25, 3.35, 280, 340, 0, 1.0, phenylalanine, histidine, methionine, leucine

41. Glucose와 urea를 효소전극으로 측정할 때 전극에 고정시키는 효소와 측정되는 물질은?

ⓐ glucose — glucose oxidase — 과산화수소
ⓑ glucose — glucose oxidase — quinone
ⓒ urea — uricase — 과산화수소
ⓓ urea — urea oxidase — ammonia

① a, c만 ② a, d만 ③ b, c만 ④ b, d만 ⑤ a~d 모두

42. 혈중의 구리를 diethyldithiocarbonate로 발색시켜 사염화탄소로 추출할 때 적당한 용매는?

ⓐ chloroform	ⓑ methanol	ⓒ ethanol	ⓓ 물

① a, b만 ② c, d만 ③ a, b, c만 ④ b, c, d만 ⑤ a, c, d만

43. 혈중의 무기인산을 측정할 때 사용하는 발색제는?

① ammonium molybdate
② aminonaphthal sulfonic acid
③ molybdeum blue
④ bathocuproine
⑤ ascorbic acid

44. pH 측정기의 수소전극과 비교전극의 내부액으로 적당한 것은?

① KCl 용액 ② $HgCl_2$ 용액 ③ NaOH 용액 ④ $MgCl_2$ 용액 ⑤ Na_2CO_3 용액

45. 다음 pH meter 등의 전극에 전위차에 오차를 발생시키는 것은?

① 나트륨 이온 ② 마그네슘 이온 ③ 칼륨 이온
④ 철 이온 ⑤ 수은 이온

46. 혈청 철의 측정시 첨가해주는 ascorbic acid의 작용은?

① 철의 환원 ② 철의 산화 ③ 발색 촉진 ④ 발색제와 Fe_3^+의 결합 촉진 ⑤ 철의 분해

47. 혈액 삼투압의 측정 원리는?

ⓐ 빙점 강하	ⓑ 증기압 상승	ⓒ 이슬점 강하	ⓓ 용해도

① a, b만 ② a, c만 ③ b, c만 ④ b, d만 ⑤ a, d만

48. 염광 광도기를 이용하여 Na^+와 K^+를 내부 표준법으로 측정할 때의 설명이다. 옳은 것은?

ⓐ 표준물질로 Li을 사용한다.
ⓑ 채혈은 공복시에 한다.
ⓒ 혈장을 시료로 할 때 EDTA-2Na 등의 항응고제를 사용한다.
ⓓ 용혈된 혈청을 사용해도 무관하다.

① a, b만 ② b, c만 ③ b, d만 ④ a, c만 ⑤ a, d만

49. 혈액 pH를 측정할 때 이용될 수 있는 항응고제가 아닌 것은?

ⓐ sodium oxalate ⓑ sodium citrate ⓒ EDTA ⓓ ACD 용액

① a, b만 ② c, d만 ③ a, b, c만 ④ b, c, d만 ⑤ a~d 모두

50. 이온을 선택 전극으로 측정할 때 준비해야 할 전극은?

	측정하는 이온	이온 전극
ⓐ	K^+	유리막 전극, 액체막 전극
ⓑ	Cl^-	고체막 전극, 액체막 전극
ⓒ	pH, Na^+	유리막 전극
ⓓ	CO_2	격막형 전극

① a, b만 ② b, c만 ③ a, b, c만 ④ b, c, d만 ⑤ a~d 모두

모의고사 18회 정답 및 해설

1. ⑤	2. ⑤	3. ③	4. ③	5. ⑤	6. ③	7. ③	8. ①	9. ⑤	10. ③
11. ①	12. ⑤	13. ②	14. ①	15. ③	16. ②	17. ②	18. ④	19. ⑤	20. ①
21. ①	22. 비누화(검화, saponification)				23. KOH or NaOH		24. chromotropic acid		
25. $NaIO_4$	26. ⑤	27. vasopressin		28. 수분	29. 요붕증		30. Phenylalanine		31. 280
32. 6.25	33. 적정	34. 표준용액		35. 메스플라스크		36. 뷰렛	37. normality(규정도)		
38. 1	39. 중량	40. 용량	41. ①	42. ③	43. ①	44. ①	45. ①	46. ①	47. ②
48. ①	49. ⑤	50. ⑤							

모의고사 19회

주요 평가 목표

세포막 손상과 생리반응, 호르몬의 특성, 비만의 평가, 기아의 임상적 현상, 고혈당의 임상적 현상, 세뇨관 세포와 Na^+/K^+-ATPase기능의 임상, 호르몬의 임상적 평가, CO_2수송양식, Acidosis/Alkalosis, Oxytoxin작용, 활성산소 소거효소, 당뇨의 특성과 임상적평가, 무산소증의 특성과 임상적평가, 당뇨의 진단지표와 임상적평가, 고혈압의 특성과 임상적평가, 신장기능의 특성과 임상적평가, 고지혈증의 특성과 임상적평가, 동맥경화증의 특성과 임상적평가, 고지혈증과 간질환의 관계

ASCPi 예상문제와 유사하거나 동일한 문제 번호

2, 6, 9, 28, 41, 42, 43

모의고사 19회

01. 세포가 막 인지질의 산화에 의해 손상을 받았다고 가정하면 다음 어느 것을 생각 할 수 있는가?

> ⓐ Toxicant에 의해 공격을 받았다.
> ⓑ 세포막의 막 투과성이 증가할 것이다.
> ⓒ 효소의 합성이나 활성이 저하될 것이다.
> ⓓ 효소의 분비가 증가할 것이다.

① a, b만 ② c, d만 ③ a, b, c만 ④ b, c, d만 ⑤ a~d 모두

02. 각 호르몬 분자의 본체와 표적세포 및 수용체의 존재부위가 알맞게 연결된 것은?

	호르몬	분자의 본체	표적세포	수용체 위치
ⓐ	glucagon	단백질	간	세포막
ⓑ	insulin	단백질	간, 지방세포	세포막
ⓒ	insulin	단백질	췌장	세포질
ⓓ	aldosterone	단백질	신장	세포질

① a, b만 ② c, d만 ③ a, b, c만 ④ b, c, d만 ⑤ a~d 모두

03. 다음에서 인산화되면 활성이 촉진되는 효소는?

① Hormone sensitive lipase ② Ca^{2+}–ATPase ③ Na^{+}/K^{+}–ATPase
④ glutathione peroxidase ⑤ phospholipase A_2

04. Glucagon, adrenaline 및 ACTH에 의한 triglyceride의 분해는 어떤 second messenger의 생성에 기인하는가?

① ATP ② cGMP ③ cAMP ④ Ca^{2+} ⑤ GTP

05. 지방세포에 triglyceride가 축적된 비만의 경우를 옳게 설명한 것은?

> ⓐ Glucagon, adrenaline 및 ACTH 등의 지방분해 호르몬의 결핍 또는 분비 저하
> ⓑ cAMP의 생성 저해
> ⓒ cAMP-dependent protein kinase(A-kinase)의 활성저해
> ⓓ Insulin 또는 glucagon 등의 지방분해 호르몬의 결핍 또는 생성 저하

① a, b만 ② b, c만 ③ a, b, c만 ④ b, c, d만 ⑤ a~d 모두

06. 기아 또는 고혈당인 경우 임상적 현상을 옳게 설명한 것은?

> ⓐ 혈중에 free fatty acid와 ketone body가 증가한다.
> ⓑ Adipocytes(지방세포)에서 triglyceride의 분해가 일어난다.
> ⓒ Gluconeogenesin(당신생)이 일어난다.
> ⓓ 지방세포에서 triglyceride의 분해산물인 glycerol은 glucose의 합성에 이용된다.

① a, b만 ② c, d만 ③ a, b, c만 ④ b, c, d만

07. 신장의 근위 세뇨관세포에서 Na^+/K^+-ATPase의 활성이 저해되었다면 다음 어떤 병리현상이 일어나는가?

> ⓐ 혈중에 Na^+의 농도가 감소할 가능성이 있다.
> ⓑ Aldosterone의 분비촉진으로 혈압이 증가될 수 있다.
> ⓒ 세뇨관세포에 Na^+의 농도가 증가될 수 있다.
> ⓓ 혈액의 pH가 산성으로 될 수 있다.

① a, b만 ② b, c만 ③ c, d만 ④ a, b, c만 ⑤ a~d 모두

08. 신장의 세뇨관세포에서 H^+을 방출하는 목적은?

> ⓐ HCO_3^-를 H_2CO_3로 중화 ⓑ Na^+의 농도 조절
> ⓒ 에너지 조절 ⓓ Na^+/K^+-ATPase의 활성촉진

① a, b만 ② b, c만 ③ c, d만 ④ a, b, c만 ⑤ a~d 모두

09. 호르몬의 기능을 알맞게 연결시킨 것은?

	호르몬	기능
ⓐ	aldosterone	Na^+, K^+ 농도 조절
ⓑ	insulin	혈당저하 작용
ⓒ	glucagon	혈당상승 작용
ⓓ	ACTH	지방세포의 지방분해 작용

① a, b만 ② c, d만 ③ a, b, c만 ④ b, c, d만 ⑤ a~d 모두

10. 혈중에 Cl^-와 NH_4^+가 있다. 이것을 중화시켜 urine으로 방출시키려면 신장 세뇨관세포에서 어느 것이 방출되어야 하는가?

① H^+ ② HCO_3^- ③ Na^+ ④ H_2CO_3 ⑤ CO_2

11. $H_2CO_3 \rightarrow H^+ + HCO_3^-$에서 pCO_2와 비례적인 관계에 있는 것은?

12. CO_2가 생체 내에서 수송되는 양식은?

> ⓐ HCO_3^- ⓑ 용존 CO_2 ⓒ carbaminohemoglobin ⓓ H_2CO_3

① a, b만 ② c, d만 ③ a, b, c만 ④ b, c, d만 ⑤ a~d 모두

13. 어떤 환자의 혈중 HCO_3^-의 농도가 일차적으로 낮아지고 이차적으로 pCO_2가 낮아졌다. 이때의 혈중 pH의 상태와 치료를 위해 주입해주는 주사약은?

	pH 상태	치료용 주사액
ⓐ	대사성 acidosis	$NaHCO_3$ 주사액
ⓑ	대사성 acidosis	링거 주사액
ⓒ	대사성 alkalosis	NaCl 주사액
ⓓ	호흡성 acidosis	$NaHCO_3$ 주사액

① a, b만　② c, d만　③ a, b, c만　④ b, c, d만　⑤ a~d 모두

14. 어떤 환자의 혈중 HCO_3^-농도가 높아지고 이차적으로 pCO_2가 높아졌다. 이때 혈중 pH의 상태와 치료를 위해 주입해 주는 것은?

	pH 상태	치료용 주사액
ⓐ	대사성 alkalosis	NaCl 주사액
ⓑ	대사성 alkalosis	생리 식염수
ⓒ	호흡성 acidosis	링거액
ⓓ	호흡성 acidosis	NaCl 주사액

① a, b만　② c, d만　③ a, b, c만　④ b, c, d만　⑤ a~d 모두

15. Oxytoxin의 smooth muscle의 수축작용을 매개하는 물질은?

ⓐ cAMP　ⓑ cGMP　ⓒ ATP　ⓓ GTP

① a, b만　② b, c만　③ b, d만　④ c, d만　⑤ a, d만

16. 다음 인지질의 분해효소에 대해 옳게 기술한 것은?

ⓐ Phospholipase A_2는 그 활성에 Ca^{2+}이 필요하고 인지질의 C-2 위치의 지방산을 가수분해 시킨다.
ⓑ Phospholipase C는 그 활성에 Ca^{2+}이 필요없고 인지질의 인 에스테르 결합을 가수분해시킨다.
ⓒ Phospholipase D는 인지질의 염기를 분해시킨다.
ⓓ Phospholipase C는 inositol phospholipid에 특이적이다.

① a, b만　② b, c만　③ a, b, d만　④ a, c, d만　⑤ a~d 모두

17. $H_2O_2 \rightarrow H_2O$의 반응에는 두 가지 효소가 작용할 수 있다. 이들 효소의 명칭과 분류상의 번호가 알맞게 짝지어진 것은?

	효소의 명칭	분류번호
ⓐ	glutathione peroxidase	1
ⓑ	catalase	1
ⓒ	superoxidase	2
ⓓ	glutathione	2

① a, b만　② c, d만　③ a, b, c만　④ b, c, d만　⑤ a~d 모두

18. 혈중에 glucose가 증가하는 제1형 당뇨병에서 혈중에 증가할 수 있는 것은?

ⓐ free fatty acid ⓑ ketone body ⓒ insulin ⓓ glucagon

① a, b만 ② b, c만 ③ a, b, c만 ④ a, b, d만 ⑤ a~d 모두

19. Ketone bodies는 다음 어느 것인가?

ⓐ acetoacetate ⓑ acetone ⓒ β–hydroxybutyrate ⓓ acetate

① a, b만 ② c, d만 ③ a, b, c만 ④ b, c, d만 ⑤ a~d 모두

20. 기아상태 또는 당뇨에서 에너지 대체를 위해 근육에서 [β–hydroxybutyrate → acetoacetate]와 같은 반응이 일어난다. 여기에 작용하는 효소와 필요한 보효소 및 분류명이 알맞게 짝지어진 것은?

	효소	보효소	분류명
①	dehydrogenase	NAD^{+}	산화환원효소
②	dehydrogenase	NADH	산화환원효소
③	acetoacetate transferase	NADH	전이효소
④	β–hydroxybutyrate transferase	NAD^{+}	전이효소
⑤	dehydrogenase	NADH	전이효소

21. 당뇨나 기아상태에서 cholesterol이 합성되지 않는 이유는?

ⓐ β–hydroxy–β–methylglutaryl–CoA synthase의 활성이 저하되기 때문
ⓑ HMG–CoA lyase의 활성이 증가되기 때문
ⓒ HMG–CoA reductase의 활성이 저하되기 때문
ⓓ Acetoacetate dehydrogenase의 활성이 저하되기 때문

① a, b만 ② a, c만 ③ c, d만 ④ b, c만 ⑤ b, d만

22. 탄수화물 즉 glucose의 과잉섭취에 의해 신장 유래의 당뇨현상이 나타나는 원인은?

ⓐ 신장의 glucose 여과량을 초과했다. ⓑ Insulin의 분비가 저해되었다.
ⓒ Glucose의 분비가 저해되었다. ⓓ 신장에서 glucose의 흡수능이 저하되었다.

① a, b만 ② c, d만 ③ a, c만 ④ a, d만 ⑤ b, c만

23. 췌장세포의 내부에 Ca^{2+} 농도가 낮아졌을 때의 임상적 소견에 대해 옳게 설명한 것은?

ⓐ 췌장에서 insulin의 분비가 저해된다. ⓑ 췌장에서 insulin의 분비가 증가된다.
ⓒ 혈중의 glucose의 농도가 증가한다. ⓓ 골다공증 등의 복합증도 일어날 수 있다.

① a, b만 ② c, d만 ③ a, b, c만 ④ a, c, d만 ⑤ a~d 모두

24. 췌장세포에 활성산소종의 생성을 촉진시켜 insulin의 분비를 저해하는 약물은?

ⓐ alloxan	ⓑ streptozotocin	ⓒ ACTH	ⓓ Ca^{2+}

① a, b만 ② b, c만 ③ c, d만 ④ b, d만 ⑤ a, d만

25. 당뇨병의 진단항목이 아닌 것은?

① ketone body ② glucose ③ TG ④ Ca^{2+} ⑤ K^{+}

26. 혈중에 pyruvic acid가 증가하는 임상적 소견은?

ⓐ 간경변, 간성 혼수상태와 같은 중증의 간장해
ⓑ Glucose의 과잉섭취가 이유
ⓒ Lactic acid의 생성이 증가
ⓓ 무산소증

① a, b만 ② c, d만 ③ b, c만 ④ a, d만 ⑤ b, d만

27. 무산소증일 때 혼수상태가 되는 이유는?

ⓐ Pyruvic acid가 lactic acid로 환원되어 혈중으로 방출되었다.
ⓑ HCO_3^-의 농도가 낮아졌다.
ⓒ CO_2의 농도가 낮아졌다.
ⓓ H^+의 농도가 높아졌다.

① a, b만 ② c, d만 ③ a, d만 ④ a, b, c만 ⑤ a~d 모두

28. 혈중의 당화 헤모글로빈을 측정하는 이유는?

① 당뇨병의 진단 ② 적혈구의 수명 ③ 용혈성 빈혈
④ 간경변 ⑤ 심부전증

29. 당뇨에 의해 적혈구내에서 NADPH가 생성되지 않았을 경우의 임상적 소견은?

① 용혈성빈혈 ② 심부전증 ③ 간암
④ 신성당뇨 ⑤ 무산소증

30. 당뇨의 진단을 위해 측정하는 헤모글로빈은?

ⓐ HbA_1	ⓑ HbA_2	ⓒ HbA_{1c}	ⓓ HbF

① a, b만 ② a, c만 ③ a, d만 ④ b, d만 ⑤ c, d만

31. 지중해성 빈혈, 용혈성빈혈의 환자의 혈중에 증가하는 헤모글로빈은?

① HbA_2 ② HbA_{1c} ③ HbA ④ HbF ⑤ HbA_2

32. 당화 헤모글로빈의 측정시 발색제로 사용하는 시약은?

① nitroblue tetrazolium ② formazone ③ phenol
④ Schiff base reagent ⑤ Coomassie blue

33. 고혈당 검사를 위해 측정할 수 있는 생체 내 호르몬은?

ⓐ cortisol ⓑ insulin ⓒ glucagon ⓓ adrenaline

① a, b만 ② c, d만 ③ a, b, c만 ④ a, c, d만 ⑤ a~d 모두

34. 고혈압 환자의 경우 혈중에서 측정항목이 되는 호르몬은?

ⓐ angiotensin Ⅱ ⓑ aldosterone ⓒ adrenaline ⓓ bradykinin

① a, b만 ② c, d만 ③ a, b, c만 ④ b, c, d만 ⑤ a~d 모두

35. 혈중에 Na^{+}의 농도가 낮아졌을 때 일어날 수 있는 임상적 소견은?

ⓐ 혈압이 낮아진다.	ⓑ Angiotensin이 생성, 분비 증가한다.
ⓒ Aldosterone의 농도가 낮아진다.	ⓓ Kidney에서 renin의 분비가 증가한다.

① a, b만 ② c, d만 ③ a, b, c만 ④ b, c, d만 ⑤ a~d 모두

36. 고혈압 치료제로 사용하는 약물은?

① dipyridamole ② aspirin ③ heparin ④ indomethacin ⑤ imidazole

37. 어떤 환자의 혈중 corticosterone의 농도가 정상보다 낮았다. 이때 혈중 전해질 농도의 소견에 대해 옳게 설명한 것은?

① 혈중의 K^{+}이 정상보다 높았다. ② 혈중의 K^{+}이 정상보다 낮았다.
③ 혈중의 Na^{+}이 정상보다 높았다. ④ 혈중의 Na^{+}이 정상보다 낮았다.
⑤ 혈중의 K^{+}과 Na^{+}의 농도는 변화없다.

38. Glucocorticoid의 합성효소의 세포 국재성을 연구할 때 필요한 실험적 내용은?

ⓐ 세포의 균질화	ⓑ 세포의 organella 등의 분리
ⓒ 효소활성 측정	ⓓ 효소 단백질 분리

① a, b만 ② b, c만 ③ a, b, c만 ④ b, c, d만 ⑤ a~d 모두

39. Kidney에서 K^{+}과 H^{+}의 분비증가를 가져오는 질환은?

① Conne's syndrome ② 신성당뇨 ③ 고혈압
④ 빈혈 ⑤ 고 K^{+} 혈증

40. 만성 알콜성 간질환자의 임상적 소견은?

ⓐ 혈중에 Ketone body가 증가한다.
ⓑ 간에 triglyceride의 생성이 증가한다.
ⓒ 혈중에 glucogenic amino acid가 증가한다.
ⓓ 지방세포에서 trigyceride가 분해된다.

① a, b만 ② b, c만 ③ a, b, c만 ④ b, c, d만 ⑤ a~d 모두

※ 어떤 환자의 혈액 중의 lipids를 측정한 결과는 다음 표와 같다. 물음에 답하세요.

표1)

	TG(mg/dℓ)	TC(mg/dℓ)	HDLC(mg/dℓ)
정상인	81	51	28
환자A	49	37	12

*약어 – TG(triglyceride)| TC(total cholesterol)| HDLC(high density lipoprotein cholesterol)

41. 위의 환자 A는 어떤 질환자로 추정할 수 있는가?

ⓐ 지방간 ⓑ 갑상선 호르몬 분비 과잉증
ⓒ 부신종양 ⓓ 뇌하수체 분비호르몬 과잉증

① a만 ② b만 ③ d, c만 ④ a, b만 ⑤ a~d 모두

42. 정상인과 환자 A의 동맥경화 지수를 구하세요.

답 : 정상인( ) 환자 A( )

43. 환자 A가 관상 동맥경화증 환자라고 추측할 수 있는 근거를 알맞게 설명한 것은?

ⓐ 환자 A에서는 정상인 보다 TC의 감소와 더불어 HDLC도 감소했다.
ⓑ 환자 A에서는 정상인보다 TG에 대한 HDLC의 비가 증가한다.
ⓒ 환자 A에서는 정상인보다 동맥 경화지수가 높아졌다.
ⓓ 환자 A에서는 TC에 대한 HDLC의 비가 증가했다.

① a, b만 ② b, c만 ③ c, d만 ④ a, b, c만 ⑤ a~d 모두

44. 위 표1의 결과에 대해 알맞게 기술한 것은?

ⓐ 정상인보다 환자 A의 혈중 TG가 낮은 것은 환자 A의 간에서 VLDL이 분비가 억제 될 것이기 때문이다.
ⓑ 환자 A의 혈중에는 total protein 의 농도가 정상인 보다 높을 것이다.
ⓒ 환자 A의 간에는 단백질의 합성이 억제되었을 가능성이 있다.
ⓓ 환자 A의 혈중에는 glucose 의 농도가 증가할 가능성이 있다.

① a, b만 ② a, c만 ③ a, d만 ④ b, c만 ⑤ c, d만

45. 위 표의 결과를 얻은 다음 관찰해 볼 것은 무엇인가?

ⓐ 혈중 GOT(AST), GPT(ALT), LDH 등을 측정해 본다.
ⓑ 간의 조직 검사를 실시해 본다.
ⓒ 혈중의 creatinine 및 urea nitrogen 등을 측정해 본다.
ⓓ 혈중의 lipoprotein lipase의 활성을 측정해 본다.

① a, b만 ② b, c만 ③ c, d만 ④ a, b, c만 ⑤ a, b, d만

46. HDL-cholesterol의 기능에 대해 옳게 설명한 것은?

ⓐ VLDL에 함유되어 있는 apoprotein을 제거시킨다.
ⓑ LDL에 함유되어 있는 apoprotein을 제거시킨다.
ⓒ 혈중의 LDL을 감소시킨다.
ⓓ 혈중 TG의 농도를 감소시킨다.

① a, b만 ② b, c만 ③ c, d만 ④ a, b, c만 ⑤ b, c, d만

47. 표 1의 정상인의 TG, TC, HDLC의 농도를 각각 혈액 1mℓ에 함유되어 있는 농도로 환산하세요.

TG(   ), TC(   ), HDLC(   )

48. 혈중의 TG를 측정하는 효소적 방법과 측정 물질을 틀리게 연결시킨 것은?

ⓐ Glycerol oxidase → Quinone 측정
ⓑ Glycerol kinase → Quinone 측정
ⓒ Glycerol oxidase → glycerol-3-phosphate dehydrogenase → diformazan 측정
ⓓ Catalase → diformazan 측정

① a, b만 ② b, c만 ③ c, d만 ④ a, b, c만 ⑤ b, c, d만

49. Libermann-Burchard 반응으로 측정할 수 있는 혈중 유기 물질은?

① cholesterol ② HDL-cholesterol ③ triglyceride
④ LDL-cholesterol ⑤ free fatty acid

50. 혈중의 유기 물질을 측정할 때 'peroxidase, phenol 및 4-aminoantipyrine을 필요로 하는 측정법에서 무엇을 어떤 물질로 변화시키기 위한 것인가?'에 대한 설명 중 틀린 것은?

ⓐ 과산화수소를 퀴논으로 변화시키기 위해
ⓑ 포름알데히드를 malondialdehyde로 변화시키기 위해
ⓒ 과산화수소를 malondialdehyde로 변화시키기 위해
ⓓ 과산화수소를 diacetyl-dihydrolutidine으로 변화시키기 위해

① a, b만 ② b, c만 ③ c, d만 ④ a, b, c만 ⑤ b, c, d만

모의고사 19회 정답 및 해설

1. ⑤	2. ①	3. ①	4. ③	5. ③	6. ⑤	7. ⑤	8. ①	9. ⑤	10. ①
11. H_2CO_3	12. ③	13. ①	14. ①	15. ③	16. ④	17. ①	18. ④	19. ③	20. ①
21. ④	22. ④	23. ④	24. ①	25. ⑤	26. ①	27. ⑤	28. ①	29. ①	30. ②
31. ①	32. ①	33. ④	34. ③	35. ⑤	36. ①	37. ②	38. ⑤	39. ①	40. ④
41. ①	42. 0.82, 2.08	43. ④	44. ②	45. ⑤	46. ④	47. 0.81(mg/dℓ), 0.51(mg/dℓ), 0.28(mg/dℓ)			
48. ⑤	49. ①	50. ⑤							

해설

03. Hormone sensitive TG–lipase에 phosphate가 결합되면 TG를 3분자의 free fatty acid와 1분자의 glycerol로 분해시킨다.

05. Glucagon, adrenalin, ACTH 등은 지방세포에 작용하여 TG를 분해한다. cAMP는 A–kinase의 활성을 촉진시킨다.

07. Na^+/K^+–ATPase의 활성저하에 의해 세뇨관에 있는 Na+가 세포 밖으로 나가지 못한다. 따라서 혈중에 Na^+의 농도가 감소하고 세뇨관 세포에는 농도가 증가된다.

08. Na^+는 aldosterone에 의해서 H^+와 교환되어서 세뇨관 세포로 유입된다(Na^+의 농도 조절). H^+는 HCO_3^-의 손실을 방지하기 위해 세뇨관 세포 외부로 유출된다(HCO_3^-를 H_2CO_3로 중화).

09. Aldosterone은 신장에서 Na^+, K^+ 농도를 조절한다. Insulin은 혈당저하 작용을 한다. Glucagon은 혈당상승 작용을 한다. Energy를 생성하기 위해 ACTH가 지방세포에서 TG를 분해시킨다.

10. Cl^-는 신장 세뇨관세포에서 분비되는 H^+, NH_4^+와 결합하여 NH_4Cl로 변하여 체외로 배출된다.

11. $[H_2CO_3] = 0.03 \times pCO3$이다.

12. HCO_3^-는 혈액을 따라 폐로 이동한다. Carbaminohemoglobin 형태로 혈액을 돌아다니고 용존 CO_2는 혈장을 이동한다.

13. HCO_3^-의 저하가 원인이 되어 CO_2가 낮아져서 대사성 acidosis가 된다. $NaHCO_3$ 주사액과 링거 주사액에 의해 pH가 정상으로 된다.

14. HCO_3^-와 CO_2의 농도가 증가하여 대사성 alkalosis가 된다. 이때는 NaCl 주사액과 생리식염수에 의해 pH가 낮아진다.

15. Oxytoxin은 근육세포막에 작용하여 GTP(Guanosin triphosphate)로 부터 cyclic GMP(cGMP)를 생성시킨다.

16. 인지질의 분해 효소 중 phospholipase A_2는 C–2 위치의 지방산 ester를 가수분해하고 활성에는 Ca^{2+}가 필요하다. Phospholipase D는 C–3 위치의 염기와 phosphate의 ester bond를 분해시킨다. Phospholipase C는 inositol phospholipid에 특이적이다.

17. H_2O_2를 HSO로 전환시키는 효소는 환원형의 glutathione을 산화형의 glutathione으로 변화시키는 glutathione peroxidase와 catalase이다.

18. 혈중에 glucose가 증가되는 것은 세포내부에 에너지 대사가 되지 않는 것을 말한다. 이를 보상하기 위해 TG가 분해되어 혈중에 free fatty acid가 증가한다. Free fatty acid는 신장, 간에 유입되어 ketone body로 합성되어 혈중으로 방출된다. 혈당을 상승시키는 작용이 있는 glucagon도 혈중에 증가할 수 있다.

19. Ketone body는 acetone, acetoacetate, β –hydroxybutyrate 이다.

20. Dehydrogenase는 산화환원반응을 촉매시키는 효소이고 NAD^+(산화형)인 보효소가 필요하다.

21. 당뇨나 기아상태에서 cholesterol이 합성되지 못한다. 그 이유는 HMG–CoA lyase의 활성증가, HMG–CoA reductase의 활성저하 때문이다.

22. 신장 기능의 손상, 저해에 의해 신장의 세뇨관 세포내부로 유입되지 않고 요중으로 많은 양의 glucose가 배출되는 경우를 신장유래 당뇨라고 한다.

23. 췌장세포에서 insulin이 분비될 때 혈중의 Ca^{2+}이 췌장세포 내부로 유입되어야 한다. 따라서 Ca2+농도가 낮아졌을 때 insulin 분비가 저하된다. 혈중의 glucose 농도가 증가하면 insulin이 분비된다.

25. 당뇨병일 경우 : ketone body↑, glucose↑, TG↑↑, Ca^{2+}↓

27. Pyruvic acid는 O_2가 없는 상태에서 lactic acid로 전환되어 혈액으로 H+와 방출되어 pH가 산성으로 된다(lactic acidosis). 따라서 혼수상태가 된다.

31. HbA_1의 아미노산 잔기가 당과 결합하거나 탈아미노화 되어 HbA_{1a}, HbA_{1b}, HbA_{1c}, HbA_1Hhhd, HbA_{1e}로 세분화된다. HbA_{1c} 분획은 고혈당 상태에서 비효소적으로 glucose와 결합반응이 진행하여 당뇨병 환자에서 고농도로 나타난다.

33. 고혈당을 일으키는 호르몬은 cortisol, glucagon, adrenaline이다.

34. 고혈압이 있으면 혈중에 renin(신장), angiotensin Ⅱ(간), aldosterone(부신피질)이 증가한다.

35. Na^+의 농도가 낮으면 혈압이 낮아지고 혈압 상승을 위해 신장에서 renin이 분비된다. Renin에 의해서 angiotensinogen이 angiotensin Ⅰ이 되고 이것이 angiotensin Ⅱ 전환효소에 의해 angi–otensin Ⅱ가 된다. 이것은 혈관을 수축시켜 혈압을 상승시키고 또한 부신 피질의 구상 층에 작용하여 aldosterone을 분비시킨다.

36. 혈압 저하 약물 captopril, molsidomine, theophylline, verapamil 등이 있다.

37. 부신피질 호르몬인 aldosterone은 Acetate → cholesterol → progesterone → corticosterone → aldosterone 순으로 생성된다. 여기서 K^+가 결핍되면 corticosterone의 생성단계가 억제된다.

39. Conne's syndrome은 부신종양으로 aldosterone의 분비과잉을 일으켜 신장에서 K^+과 H^+의 과잉분비를 일으킨다.

42. 동맥경화지수 = TC–(HDL–C)/HDL–C

모의고사 20회

주요 평가 목표

흡광도와 투과도의 관계, 표준오차와 고유오차, 염광광도계의 특성, 형광광도계의 특성, pH meter의 특성과 이온선택전극, 형광광도계의 특성, Densitometer의 특성, 염석, 제단백법, 전기영동(SDS-PAGE), 화학천칭, 정밀도, 세척액, SI단위, 농도환산법, Anion gap과 임상적평가, 알콜 산화와 임상적평가, Ketone bodies생성과 임상적평가, 헤모글로빈과 이산화탄소 수송의 임상적평가, 고혈압의 임상적평가

ASCPi 예상문제와 유사하거나 동일한 문제 번호

1, 6, 8, 9, 11, 15, 16, 17, 21, 44, 46

모의고사 20회

※ 다음에서 적당한 것을 선택 하세요.

01. 흡광도 1을 투과도로 나타내면 얼마인가?

① 1% ② 10% ③ 30% ④ 50%

02. 염광 광도계의 구조물이 아닌 것은?

① 버너 ② 필터 ③ 분무기 ④ 검지기 ⑤ 광원

03. 시판되는 진한 염산의 함량은 몇 %인가?

① 20 ② 37 ③ 70 ④ 96 ⑤ 99.5

04. 진한황산 1M 0.5ml을 1N NaOH로 중화하려면 NaOH의 양은 몇 ml가 있어야 하는가?

① 0.5 ② 1 ③ 2 ④ 3 ⑤ 5

05. 형광 광도계를 이용하여 자외부에서 사용하는 cuvet은?

① 석영 ② 연질유리 ③ 플라스틱 ④ 경질유리 ⑤ 붕규산 유리

06. 어떤 성분을 50회를 측정하였더니 평균치가 10이고 표준편차가 0.5였다. 이때 변동계수는?

① 0.5% ② 2.5% ③ 5% ④ 25% ⑤ 50%

07. 고유오차가 예상되는 것은?

ⓐ 채혈시 용혈된 혈액을 이용하여 혈당을 정량하였다.
ⓑ 격한 운동을 한 직후에 채혈하여 유산(lactic acid)을 정량하였다.
ⓒ 메스플라스크가 없어서 beaker를 사용하여 표준액을 만들었다.
ⓓ 분석자가 교대하여 측정했다.

① a만 ② a, b만 ③ b, c만 ④ a, c, d만 ⑤ a~d 모두

08. 유리 전극 pH meter의 내부액은?

① KCl ② NaCl ③ KBr ④ AgCl ⑤ KOH

09. 이온 선택 전극이 아닌 것은?

① 유리전극 ② 고체막전극 ③ 액막전극 ④ 콜로이드 전극 ⑤ 가스감응 막전극

10. 전기영동으로 단백질을 분리하여 단백질 band를 측정하고자 할 때 사용하는 기기와 측정 파장이 서로 일치되게 연결된 것은?

① densitometer — 490~540nm
② densitometer — 340~460nm
③ 형광광도계 — 380~650nm
④ 염광광도계 — 650~700nm
⑤ 원자흡광광도계 — 460~540nm

11. 형광 광도법의 특징을 틀리게 설명한 것은?

① pH와 용매 순도의 영향을 받기 쉽다.
② 형광은 입사광보다 강하다.
③ 생명과학에서 다양하게 사용된다.
④ 필요한 형광물질이 필요하다.
⑤ 감도가 높다.

12. 시료 중의 serotonin이나 estrogen을 측정할 때 적당한 기기는?

① 형광광도기 ② 분광광도기 ③ 염광광도기 ④ 원자흡광광도기 ⑤ 광전비색기

13. 플라스틱 cuvet으로 시료의 성분을 측정하고자 할 때 파장의 허용범위는?

① 340nm 까지 ② 320nm 까지 ③ 가시부 까지 ④ 500nm 까지 ⑤ 630nm 까지

14. 분자흡광계수가 3.4 $\times 10^3$ NADH의 측정 파장은 몇 nm인가?

① 365nm ② 456nm ③ 340nm ④ 356nm ⑤ 465nm

15. 분광기의 파장순도를 높여주는 필터는?

① 간섭필터 ② 젤라틴필터 ③ 색필터 ④ 플라스틱필터 ⑤ 색유리필터

16. 시료의 성분의 함량을 자외부에서 측정하려고 spectrophotometer의 광원을 조사했더니 수은 램프가 장착되어있었다. 다음에서 맞는 것을 선택하세요.

① 수은 램프를 사용해도 무관하다.
② 텅스텐 램프로 교체해야한다.
③ 중수소 방전관으로 교체해야한다.
④ 할로겐 램프로 교체해야한다.
⑤ Xenon 램프로 교체해야한다.

17. 시료의 성분을 측정하고자 비색반응을 시켰더니 sampling하는 도중에 형광물질이 혼입된 것을 알았다. 이때 성립되지 않는 비색법과 흡광도 계산식이 서로 일치하는 것은?

① Lambert법칙 — A=K×I
② Beer법칙 — A=K×C
③ Beer법칙 — A=K×I
④ Lambert-Beer법칙 — A=K×C×I
⑤ Lambert법칙 — A=K×2/1×K×I

18. 가시광선이 red로 반사되었다. 이때의 흡수파장은?

① 490~580nm ② 390~435nm ③ 435~490nm ④ 585~650nm ⑤ 650~780nm

19. 다음 중 제단백법이 아닌 것은?

① Folin-Wu법 ② Green wald법 ③ Somogyi법 ④ Neuberg법 ⑤ Bloor법

20. 생체시료에서 단백질을 염석으로 제거시킬 때 사용하는 시약은?

① KCl ② Na_2SO_4 ③ K_2SO_4 ④ KOH ⑤ $HgCl_2$

21. pH meter의 비교 전극으로 적당한 것은?

① 염화은 전극 ② 유리전극 ③ 염화칼슘전극 ④ 염화나트륨전극 ⑤ 수소 전극

22. 형광분석에서 영향을 미치지 않는 것은?

① 용매 ② 온도 ③ 형광 indicator ④ pH ⑤ 공존염

23. SDS-PAGE로 단백질을 분리할 때 단백질의 자동산화를 방지하기 위해 사용하는 시약은?

① mercaptoethanol ② agarose
③ sodiumdodecylsulfate ④ acetate ⑤ glycine

24. 실험 후 결과를 정리한 바 평균치는 변화되지 않았으나 어떤 목표치로부터 분산의 폭이 넓어 졌을 때는 어떤 오차에 의한 결과인가?

① 계통오차 ② 자연오차 ③ 우연오차 ④ 고유오차 ⑤ 총 오차

25. 화학천칭의 감량은 얼마인가?

① 100㎍ ② 10㎍ ③ 20㎍ ④ 0.1㎍ ⑤ 50㎍

26. 운동 후 상승하는 성분이 아닌 것은?

① creatine kinase ② glucose
③ lactate dehydrogenase ④ pyruvate ⑤ lactate

27. 다음 중 정밀도가 의미하는 것은?

① 정확도 ② 감도 ③ 특이성 ④ 재현성 ⑤ 회수율

28. 세척액 chromic acid 용액의 제조에 필요한 시약이 아닌 것은?

ⓐ potassium dichromate ⓑ sodium dichromate ⓒ 진한 황산 ⓓ 진한 염산 ⓔ calcium dichromate

① a, b만 ② a, c만 ③ a, c, d만 ④ c, d만 ⑤ d, e만

29. 어떤 실험을 한 후에 시험관에 유기물의 염이 부착되었다. 이것을 제거하기 위해 사용하는 세척액의 구성분은?

ⓐ potassium dichromate	ⓑ 진한 황산
ⓒ 진한 염산	ⓓ calcium dichromate

① a, b만 ② a, c만 ③ b, d만 ④ c, d만 ⑤ a, b, d만

30. 세척액 chromic acid 용액의 산화작용을 하는 이온은?

① Cr^{6+} ② Cr^{2+} ③ Cr^{3+} ④ Na^{+} ⑤ SO_4^{2-}

31. 세척액 chromic acid 용액을 폐기시키는데 필요한 시약은 다음 어느 것인가?

ⓐ 아황산수소나트륨 ⓑ 아황산나트륨 ⓒ 5% NaOH ⓓ 염산나트륨

① a, b만 ② a, c만 ③ b, c만 ④ c, d만 ⑤ b, c, d만

32. SI(systeme International) 단위를 옳게 설명한 것은?

ⓐ 길이를 나타내는 단위는 미터(meter, m)이다.
ⓑ 질량을 나타내는 단위는 킬로그램(kilogram, Kg)이다.
ⓒ 시간을 나타내는 단위는 초(second, s)이다.
ⓓ 물질의 양을 나타내는 단위는 몰(mole, mol)이다.
ⓔ 전류를 나타내는 단위는 암페어(amphere, A)이다.

① a, b만 ② a, c만 ③ c, d만 ④ c, d, e만 ⑤ a~e 모두

33. 당뇨병으로 진단된 환자의 혈청중의 농도를 측정한 결과 30μg/mℓ이었다. 이것을 g/dℓ로 나타내면 얼마인가?

① 3×10^{-5}g/dℓ ② 3×10^{-7}g/dℓ ③ 3×10^{-3}g/dℓ ④ 30μg/dℓ ⑤ 3g/dℓ

34. 실험에 5N NaOH 용액이 100mℓ가 필요한데, 실험실에는 15N NaOH 용액 밖에 없었다. 어떻게 하면 좋은가? 적당하게 설명한 것은? (단, NaOH의 분자량은 40이다.)

ⓐ 20g의 NaOH를 물에 녹여 새롭게 만든다.
ⓑ 2g의 NaOH를 물에 녹여 새롭게 만든다.
ⓒ 15N NaOH 용액 33.3mℓ를 66.7mℓ의 물에 녹여 사용한다.
ⓓ 15N NaOH 용액을 5N NaOH 용액이 되게 만들어 사용한다.

① a, b만 ② a, b, c만 ③ b, c만 ④ b, c, d만 ⑤ a, c, d만

35. 시료중의 무기인을 Bartlett's method로 측정하려고 진한 황산으로부터 10N H_2SO_4와 5M H_2SO_4 용액을 각각 50㎖씩 제조하려고 한다. 제조방법을 옳게 설명한 것은? (단, 진한황산의 분자량은 98, 비중은 1.8, 순도는 96%이다.)

> ⓐ 10N H_2SO_4는 진한 황산 49㎖와 물 1㎖를 혼합하여 제조한다.
> ⓑ 10N H_2SO_4는 진한 황산 0.28㎖와 물 29.72㎖를 혼합하여 제조한다.
> ⓒ 5M H_2SO_4 용액은 10N H_2SO_4 용액과 같다.
> ⓓ 5M H_2SO_4 용액은 10N H_2SO_4을 2배로 희석하여 제조한다.

① a, b만　② b, c만　③ c, d만　④ a, b, c만　⑤ b, c, d만

36. 염광 광도법으로 측정하는 무기물은?

> ⓐ Na　ⓑ K　ⓒ Ca　ⓓ Mg

① a, b만　② b, c만　③ a, b, c만　④ b, c, d만　⑤ a~d 모두

37. 염광 광도법으로 칼슘을 측정할 때 방해가 되는 유기물은?

> ⓐ Na　ⓑ Fe　ⓒ K　ⓓ Mg

① a, b만　② a, c만　③ a, d만　④ b, c만　⑤ b, d만

38. 무산소증, 심혈관질환의 경우 발생될 수 있는 병리현상은?

① lactic acidosis　② ketoacidosis　③ 간경변
④ 지방간　⑤ 신장염

39. 혈중에 증가하는 물질과 그 병리현상이 옳게 연결된 것은?

> ⓐ β-hydroxybutyrate / ketoacidosis / 당뇨
> ⓑ acetoacetate / ketoacidosis / 기아
> ⓒ acetone / 호흡성 alkalosis / 당뇨
> ⓓ 염소이온(Cl^-) / 고염소혈증 / aldosterone 분비 저하증

① a, b만　② c, d만　③ a, b, c만　④ a, b, d만　⑤ b, c, d만

40. Alcohol의 산화에 동반하여 일어나는 생리현상을 옳게 기술한 것은?

> ⓐ NADH가 생성
> ⓑ 혈중에 CO_2가 증가
> ⓒ liver에 중성지방(triglyceride)이 증가하는 지방간 형성
> ⓓ 혈중에 ketone bodies가 증가

① a, b만　② c, d만　③ a, b, c만　④ a, b, d만　⑤ b, c, d만

41. Anion gap이 변하지 않는 경우는?

ⓐ hyperchloremic acidosis	ⓑ aldosterone 분비 저하증
ⓒ 신장질환	ⓓ 갑상선 기능 항진증

① a, b만　② c, d만　③ a, b, c만　④ b, c, d만　⑤ a~d 모두

42. 신장의 기능을 옳게 기술한 것은?

ⓐ HCO_3^-의 방출억제	ⓑ H^+의 분비
ⓒ $NaHCO_3$의 회수	ⓓ NH_4Cl 방출

① a, b만　② c, d만　③ a, b, c만　④ b, c, d만　⑤ a~d 모두

43. $NaHCO_3$ 와 NaH_2PO_4 의 source에 대해 옳게 기술한 것은?

ⓐ Na^+는 NaCl	ⓑ HCO_3^- 는 유기물의 산화물
ⓒ HPO_4^{2-} 는 핵산	ⓓ HCO_3^- 는 CO_2

① a, b만　② b, c만　③ a, c, d만　④ b, c, d만　⑤ a~d 모두

44. HCO_3^-에 대해 옳게 기술한 것은?

ⓐ CO_2를 가장 많이 수송하는 전해질이다.
ⓑ HCO_3^-의 체외 방출억제를 위해 Na^+가 필요하다.
ⓒ ⓑ의 Na^+는 NaCl 또는 $NaHCO_3$에 유래한다.
ⓓ ⓑ의 Na^+ 제공은 세포에서는 Na^+/K^+-ATPase의 작용에 의한다.

① a, b만　② c, d만　③ a, b, c만　④ b, c, d만　⑤ a~d 모두

45. Carbaminohemoglobin에 대해 옳게 기술된 것은?

ⓐ CO_2 수송 Hb 이다.
ⓑ COS와 결합될 때 H^+를 분비한다.
ⓒ ⓑ 때문에 혈액의 pH는 알칼리성이 된다.
ⓓ ⓑ 때문에 혈액은 산성이 된다.

① a, b만　② b, c만　③ a, b, c만　④ a, b, d만　⑤ b, c, d만

46. Cortisol 과잉분비와 관련 있는 병리현상은?

① 고혈당　② 고혈압　③ 신장염　④ 저혈압　⑤ Addison병

47. Renin의 과잉분비 때의 임상증상은?

ⓐ 고혈압	ⓑ 신장종양	ⓒ 저혈압	ⓓ 부신종양

① a, b만 ② b, c만 ③ c, d만 ④ a, d만 ⑤ b, d만

48. Aldosterone의 과잉 분비의 원인과 임상증상이 옳게 연결된 것은?

① 부신종양 / 혈중 Na^+ 증가 / 고혈압
② 신장종양 / 혈중 K^+ 증가 / 고혈압
③ 뇌하수체선종 / K^+결핍 / 고혈당
④ 부신종양 / 혈중 Na^+결핍 / 고혈당
⑤ 간질환 / renin 과잉분비 / 고혈압

49. 다음을 만족시키는 것은?

- 혈압상승작용
- 8개의 아미노산으로 구성
- Aldosterone 분비 촉진

① angiotensinogen ② angiotensin Ⅱ ③ Angiotensin Ⅰ
④ aldosterone ⑤ prorenin

50. Angiotensin Ⅱ의 생성을 저해하는 고혈압 치료제는?

① captopril ② molsidomine ③ verapamil ④ ticlopidine ⑤ nitroglycerine

모의고사 20회 정답 및 해설

1. ②	2. ⑤	3. ②	4. ③	5. ①	6. ③	7. ②	8. ①	9. ①	10. ①
11. ②	12. ①	13. ①	14. ①	15. ①	16. ①③	17. ②	18. ⑤	19. ⑤	20. ②
21. ①	22. ③	23. ①	24. ③	25. ①	26. ②	27. ④	28. ⑤	29. ①	30. ①
31. ②	32. ⑤	33. ②	34. ⑤	35. ②	36. ③	37. ②	38. ①	39. ④	40. ③
41. ⑤	42. ⑤	43. ⑤	44. ⑤	45. ④	46. ①	47. ①	48. ①	49. ②	50. ①

해설

01. 흡광도와 투과도의 관계 A = 2 − log%T (A=흡광도, T=투과도)

02. 염광 광도계의 구성 : flame, slit, prism, detector, amplifier, burner

06. 변동계수(CV) = s/x × 100(%) (s=표준편차, x=평균)

07. 고유오차는 기술자의 손에 의하지 않은 오차를 의미(예, 채혈과 보존 조건이 틀려서 생긴 것)

08. 유리전극 pH meter의 내부액은 포화 KCl

09. 이온선택전극의 종류
- 유리전극 : pH, Na
- 고체막전극 : Cl^-, Br^-
- 액막전극 : K^+, Ca^{2+}
- 가스감응막전극 : O_2, H_2O_2

11. 형광은 입사광보다 에너지가 약하다(파장이 길다)

12. 형광광도법의 응용 : catecholamine, vitamin(A, B_1, B_2, B_{12} 등), serotonin, estrogen, 과산화 지방질, NADH의 정량

14. 분자흡광계수

	측정파장	분자흡광계수
NADH	340nm	6.3 × 103
NADPH	340nm	6.3 × 103
NADH	365nm	3.4 × 103
NADPH	365nm	3.5 × 103

15. 간섭필터는 특정 파장 외의 파장은 흡수를 제한하여 순도를 높여줌

16. 텅스텐 램프는 가시부 측정용. 중수소방전관은 자외부 측정용. 수은램프는 자외부, 가시부 가능

17. Beer의 법칙은 용액의 흡광도는 용액의 농도에 비례한다는 것

18. 빛의 파장에 대한 색과 여색

대략적인 파장(nm)	흡수된 빛의 색	반사된 빛의 색
390~435	Violet	Yellowish green
435~490	Blue	Yellow
490~580	Green	Red
580~595	Yellow	Blue
595~650	Orange	Greenish blue
650~780	Red	Bluish green

19. Bloor법은 추출법

20. 제단백법에서 염석 : NaCl, Na_2SO_4, $(NH_4)_2SO_4$ 등의 전해질로 단백질의 (−)전하를 중화하여 물분자를 이탈시킴

21. pH meter의 비교전극(참조전극)은 염화은 전극(Ag·AgCl 전극 ; calomel 전극)

22. 형광 indicator는 단지 형광을 감지하는 역할

24. 우연오차는 우발적으로 일어나는 오차로 평균치에 영향을 미치지 않음

26. Glucose는 운동 후 저하

27. 정(밀)도는 재현성을 나타내는 지표

28. Chromic acid 용액 제조 시약 : potassium dichromate, sodium dichromate, 진한황산, water

30. Cr^{6+}가 Cr^{3+}으로 산화

31. Chromic acid 용액 폐기 시약 : 아황산수소나트륨($NaHSO_3$), NaOH, 진한황산

33. 1dℓ = 100mℓ

35. H2SO4는 2가이므로 1M = 2N 즉, 5M = 10N

모의고사 21회

주요 평가 목표

흡광도계산법, 굴절계의 원리, 단백질의 전기영동, 고지혈증의 시험관혈청의 외관과 임상적 평가, 생명체의 유지조건과 임상, 혈액 pH의 임상적 소견, γ -GTP의 특성과 임상적 평가, 탄저균의 특성, Acetylcholine의 생성과 임상적 평가, 염증물질의 생성특성, Hormone sensitive lipase의 특성과 임상, 혈중칼슘농도 조절과 측정방법, 혈압조절 호르몬의 특성과 임상, 알콜성 지방간의 임상

ASCPi 예상문제와 유사하거나 동일한 문제 번호

1, 11, 19, 26, 27, 34, 35, 36, 41, 42

모의고사 21회

01. 입사광선을 I_0, 투과광을 I로 하는 흡광도는 다음 어느 것인가?

① I/I_0　② $I/I_0 \times 100$　③ $I_0/I \times 100$　④ $\log I_0/I$　⑤ $\log I/I_0$

※ 다음은 굴절계에 대한 설명이다. (　　)에 적당한 용어를 보기에서 찾아 넣으세요 (2~5).

> 굴절계는 빛의 (**2**)을(를) 측정하는 임상기기로서 혈청 등의 시료를 주입하는 곳은 (**3**)이며, 혈청의 단백질이나 요(urine)의 (**4**)을(를) 측정하는데 적당하며, 시료의 (**2**)와 (**5**)은(는) 비례한다.
>
> 〈 보기 〉
> 투과율, 굴절율, 당, 단백질, 반사율, 흡수율, 파장율, 프리즘, 접안렌즈, 농도

06. 혈중 단백질의 β-globulin 중 β_1-globulin에 함유되어 있는 단백질이 아닌 것은?

① fibrinogen　② transferrin　③ plasminogen　④ factor Ⅴ　⑤ factor Ⅶ

07. SDS-PAGE에서 분리한 단백질의 염색약과 단백질 이외의 background을 탈색하는 시약이 서로 틀리게 짝지어진 것은?

> ⓐ bromophenol blue / 초산　ⓑ coomassie brilliant blue / 초산
> ⓒ ponceau 3R / 황산　ⓓ amido black 10B / 초산
> ⓔ sudan black B / 붕산

① a, b만　② b, c만　③ c, d만　④ c, e만　⑤ d, e만

08. 단백질 band의 염색액과 densitometer의 측정 파장이 잘못 연결된 것은?

① ponceau-3R / 490~540㎚
② oil red / 530㎚
③ coomassie blue(R-250) / 550㎚
④ comassie blue(G-250) / 595㎚
⑤ coomassie blue(R-250) / 555㎚

※ 다음은 4℃에서 24시간 방치했을 때의 혈청의 외관을 표시한 것이다. 다음 물음에 답하세요 (9~10).

09. Type I 고지혈증의 시험관 혈청의 외관을 옳게 설명한 것은?

① 투명하다.
② 투명한 혈장 위에 크림 층이 생긴다.
③ 약간 혼탁하다.
④ 우유빛으로 혼탁되어있다.
⑤ 현탁된 혈청 위에 크림층이 생긴다.

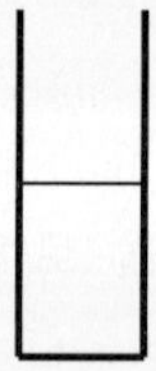
혈청의 외관

10. 혈청의 외관이 투명한 경우에 대해 옳게 설명한 것은?

① Lipoprotein lipase의 결핍증이다.
② Chylomicrone이 증가하는 고지혈증이다.
③ 혈중에 triglyceride의 농도가 현저하게 증가한다.
④ 혈중의 cholesterol도 증가하는 경향이다.
⑤ Triglyceride, LDL-cholesterol 및 총 cholesterol의 농도는 정상이다.

11. 모든 세포에 Na^+/K^+-ATPase 가 존재하는 것은 생명체의 어느 유지조건을 만족시키는가?

① 전해질 농도 ② 삼투압 ③ 체온 ④ pH ⑤ 영양분 공급

12. 산화형 glutathione을 환원형으로 변화시키는 수소 공여체와 그것의 전구체 및 생명체의 유지조건을 옳게 연결시킨 것은?

	수소 공여체	전구체	생명체의 유지조건
①	$NADPH_2$	glucose	영양분 공급
②	NADH	amino acid	영양분 폐기물 처리
③	$NADPH_2$	glucose	영양분 공급
④	$NADPH_2$	triglyceride	영양분 공급
⑤	FADH	triglyceride	영양분 공급

13. 어떤 환자의 pCO_2가 15mmHg일 경우 이 환자의 혈액 pH와 임상적 소견을 옳게 연결시킨 것은? (단, HCO_3^-는 24이다)

	pH	임상적 소견
①	7.8	호흡성 alkalosis
②	7.8	대사성 acidosis
③	6.4	대사성 acidosis
④	7.8	대사성 acidosis
⑤	6.4	호흡성 acidosis

14. 혈중 γ-GTP가 증가한 환자에 대해 amino acid의 수송관점에서 생각할 때 그 임상적 소견을 옳게 기술한 것은?

ⓐ Glutathione 재합성이 저하된다.
ⓑ 혈중에 amino acid가 증가한다.
ⓒ Parkinson's disease 등의 신경 퇴행성 질환이 유발될 수 있다
ⓓ 신경 세포에 dopamine의 생성이 저하될 수 있다

① a, b만 ② c, d만 ③ a, c, d만 ④ b, c, d만 ⑤ a~d 모두

15. 탄저균이 이용할 수 있는 효소와 그것의 생성물이 옳게 연결된 것은?

	효 소	생 성 물
①	guanylate cyclase	cAMP
②	adenylate cyclase	cAMP
③	Ca^{2+}–ATPase	Ca^{2+}
④	Na^{+}–K^{+} ATPase	Na^{+}, K^{+}
⑤	TG–lipase	glycerol

16. Acetylcholine의 기능, 전구물질 및 그것의 생성효소가 옳게 연결된 것은?

	기 능	전구 물질	생성 효소
ⓐ	기억력 증진	phosphatidylcholine	phospholipase D
ⓑ	운동력 증진	choline	phospholipase D
ⓒ	기억력 증진	choline	phospholipase A_2
ⓓ	운동력 증진	inositol	phospholipase C

① a, b만 ② c, d 만 ③ a, c만 ④ a, d만 ⑤ b, c 만

17. 염증 물질 LTB_4의 전구 지방산과 생성 효소가 옳게 연결된 것은?

	효 소	생 성 물
①	arachidonic acid	phospholipase D
②	arachidonic acid	5–lipoxygenase
③	γ–linoleic acid	cyclooxygenase
④	linolenic acid	phospholipase A_2
⑤	palmitic acid	5–lipoxygenase

18. 지방세포(adipocyte)에 hormone sensitive lipase의 활성이 저하되었다고 하면 다음 어느 것을 생각할 수 있는가?

ⓐ 절식 때 에너지 대체 물질을 생성시키지 못한다.
ⓑ 비만해 질 수 있다
ⓒ 혈중에 free fatty acid가 증가한다
ⓓ 간에 triglyceride 가 증가한다

① a, b만 ② a, c만 ③ a, d만 ④ b, c만 ⑤ b, d만

※ 다음 (　　)에 적당한 key word를 선택하세요. (19~33)

혈중에 칼슘농도가 저하되었을 때 (**19**)에서 PTH가 분비되어 (**20**)에 작용하여 칼슘의 흡수를 촉진하고, 신장에 작용하여 (**21**)를 분비·촉진한다. 이것은 (**22**)과 (**23**)에 작용하여 칼슘의 재흡수를 촉진한다. 이들의 결과는 골다공증, (**24**), 담석증 및 (**25**) 등의 복합증세를 동반한다. 혈중의 칼슘농도를 비색법으로 측정할 때 사용하는 비색시약은 (**26**) 등이 사용되며, o-cresolphthalein complexone(o-CPC법)으로 혈청칼슘을 측정할 경우 Mg^{2+}의 영향을 제거하기 위해서 (**27**)을 사용한다. 혈중의 칼슘농도를 원자 흡광법으로 측정할 때 light source는 (**28**)를 사용하고, 측정파장은 (**29**)nm이다. 이 때 시료에 (**30**)과 (**31**)이 존재하면 칼슘의 측정에 방해가 되므로 칼슘의 (**32**)인 (**33**)을 첨가해 준다.

▶ Key Word (19~33)
갑상선, 부갑상선, 췌장, 신장, bone, vitamin D_3, 당뇨, 혈전증, chloranilic acid, 8-hydroxyquinone, quinone, heparin, xenon lamp, hollow cathode lamp, 수은램프, 423nm, 230nm, 380nm, 황산, 인산, 염산, 초산, EDTA, 킬레이트

34. 상승된 혈압을 저하시키는 호르몬류는?

ⓐ kinin　ⓑ bradykinin　ⓒ molsidomine　ⓓ nitroglycerine

① a, b만　② b, c만　③ c, d만　④ a, d만　⑤ b, d만

35. 다음을 만족시키는 것은?

- 교감신경계에서 분비
- Adrenaline의 흥분자극에 의해 분비
- 부신수질에서 noradrenaline 분비촉진
- 혈압상승

① aldosterone　② kinin　③ acetylcholine　④ renin　⑤ angiotensin Ⅰ

36. 다음을 만족시키는 것은?

- 부신피질 자극 호르몬(ACTH) 분비억제
- 저혈당(hypoglycemia)
- Cortisol 등의 분비 억제

① Addison's disease　② Cushing syndrome
③ Conne's syndrome　④ Atherosclerosis

37. 혈중에 TG(triglyceride)가 증가하는 질환은?

ⓐ 당뇨 ⓑ 비만 ⓒ 지방간 ⓓ 동맥경화증

① a, b만 ② c, d만 ③ a, b, c만 ④ b, c, d만 ⑤ a~d 모두

38. NADPH에 대해 옳게 기술한 것은?

ⓐ Glucose 의 분해 과정에서 생성
ⓑ 산화·환원효소의 환원제로 이용된다
ⓒ ATP를 이용한다
ⓓ TG 의 분해에 이용된다

① a만 ② b만 ③ a, b만 ④ c, d만 ⑤ b, d만

39. Glycerol $\xrightarrow[ⓔ]{}$ Glycerol-3-phosphate 에 대해 맞는 것은?

ⓐ ⓔ는 glycerol kinase 이다.
ⓑ ⓔ는 인산전이효소이다.
ⓒ ⓑ의 인산은 ATP로부터 얻어진다.
ⓓ Glycerol-3-phosphate는 glucose의 분해에 의해서도 생성된다.

① a, b만 ② a, b, c만 ③ b, c, d만 ④ a, b, d만 ⑤ a~d 모두

40. 혈중의 Ca^{2+} 농도저하와 관련된 질환은?

ⓐ 골다공증 ⓑ 당뇨 ⓒ 고혈압 ⓓ 동맥경화증

① a, b만 ② a, d만 ③ a, b, c만 ④ b, c, d만 ⑤ a~d 모두

41. Insulin의 분비촉진 인자들은?

ⓐ 혈중 glucose ⓑ 혈중 Ca^{2+}
ⓒ 췌장 β 세포중의 Ca^{2+} ⓓ 혈중 NaCl

① a, b만 ② b, c만 ③ a, b, c만 ④ a, c, d만 ⑤ b, c, d만

42. 알콜성 지방간 형성과 관련있는 생리반응은?

ⓐ 지방세포에서 TG의 분해
ⓑ ⓐ에서 생성된 glycerol과 유리지방산이 간에서 TG로만 합성
ⓒ ⓐ의 생성물이 Ketone bodies로 합성
ⓓ ⓐ의 작용을 촉진하는 것은 insulin 이다.

① a, b만 ② b, c만 ③ c, d만 ④ a, c만 ⑤ a, d만

43. CO_2가 H_2O와 결합하여 H_2CO_3로 되는 것은 다음 어느 생존 조건에 해당하는가?

ⓐ 영양 폐기물 처리	ⓑ 전해질 조절	ⓒ pH조절	ⓓ 삼투압 조절

① a, b만 ② b, c만 ③ a, b, c만 ④ b, c, d만 ⑤ a~d 모두

※ 다음 보기에서 가장 적절한 단어를 선택하세요. (44~47)

44. 일차적으로 혈중에 CO_2가 증가하고 2차적으로 HCO_3^-가 증가한다. 이것은 어떤 병리현상과 연관 있는가?

답 : ________________

45. CO_2를 결합하여 수송하는 헤모글로빈은?

답 : ________________

46. ATP의 구성 탄수화물은?

답 : ________________

47. 46번의 당은 탄소 몇 개로 구성되어 있는가?

답 : ________________

〈보 기〉
호흡성 acidosis, 대사성 acidosis, 대사성 alkalosis, 호흡성 alkalosis, 고혈압, 혼수, 당뇨, carbaminohemoglobin, oxyhemoglobin, deoxyhemoglobin, adenine, ribose, glucose, deoxyribose, 6개, 5개, 4개

48. 혈중에 TG가 감소하는 질환은?

ⓐ 간경변	ⓑ 간암	ⓒ 중독성 지방간	ⓓ 급성 알콜성 지방간

① a, b만 ② b, c만 ③ a, b, c만 ④ b, c, d만 ⑤ a, c, d만

49. 호르몬 민감성 lipase(HSL)의 활성 촉진과 관련된 것은?

ⓐ adrenaline	ⓑ cAMP	ⓒ adenylate cyclase	ⓓ HSL의 인산화(HSL–Pi)

① a, b만 ② b, c만 ③ a, b, d만 ④ b, c, d만 ⑤ a~d 모두

50. 다음에서 옳게 기술한 것은?

ⓐ 혈청에는 혈액응고인자가 함유되어 있다.
ⓑ 혈장에는 혈액응고인자가 함유되어 있다.
ⓒ 혈장 제조시 항응고제를 사용한다.
ⓓ 항응고제의 특성은 혈중의 Ca^{2+}의 기능을 억제시키는 것이다.

① a, b만 ② c, d만 ③ a, b, d만 ④ b, c, d만 ⑤ a~d 모두

모의고사 21회 정답 및 해설

1. ④	2. 굴절율	3. 프리즘	4. 단백질	5. 농도	6. ①	7. ④	8. ③	9. ②	10. ⑤
11. ①	12. ①	13. ①	14. ⑤	15. ②	16. ①	17. ②	18. ①	19. 부갑상선	
20. bone	21. vitamine D_3	22. 신장	23. bone	24. 당뇨	25. 혈전증	26. Chloranilic acid			
27. 8-hydroxy quinone	28. hollow cathode lamp	29. 423nm	30. 인산	31. 황산	32. 킬레이트				
33. EDTA	34. ①	35. ③	36. ①	37. ⑤	38. ③	39. ②	40. ⑤	41. ③	42. ①
43. ③	44. 호흡성 acidosis, 중추성 호흡억제, 폐의 CO_2 교환억제, 혼수	45. carbaminohemoglobin							
46. ribose	47. 5개	48. ③	49. ⑤	50. ④					

해설

01. 흡광도 A, 입사광 I_o, 투과광 I

$A = \log(1/T) = -\log T = -\log I/I_o \quad \therefore A = \log(I_o/I)$

모의고사 22회

주요 평가 목표

Glucose의 수송과 대사의 임상적 평가, Lactate의 생성과 임상적 평가, 탄수화물의 소화/분해와 임상적 평가, CO_2의 수송과 임상, 절식과 Glucose 대사의 임상, Phospholipase D의 기능과 임상적 평가, Ca^{2+}-ATPase의 기능과 임상적 평가, H^+-ATPase의 기능과 임상적 평가, Glycogen 분해와 효소의 인산화, 세포소기관 분리와 관여기구, Glycolysis관여 효소의 종류 및 분류, Glucose의 수송과 이용, Glutathione의 생성아미노산과 임상적 평가

ASCPi 예상문제와 유사하거나 동일한 문제 번호

11, 12, 13, 14, 15, 16, 17, 18, 19, 20, 50

모의고사 22회

※ 다음 물음에 적당한 것을 선택하세요.

혈액에서 간세포 내부로 수송된 glucose는 glucose-6-phosphate로 인산화된다(문제 1~6).

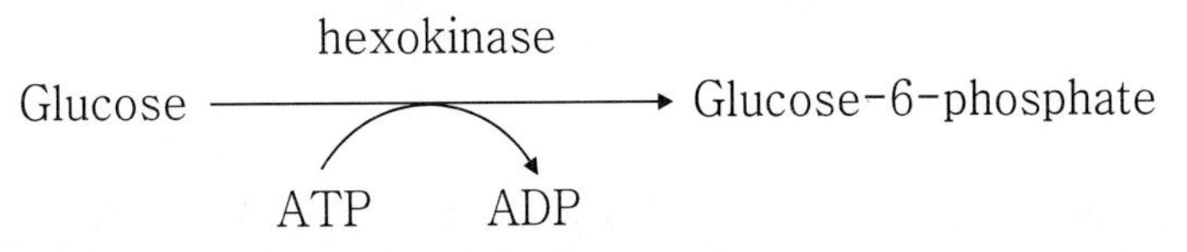

01. 혈액에서 간세포로 glucose의 유입을 촉진하는 호르몬은?

① glucagon ② insulin ③ adrenaline ④ noradrenaline

02. Glucose가 간세포 내부로 수송되는 형태는?

① 촉진확산 ② 단순확산 ③ 능동수송 ④ antiport

03. Hexokinase는 효소 분류상 어떤 효소인가?

① 가수분해 효소 ② 전이효소 ③ 산화환원효소 ④ 합성효소 ⑤ 절단효소

04. 위의 대사반응이 일어나는 세포내의 소기관은?

① mitochondria ② endoplasmic reticulcum ③ lysosome
④ nuclei ⑤ cytosol

05. 옳게 설명한 것은?

ⓐ Glucose-6-phosphate의 phosphate는 ATP의 source가 된다.
ⓑ ATP가 ɣ-위치에 결합되어 있는 acid anhydride band로 결합되어 있는 phosphate가 분해될 때 자유에너지가 가장 많이 발생한다.
ⓒ Glucose를 함유하고 있는 disaccharide는 maltose 뿐이다.
ⓓ Glucose는 sucrose의 분해에 의해서도 생성될 수 있다.

① a, b만 ② b, d만 ③ a, b, c만 ④ a, b, d만 ⑤ a~d 모두

06. Glucose ⟶ Glucose-6-phosphate가 생명체의 생존조건을 만족시키는 것은?

① 영양분 폐기물 처리 ② 영양분 공급 ③ 수소이온농도조절
④ 삼투압 조절 ⑤ 전해질 농도 조절

07. Aldolase에 대해 옳게 기술한 것은?

> ⓐ Fructose-1,6-bisphosphate를 탄소 3개로 구성된 glyceraldehyde-3-phosphate 1분자와 dihydroxyacetone 1분자로 절단시킨다.
> ⓑ Fructose-6-phosphate가 fructose-1,6-bisphosphate가 되는 단계를 촉진한다.
> ⓒ Lyase의 일종이다.
> ⓓ 산화효소의 일종이다.

① a, c만 ② b, c만 ③ a, d만 ④ b, d만

> 1,3-bisphosphoglycerate $\xrightarrow{E}$ P (ATP → ADP) 에 대한 물음에 답하세요(문제 8~10)

08. ADP에 phosphate를 제공해주는 공여체는 무엇인가?

답 : ______________________________

09. 효소 E와 생성물 P가 옳게 짝지어진 것은?

> ① 1,3-phosphoglycerate kinase/1-phosphoglycerate
> ② 1,3-phosphoglycerate kinase/3-phosphoglycerate
> ③ 1,3-phosphoglycerate kinase/2-phosphoglycerate
> ④ aldolase/3-phosphoglycerate
> ⑤ enolase/1-phosphoglycerate

10. 위와 같은 반응을 (   ) 단계라고 한다.

11. 적혈구에서 hemoglobin과 결합하여 산소를 방출하는 glucose 대사의 중간체는?

① 1,3-bisphosphoglycerate
② dihydroxyacetone phosphate
③ 2,3-bisphosphoglycerate
④ glyceraldehyde-3-phosphate
⑤ 3-phosphoglycerate

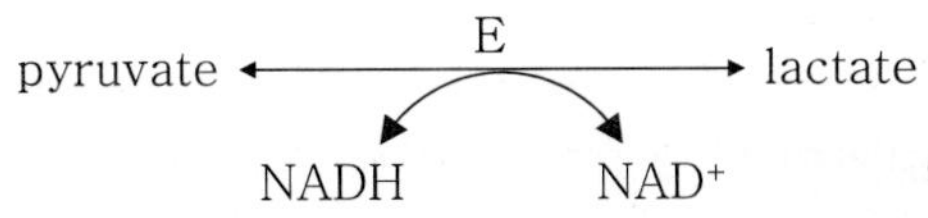

에 대한 물음에 대해 보기에서 찾아 기입하세요(문제 12~20)

12~20. 위 반응은 (**12**) 상태에서 일어나며, pyruvate를 lactate로 환원시키는 환원제로서 (**13**), lactate를 pyruvate로 산화시키는 산화제로서 (**14**)가 필요하다. 근육에서 pyruvate가 lactate로 환원되어 혈중으로 방출될 때 (**15**)와 함께 방출된다. (**15**)는 혈중의 (**16**)와 결합하여 (**17**)로 된다. 이것은 (**15**)의 방출에 의해 혈중의 (**16**)의 (**18**)가 증가됨을 의미한다. 결과적으로 혈중의 pH는 (**19**)으로 되고, 이것을 대사성 (**20**)라고 한다. 이런 경우는 격심한 운동을 할 경우 일어난다.

〈보 기〉
H_2O, H_2CO_3, HCO_3^-, H^+, Na^+, anaerobic, aerobic, NADH, NAD^+, 소비, 생산, 산성, 중성, 알칼리성

21. 근육의 수축 때 ATP를 이용하는 효소는?

① NA^+/K^+-ATPase ② Myosin-light chain kinase
③ adenylate cyclase ④ glucokinase
⑤ H^+-ATPase

22. Carbohydrates의 소화/분해 단계에서 stomach에서 분비되는 HCl의 작용과 HCl을 중화시키는 물질 및 그것의 분비 장기가 옳게 연결된 것은?

	HCl의 작용	HCl을 중화시키는 물질	중화시키는 물질의 분비 장기
①	sucrose → glucose + fructose	HCO_3^-	췌장
②	lactose → galactose + glucose	H_2O	intestine
③	maltose → 2glucose	HCO_3^-	췌장
④	starch → maltose	HCO_3^-	췌장
⑤	starch → maltose + dextrin	HCO_3^-	intestine

23. Carbohydrates의 최종대사산물인 CO_2가 세포의 내/외부로 수송될 때의 수송형태에 대해 옳게 설명한 것은?

ⓐ 인지질 이중층으로 용존 CO_2가 단순확산으로 수송된다.
ⓑ 적혈구의 hemoglobin과 결합하여 carbaminhemoglobin 형태로 수송된다.
ⓒ 세포막의 막 단백질을 통하여 HCO_3^-로 수송된다.
ⓓ CO_2는 단지 단순확산으로만 수송된다.

① a, b만 ② c, d만 ③ b, c만 ④ a, b, c만 ⑤ b, c, d만

24. 옳게 기술한 것은?

ⓐ ATP의 adenine과 ribose는 glycosidic bond로 결합되어 있다. ⓑ ATP의 3분자의 phosphate는 ester bond로 결합되어 있다. ⓒ Glycoside는 glucose 등의 당만 결합할 수 있다. ⓓ ATP의 adenosine은 glycoside이다.

① a, b만 ② c, d만 ③ a, c만 ④ a, d만 ⑤ b, d만

25. Disaccharide의 분해 효소와 그것에 의해 생성되는 monosaccharide가 옳게 연결된 것은?

(예, disaccharide $\xrightarrow{E}$ monosaccharide)

	Disaccharide	분해효소 (E)	Monosaccharide
①	lactose	lactase	glucose, galactose
②	maltose	maltase	glucose, fructose
③	maltose	maltase	fructose, fructose
④	galactose	galactase	glucose, glucose
⑤	sucrose	sucrase	maltose, dextrin

26. 종속 영양세포인 동물의 화학적 조건에 대해 옳게 기술한 것은?

ⓐ CO_2를 이용하여 생체의 구성 성분을 합성한다. ⓑ CO_2를 이용하여 생체의 구성 성분을 합성하지 못한다. ⓒ 독립 영양세포로부터 영양분을 공급받아야 생존 할 수 있다. ⓓ Glucose등을 체내에서 생성할 수 있다.

① a, b만 ② c, d만 ③ a, c, d만 ④ b, c, d만 ⑤ a~d 모두

27. Fasting 했을 때 간에서 glucose를 형성시키기 위해 ATP를 이용하는 효소는?

ⓐ adenylate cyclase	ⓑ cAMP-dependent protein kinase
ⓒ phophorylase kinase a	ⓓ phosphorylase b

① a, b만 ② c, d만 ③ a, b, c만 ④ a, c, d만 ⑤ a~d 모두

28. Glucose-6-phosphate $\xrightarrow{E}$ Glucose 에 대해 옳게 설명한 것은?

ⓐ 혈중에 glucose가 저하될 때 glycogen의 분해단계이다. ⓑ E는 glucose-6-phosphatase이다. ⓒ E가 결핍되거나 E의 작용이 저하되었을 때 hypoglycoemia가 지속된다. ⓓ E는 phosphoglucomutase이다.

① a, b만 ② b, c, d만 ③ a, b, c만 ④ a, b, d만 ⑤ a, c, d만

29. 인산화되면 효소의 활성이 저하하는 것은?

① Glycogen synthase
② Phosphorylase b
③ Phosphorylase kinase a
④ Phosphorylase a
⑤ Phosphorylase kinase b

30. Glycogen synthase에 대해 옳게 기술한 것은?

ⓐ Ca^{2+}/calmodulin-dependent protein kinase에 의해 인산화된다.
ⓑ a의 인산화는 insulin에 의해 탈인산화된다.
ⓒ b의 insulin은 phosphatase의 활성을 촉진시킨다.
ⓓ ⓐ의 Ca^{2+} 증가에는 Ca^{2+}-ATPase가 중요하게 작용한다.

① a, b만 ② c, d만 ③ a, b, d만 ④ a, c, d만 ⑤ a~d 모두

31. Kinase에 대해 옳게 기술한 것은?

ⓐ Phosphate를 전이시키는 효소이다.
ⓑ Hexokinase는 glucose의 C-1위치에 phosphate를 전이 · 결합시킨다.
ⓒ ATP를 기질로 이용한다.
ⓓ ADP를 생성시킨다.

① a, b만 ② c, d만 ③ a, b, c만 ④ a, c, d만 ⑤ b, c, d만

32. Phospholipase D에 대해 옳게 기술한 것은?

ⓐ Glycerophspholipids에 작용하여 1분자의 염기와 1분자의 phosphatidic acid를 생성한다.
ⓑ Phosphatidyl choline에 작용하면 1분자의 choline과 1분자의 phosphatidic acid가 생성된다.
ⓒ 신경전달물질인 acetylcholine의 전구체인 choline을 얻기 위해서 필요하다.
ⓓ Glycerophospholipid에 작용하여 1분자의 지방산과 한 분자의 phosphate를 생성시킨다.

① a, c만 ② a, b, c만 ③ b, c, d만 ④ a, c, d만 ⑤ a, b, d만

33. Prostaglandins의 전구체인 arachidonic acid를 분해시키는 효소와 그것의 기질인 인지질은?

	분 해 효 소	기 질 (인지질)
①	phospholipase A_1	phosphatidyl choline
②	phospholipase A_2	phosphatidyl choline
③	phospholipase C	monoglyceride
④	phospholipase D	phosphatidylinositol
⑤	diglyceride lipase	diglyceride

34. Arachidonic acid에 대해 옳게 기술한 것은?

> ⓐ 탄소의 5, 8, 11, 14 위치에 double bond를 4개 가진 불포화 지방산이다.
> ⓑ 필수 지방산이다.
> ⓒ Allergy 반응의 원인물질인 prostaglandin E_2의 전구물질이다.
> ⓓ 동물세포에서는 denovo 합성이 되지 않는다

① a, b만　② c, d만　③ a, b, c만　④ a, c, d만　⑤ a~d 모두

35. Ca^{2+}-ATPase와 H^+-APTase에 대해 옳게 설명한 것은?

> ⓐ Ca^{2+}-ATPase는 세포질에 증가된 칼슘이온을 세포 밖으로 유출시키고, 소포체내부로 유입시킨다.
> ⓑ H^+-APTase는 mitochondria에서 NADH, NADPH의 산화에 의해 생긴 H^+을 mitochondria의 외부로 방출시킨다.
> ⓒ ⓐ의 작용에 의해 세포내부의 Ca^{2+}이 조절된다.
> ⓓ ⓑ의 작용에 의해 O_2의 소비가 증가된다.

① a, b만　② c, d만　③ a, b, c만　④ a, c, d만　⑤ a~d 모두

36. H^+-ATPase의 기능이 저하되었을 때 일어날 수 있는 현상은?

> ⓐ 호흡률이 저하된다.　ⓑ 산소의 소비가 감소된다.
> ⓒ 산소로부터 활성산소의 생성 때문에 mitochondria 등이 손상 될 수 있다.
> ⓓ H_2O가 많이 생성된다

① a, b만　② c, d만　③ a, b, c만　④ a, c, d만　⑤ a~d 모두

37. Ca^{2+}-ATPase의 기능이 저하되었을 때 일어날 수 있는 현상은?

> ⓐ 세포질 내부에 free 상태의 Ca^{2+}이 증가한다.
> ⓑ 혈관이나 근육이 과도하게 수축될 수 있다.
> ⓒ 세포가 파괴된다.
> ⓓ ATP의 이용이 저하 될 수 있다.

① a, b만　② a, c만　③ a, b, c만　④ b, c, d만　⑤ a~d 모두

38. Glucose의 분해에 있어서 glycolysis의 반응을 연구하는데 필요한 세포의 organella와 그것을 얻기 위해 필요한 원심기의 원심력은?

	Organella	원심력 (×g)
①	세포 균질액	600
②	핵	20,000
③	mitochondria	20,000
④	microsome	100,000
⑤	cytosol	100,000

39. Liver의 organella를 제조하기 위해 필요한 기구는?

ⓐ Homogenizer ⓑ Centrifuge ⓒ Vertex–mixer ⓓ Sharp–knife

① a, b만 ② a, d만 ③ a, b, c만 ④ a, b, d만 ⑤ a, c, d만

40. Glycolysis에서 ATP가 소모되는 반응과 그것에 관여하는 효소 및 효소분류 No.가 옳게 연결된 것은?

	ATP 소모반응	관여효소	효소분류No.(종류)
ⓐ	glycose → glucose–6–phosphate	hexokinase	No.2(전이효소)
ⓑ	glucose–6–phosphate → fructose–6–phosphate	phosphofructomutase	No.5(이성화효소)
ⓒ	fructose–6–phosphate→ fructose 1,6–bisphosphate	phosphofructokinase	No.2(전이효소)
ⓓ	1,3–bisphosphoglycerate → 3–phosphoglycerate	phophoglycerate kinase	No.2(전이효소)

① a만 ② d만 ③ a, b만 ④ a, c만 ⑤ a, d만

41. Glucose가 적혈구 내부로 유입될 때 함께 유입되는 이온은?

① Na^{+} ② K^{+} ③ Cl^{-} ④ Mg^{2+} ⑤ Ca^{2+}

42. 세포 내에서 glucose가 대사되어 생성되는 물질은?

ⓐ ATP ⓑ NADH ⓒ TG ⓓ deoxyribose

① a만 ② b, c만 ③ a, c, d만 ④ b, c, d만 ⑤ a~d 모두

43. 세포 내에서 생성되는 NADPH에 대하여 옳게 설명한 것은?

ⓐ 산화형의 glutathione을 환원시키는데 이용된다.
ⓑ 지방산 합성에 이용된다.
ⓒ Glucose의 pentose phosphate pathway 대사 과정에서 생성된다.
ⓓ 환원형의 glutathione을 산화시키는데 필요하다.

① a, b만 ② c, d만 ③ a, b, c만 ④ b, c, d만 ⑤ a~d 모두

44. Glutathione을 구성하는 amino acid는?

ⓐ glycine ⓑ γ–glutamic acid(glutamic acid) ⓒ cysteine ⓓ alanine

① a, b만 ② b, c, d만 ③ a, c, d만 ④ a, b, d만 ⑤ a, b, c만

45. Glutathione에 대해 옳게 기술한 것은?

ⓐ 산화를 억제한다.
ⓑ tripeptide 이다.
ⓒ γ-glutamyl transpeptidase의 기질이 된다.
ⓓ 혈중 amino acid의 세포로의 유입에 관여한다.

① a, b만 ② c, d만 ③ a, b, c만 ④ b, c, d만 ⑤ a~d 모두

46. 다음에서 옳게 설명한 것은?

ⓐ Glucose는 간에서 TG(triglyceride)의 합성원이 된다.
ⓑ 체내에 ATP가 고갈되면 glycolysis가 진행되지 않는다.
ⓒ 간에서 합성된 TG는 VLDL 형태로 혈중으로 방출된다.
ⓓ Glutathione peroxidase는 환원형의 gluathione을 산화시키고, 과산화수소를 물로 환원시킨다.

① a, b만 ② c, d만 ③ a, b, c만 ④ a, c, d만 ⑤ a~d 모두

47. 간에서 TG로 합성되는 것은?

ⓐ 지방세포에서 TG로부터 분리된 free fatty acid
ⓑ 지방세포에서 TG로부터 분리된 glycerol
ⓒ 혈중에서 간으로 유입된 glucose
ⓓ 혈중에서 간으로 운반된 amino acid

① a, b만 ② b, d만 ③ a, b, c만 ④ b, c, d만 ⑤ a~d 모두

48. 탄수화물이 glucose 등으로 소화될 때 췌장에서 분비되는 물질과 그것의 기능이 옳게 짝지어 진 것은?

	분비되는 물질	기 능
ⓐ	α-amylase	Starch를 maltose와 dextrin으로 분해시킨다.
ⓑ	α-1,6-glucosidase	Maltose를 2분자의 glucose로 분해시킨다.
ⓒ	HCO_3^-	H^+와 결합하여 pH를 중화시킨다.
ⓓ	HCl	Starch를 분해시킨다.

① a, b만 ② c, d만 ③ a, c만 ④ a, d만 ⑤ b, d만

49. α-D-glucose의 구조적 특성에 대해 옳게 설명한 것은?

ⓐ 32개의 이성체를 가질 수 있다.
ⓑ C-1 위치에 aldehyde group을 가지고 있다.
ⓒ C-1 위치에 hydroxy group을 가지고 있다.
ⓓ C-1 위치와 C-5위치를 연결하는 oxygen bridge가 있다.

① a, b만 ② c, d만 ③ a, b, d만 ④ a, c, d만 ⑤ a~d 모두

50. pH = 6.1 + log[HCO_3^-] / 0.03 × pCO_2에 대해 옳게 설명한 것은?

ⓐ 0.03은 CO_2의 용존계수이다.
ⓑ [HCO_3^-]의 정상농도는 24mM이다.
ⓒ pCO_2는 40mmHg이다.
ⓓ [HCO_3^-]가 낮아지면 혈액의 pH는 산성으로 변한다.

① a, b만 ② a, d만 ③ a, b, c만 ④ a, c, d만 ⑤ a~d 모두

모의고사 22회 정답 및 해설

1. ②	2. ①	3. ②	4. ⑤	5. ④	6. ②	7. ①	8. 1,3-bisphosphoglycerate		
9. ②	10. 기질 인산화		11. ③	12. anaerobic		13. NADH	14. NAD^+	15. H^+	
16. HCO_3^-	17. H_2CO_3	18. 소비	19. 산성	20. Lactic acidosis		21. ②	22. ①	23. ④	
24. ④	25. ①	26. ④	27. ③	28. ③	29. ①	30. ⑤	31. ④	32. ②	33. ②
34. ⑤	35. ⑤	36. ③	37. ⑤	38. ⑤	39. ④	40. ④	41. ①	42. ⑤	43. ③
44. ⑤	45. ⑤	46. ⑤	47. ③	48. ③	49. ④	50. ⑤			

모의고사 23회

주요 평가 목표

아미노산의 측정과 형광물질의 종류, 전기영동의 원리, HPLC의 원리, TLC의 원리, Densitometer의 원리, Phenylketouria의 임상, Dopamine의 기능과 임상적 평가, Parkinson's disease/치매의 임상, 유리지방산의 임상적 평가와 측정법, Uric acid의 생성과 임상적 평가, Gout (통풍)의 임상, TG의 운반체와 임상, ATP의 생성이상과 임상, TG의 합성과 임상, Glucose의 측정원리, Alcohol과 임상, Acetyl-Co A의 생성과 임상, TCA cycle과 임상, Urea cycle과 임상, Ketone bodies의 생성과 임상

ASCPi 예상문제와 유사하거나 동일한 문제 번호

13, 14, 19, 20, 21, 22, 23, 27, 28, 33, 35, 36, 50

모의고사 23회

※ 다음에서 적당한 것을 선택하세요.

01. 아미노산을 형광 물질로 측정할 때 형광 물질과 측정 파장이 옳게 연결된 것은?

	형광 물질	측정 파장(nm)
ⓐ	Orthophthaldehyde	440
ⓑ	Ninhydrin	570
ⓒ	Fluorenyl methylchloromate	356
ⓓ	Dansylchloride	480

① a, b만 ② c, d만 ③ a, c, d만 ④ d, c, d만 ⑤ a~d 모두

02. Amino acid 등의 유기물을 분리할 때 방법과 원리가 일치하는 것은?

	방 법	원 리
ⓐ	전기영동	등전점
ⓑ	HPLC	흡착 정도
ⓒ	TLC	전개/흡착
ⓓ	densitometer	density

① a, b만 ② c, d만 ③ a, b, c만 ④ b, c, d만 ⑤ a~d 모두

03. Phenylketouria에 대해 옳게 기술한 것은?

ⓐ Phenylketo acid가 urine에서 증가한다.
ⓑ 혈압 조절 기능 저하를 동반
ⓒ 만성 알콜 중독시에 나타날 수 있다.
ⓓ 혈중에 γ-GTP가 증가할 수 있다.

① a, b만 ② c, d만 ③ a, b, c만 ④ b, c, d만 ⑤ a~d 모두

04. 신경세포에 dihydroxyphenylalanine decarboxylase의 결핍으로 인해 생성이 저해되는 물질과 그 물질의 기능을 옳게 연결한 것은?

	생성 저해 물질	물질의 기능
①	dopamine	운동 조절
②	tyrosine	욕망 조절
③	phenylacetic acid	뇌기능 조절
④	noradrenaline	혈압 조절
⑤	phenylalanine	혈압 조절

05. 만성 알코올 중독시의 임상적 소견에 대해 옳게 기술한 것은?

ⓐ 혈중에 ketone body가 증가한다.	ⓑ Ketoacidosis가 유발된다.
ⓒ Glucose가 신생되지 않는다.	ⓓ 혈중에 γ-GTP가 증가한다.

① a, b만 ② c, d만 ③ a, b, c만 ④ b, c, d만 ⑤ a~d 모두

06. 혈중 free fatty acid의 상승에 대해 옳게 기술한 것은?

ⓐ 식사를 하지 않은 경우 상승한다.
ⓑ 식사 후에 상승한다.
ⓒ Free fatty acid 측정을 위해 안정 상태에서 조기 공복시 채혈한다.
ⓓ 지방세포의 TG에서 유래한다.

① a, b만 ② a, b, d만 ③ a, c, d만 ④ b, c, d만 ⑤ a~d 모두

07. 혈청 중의 free fatty acid를 분리하는데 적당한 도구는?

① 분액 여두 ② 삼각플라스크 ③ 비이커 ④ 플라스크 ⑤ 뷰렛

08. 비색법으로 혈중 free fatty acid의 측정시 형성시키는 착염과 착염의 발색제 및 그것의 측정 파장이 옳게 연결된 것은?

	착염	착염 발색제	파장 (nm)
ⓐ	Cu^{2+} 착염	diphenylcarbazide	530
ⓑ	Cu^{2+} 착염	cuprion	450
ⓒ	Co^{2+} 착염	α-nitroso-β-naphthyl	240
ⓓ	Cu^{2+} 착염	bathocuprion	480

① a만 ② b, c만 ③ d만 ④ a, c만 ⑤ a, d만

09. 물과 잘 혼합되지 않는 용매는?

① chloroform ② methanol ③ ethanol ④ acetone

10. 유리 지방산의 측정시 pyruvate를 생성시킨 후 측정하는 방법을 옳게 기술한 것은?

ⓐ 효소 pyruvate kinase를 첨가하여 과산화 수소를 생성시킨다.
ⓑ 효소 lactate dehydrogenase를 첨가하여 lactate를 생성시킨다.
ⓒ lactate를 생성시켰을 경우 NADH의 감소를 340nm에서 측정한다.
ⓓ 생성시킨 과산화수소에 oxidase를 첨가하여 생성된 Quinone을 500nm에서 측정한다.

① a, b만 ② c, d만 ③ a, c만 ④ b, c만 ⑤ b, d만

11. 혈중에 free fatty acid를 측정하는 목적은?

ⓐ 당뇨 진단	ⓑ 만성 알콜 중독진단
ⓒ 갑상선 기능 항진증 진단	ⓓ 중증의 간장해 진단

① a, b만　② c, d만　③ a, b, c만　④ a, c, d만　⑤ a~d 모두

12. 다음에서 옳게 설명한 것은?

ⓐ Free fatty acid의 측정시 용혈 혈청을 사용할 수 있다.
ⓑ Uric acid 측정시 단백질 제거 혈청을 사용한다.
ⓒ Uric acid의 측정시 glutamic acid은 발색에 정의오차를 생기게 한다.
ⓓ H_2O_2의 측정시 malondialdehyde를 측정해도 된다.

① a, b만　② a, c, d만　③ b, c, d만　④ a, b, d만　⑤ a~d 모두

13. 통풍(gout)의 임상적 소견은?

ⓐ 혈중 glucose가 감소한다.	ⓑ 요에 uric acid가 증가한다.
ⓒ 혈중에 아미노산이 증가한다.	ⓓ 혈중에 유리 지방산이 증가할 수 있다.

① a, b만　② a, b, c만　③ a, b, d만　④ b, c, d만　⑤ a, b, d만

14. Uric acid의 효소적 측정 방법에 대해 옳게 기술한 것은?

ⓐ 혈중 단백질 제거 필요
ⓑ Uricase가 필요하다.
ⓒ 혈중 단백질은 측정에 정의 오차를 가져온다.
ⓓ 최종적으로 H_2O_2를 생성시킨다.

① a, b만　② a, b, c만　③ a, b, d만　④ a, c, d만　⑤ b, c, d만

15. $H_2O_2 \xrightarrow[\boxed{1,\ 2}]{} HCHO \xrightarrow[\boxed{3}]{} \boxed{4}$ 를 옳게 설명한 것은?

(1: 용매, 2: 효소, 3: 용매, 4: 생성물)

ⓐ 1은 메탄올이다.
ⓑ 2는 catalase이다.
ⓒ NH_3 · acetylacetone이다.
ⓓ 4는 3,5-acetyl-1,4-dihydrolutydine이다.

① a, b만　② c, d만　③ a, b, c만　④ b, c, d만　⑤ a~d 모두

16. 위 문제 15중에서 4의 측정 파장은?

① 410nm ② 340nm ③ 430nm ④ 500nm ⑤ 550nm

17. Uric acid의 생성 증가 원인에 대해 옳게 기술한 것은?

ⓐ Glucose-6-phosphatase의 활성 저하
ⓑ Phosphoribosyl-pyrophosphate synthetase의 활성 증가
ⓒ Hypoxanthine-gluanine-phosphoribosyl transferase의 활성 저해
ⓓ Ca^{2+}-ATPase의 활성 촉진

① a, b만 ② c, d만 ③ a, b, c만 ④ b, c, d만 ⑤ a~d 모두

18. H_2O_2로 Quinone(Quinoid)를 생성시켜 측정하는 항목에 해당하는 것은?

ⓐ cholesterol ester ⓑ free cholesterol ⓒ free fatty acid ⓓ glucose

① a, b만 ② b, c만 ③ c, d만 ④ a, c, d만

19. 식사성 triglyceride(TG)와 내인성 TG의 운반체는 각각 무엇인가?

	식사성 TG	내인성 TG
①	chylomicrone	chylomicrone
②	HDL	LDL
③	chylomicrone	VLDL
④	VLDL	chylomicrone
⑤	HDL	VLDL

20. HDL-cholesterol 측정시 사용하는 침전제는?

ⓐ heparine/$MnCl_2$ ⓑ heparine/NaCl ⓒ dextran-sulfate ⓓ heparine/$CaCl_2$

① a, b만 ② a, c만 ③ a, b, c만 ④ a, c, d만 ⑤ a~d 모두

21. 생명체의 본질을 물질 대사의 유지 측면에서 반영해 주는 것은?

ⓐ Triglyceride의 분해의 의한 acetyl-CoA의 생성 ⓑ Glucose의 분해에 의한 ATP 생성
ⓒ Glucose의 분해에 의한 NADPH의 생성 ⓓ Protein의 분해에 의한 amino acid의 생성

① a, b만 ② c, d만 ③ a, b, d만 ④ b, c, d만 ⑤ a~d 모두

22. 생명체의 유지 조건을 전해질 농도의 조절 측면에서 만족시키는 것은?

① Na^+/K^+-ATPase ② 삼투압 ③ 자기복제
④ glycogen의 분해 ⑤ lactic acid 생성

23. Acetyl-CoA 생성에 공통적인 source가 되는 것은?

ⓐ pyruvate	ⓑ amino acids	ⓒ DNA	ⓓ RNA

① a, b만 ② c, d만 ③ a, b, c만 ④ b, c, d만 ⑤ a~d 모두

24. ATP(에너지)를 이용하는 효소는?

ⓐ 근육의 수축에 관여하는 효소
ⓑ 세포내부의 Ca^{2+}을 조절해 주는 효소
ⓒ 세포내부 및 외부의 Na+과 K+과 같은 전해질의 농도를 조절해 주는 효소
ⓓ 세포의 호흡에 관여하는 효소

① a, b만 ② c, d만 ③ a, b, c만 ④ b, c, d만 ⑤ a~d 모두

25. 지방분인 TG의 합성 source와 TG의 분해에 관여하는 것들이 서로 알맞게 연결된 것은?

	TG의 합성 source	TG의 분해에 관여하는 것
ⓐ	glycerol	cAMP
ⓑ	glucose	adrenaline
ⓒ	ketone bodies	lipase
ⓓ	amino acids	glucose oxidase

① a, b만 ② b, c만 ③ b, d만 ④ a, c만 ⑤ a, d만

26. 혈중 glucose의 측정을 위해 사용하는 시약은?

ⓐ glucose oxidase	ⓑ peroxidase	ⓒ phenol	ⓓ 4-aminoantipyrine

① a, b만 ② c, d만 ③ a, b, c만 ④ a, c, d만 ⑤ a~d 모두

27. 혈중 glucose의 측정을 위해 생성시키는 화합물과 그 측정 파장이 옳게 연결된 것은?

	생성 화합물	측정 파장(nm)
①	quinone	480
②	H_2O_2	500
③	quinoid	500
④	quinone	500
⑤	gluconic acid	500

28. 혈중의 glucose와 triglyceride의 측정에 공통적으로 생성시키는 화합물은?

① 과산화수소(H_2O_2) ② glycerol-phosphate ③ 글리세린
④ gluconic acid ⑤ Quinone

29. 혈청의 중성지방의 양을 계산하여라. (단, 혈청검체의 흡광도 = 0.80, 중성지방의 표준물질의 흡광도 = 0.40, 표준물질의 중성지방량은 50mg/dl 이다.)

답 : ______________________________

30. 혈청의 중성지방과 glucose가 증가했을 때 어떤 질환을 의심할 수 있는가?

① 당뇨 ② 심부전 ③ 저영양상태 ④ 췌장암 ⑤ 신경질환

31. ATP에 대해서 옳게 설명한 것은?

> ⓐ Adenosine에 3분자의 phosphate가 결합되어있다.
> ⓑ Adenosine과 phosphate는 ester bond로 결합되어 있다.
> ⓒ Phosphate 3분자끼리는 서로 anhydride bond로 결합되어 있다.
> ⓓ ⓒ의 anhydride bond가 분해되면 negative charge를 가지고 서로 반발하기 때문에 자유에너지가 발생된다.

① a, b만 ② c, d만 ③ a, b, c만 ④ b, c, d만 ⑤ a~d 모두

32. Alcohol 중독환자라고 생각하는 이유는?

> ⓐ 혈중의 CO_2의 농도가 높았다.
> ⓑ 혈중의 free fatty acid의 농도가 높았다.
> ⓒ 혈중에 glucogenic amino acid의 농도가 높았다.
> ⓓ 혈중 glucose 농도가 높았다.

① a만 ② c만 ③ a, b, c만 ④ b, c, d만 ⑤ a~d 모두

33. Alcohol 중독환자에서 일어날 수 있는 복합증세는?

> ⓐ 지방간 ⓑ ketoacidosis ⓒ 대사성 acidosis ⓓ. 근무력증

① a, b만 ② c, d만 ③ a, b, c만 ④ a, b, d만 ⑤ b, c, d만

34. Alcohol이 간에서 산화될 때 생성이 증가되는 것은?

> ⓐ NADH ⓑ NADPH ⓒ ketone body ⓓ glucose

① a, b만 ② a, c만 ③ c, d만 ④ b, d만 ⑤ a, d만

35. 다음 중 옳게 설명한 것은?

> ⓐ 탄수화물, lipid, 단백질이 분해되어 최종적으로 생기는 대사산물은 모두 acetyl-CoA이다.
> ⓑ 에너지원의 대표적인 lipid인 triglyceride는 lipase에 의해 glycerol 한 분자와 지방산 3분자로 분해된다.
> ⓒ Acetyl-CoA는 citric acid(tricarboxylic acid) cycle에서 산화된다.
> ⓓ Citric acid cycle에서 3분자의 NADH, 1분자의 FADH 및 1분자의 GTP가 생성된다.

① a, b만 ② c, d만 ③ a, b, c만 ④ b, c, d만 ⑤ a~d 모두

36. Acetyl-CoA의 중요성을 옳게 기술한 것은?

ⓐ 지방산의 source	ⓑ cholesterol의 source
ⓒ ketone body의 source	ⓓ steroid hormone의 source

① a, b만 ② c, d만 ③ a, b, c만 ④ b, c, d만 ⑤ a~d 모두

※ 다음은 glycolysis에서 ATP생성 관련 단계를 기술한 것이다. 물음에 답하세요.(37~39)

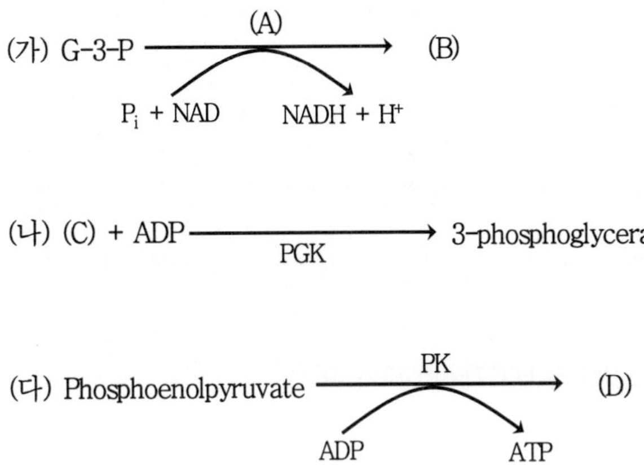

※ G-6-P = Glyceraldehyde-3-phosphate
PGK = Phosphoglycerate kinase
PK = pyruvate-kinase

37. A, B, C, D에 적당한 화합물은?

	A	B	C	D
①	G-3-P dehydrogenase	1,3-bisphosphoglycerate	1,3-bisphosphoglycerate	pyruvate
②	G-3-P oxidase	1,3-bisphosphoglycerate	2,3-bisphosphoglycerate	phosphoenol
③	Phosphoglyceratemutase	2-phosphoglycerate	1,3-bisphosphoglycerate	2,3-bisphosphoglycerate
④	Phosphoglyceratenutase	2-phosphoglycerate	1,3-bisphosphoglycerate	pyruvate
⑤	G-3-P dehydrogenase	1,3-bisphosphoglycerate	2,3-bisphosphoglycerate	pyruvate

38. 위의 (가)에서 NADH가 A 분자가 생성되며, (나)와 (다)에서는 ATP가 각각 B 분자씩 생성된다. A와 B에 알맞은 말은?

	①	②	③	④	⑤
A	1	2	1	2	2
B	1	1	2	2	3

39. (가)(나)(다)로부터 생성되는 총 ATP의 분자수는?

답 : 분자

40. 다음에서 amino acid의 NH_2 group이 결합될 수 있는 당대사 중간물은?

ⓐ pyruvic acid ⓑ α−ketoglutarate ⓒ fumarate ⓓ oxaloacetate

① a, b만 ② c, d만 ③ a, b, c만 ④ a, b, d만 ⑤ a, c, d만

※ 다음은 TCA cycle의 에너지 생성관련 단계를 기술한 것이다. 물음에 답하세요. (41~44)

(가) Isocitrate + NAD^+ ───────▸ oxalosuccinate + NADH + H^+
(나) Oxalosuccinate ───────▸ α−ketoglutarate + (a)
(다) α−ketoglutarate + CoASH + NAD^+ ───────▸ NADH + H^+ + CO_2
(라) Succinyl−CoA + (b) + Pi ───────▸ succinate + GTP + CoASH
(마) Succinate + FAD ───────▸ fumarate + $FADH_2$
(바) Malate + NAD^+ ───────▸ oxaloacetate + NADH + H^+

41. TCA cycle에서 glucose가 완전 산화 될 때 몇 분자의 CO_2와 H_2O가 생성되는가?

	①	②	③	④
CO_2	6	4	6	4
H_2O	6	4	4	6

42. (a), (b)에 적당한 화합물은?

	①	②	③	④
ⓐ	O2	CO2	O2	CO2
ⓑ	GDP	GDP	ADP	ADP

43. (가)~(바)에서 urea cycle로 연결되는 화합물은?

ⓐ Isocitrate	ⓑ Oxalosuccinate	ⓒ Fumarate
ⓓ Malate	ⓔ Oxaloacetate	ⓕ α−ketoglutarate

① a, b만 ② b, c, d만 ③ c, d, e, f만
④ a, b, d, e, f만 ⑤ a~f 모두

44. TCA cycle에서 glucose가 완전 산화 될 때 소비/생성되는 ATP의 수는?

	①	②	③	④	⑤
소비	38	2	2	8	8
생성	2	10	38	2	30

45. Liver 세포에서 glucose로부터 생성된 NADPH에 대해 옳게 설명한 것은?

> ⓐ 지방산의 합성에 이용된다.
> ⓑ 환원형의 glutathione에 수소를 제공한다.
> ⓒ Glucose의 pentose-phosphate pathway에서 생성된다.
> ⓓ 항산화 작용에 필요하다.
> ⓔ Glutathione redectase에 의해 산화된다.

① a, b, c, d만 ② a, c, d, e만 ③ b, d, e만 ④ a, b, d, e만 ⑤ a~e 모두

46. 다음 중 필수 지방산은?

> ⓐ Linoleic acid ⓑ Linolenic acid ⓒ Arachidonic acid
> ⓓ Palmitic acid ⓔ Stearic acid

① a, b, c만 ② a, b, d만 ③ b, c, d만 ④ c, d, e만 ⑤ a~e 모두

47. 다음 lipid에 대한 설명이 아닌 것은?

① Phospholipids와 cholesterol ester는 세포막의 구성성분이다.
② Triglyceride가 분해되면 1분자의 glycerol과 3분자의 fatty acid가 생성된다.
③ Acetylcholine의 source로 이용되는 것은 phosphatidylserine이다.
④ Bile acid와 steroid hormone의 source로 이용된다.
⑤ Vitamin A, D, E, K의 용해를 촉진한다.

48. 다음 중 옳은 것은?

① TG를 2-MG와 free fatty acid로 분해하는 효소는 pancreozyme이다.
② TG는 수용성이라 세포막 인지질 이중층을 통과한다.
③ 2-MG가 물에 잘 혼합될 수 있도록 계면활성제로 작용하는 것은 담즙이다.
④ Lipoprotein을 비중(밀도)의 차이에 의해 분리하면 chyolmicrone이 가장 아래층에 온다.

49. Ketone bodies에 대한 설명으로 옳은 것은?

① 에너지 대체물질로, starving 상태와 diabetic mellitus 일 때 증가한다.
② TG의 분해 산물인 fatty acid가 β-oxidation의 과정을 거쳐 생성된다.
③ 혈중의 fatty acid가 globulin과 결합하여 liver/kidney로 이동·유입되어 ketone body를 생성한다.
④ Amino acid가 ketone bodies의 source로 작용할 때는 γ-GTP의 작용이 필요하다.

50. Ketone bodies의 종류로 짝지어진 것은?

> ⓐ β-hydroxybutuyrate ⓑ Acetoacetate ⓒ Acetone
> ⓓ Acetyl-CoA ⓔ Glutathione

① a, b, c만 ② a, c, d만 ③ a, b, d, e만
④ b, c, d, e만 ⑤ a~e 모두

모의고사 23회 정답 및 해설

1. ⑤	2. ③	3. ⑤	4. ①	5. ⑤	6. ③	7. ①	8. ⑤	9. ①	10. ④
11. ⑤	12. ③	13. ③	14. ②	15. ⑤	16. ①	17. ①	18. ⑤	19. ③	20. ④
21. ⑤	22. ①	23. ①	24. ⑤	25. ①	26. ⑤	27. ④	28. ①	29. 100mg/dl	30. ①
31. ⑤	32. ⑤	33. ③	34. ②	35. ⑤	36. ⑤	37. ①	38. ④	39. 10분자	40. ④
41. ①	42. ②	43. ③	44. ③	45. ②	46. ①	47. ③	48. ③	49. ①	50. ①

모의고사 24회

주요 평가 목표

Lipoprotein의 기능과 임상적 평가, TG의 임상과 비만, Uric acid의 생성과 임상적 평가, 아미노산대사이상과 임상적 평가, HPLC의 특성, TLC의 특성, 형광광도계의 특성과 임상 응용, 간질환의 특성과 임상적 평가, GOT(AST)/GPT(ALT)의 임상적 평가, Lactic acid의 특성과 임상적 평가, 당뇨병과 실험동물

ASCPi 예상문제와 유사하거나 동일한 문제 번호

1, 4, 5, 8, 13, 14, 15, 20, 21, 22, 23, 28, 32, 33, 45, 46, 47, 50

모의고사 24회

01. Lipoprotein의 기능을 알맞게 연결시킨 것은?

	Lipoprotein	기 능
ⓐ	Chylomicron	식사 유래의 triglyceride의 수송
ⓑ	VLDL	Glucose, glycerol로부터 생성되는 triglyceride 수송
ⓒ	LDL	Cholesterol ester 수송
ⓓ	HDL	Free cholesterol 수송

① a, b만 ② b, c만 ③ c, d만 ④ a, c만 ⑤ b, d만

02. 지방세포(adipocytes)에서 TG가 축적되는 비만의 경우를 옳게 기술한 것은?

ⓐ Adrenaline 또는 glucagon의 분비 억제 또는 그 기능 억제
ⓑ Hormone sensitive TG-lipase의 인산화 억제
ⓒ VLDL로서의 분비 억제
ⓓ TG의 분해 억제

① a, b만 ② c, d만 ③ a, b, c만 ④ a, b, d만 ⑤ a, c, d만

03. 혈중에 LDL이 증가하는 경우 생각할 수 있는 병리 현상은?

ⓐ Bile acid의 생성 저하에 의한 소화 작용 저하
ⓑ 동맥 경화 발생 빈도 증가
ⓒ 에너지 원인인 TG가 혈중에 증가하기 때문에 세포의 에너지 생성저하
ⓓ 간세포에 TG가 축적되는 지방간이 발생할 수 있다.

① a, b만 ② b, c만 ③ a, d만 ④ a, b, c만 ⑤ b, c, d만

04. 혈중의 LDL-cholesterol의 농도를 계산하는 식은?

① Total cholesterol − (HDL-cholesterol) − TG/5
② Total cholesterol − (LDL-cholesterol) − TG/3
③ HDL-cholesterol − (LDL-cholesterol) − TG/5
④ LDL-cholesterol − (HDL-cholesterol) − TG/5
⑤ Total cholesterol + (HDL-cholesterol) − TG/5

※ 다음은 A, B 사람의 혈액으로 TG, HDL-cholesterol, total cholesterol 등을 측정한 결과이다. 물음에 답하세요. (5~11)

	TG (mg/dl)	HDL cholesterol (mg/dl)	Total cholesterol (mg/dl)
A	130	35	85
B	110	25	65

05. A, B 사람의 동맥경화지수는?

답 : A : B :

06. A, B 사람의 LDL의 농도는?

답 : A : B :

07. 옳게 설명한 것은?

ⓐ A가 B보다 비만해질 수 있다. ⓑ B가 A보다 비만해질 수 있다.
ⓒ A가 B보다 동맥경화의 발생율이 높다. ⓓ A가 B보다 동맥경화 발생율이 낮다.

① a, b만 ② b, d만 ③ a, c만 ④ a, d만 ⑤ c, d만

08. HDL-cholesterol과 total cholesterol을 효소법으로 측정할 경우 공통적으로 사용하는 효소와 공통적으로 생성시킨 H_2O_2에 첨가해 주는 물질 및 최종 생성물 및 측정파장이 옳게 연결된 것은?

	공통적으로 사용하는 효소	H_2O_2에 첨가해 주는 물질	최종생성물	측정 파장 (nm)
①	cholesterol esterase cholesterol oxidase	phenol, peroxidase, 4-aminoantipyrine	Quinone	500
②	cholesterol oxidase	phenol, oxidase	Quinone	500
③	cholesterol esterase cholesterol oxidase	phenol, catalase, 4-aminoantipyrine	Quinone	550
④	cholesterol oxidase	phenol, peroxidase	Quinoid	500
⑤	cholesterol esterase	catalase, phenol	Quinone	550

09. A, B의 HDL-cholesterol을 분리/동정/측정할 때 이용되는 기구로만 짝지어진 것은?

① 전기영동기, desitometer, 원심기, power supply
② 전기영동기, 원심기
③ 전기영동기, densitometer, 원심기, power supply
④ densitometer, 원심기, power supply
⑤ 원심기, 전기영동기

10. Lipoprotein의 염색제로 사용되지 않는 것은?

① oil red O ② sudan black B ③ Fat red 7B
④ coomassie blue ⑤ sudan Ⅲ

11. A가 고 TG 혈증 환자라면 생각할 수 있는 임상병리현상은?

> ⓐ 혈중의 LDL-cholesterol의 농도가 HDL-cholesterol 농도보다 높아질 수 있다.
> ⓑ 혈중의 VLDL-cholesterol의 농도가 HDL-cholesterol 농도보다 높아질 수 있다.
> ⓒ 혈중의 β-lipoprotein의 농도가 α-lipoprotein의 농도보다 높아질 수 있다.
> ⓓ 혈중의 α-lipoprotein의 농도가 β-lipoprotein의 농도보다 높아질 수 있다.

① a, b만 ② b, c만 ③ c, d만 ④ a, b, c만 ⑤ b, c, d만

※ 혈중에 uric acid가 증가하는 이유는 간세포에서 glucose-6-phosphatase의 활성 억제(저하) 5-phosphoribosyl pyrophosphate synthetase(PRPP)의 활성 증가 및 hypoxanthine guanine phosphoribosyl transferase (HGPRTase)의 활성 증가이다. 다음 물음에 답하세요. (12~14)

12. Glucose-6-phosphatase의 활성이 억제되면 어떤 병리현상이 동반될 수 있느냐?

① 저혈당 ② 고혈당 ③ 비만 ④ 고지혈증 ⑤ 고콜레스테롤혈증

13. PRPP, HGPRTase의 활성 증가에 의해 uric acid가 혈중에 증가하면 생각할 수 있는 병리현상은?

> ⓐ 통풍(gout) ⓑ 구토/설사/발열 ⓒ 고혈압 ⓓ 동맥경화

① a, b만 ② b, d만 ③ a, c만 ④ a, b, d만 ⑤ a~d 모두

14. Uric acid가 관절에 축적되면 통증, 염증, 발열을 동반하는 통풍이 유발된다. 이때 염증이나 통증, 발열을 일으키기 위해 생성되는 물질과 관여하는 세포는?

> ⓐ Leukotriene E_4/D_4 – 백혈구 ⓑ 활성산소 – 백혈구
> ⓒ prostaglandins E_4 – 백혈구 ⓓ hydroperoxyeicosatetraenoic acid – 백혈구

① a, b만 ② c, d만 ③ a, c, d만 ④ b, c, d만 ⑤ a~d 모두

15. Uric acid의 측정에 대해 옳게 기술한 것은?

> ⓐ 혈청에 sodium tungstate, trichloroacetic acid 등을 첨가하여 단백질을 침전시킨 후 혈청을 사용한다.
> ⓑ 효소법으로 측정할 경우 uric acid를 uricase 첨가에 의해 H_2O_2로 만든다.
> ⓒ ⓑ에서 생성된 H_2O_2에 phenol, 4-aminoantipyrine, peroxidase를 첨가하여 생성되는 formaldehyde (HCHO)를 410nm에서 측정한다.
> ⓓ H_2O_2에 methanol과 catalase를 첨가하여 만든 formaldehyde와 acetylacetone, NH_4^+를 반응 생성시킨 물질 3,5-diacetyl-1,4-dihydrolutydine을 410nm에서 측정한다.

① a, b, c만 ② a, c, d만 ③ a, b, d만 ④ b, c, d만 ⑤ a~d 모두

16. 혈중에 amino acid가 증가하면 간세포, 신경세포에서 일어날 수 있는 병리현상은?

ⓐ 간세포의 기능저하	ⓑ glutathione의 생성 저하
ⓒ 활성산소 증가	ⓓ 지방간 또는 비만형성

① a, b만　② c, d만　③ a, b, d만　④ a, c, d만　⑤ a~d 모두

17. Urine에서 phenylketone이 많이 검출되면 의심할 수 있는 병리현상은?

ⓐ Parkinson's disease　ⓑ phenylketouria　ⓒ 황체생성억제　ⓓ 혈압저하

① a, b만　② a, d만　③ b, c, d만　④ a, b, d만　⑤ a~d 모두

18. 다음에서 옳게 기술한 것은?

ⓐ 알콜성 간염일 경우 혈중에 amino acid의 증가 동반
ⓑ 간에서 amino acid의 NH_2 전이 반응이 일어나지 않으면 혈중에 GOT(AST), GPT(ALT) 등이 증가할 수 있다.
ⓒ 간에서 urea가 생성되지 않으면, 간 내부에 NH_4^+가 축적된다.
ⓓ ⓒ의 경우 신장의 H^+와 Cl^-의 방출 기전이 정상이라도 혈액의 pH는 산성으로 변한다.

① a, b만　② a, d만　③ a, c, d만　④ a, b, d만　⑤ a~d 모두

19. 옳게 기술한 것은?

ⓐ HPLC로 amino acid를 탐색/분리할 때 탐색기로서는 UV 탐색기가 적당하다.
ⓑ HPLC로 단백질의 구성 아미노산을 분석하기 위해 우선 단백질을 산(예, HCl 등)으로 처리하여 아미노산을 분해해낸다.
ⓒ HPLC로 아미노산 유도체나 catecholamine의 탐색/분리도 가능하다.
ⓓ HPLC의 chromatography에 나타나는 retention time은 시료가 HPLC의 column을 통해 분리되는 시간이다.

① a, c만　② a, d만　③ b, c만　④ b, c, d만　⑤ a~d 모두

20. Thin layer chromatography(TLC)에 대해 옳게 설명한 것은?

ⓐ 간의 lipids에서 triglyceride를 분리할 수 있다.
ⓑ 혈중의 glucose를 분리할 수 있다.
ⓒ 비만세포 중에서 생성되는 LTD_4를 분리할 수 있다.
ⓓ 혈중의 amino acid도 분리하는데 사용할 수 있다.

① a, b만　② c, d만　③ a, b, c만　④ b, c, d만　⑤ a~d 모두

21. Thin layer chromatography(TLC)에서 분리한 유기물질과 그것의 동정에 사용하는 발색제가 알맞게 연결된 것은?

ⓐ 질소화합물 – ninhydrin	ⓑ 인산화합물 – Dittmer
ⓒ 당함유화합물 – anthrone	ⓓ 모든 유기화합물 – iodine vapor

① a, c만　② a, d만　③ a, b, d만　④ b, c, d만　⑤ a~d 모두

22. Thin layer chromatography에서 분리한 인지질을 정량할 때 무엇을 측정하는가?

① 인　② 지질　③ 글리세롤　④ 지방산　⑤ 염기

23. TLC 중에서 alanine을 동정하려고 한다. 옳게 기술한 것은?

ⓐ Dittmer에 의해 발색이 되는지 확인한다.
ⓑ Ninhydrin에 의해 발색이 되는지 확인한다.
ⓒ Alanine의 표준물질과 Rf치가 동일한지 확인한다.
ⓓ Alanine의 표준물질을 시료에 첨가하여 표준물질 alanine의 Rf치를 비교한다.

① a, c만　② b, c만　③ b, d만　④ a, c, d만　⑤ b, c, d만

24. 470nm의 파장에서 흡수되는 물질을 측정, 정량 할 경우 사용되는 기구가 아닌 것은?

ⓐ visible spectrophotometer	ⓑ ultra violet spectrophotometer
ⓒ densitometer	ⓓ fluorescence spectrophotometer

① a, c만　② b, c만　③ b, d만　④ a, c, d만　⑤ b, c, d만

25. Fluorescence spectrophotometer로 amino acid를 측정할 때 amino acid에 결합시키는 형광물질, 생성물질 및 측정파장이 옳게 연결된 것은?

	형광 물질	생성 물질	측정파장(nm)
ⓐ	Mercaptoethanol	Indole	340
ⓑ	Orthopthaldehyde	Indole	440
ⓒ	Fluorenyl methyl chloroformate(FMOC)	FMOC 유도체	356
ⓓ	Ninhydrin	Ninhydrin 유도체	230

① a, c만　② a, d만　③ b, c만　④ a, b, c만　⑤ a, c, d만

26. 간질환에 의해 발생될 수 있는 병리현상은?

ⓐ 혈액응고반응의 저하	ⓑ 혈중의 철, 구리 등의 수송저하
ⓒ 혈중 free fatty acid의 증가	ⓓ 혈중의 bilirubin 의 증가

① a, b만　② c, d만　③ a, b, d만　④ b, c, d만　⑤ a~d 모두

27. 간질환으로 혈중에 유리지방산이 증가했다. 이때 나타날 수 있는 임상증상은?

ⓐ 혈중 albumin의 증가	ⓑ 혈중의 ketone body의 증가
ⓒ 에너지 요구성의 대체불가능	ⓓ 혈중의 albumin의 감소

① a, b만 ② c, d만 ③ a, c만 ④ a, d만 ⑤ b, d만

28. 다음 혈중 단백질과 그것들의 기능에 대해 옳게 기술한 것은?

ⓐ transferrin — iron의 수송	ⓑ ceruloplasmin — 구리의 수송
ⓒ apolipoprotein — 콜레스테롤의 수송	ⓓ catalase — 항산화작용

① a, b만 ② c, d만 ③ a, b, c만 ④ b, c, d만 ⑤ a~d 모두

29. Mast cell에 대해 옳게 기술한 것은?

ⓐ 혈액세포이다.	ⓑ IgE의 수용체를 가지고 있다.
ⓒ Allergy 유발 물질을 분비시킨다.	ⓓ 천식, 염증 및 통증유발물질을 생성시킨다.

① a, b만 ② c, d만 ③ a, b, d만 ④ b, c, d 만 ⑤ a~d 모두

30. SRS-A 물질로 생성될 수 있는 것은?

ⓐ arachidonic acid	ⓑ 5-hydroperoxyeicosatetraenoic acid
ⓒ phosphatidic acid	ⓓ eicosapentaenoic acid

① a, b만 ② b, c만 ③ a, d만 ④ b, d만 ⑤ c, d만

31. Allergy 유발 물질은?

ⓐ histamine	ⓑ serotonin	ⓒ LTD_4	ⓓ Ca^{2+}

① a, b만 ② b, c만 ③ b, d만 ④ a, c만 ⑤ a, d만

32. 간암의 진단 marker로서 혈중에 증가하는 단백질은?

ⓐ α-fetoprotein	ⓑ 혈액응고인자 II	ⓒ albumin	ⓓ α_2-macroglobulin

① a, b만 ② b, c만 ③ c, d만 ④ a, b, d만 ⑤ a~d 모두

33. 혈중에 증가하는 단백질과 그것과 관련되는 질환이 옳게 연결된 것은?

ⓐ haptoglobulin — 간질환	ⓑ haptoglobulin — 용혈
ⓒ α_2-macroglobulin — 간경변	ⓓ α_1-antitrypsin — 고지혈증

① a만 ② b만 ③ b, c만 ④ c, d만 ⑤ a, d만

34. 췌장염일 때 동반될 수 있는 질환과 그 질환의 원인이 될 수 있는 병리현상이 알맞게 연결된 것은?

ⓐ 소화장애 — α-amylase 분비억제	ⓑ 혈중 pH 산성 — $NaHCO_3$ 분비억제
ⓒ 고혈당 — insulin 분비억제	ⓓ 소화장애 — lipase 분비 억제

① a, b만 ② c, d만 ③ a, c만 ④ a, c, d만 ⑤ a~d 모두

35. 다음 효소 활성과 그것에 의해 일어날 수 있는 생리현상을 옳게 연결한 것은?

ⓐ collagenase 활성증가 ---------------- 피부노화
ⓑ phospholipase A_2 활성증가 ----------- 염증
ⓒ thrombin 활성증가 ------------------ 지혈 또는 혈액응고
ⓓ elastase 활성증가 ------------------- 혈중 glucose 증가

① a, b만 ② c, d만 ③ a, b, d만 ④ a, c, d만 ⑤ a~d 모두

36. 다음에서 원인과 결과가 서로 옳게 연결된 것은?

ⓐ 혈중 albumin/globulin의 비가 증가 ------------- 신장질환
ⓑ 혈중 globulin 저하 ---------------------------- 면역능 저하
ⓒ 혈중 α-fetoprotein 저하 ---------------------- Down-Syndrome
ⓓ 혈중 plasmin 저하 ---------------------------- 혈액순환장애

① a, b만 ② c, d만 ③ a, c, d만 ④ b, c, d만 ⑤ a~d 모두

37. 다음 중 서로 옳게 연결된 것은?

ⓐ albumin — 삼투압조절	ⓑ IgE — 염증
ⓒ SRS-A — 5-HPETE	ⓓ α-fetoprotein — 태아의 면역조절

① a, b만 ② c, d만 ③ a, c, d만 ④ b, c, d만 ⑤ a~d 모두

38. 천식 또는 allergy를 치료/예방하기 위한 방법을 IgE와 mast cell의 상호 관계에서 생각할 수 있는 것은?

ⓐ T-cell/B-cell의 면역조절
ⓑ LTA_4, LTB_4, LTC_4, LTD_4의 source 감소 또는 생성억제
ⓒ IgE의 기능억제
ⓓ Arachidonic acid의 생성억제

① a, b만 ② c, d만 ③ a, b, c만 ④ b, c, d만 ⑤ a~d 모두

39. 다음 중 옳게 설명한 것은?

ⓐ R_f는 물질의 이동거리에 대한 전개용매의 이동거리의 비를 의미한다.
ⓑ 혈중의 단백질을 침전시키기 위해 picric acid, trichloroacetic acid 등을 사용한다.
ⓒ 형광물질을 측정하는 파장은 emission 파장이다.
ⓓ UV/visible spectrophotometer에서의 흡수파장은 fluorescence spectrophotometer에서의 여기(exciting) 파장과 동일하다.

① a, b만 ② c, d만 ③ a, b, c만 ④ b, c, d만 ⑤ a~d 모두

※ 다음 임상 data를 보고 물음에 답하세요.

	GOT(KU/mℓ)	GPT(KU/mℓ)
정상인	76	84
환자 B	166	85

40. 환자 B에 대한 임상소견을 알맞게 기술한 것은?

ⓐ 체내에 암모니아 gas가 축적할 가능성이 있다.
ⓑ Alanine에 결합된 amino group의 전이반응이 일어나지 않을 것이다.
ⓒ Aspartate에 결합된 amino group의 전이반응이 일어나지 않을 것이다.
ⓓ Energy의 생성에 장애가 일어날 수 있다.

① a, b만 ② b, c만 ③ c, d만 ④ a, b, c만 ⑤ a, c, d만

41. 결과를 논리적으로 설명한 것은?

ⓐ 혈중 GOT가 현저하게 높고, GPT는 거의 정상인 것은 간경변의 환자로 추측할 수 있다.
ⓑ 간경변의 환자일 경우 혈중의 TG의 농도가 정상보다 낮아진다.
ⓒ 상술한 ⓐ, ⓑ로부터 환자 B는 지방간 환자로 생각할 수 있다.
ⓓ 상술한 ⓐ, ⓑ로부터 환자 B가 간암환자일수도 있다고 생각할 수 있다.

① a, b만 ② b, c만 ③ c, d만 ④ a, b, c만 ⑤ a~d 모두

42. 다음에서 알맞게 기술 한 것은?

ⓐ GOT(AST)의 기질은 aspartate, α-ketoglutarate, oxaloacetate 및 glutamate가 될 수 있다.
ⓑ α-ketoglutarate에 alanine의 아미노기를 전이시키는 효소는 GPT(ALT)이다.
ⓒ Oxaloacetate에 glutamate의 아미노기를 전이시키는 효소는 GOT(AST)이다.
ⓓ Glutamate의 아미노기를 pyruvate에 전이시키는 효소는 GPT(ALT)이다.

① a, b만 ② b, c만 ③ b, c, d만 ④ a, c, d만 ⑤ a~d 모두

43. 다음에서 알맞게 기술한 것은?

ⓐ 용혈된 혈청으로 GOT 및 GPT를 측정하면 GOT 및 GPT의 측정치가 증가한다.
ⓑ 용혈된 혈청으로 GOT 및 GPT를 측정하면 GOT는 증가하고 GPT는 거의 영향이 없다.
ⓒ GOT 및 GPT의 Karmen 단위는 1.0㎝의 공로를 가진 cell에서 340㎚의 흡광도가 혈청 1㎖에 대하여 1분간의 변화가 0.001일때의 효소량을 1단위로 한다.
ⓓ Karmen 단위를 국제단위로 환산할 때 Karmen 단위에 0.48을 곱하면 된다.

① a, b만 ② b, c만 ③ c, d만 ④ a, b, c만 ⑤ b, c, d만

44. $$\text{pyruvate} + (a) \xrightarrow{(b)} \text{lactic acid} + \text{NAD}$$ 에 대해 물음에 답하세요.

다음 중 옳은 것은?

ⓐ (a)에 사용되는 시약은 NADH이다.
ⓑ Pyruvate는 lactate로 환원되었다.
ⓒ (b)에 사용되는 시약은 lactate dehydrogenase이다.
ⓓ GOT(AST)의 측정방법이다.

① a, b만 ② b, c만 ③ c, d만 ④ a, b, c만 ⑤ b, c, d만

※ **다음 표에 대한 물음에 대해 답하세요.**

	TOTAL PROTEIN(㎖/㎗)	ALBUMIN (㎖/㎗)	GLOBULIN (㎖/㎗)	A/G
정상인	87	53	33	1.6
환자 C	77	42	35	1.2

*A=albumin, G=globulin

45. 환자 C의 경우 혈중 albumin의 농도가 정상인 보다 낮다. 다음에서 알맞게 기술한 것은?

ⓐ 환자 C의 경우 간에서 albumin의 합성이 저하된 것에 기인한다.
ⓑ 환자 C의 경우 혈중에 유리지방산(free fatty acid)의 증가가 예상된다.
ⓒ 환자 C의 경우 혈중에 간접 bilirubin의 증가가 예상된다.
ⓓ 환자 C의 globulin이 증가하는 것은 어떤 물질에 의한 간의 자체 방어 기구 조절에 기인하는 것으로 생각할 수 있다.

① a, b만 ② b, c만 ③ a, c, d만 ④ a, b, c만 ⑤ a~d 모두

46. 환자 C의 경우 혈중에 total protein이 정상보다 낮은 경우는 혈중의 plasmin, ceruloplasmin의 농도 저하를 가져올 수 있다고 생각할 때 환자 C에는 어떤 복합증세가 나타날 수 있는가?

> ⓐ 혈액응고에 의한 fibrin 혈전 형성　　ⓑ 동맥 경화증
> ⓒ 철의 결핍 현상　　ⓓ 동(구리)의 결핍증상　　ⓔ 아연의 결핍 증상

① a, b, c만　② b, c, d만　③ c, d, e만　④ a, b, d만　⑤ b, c, d, e만

47. 전기영동으로 albumin을 분리하려 한다. 틀리게 설명한 것은?

> ⓐ 전기영동을 하기 전 우선 total protein을 정량한다.
> ⓑ 전기영동의 gel 상에 분리된 albumin을 염색하는데 bromphenol blue 등을 사용할 수 있다.
> ⓒ Albumin의 등전점이 4.8일 때 total protein을 중성의 완충액에서 전기영동으로 분리하면 albumin은 양극으로 하전된다.
> ⓓ 전기영동의 gel 상에서 albumin은 모든 혈중 단백질 중 양극에 가까운 곳으로 동정 된다.

① a, b만　② b, c만　③ c, d만　④ a, b, c만　⑤ b, c, d만

※ 다음은 실험동물을 이용하여 당뇨병에 대한 PPC(polynoylphosphatidylcholine)의 효과를 조사하기 위한 실험계이다. 물음에 답하세요.

48. 옳게 기술한 것은?

> ⓐ Control group은 실제적인 control이 될 수 없다.
> ⓑ STZ의 투여는 insulin의 분비 억제를 시키기 위한 것이다.
> ⓒ Experimental group Ⅰ은 PPC의 치료효과를 보기 위한 것이다.
> ⓓ Experimental group Ⅱ는 PPC의 예방효과를 보기 위한 것이다.

① a, b만　② b, c만　③ c, d만　④ a, b, c만　⑤ a, c, d만

49. 혈청 또는 요를 시료로 하여 당뇨병을 진단하기 위한 항목으로 적당한 것은?

> ⓐ glucose　ⓑ ketone bodies　ⓒ free fatty acid　ⓓ amino acid　ⓔ Na^+

① a, b만　② c, d만　③ d, e만　④ a, b, c, d만　⑤ a–d만

50. 다음 물음에 답하여라.

> 「독성물질 ⇒ 세포장해 ⇒ 세포 유기물 생성 저하 ⇒ 혈중에 유기물의 분비 저하 ⇒ 생리적 반응 변화」라는 일련의 반응검사에서 임상적으로 질병을 진단하거나 치료 방법이 도출된다. 만약 세포 내부에서 ceruloplasmin의 생성이 저하되었다면 어떤 현상이 일어나겠는가?

① 구리이온 수송저해/항산화작용 억제　② 철이온 수송저해/빈혈
③ 지방산 수송저해/세포막 구성 억제　④ 칼슘이온 수송촉진/산화촉진
⑤ 탄산이온 수송억제/전해질 조절 저해

모의고사 24회 정답 및 해설

1. ①	2. ④	3. ④	4. ①	5. A=1.43, B=1.6		6. A=24, B=18		7. ②	8. ①
9. ①	10. ④	11. ④	12. ①	13. ⑤	14. ⑤	15. ⑤	16. ⑤	17. ⑤	18. ⑤
19. ⑤	20. ⑤	21. ⑤	22. ①	23. ⑤	24. ⑤	25. ③	26. ⑤	27. ②	28. ③
29. ④	30. ①	31. ④	32. ⑤	33. ③	34. ⑤	35. ⑤	36. ④	37. ①	38. ⑤
39. ⑤	40. ⑤	41. ④	42. ⑤	43. ⑤	44. ④	45. ⑤	46. ④	47. ②	48. ⑤
49. ⑤	50. ①								

모의고사 25회

주요 평가 목표

Glucose 증가와 임상, Ketoacidosis의 임상, 신장의 기능과 신성당뇨의 임상적 평가, 고혈압 조절호르몬과 임상적 평가, 근육의 수축과 이완관여 생리활성물질 생성, 당화헤모글로빈과 임상적 평가, C-peptide의 임상적 평가, 호흡성 acidosis와 임상, 고 탄수화물 식이의 생리현상과 임상

ASCPi 예상문제와 유사하거나 동일한 문제 번호

2, 4, 6, 22, 29, 30, 31, 39, 40, 50

모의고사 25회

※ 다음에서 적당한 것을 선택하세요.

01. 혈중에 glucose가 증가할 경우 다음 어떤 생리 반응이 일어날 수 있는가?

> ⓐ Na^+, K^+, H^+, Ca^{2+} 등의 전해질의 농도조절에 이상이 생길 수 있다.
> ⓑ Glycogen 분해가 일어나지 않을 수 있다.
> ⓒ 세포나 조직에서 물질의 산화 작용이 촉진될 수 있다.
> ⓓ Ribose나 deoxyribose의 생성이 저하될 수 있다.

① a, b만 ② c, d만 ③ a, b, c만 ④ a, c, d만 ⑤ a~d 모두

02. Ketoacidosis일 경우 다음 어떤 생리반응을 생각할 수 있는가?

> ⓐ 지방세포에서 triglyceride의 분해가 촉진되었다.
> ⓑ 혈중에 free fatty acid가 증가될 수 있다.
> ⓒ 당뇨의 증상을 가지고 있다.
> ⓓ Glucose 이외의 energy source를 필요로 한다.

① a, b만 ② c, d만 ③ a, c, d만 ④ b, c, d만 ⑤ a~d 모두

03. Renal diabetic mellitus의 경우 임상적인 소견을 옳게 기술한 것은?

> ⓐ 신장염 등의 신장의 손상을 생각할 수 있다.
> ⓑ HCO_3^- 소모가 촉진된다.
> ⓒ 혈액의 pH가 산성으로 될 수 있다.
> ⓓ 혈액의 Na^+나 K^+ 등의 전해질 농도가 변할 수 있다.

① a, b만 ② c, d만 ③ a, b, c만 ④ a, c, d만 ⑤ a~d 모두

04. 신장의 세뇨관 세포에서 H^+을 방출하는 이유는?

> ⓐ HCO_3^-를 H_2CO_3로 환원시키기 위해 ⓑ Na^+의 농도를 조절하기 위해
> ⓒ NH_4^+와 Cl^-를 체외로 방출시키기 위해 ⓓ HPO_4^{2-}를 체외로 방출시키기 위해

① a, b만 ② c, d만 ③ a, c, d만 ④ b, c, d만 ⑤ a~d 모두

05. Na^+의 재흡수를 촉진하는 호르몬은?

① aldehyde ② insulin ③ aldosterone ④ cortisol ⑤ glucagon

06. Na^+의 재흡수가 저하되면 어떤 현상이 일어나는가?

ⓐ HCO_3^-와의 결합이 저하된다.
ⓑ 혈중의 pH가 산성으로 변한다.
ⓒ 혈중의 pH가 알카리성으로 변한다.
ⓓ 혈중의 Na^+과 K^+의 농도가 조절되지 않을 수 있다.

① a, b만 ② c, d만 ③ b, d만 ④ a, b, d만 ⑤ a, c, d만

07. 혈중으로 CO_2를 가장 많이 수송하는 형태는?

① 용존 CO_2 ② HCO_3^- ③ Carbaminohemoglobin
④ H_2CO_3 ⑤ Oxyhemoglobin

08. NaCl의 섭취 부족시 일어날 수 있는 현상은?

ⓐ NH_4^+증가 ⓑ H^+ 증가
ⓒ α-amylase의 활성촉진 ⓓ metabolic hyperchloremic acidosis가 일어날 수 있다.

① a, b만 ② c, d만 ③ b, d만 ④ a, b, d만 ⑤ a, c, d만

09. Kidney에서 분비되는 prorenin에 대해서 옳게 기술한 것은?

ⓐ Adrenaline에 의해 분비가 촉진된다.
ⓑ Aldosterone에 의해 분비가 촉진된다.
ⓒ 혈중의 kallikrein에 의해 분해된다.
ⓓ Angiotensinogen을 분해하는 단백분해 효소로서 혈압을 상승시킨다.

① a, b만 ② c, d만 ③ a, b, d만 ④ a, c, d만 ⑤ a~d 모두

10. 혈중의 kininogen에 대해 옳게 기술한 것은?

ⓐ Kallikrein에 의해 분해되어 kinin(bradykinin)으로 변한다.
ⓑ 혈관이나 평활근세포 및 신경의 말단에 작용한다.
ⓒ 혈관의 이완 작용이 있다.
ⓓ 혈압을 저하시킨다.

① a, b만 ② c, d만 ③ a, b, d만 ④ b, c, d만 ⑤ a~d 모두

11. 고혈압 치료제로 사용되는 약물은?

ⓐ captopril ⓑ theophylline ⓒ verapamil ⓓ kinin

① a, b만 ② c, d만 ③ a, b, d만 ④ b, c, d만 ⑤ a, b, c만

12. pH = pK+ log[HCO_3^-] / [H_2CO_3]에서 [H_2CO_3]는 다음 어느 것에 비례 하는가?

① HCO_3^- 농도 ② H^+ 농도 ③ CO_2 분압 ④ H_2CO_3의 해리 정수 ⑤ H_2O의 농도

13. 근육의 이완에 관련하는 prostaglandin과 그것의 전구체가 옳게 연결되어 있는 것은?

	prostaglandin	전구체
①	cGMP	GTP
②	cAMP	ATP
③	PGE_2	arachidonic acid
④	$PGF_2\alpha$	arachidonic acid
⑤	$PGF_2\alpha$	linolenic acid

14. 근육의 수축과 이완에 관여하는 물질은 어느 것인가?

ⓐ ATP ⓑ GTP ⓒ cAMP ⓓ cGMP

① a, b만 ② c, d만 ③ a, b, d만 ④ b, c, d만 ⑤ a~d 모두

15. 근육 및 혈관의 이완과 확장에 관여하는 prostaglandin과 그것의 전구체가 알맞게 짝지어진 것은?

	prostaglandin	전구체
ⓐ	PGE_2	linolenic acid
ⓑ	PGI_2	arachidonic acid
ⓒ	PGI_3	eicosapentaenoic acid
ⓓ	$PGF_2\alpha$	linolenic acid

① a, b만 ② c, d만 ③ b, c만 ④ b, d만 ⑤ a, d만

16. 혈압상승 물질과 그것의 생성 효소가 알맞게 짝지어 진 것은?

	혈압상승물질	생성효소
ⓐ	angiotensin Ⅱ	angiotensin Ⅱ 전환효소
ⓑ	renin	kallikrein
ⓒ	kinin	kallikrein
ⓓ	angiotensinogen	aldosterone

① a, b만 ② c, d만 ③ b, c만 ④ b, d만 ⑤ a, d만

17. Phosphatidylcholine에 작용하는 신경전달 물질인 acetylcholine의 전구물질을 생성시키는 효소는?

① phospholipase C ② TG-lipase ③ phospholipase D
④ phospholipase A_1 ⑤ phospholipase A_2

18. 절식이나 고혈당증일 때 생성되는 ketone body의 전구체가 될 수 없는 것은?

ⓐ free fatty acid ⓑ lysine ⓒ alanine ⓓ glutamic acid

① a, b만 ② c, d만 ③ a, c만 ④ a, d만 ⑤ b, d만

19. 당뇨병(증)일 때 혈중에 증가 할 수 있는 것은?

> ⓐ free fatty acid ⓑ acetoacetate ⓒ β-hydroxybutyrate ⓓ Triglyceride

① a, b만 ② c, d만 ③ a, b, d만 ④ b, c, d만 ⑤ a~d 모두

20. 당뇨에 의해 에너지 대체물질의 생성 및 산화의 결과 혈중에 증가 할 수 있는 것은?

① CO_2 ② glucagon ③ insulin ④ glucose ⑤ Na^+

21. 다음에서 인산화되어야만 활성을 가지는 효소는?

> ⓐ Adipocytes의 hormone-sensitive lipase ⓑ Liver의 phosphorylase-b
> ⓒ Liver의 glucose-6-phosphatase ⓓ 췌장의 α-amylase

① a, b만 ② c, d만 ③ a, b, d만 ④ b, c, d만 ⑤ a~d 모두

22. Hypoglycemia일 경우 glucose를 제공해 주기 위해 일어나는 생리 반응에 대해 옳게 설명한 것은?

> ⓐ Adipocytes의 hormone-sensitive lipase가 TG를 분해한다.
> ⓑ Liver에서 glycogen의 분해가 시작된다.
> ⓒ 췌장의 α-cell에서 insulin이 분비된다.
> ⓓ 췌장의 β-cell에서 glucagon이 분비된다.

① a, b만 ② c, d만 ③ a, c만 ④ a, d만 ⑤ b, d만

23. 에너지를 이용하여 세포의 내부/외부의 전해질을 조절하는 효소는?

> ⓐ Na^+과 K^+의 농도 조절 효소 ⓑ Ca^{2+} 농도 조절 효소
> ⓒ HCO_3^- 농도 조절 효소 ⓓ H^+ 농도 조절 효소

① a, b만 ② c, d만 ③ a, b, d만 ④ b, c, d만 ⑤ a, c, d만

24. 지혈이나 출혈을 검사하기 위해 사용하는 시료와 그 측정 항목은?

	시 료	측정항목
ⓐ	혈소판	혈소판 응집
ⓑ	혈장	혈액응고
ⓒ	적혈구	용혈
ⓓ	백혈구	면역반응

① a, b만 ② c, d만 ③ a, c만 ④ a, d만 ⑤ b, d만

25. 혈청을 제조하는 방법은?

> ⓐ 적혈구가 용혈되지 않게 한다. ⓑ 혈액에서 혈장을 제외한다.
> ⓒ 혈장에서 혈액응고 인자를 제외한다. ⓓ 혈액에서 세포를 제외시킨다.

① a, b만 ② c, d만 ③ a, c, d만 ④ b, c, d만 ⑤ a, b, c만

26. 고지혈증이나 지방간 등을 진단할 때 사용되는 혈액성분은?

① whole blood ② 혈구세포 ③ 혈장 ④ 혈청 ⑤ 정맥혈액

27. 임상적인 진단을 위해 고려해야 할 사항은?

ⓐ 측정항목에 대한 병리학적인 의의를 알아야 한다.
ⓑ 측정항목이 세포나 조직에서의 생리적 중요성을 알아야 한다.
ⓒ 측정항목이 혈중에 분비되는 mechanism을 이해해야 한다.
ⓓ 생명체의 생존 조건에 대해 이해해야 한다.

① a, b만 ② c, d만 ③ a, b, c만 ④ a, b, d만 ⑤ a~d 모두

28. 간질환이 있을 경우 다음 어느 것을 생각할 수 있는가?

ⓐ 혈액의 응고가 억제 될 수 있다.
ⓑ Glucose의 산화가 억제 될 수 있다.
ⓒ ⓑ 때문에 간에서 물질의 과산화가 일어날 수 있다.
ⓓ Albumin 등의 단백질 합성이 저하 될 수 있다.

① a, b만 ② c, d만 ③ a, b, c만 ④ b, c, d만 ⑤ a~d 모두

29. 당뇨병의 진단항목으로서 혈중의 insulin의 농도를 반영하는 것은?

① HbA1C ② C-peptide ③ ketone bodies ④ free fatty acid ⑤ calcium

30. 당화 헤모글로빈에 대해 옳게 기술한 것은?

ⓐ HbA1C로서 Hb의 lysine의 NH_2와 glucose의 aldehyde가 축합반응한 것
ⓑ 당뇨의 진단항목에 이용
ⓒ 혈중에서의 수명은 120일
ⓓ 혈중농도는 2~3개월 전부터의 공복시 혈당치를 반영

① a, b만 ② c, d 만 ③ a, b, c만 ④ a, c, d만 ⑤ a~d 모두

31. 비만, Cushing 증후군, 갑상선기능항진증, 신부전증 등을 동반하는 경우 C-peptide에 대해 옳게 기술한 것은?

ⓐ 혈중의 농도는 증가한다. ⓑ 혈중의 농도는 낮아진다.
ⓒ 췌장염도 함께 유발된다. ⓓ 당뇨가 발생할 수 있다.

① a, b만 ② a, c만 ③ a, d만 ④ b, c만 ⑤ b, d만

32. 신장에서 H^+가 방출되지 않으면 일어날 수 있는 임상현상은?

ⓐ Cl^-이 축적된다 ⓑ NH_4^+가 축적된다
ⓒ HCO_3^-가 증가한다 ⓓ HCO_3^-가 감소한다

① a, b만 ② c, d만 ③ a, b, c만 ④ b, c, d만 ⑤ a~d 모두

33. 혈중에 β–hydroxybutyric acid 등의 유기산이 증가하는 경우의 임상현상은?

> ⓐ 일차적으로 HCO_3^- 가 감소하고 2차적으로 pCO_2가 저하한다.
> ⓑ 대사성 acidosis가 일어난다.
> ⓒ 신장기능에 이상이 생길 수 있다.
> ⓓ 고혈압이 일어날 수 있다.

① a, b만 ② c, d만 ③ a, b, c만 ④ a, c, d만 ⑤ a~d 모두

34. ATP가 대량 소비되었을 경우의 임상현상은?

> ⓐ lactic acid 가 대량 생성되어 혈중으로 분비된다.
> ⓑ HCO_3^-의 소비가 증가한다.
> ⓒ H^+의 혈중으로의 분비가 증가한다.
> ⓓ β–hydroxybutyric acid가 혈중에서 증가한다.

① a, b만 ② c, d만 ③ a, b, c만 ④ b, c, d만 ⑤ a~d 모두

35. CO_2의 운반 형태는?

> ⓐ HCO_3^- ⓑ 용존 CO_2 ⓒ carbaminohemoglobin

① a, b만 ② a만 ③ b만 ④ c만 ⑤ a, b, c 모두

36. Alcoholic 호흡성 acidosis의 발생원인은?

> ⓐ alcohol의 산화분해에 의한 NADH의 생성증가
> ⓑ NADH의 완전산화에 의한 혈중 CO_2의 증가
> ⓒ alcohol의 산화분해에 의한 acetate의 생성
> ⓓ acetate의 완전산화에 의한 혈중 CO_2의 증가

① a, b만 ② c, d만 ③ a, b, c만 ④ b, c, d만 ⑤ a~d 모두

37. 근육의 수축에 관련하는 물질들은?

> ⓐ Ca^{2+} ⓑ 인산화된 myosin light chain ⓒ PGE_2 ⓓ Ca^{2+}/calmodulin

① a, b만 ② b, c만 ③ a, b, c만 ④ a, b, d만 ⑤ a~d 모두

※ 다음 적당한 것을 선택하세요.

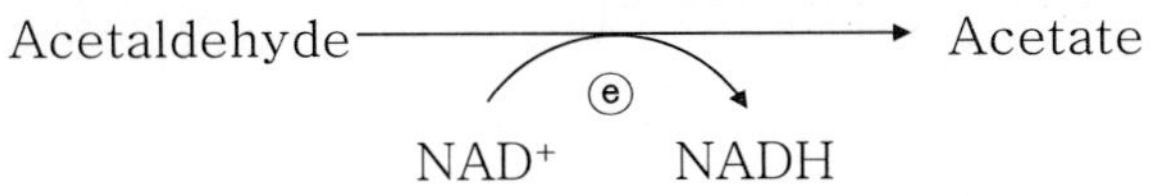

에 대한 물음의 답을 보기에서 찾으시오 (38~45).

38. 산화제로 사용된 것은?

답 : ______________________

39. ⓔ의 효소는?

답 : ______________________

40. ⓔ의 효소분류번호는?

답 : ______________________

41. Acetate는 주로 어디에서 산화되는가?

답 : ______________________

42. Acetate가 산화・분해되어 생성되는 것은?

답 : ______________________

43. 42의 결과 혈액의 pH는?

답 : ______________________

44. 43의 pH 변화에 의한 병리현상은?

답 : ______________________

45. 43의 치료를 위해 무엇을 투여하면 될까?

답 : ______________________

〈보 기〉

NAD^+, NADH, aldehyde dehydrogenase, aldehyde reductase, aldehyde oxidase, 1번, 3번, brain, tissue, muscle, CO_2, H_2O, ATP, 산성, 알칼리성, 중성, 대사성 acidosis, 대사성 alkalosis, 호흡성 acidosis, 생리식염수, 링거액

46. 에너지 대체물질로 사용되는 ketone bodies의 source와 제공 tissue가 옳게 연결된 것은?

	source	제공 tissue
ⓐ	유리지방산	지방세포
ⓑ	lysine	근육
ⓒ	leucine	근육
ⓓ	유리지방산	근육

① a, b만 ② c, d만 ③ a, b, c만 ④ b, c, d만 ⑤ a, c, d만

47. 다음을 만족시키는 것은?

- 비만일 때 합성 증가
- Bone의 칼슘을 blood로 흡수시켜 혈중 칼슘농도 증가
- HMG-CoA reductase에 의해 합성 촉진

① vitamin D_3 ② cholesterol ③ β-hydroxybutyrate
④ bile acid ⑤ insulin

48. High carbohydrate diet시의 생리현상은?

ⓐ acetoacetate의 생성억제 ⓑ malonyl-CoA의 생성 증가
ⓒ 근육통증 ⓓ 피곤

① a, b만 ② c, d만 ③ a, b, c만 ④ a, c, d만 ⑤ a, b, c, d만

49. Carnitine acyltransferase Ⅰ, Ⅱ의 결핍 때 일어날 수 있는 병리현상은?

ⓐ 근육통 ⓑ 피로 ⓒ 수척(severe weakness) ⓓ 비만

① a, b만 ② a, c만 ③ a, b, c만 ④ b, c, d만 ⑤ a, b, d만

50. 기아나 당뇨시 담즙산과 콜레스테롤의 합성이 저하되는 이유는?

① HMG-CoA reductase 활성 저하
② lyase의 활성 저하
③ carnithine acyltransferase의 활성 촉진
④ catalase의 활성 촉진
⑤ glutathione peroxidase의 활성 억제

모의고사 25회 정답 및 해설

1. ④	2. ⑤	3. ④	4. ⑤	5. ③	6. ⑤	7. ②	8. ①	9. ⑤	10. ⑤
11. ⑤	12. ③	13. ③	14. ⑤	15. ③	16. ①	17. ③	18. ①	19. ⑤	20. ①
21. ①	22. ①	23. ③	24. ①	25. ②	26. ④	27. ⑤	28. ⑤	29. ②	30. ⑤
31. ③	32. ③	33. ③	34. ③	35. ⑤	36. ⑤	37. ④	38. NAD^+	39. aldehyde dehydrogenase	
40. 1번	41. brain, muscle	42. CO_2, H_2O, ATP				43. 산성	44. 호흡성 acidosis		
45. 생리식염수, 링거액		46. ③	47. ①	48. ⑤	49. ③	50. ①			

모의고사 26회

주요 평가 목표

급성심근경색의 지표물질과 임상적 평가, 심부전증의 임상적 평가, Lactic acidosis와 임상적 평가, ALP의 측정원리와 임상적 평가, 단백질 침전제의 특징, 생명유지의 화학적 조건, 단당류의 종류와 기능특성, Luft's disease의 임상적 평가, 당뇨의 생리현상과 호르몬의 기능, 과산화수소의 생성과 생리반응, 혈중단백질의 기능과 임상적 평가

ASCPi 예상문제와 유사하거나 동일한 문제 번호

1, 2, 3, 4, 23, 40, 41, 46, 48, 50

모의고사 26회

01. 급성 심근경색의 경우 흉통 1시간(이내)에 혈중에 증가하는 것은? (CK ; creatinine kinase)

① CK-MB　② CK-BB　③ CK-MM　④ GOT　⑤ LDH

02. 심근경색증에서 특징적으로 혈중에 증가하는 LD(H)의 isozyme의 일종은?

① creatinine kinase
② Aldolase
③ α-hydroxybutyrate dehydrogenase
④ α-hydroxyacetylate hydrogenase
⑤ α-hydroxybutyrate hydrogenase

03. Creatine-phosphate에 대하여 옳게 기술한 것은?

ⓐ 근육이나 심근의 ATP 생성 source로 이용된다.
ⓑ 근육이나 심근의 ATP 저장물질이다.
ⓒ Creatine kinase에 의해 creatine과 phosphate로 분해된다.
ⓓ ⓒ의 phosphate는 ADP와 결합하여 ATP가 된다.

① a, b만　② b, d만　③ a, c, d만　④ b, c, d만　⑤ a~d 모두

04. Creatine + ATP ↔ creatine-phosphate + ADP 에 대해서 옳게 설명한 것은?

ⓐ ATP는 glucose 등의 산화에 의해서 생성되기도 한다.
ⓑ ATP는 creatine kinase의 보효소로 사용된다.
ⓒ 운동을 할 경우 creatine-phosphate는 ATP의 source로써 사용된다.
ⓓ Creatine은 arginine, glycine 및 methionine으로부터 생성된다.

① a, c만　② b, d만　③ a, b, c만　④ b, c, d만　⑤ a~d 모두

05. 근육이 이완할 때 필요한 생리적 반응은?

ⓐ Ca^{2+}-ATPase의 활성 증가　ⓑ ATP가 ADP로 변화
ⓒ 근육세포내부의 Ca^{2+} 감소　ⓓ ADP가 ATP 로 변화

① a, c만　② b, d만　③ a, b, c만　④ a, c, d만　⑤ a~d 모두

06. 심부전증 치료를 위해 사용하는 약물과 그것의 기능이 옳게 연결된 것은?

	치료약물	기 능
ⓐ	digoxin	Na^+/K^+-ATPase의 저해에 의한 Ca^{2+} 방출 억제
ⓑ	digoxin	Ca^{2+}-ATPase의 저해에 의한 Ca^{2+} 방출억제
ⓒ	nitroglycerin	Ca^{2+} 의 동원 억제
ⓓ	digoxin	Ca^{2+} 방출 억제에 의한 심근의 수축 유지

① a, c만 ② b, c만 ③ a, d만 ④ b, d만 ⑤ a~d 모두

07. 10mM의 pyruvic acid(분자량 88.06) 100ml를 제조하는데 필요한 pyruvic acid의 양을 구하는 공식을 간단히 표시하라. (주관식)

답 : ______________________

08. LD(H)의 측정 때 lactate를 기질로 하여 측정하는 방법에 대해 옳게 기술한 것은?

ⓐ 보효소로 NADH가 필요하다.
ⓑ 보효소로 NAD^+가 필요하다.
ⓒ 측정하는 LD(H)는 $LD(H)_1$이다.
ⓓ 생성된 NADH를 산화시키는 diphorase와 산화형 지시약 tetrazolium을 이용할 수 있다.

① a, c만 ② b, c만 ③ a, c, d만 ④ b, c, d만 ⑤ a, d만

09. 다음에서 옳게 기술한 것은?

ⓐ Quinoid를 산화시키면 Quinone이 된다.
ⓑ NADH의 산화를 방지하기 위해 갈색병에 저장하는 것이 좋다.
ⓒ CK-BB는 정상 성인의 경우 혈중에서 발견된다.
ⓓ 급성심근경색의 경우 혈중에 CK-MB 이외에 GOT, LD(H), α-hydroxybutyrate dehyrogenase 및 aldolase도 증가한다.

① a, b만 ② c, d만 ③ a, b, c만 ④ a, b, d만 ⑤ b, c, d만

10. Lactic acidosis에 대해 옳게 기술한 것은?

ⓐ 혈중에 CO_2가 증가한다. ⓑ 혈중에 H_2CO_3가 증가한다.
ⓒ 혈중에 HCO_3^-가 소비한다. ⓓ 혈중에 H^+가 증가한다.

① a, c만 ② a, d만 ③ a, b, d만 ④ a, c, d만 ⑤ a~d 모두

11. Lactic acidosis와 동반될 수 있는 질환은?

ⓐ 협심증 ⓑ 용혈성 빈혈 ⓒ 당뇨병 ⓓ 혼수상태

① a, b만 ② c, d만 ③ a, b, c만 ④ b, c, d만 ⑤ a~d 모두

(E)
Phenolphthalein phosphate → phenolphthalein + phosphate 에 대한 물음에 답하세요.
(문제 12~16)

12. E에 적당한 효소는?

답 : ______________________

13. Phenolphthalein은 염기성지시약이다. 알카리에 의해 홍색 또는 담홍색으로 변하는 pH 영역은?

① pH 8.3~10.0 ② pH 5.3~8.3 ③ pH 4.8~5.3 ④ pH 12.0~14.0 ⑤ pH 7.0~8.3

14. Phenolphthalein 10ml에 1N NaOH를 5ml를 적정하였더니 홍색 또는 담홍색으로 변하였다. 이때 phenolphthalein의 농도는 몇 normality 인가? (주관식, 문제 풀이방식기입)

답 : ______________________

15. 문제 14처럼 적정하는 방법은 어떤 분석방법인가?

ⓐ 정성분석	ⓑ 정량분석	ⓒ 중량분석	ⓓ 용량분석

① a, c만 ② b, c만 ③ b, d만 ④ c, d만 ⑤ a, d만

16. 14번에서 구한 phenolphthalein은 몇 몰농도인가?
(단, phenolphthalein의 이온가수는 2가) → 주관식, 문제풀이방식 기입

답 : ______________________

17. 임신 5개월 이후 혈청에 증가하는 ALP의 isozyme과 유래하는 장기가 옳게 연결된 것은?

	ALP isozyme	유래장기
①	ALP_4	태반
②	ALP_4	뼈
③	ALP_2	간
④	ALP_3	뼈
⑤	ALP_3	간

※ ALP의 isozyme을 전기영동으로 분리했다. 물음에 답하세요 (문제 18~19).

18. 혈중 단백질의 α_2영역에 나타나는 ALP의 isozyme 과 그것으로 진단가능한 질환은?

① ALP_2 — 간, 담도 질환 ② ALP_3 — 골전이성암 ③ ALP_4 — 원발성간암
④ ALP_5 — 간경변증 ⑤ ALP_6 — 만성간염

19. β영역에 나타나는 ALP의 isozyme과 그것으로 진단가능한 질환은?

① ALP_6 — 간경변증 ② ALP_5 — 신부전증 ③ ALP_4 — 골전이성암
④ ALP_3 — 간담도질환 ⑤ ALP_1 — 폐쇄성황달

20. ALP의 측정 때 혈중 단백질을 제거해야 하는 방법은?

ⓐ Bodansky/Shinowara법	ⓑ King–Amstrong법
ⓒ Moss–King법	ⓓ Jacoby–Bag법

① a, b만 ② a, c만 ③ a, d만 ④ b, c만 ⑤ b, d만

21. 다음은 혈중 또는 단백질 수용액 중의 단백질을 침전시킬 때 사용하는 시약과 단백질과 결합하는 이온이 서로 옳게 연결된 것은?

ⓐ Na_2WO_4 — $2Na^+$	ⓑ Na_2WO_4 — WO_4^{2-}
ⓒ Cl3COOH — Cl_3COO^-	ⓓ Cl3COOH — H^+

① a만 ② d만 ③ a, c만 ④ b, c만 ⑤ a, d만

22. Somogyi–Nelson법으로 혈중 단백질을 침전・제거시킬 때 사용하는 시약과 단백질이 결합하여 침전하는 이온은?

① $Ba(OH)_2/ZnSO_4$ — Zn^{2+} ② $Ba(OH)_2/H_2SO_4$ — $2H^+$
③ Na_2WO_4 — $2Na^+$ ④ Na_2WO_4 — WO_4^{2-}
⑤ $NaOH/ZnSO_4$ — Zn^{2+}

23. 생명에 필요한 화학적 조건을 알맞게 기술한 것으로만 구성된 것은?

ⓐ 인체는 세포 → 조직 → 기관 등처럼 고도로 조직화된 상태가 유지되어야 한다.
ⓑ Energy 획득을 위해 산소, 물, 각종 이온 및 생체 고분자 물질들이 서로 상호 전환되는 기구가 존재해야 한다.
ⓒ 세포, 조직 및 기관을 형성하는 물질을 생성, 분해시키는 기구가 존재해야 한다.
ⓓ 자기 항상성 및 자기 복제를 하는 기구가 존재해야 한다.

① a, b, c만 ② b, c, d만 ③ a, c, d만 ④ b, c만 ⑤ a~d 모두

24. R–OH/R1–C=O–R_2는 각각 어떤 functional group인가?

① hydroxyl/carbonyl ② hydroxyl/aldehyde
③ aldehyde/carbonyl ④ carbonyl/aldehyde

25. 유기화합물을 구성하는 탄소, 수소, 산소, 질소의 결합 특이성을 틀리게 설명한 것은?

① 수소와 산소는 공유결합을 형성한다.
② 탄소, 산소, 질소는 서로 전자쌍을 공유하여 결합할 수 있다.
③ 탄소원자는 다른 탄소원자와 서로 전자를 공유할 수 없다.
④ 탄소는 수소 및 황(S)과 공유결합을 할 수 있다.

26. 다음 기술 중 적당하지 않은 것은?

① Carbonyl group을 가진 화합물을 케톤 화합물이라고 한다.
② 탄수화물에는 carbonyl group을 가지고 있지 않다.
③ 인체에 존재하는 단백질 중 당과 지질이 결합되어 있지 않은 것은 albumin과 prealbumin이다.
④ Hydroxyl group과 aldehyde group을 가지고 있는 탄수화물을 aldose라고 한다.

27. 다음 단당류를 알맞게 분류해 놓은 것은?

ⓐ glyceraldehyde — 3탄당	ⓑ ribose — 6탄당	ⓒ xylose — 5탄당
ⓓ fructose — 5탄당	ⓔ erythrose — 4탄당	

① a, b, c만 ② b, c, d만 ③ c, d, e만 ④ a, c, d만 ⑤ a, c, e만

28. Pentose phosphate pathway에서 생성되는 중간대사산물은?

① heptose ② erythrose ③ glucose ④ fructose ⑤ galactose

29. 어느 단당류의 분자 중에 p개의 부제탄소가 함유되어 있다. 이것은 몇 개의 입체이성체를 가질 수 있는가?

① p개 ② 2×p개 ③ 2p개 ④ 3p개 ⑤ p2개

30. 다음에서 틀리게 기술한 것은?

① Amylose는 iodine과 결합하여 적자색을 나타내며, 이 비색은 540nm에서 흡수된다.
② Amylose에 또 다른 amylose가 α-1,6-glycoside 결합을 하고 있는 것을 amylopectin이라 한다.
③ Amylopectin은 iodine과 결합하여 purple 색을 나타내며, 이것은 540nm에서 흡수된다.
④ Amylose와 amylopectin은 homopolysaccharide이다.

31. Fructose에 대해서 알맞게 설명한 것으로만 구성되어 있는 것은?

ⓐ Inulin의 한 구성분이다.	ⓑ 단당류이다.
ⓒ aldehyde group을 가지고 있다.	ⓓ 5탄당이다.

① a, b만 ② a, c만 ③ a, d만 ④ b, c만 ⑤ c, d만

32. Inulin에 대해 틀리게 설명한 것은?

① 여러 가지의 단당류가 결합된 heteropolysaccharide이다.
② Fructose로만 구성되어 있다.
③ 사람에게는 이것을 소화시키는 효소가 없다.
④ Renal의 기능 검정에 이용된다.
⑤ 국화류의 꽃에 함유되어 있다.

33. Luft's disease의 특성을 옳게 기술한 것은?

ⓐ Mitochondria의 H^+-ATPase의 기능저하	ⓑ ⓐ에 의한 O_2의 이용률 저하
ⓒ Parkinson's disease 발생 촉진	ⓓ Alzheimer disease 발생 촉진

① a, b만 ② c, d만 ③ a, b, c만 ④ b, c, d만 ⑤ a~d 모두

34. 다음에서 ketone body 생성과 산화에 필요한 물질은?

① NADPH ② NADH ③ oxidase ④ peroxidase ⑤ catalase

35. Muscle, brain, kidney에서만 ketone bodies가 생성된다. 이와 관련된 효소는?

① Succinate-CoA transferase ② H^+-ATPase
③ NADH-dehydrogenase ④ HMG-CoA synthetase
⑤ β-hydroxybutyrate dehydrogenase

36. 유리지방산이 ketone bodies의 합성원으로 사용되기 위해서 만들어지는 물질과 그것이 생성되는 세포소기관은?

	생성 물질	세포 소기관
①	acetyl-CoA	mitochondria
②	carnitine	cytosol
③	cholesterol	endoplasmic reticulum
④	acetyl-CoA	endoplasmic reticulum
⑤	acetoacetate	cytosol

37. Mitochondria의 손상, 조직파괴 및 기타 노화현상의 경우 다음 어느 효소의 결핍에 의한 것인가?

ⓐ Glutathione peroxidase의 결핍/저하	ⓑ Catalase의 결핍/저하
ⓒ NADPH-glutathione peroxidase의 결핍/저하	ⓓ Superoxide dismutase의 활성 촉진

① a, b만 ② c, d만 ③ a, b, c만 ④ a, c, d만 ⑤ b, c, d만

38. 37번의 결과 생성될 수 있는 것은?

ⓐ hydrogen peroxide ⓑ water ⓒ hydroxyl radical ⓓ oxygen

① a, b만 ② a, c만 ③ a, d만 ④ b, c만 ⑤ b, d만

39. 당뇨일 때 소화가 되지 않는 이유는?

ⓐ 콜레스테롤 합성 저하	ⓑ 담즙산 합성 저하
ⓒ 비타민 D_3 합성 촉진	ⓓ ketone body 합성 저하

① a, b만 ② b, c만 ③ b, d만 ④ a, b, c만 ⑤ b, c, d만

40. 다음 당뇨(DM)에 대해 옳게 연결한 것은? (*IDDM → Insulin dependent, NID → Non-insulin dependent)

> ⓐ IDDM ····· insulin 생성분비장애 ····· 유전적 원인
> ⓑ NIDDM ····· glucose 이용조직/세포장해 ····· 후천적 요인
> ⓒ Renal DM ····· 신장의 장해 ····· glucose 재흡수 장해
> ⓓ 식사성 DM ····· 과잉의 glucose 생성 ····· glucose 처리장해

① a, b만 ② c, d만 ③ a, b, c만 ④ b, c, d만 ⑤ a~d 모두

41. Glucagon과 insulin의 분비에 의해 일어날 수 있는 생리현상을 옳게 기술한 것은?

> ⓐ 식사 후에는 insulin이 분비된다.
> ⓑ Glucagon이 insulin보다 많이 분비되면 고혈당 증세를 일으킨다.
> ⓒ Glucagon이 insulin보다 적게 분비되면 저혈당 증세를 일으킨다.
> ⓓ Insulin과 glucagon이 평형하게 분비되면 고혈당/저혈당 현상이 일어나지 않는다.

① a, b만 ② b, c만 ③ a, b, c 만 ④ b, c, d 만 ⑤ a~d 모두

42. 당뇨의 경우 근육 단백질의 분해에 의해 생기는 glucose의 전구 아미노산이 아닌 것은?

> ⓐ alanine ⓑ lycine ⓒ phenylalanine ⓓ leucine

① a, b만 ② b, c만 ③ b, d만 ④ a, c만 ⑤ a, d만

43. 당뇨의 임상적 진단 항목은?

> ⓐ HbA_{1C} ⓑ C-peptide ⓒ ketone body ⓓ glucose

① a, b만 ② c, d만 ③ a, b, d만 ④ b, c, d만 ⑤ a~d 모두

44. 혈중 albumin이 저하되었을 경우 생각할 수 있는 병리현상은?

> ⓐ 간경화(간경변), 간염
> ⓑ 지방산의 수송저하에 의한 에너지 생성 저하
> ⓒ 교질 삼투압의 저하
> ⓓ 조직에 물이 저장되는 부종 발생

① a, b만 ② c, d만 ③ a, b, c만 ④ b, c, d만 ⑤ a~d 모두

45. 간암의 경우 혈중에 증가하는 단백질은?

① α-fetoprotein ② ceruloplasmin ③ albumine ④ trypsin ⑤ haptoglobulin

46. 혈중 단백질의 증감에 의해 발생될 수 있는 병리현상은?

> ⓐ Ceruloplasmin 감소 ····· Ca^{2+}수송 감소 ····· 산화 촉진
> ⓑ α_2-macroglobulin 증가 ····· plasmin 기능 저해 ····· 지혈 촉진
> ⓒ Haptoglobulin 감소 ····· Hb 및 Fe^{2+}의 방출 ····· 산소 결핍
> ⓓ C-reactive protein 증가 ····· 염증성 질환

① a, b만　② b, c만　③ a, b, c만　④ b, c, d만　⑤ a~d 모두

47. 다음을 만족시키는 혈중 단백질은?

> · Plasmin의 기능 억제
> · 종양 질환에서 혈중에 증가
> · Trypsin 및 chymotrypsin의 억제에 의한 peptide 분해억제

① α_2-macroglobulin　② α_1-acid glycoprotein　③ α_1-antitrypsin
④ fibrinogen　⑤ serum-amyloid A

48. 염증의 진단지표로서 혈중에 증가하는 단백질은?

> ⓐ serum-amyloid A　ⓑ C-reactive protein
> ⓒ albumin　ⓓ Haptoglobulin

① a, b만　② b, c만　③ c, d만　④ a, c만　⑤ a, d만

49. 자가 면역성질환을 일으키는 혈중 단백질은?

① IgG　② IgE　③ acetylcholine
④ C-reactive protein　⑤ α-fetoprotein

50. 동맥경화 억제성 혈중 단백질은?

① α-fetoprotein　② α_1-antitrypsin　③ α_2-macroglobulin
④ high density lipoprotein(HDL)　⑤ low density lipoprotein(LDL)

모의고사 26회 정답 및 해설

1. ① 2. ③ 3. ⑤ 4. ⑤ 5. ③ 6. ③ 7. 10×10-3M×88.06×100×10-3ℓ =0.08806g

8. ④ 9. ④ 10. ⑤ 11. ⑤ 12. ALP 13. ① 14. MV=M'V' → 10ml×N=1N×5ml → 0.5N

15. ③ 16. N=nM, M=N/n=0.5N/2=0.25M 17. ① 18. ① 19. ② 20. ② 21. ④

22. ① 23. ⑤ 24. ① 25. ③ 26. ② 27. ⑤ 28. ④ 29. ③ 30. ① 31. ①

32. ① 33. ⑤ 34. ② 35. ① 36. ① 37. ③ 38. ② 39. ① 40. ⑤ 41. ⑤

42. ③ 43. ⑤ 44. ⑤ 45. ① 46. ④ 47. ③ 48. ① 49. ① 50. ④

모의고사 27회

주요 평가 목표

건조제와 세척제의 특성과 이용, 간질환의 임상지표, Creatinin/Creatine의 측정법의 특성, 혈청무기물질의 임상적 평가, 혈중단백질의 특성과 임상적 평가, 저산소증의 특성과 임상, 근육수축의 생리적 반응과 임상, 중증간질환의 임상, Leukotrienes과 임상적 평가, 고지혈증의 임상, 임상지표와 용혈청의 문제점

ASCPi 예상문제와 유사하거나 동일한 문제 번호

4, 7, 20, 49

모의고사 27회

※ 다음 물음에 적당한 것을 선택하세요.

01. UV/visible spectrophotometer를 사용한 후 cuvet(cell=시료용기)을 세척하려고 한다. 맞게 설명된 것은?

ⓐ 강산이나 알칼리성 용매로 세척해서는 안된다.
ⓑ 1N HCl또는 1N NaOH용액으로 세척한다.
ⓒ Detergent로 세척한 후 증류수로 rinse한다.
ⓓ 중크롬산칼리용액으로 세척하고 증류수로 rinse한다.

① a, b만　② b, c만　③ c, d만　④ a, c만　⑤ b, d만

02. 다음 건조제에 대하여 알맞게 설명한 것은?

ⓐ 물을 흡수함으로써 착색되는 것이 좋다.
ⓑ 재생할 수 있고, 경제적인 것이 좋다.
ⓒ 물을 흡수한 silica gel은 청색이 된다.
ⓓ 무수염화 칼슘은 acetone 및 amine류의 건조에 이용한다.

① a, b만　② b, c만　③ a, b, c만　④ a, b, d만　⑤ a~d 모두

03. Glucose 90mg/dℓ를 mmol/ℓ로 나타내면 다음 어느 것인가? (단, glucose 분자량은 180)

① 9mmol/ℓ　② 4.5mmol/ℓ　③ 2mmol/ℓ　④ 5mmol/ℓ　⑤ 0.2mmol/ℓ

04. 간경변, 간염 등의 간질환자의 혈중에 증가하는 효소가 아닌 것은?

ⓐ choline esterase　ⓑ γ-GTP　ⓒ amylase　ⓓ GPT

① a, b만　② a, c만　③ a, d만　④ a, b, c만　⑤ b, c, d만

05. EDTA와 oxalate에 의해 저해되는 혈중의 효소는?

ⓐ Lactate dehydrogenase　ⓑ alklaine phosphatase　ⓒ amylase　ⓓ GOT

① a, b만　② b, c만　③ c, d만　④ b, d만　⑤ a, d만

06. 다음에서 알맞게 기술한 것은?

> ⓐ Lactate dehydrogenase(LD)의 isoenzyme 중 pH 10~2.0에서 lactate를 pyruvate로 산화시키는 것은 LD_1이다.
> ⓑ LD_1은 심근, 적혈구, 신장에 주로 분포하고 있다.
> ⓒ LD는 간, 골격근에 주로 분포하고 있다.
> ⓓ LD의 isoenzyme 중 pH 6.0~.5에서 pyruvate를 lactate로 환원시키는 것은 LD이다.

① a, b만 ② a, b, c만 ③ b, c, d만 ④ a, c, d만 ⑤ a~d 모두

07. Creatine과 Creatinine의 측정(Jaffe반응에 의한 Folin-Wu법)에 대해 알맞게 설명한 것은?

> ⓐ Picric acid는 creatine의 분해작용이 있다.
> ⓑ 단백질 제거 시약으로는 sodium tungstate를 사용한다.
> ⓒ NaOH는 발색을 촉진시키기 위해 사용한다.
> ⓓ Creatinine의 표준액은 creatinine을 0.1N HCl로 용해시켜 만든다.
> ⓔ Picric acid는 측정과정 중 단백질을 분리한 다음 첨가한다.

① a, b만 ② a, b, c, e만 ③ a, b, c, d만 ④ b, c, d만 ⑤ b, d, e만

08. Creatinine을 Creatinine-Quinoid 복합체를 생성시키기 위해 첨가해주는 시약의 양은?

> ⓐ 20㎎의 picric acid ⓑ 2㎎의 picric acid
> ⓒ 0.15㎎의 NaOH ⓓ 0.75㎎의 NaOH

① a, c만 ② b, c만 ③ c, d만 ④ a, d만 ⑤ b, d만

※ 혈청 무기질을 측정한 다음 표에 대해 묻는 말에 답하세요.

	Mg(㎎/dℓ)	Cu(㎍/dℓ)	Cl(mEq/ℓ)	HCO_3^-
A 사람	5.0	150	98	27
B 사람	0.8	65	100	24
C 사람	5.0	135	100	19
D 사람	2.0	80	80	24
정상치	1.2~2.3	70~140	96~107	23~28

09. A사람은 어떤 질환을 의심할 수 있는가?

① 백혈병 ② 간경변 ③ 신세뇨관 손상 ④ 빈혈 ⑤ 식욕부진증

10. B사람 어떤 질환을 의심할 수 있는가?

① 백혈병 ② 악성종양 ③ 용혈성 빈혈 ④ 간경변 ⑤ 철 결핍성 빈혈

11. C사람은 어떤 질환을 의심할 수 있는가?

① 당뇨병성 산혈증　② 갑상선 기능 항진증
③ 빈혈　④ Wilson disease

12. D사람은 어떤 질환을 의심할 수 있는가?

① 당뇨병성 빈혈　② hydrochloremic alkalosis　③ Wilson disease
④ 갑상선 기능 저하증　⑤ 식욕 부진증

13. 보체의 활성화에 관여하는 혈중 단백질은?

① serum-amyloid A　② C-reactive protein　③ Haptoglobulin
④ ceruloplasmin　⑤ albumin

14. Acute phase protein(급성상 단백질)의 분비 유도 인자는?

ⓐ TNF-α　ⓑ IL-1　ⓒ IL-6　ⓓ IgG

① a, b만　② a, b, c만　③ b, c, d만　④ a, c, d만　⑤ a, b, d만

※ 다음 물음에 적당한 것을 보기에서 찾으시오. (15~18)

(**15**) 등의 자가면역질환은 γ-globulin이 혈중에 증가하였을 때 볼 수 있고, 이 γ-globulin에 속하는 항체는 (**16**) 이고, 이것이 신경세포에서 (**17**)의 분비를 억제시키기 때문에 발생한다. 또한 이와 같은 자가면역질환일 때는 (**18**)도 혈중에 증가한다.

〈보 기〉
염증, 만성감염, 중증근무력증, IgE, IgG, acetylcholine, acetate, ketone body, 보체C3a, serum amyloid A, haptogobulin, albumin

※ 다음 (　)에 적당한 것을 보기에서 찾으시오. (19~20)

혈중 단백질 중 염증에 관여하는 단백질은 (**19**)이며, 혈중의 insulin의 농도를 반영하는 단백질은 (**20**)이다.

〈보 기〉
IgA, C-peptide, globulin, IgG, IgM, HbA1C, serum amyloid A, albumin, C-reactive protein(CRP)

21. 신장염을 동반하는 알코올 중독환자가 alkalosis라고 판단되는 환자의 혈중에는 어느 것이 증가 하는가?

ⓐ HCO_3^- ⓑ Cl^- ⓒ CO_2 ⓓ H_2CO_3

① a, b만 ② b, c 만 ③ b, d만 ④ a, c만 ⑤ a, d만

22. 호흡중추장애에 의한 저산소혈증의 경우 생각할 수 있는 임상소견은?

ⓐ 적혈구의 산소 운반 작용장애에 의한 빈혈
ⓑ 영양소의 완전소화 감소에 의한 에너지 생성장해
ⓒ 적혈구 내부의 Cl^- 농도의 균형이 이루어지지 않는다
ⓓ 혈중에 CO_2 및 HCO_3^- 농도의 감소에 의한 호흡성 alkalosis 발생

① a, b만 ② b, d만 ③ a, b, c만 ④ b, c, d만 ⑤ a~d 모두

23. Lactic acidosis의 임상에 대해 옳게 기술한 것은?

ⓐ 산소 공급 부족시에 pyruvic acid가 lactic acid로 대사된다.
ⓑ 위의 ⓐ는 pyruvic acid의 산화 과정에 이상이 생기는 것을 의미한다. 즉, 에너지 생성저하를 의미한다.
ⓒ 빈혈, 저산소증, 심혈전을 동반한다.
ⓓ 신장에서 glucose가 재흡수되지 않는다.

① a, b만 ② c, d만 ③ b, c, d만 ④ a, c, d만 ⑤ a~d 모두

24. 근육 수축 호르몬은 ?

ⓐ kinin ⓑ oxytocin ⓒ acetylcholine ⓓ adrenaline(β)

*Adrenaline β : adrenaline이 수용체의 β-subunit에 작용함을 의미

① a, b만 ② b, c만 ③ c, d만 ④ a, c만 ⑤ b, d만

25. 근육의 수축 반응이 시작될 때 필요한 Ca^{2+}은 어디에서 오는가?

ⓐ 세포의 Ca^{2+} 저장체인 소포체 ⓑ 세포 외부로부터 유입
ⓒ Creatine ⓓ Calmodulin

① a, b만 ② b, c만 ③ c, d만 ④ a, c만 ⑤ b, d만

MLC $\xrightarrow{ⓐ}$ MLC-P_i 는 근육수축 단백질 MLC의 인산화를 표시한 것이다.

다음 물음에 답하세요 (26~28) *MLC=myosin light chain

26. MLC-Pi의 Pi(phosphate)는 어디에서 오는가?

① ATP ② ADP ③ Ca^{2+}/calmodulin
④ creatine ⑤ cAMP

27. ⓐ에 작용하는 효소와 그것의 효소분류명은?

ⓐ Myosin light chain kinase — 전이효소
ⓑ Ca^{2+}/calmodulin-dependent protein kinase — 전이효소
ⓒ Myosin light chain phosphatase — 가수분해효소
ⓓ Phospholipase C — 가수분해효소

① a, b만 ② b, c만 ③ c, d만 ④ b, d만 ⑤ a, d만

28. 만약 MLC-Pi의 Pi(phosphate)가 ATP로부터 오는 것이라면 ADP에 Pi를 전이시킨 것에 근거한다. 이때 ADP에 Pi를 제공하는 물질과 그것의 효소 및 효소 분류 명을 보기에서 선택하세요.

① Pi 제공 물질 : ________________
② 관여효소 : ____________________
③ 효소 분류명 : __________________

〈보기〉 creatine, creatine-phosphate(Pi), ATP, Ca^{2+}/calmodulin kinase, creatine kinase, phosphatase, 전이효소, 가수분해효소, 산화환원효소

29. Arginine 이외에 creatine이 생성되는데 필요한 amino acid는?

ⓐ glycine ⓑ methionine ⓒ lysine ⓓ phenylalanine

① a, b만 ② c, d만 ③ a, d만 ④ c, b만 ⑤ b, d만

30. 신장으로 arginine 등의 아미노산이 유입될 때 관여하는 효소는?

① γ-GTP ② phosphatase ③ protein-kinase
④ myosin light chain kinase ⑤ transferase

*γ-GTP=γ-glutamyltranspeptidase

31. 근육 이완에 관여하는 prostaglandin(PG)과 그것의 전구 지방산이 옳게 연결된 것은?

① PGE_2 — arachidonic acid
② PGE_2 — α-linolenic acid
③ PGI_2 — γ-linolenic acid
④ PGI_2 — dihomo-γ-linolenic acid
⑤ PGD_2 — arachidonic acid

32. 다음의 설명을 만족시키는 것은?

- 인지질의 C-2 지방산을 가수분해 한다.
- 일반적으로 phosphatidylcholine을 기질로 한다.
- 혈관에서 PGI_2의 전구물질을 제공한다.

① phospholipase A_1
② phospholipase A_2
③ phospholipase C
④ phospholipase D
⑤ diglyceride lipase

※ Acetylcholine이 신경운동종판에 작용하여 근육을 수축시키는 작용에 관한 물음이다. 보기에서 선택하세요 (33~38)

33. Acetylcholine의 전구체가 될 수 있는 것은?

답 : ______________________________

34. Acetylcholine의 분비를 촉진시키는 것은?

답 : ______________________________

35. Acetylcholine이 분해되었을 때 일어나는 병리 현상은?

답 : ______________________________

36. Acetylcholine의 수용체 작용을 저해하는 Ig는?

답 : ______________________________

37. 신경세포에서 acetylcholine의 분비를 억제시키는 것은?

답 : ______________________________

38. Acetylcholine의 분해를 억제시키면서 중증 근무력증의 치료제에 사용되는 약품은?

답 : ______________________________

〈보 기〉
choline, acetyl-CoA, Ca^{2+}, Mg^{2+}, Co^{2+}, Cd^{+}, Mn^{2+}, IgG, 식중독균, voltage-Ca^{2+} channel 활성저하, pyridostigmine, tetrahydroaminoacridine, aspirin, dipyridamale, 중증의 근무력증, Pb^{2+}, cholinesterase

39. 간암, 간경변 등의 중증 간질환의 경우 세포에서 에너지 생성에 이상을 초래할 수 있다. 그 이유는?

ⓐ 에너지 생성에 필요한 유리지방산의 수송장해
ⓑ 유지방산의 수송에 필요한 albumin의 간에서의 생성 장해
ⓒ Lipoprotein의 수송촉진
ⓓ 인지질의 수송촉진

① a, b만　② c, d만　③ a, c만　④ a, d만　⑤ b, d 만

40. 통증, 염증 및 allergy 유발 생리 활성 물질과 그 전구체가 plant에 함유된 것은?

① leukotrienes — linoleic acid
② leukotrienes — arachidonic acid
③ prostaglandins — arachidonic acid
④ leukotrienes — α-linolenic acid
⑤ prostaglandins — γ-linolenic acid

41. 다음 지방산의 생체 내에서의 기능이 옳게 연결된 것은?

ⓐ EPA — 혈관 확장 — 항고혈압 작용
ⓑ Arachidonic acid — 혈소판 응집 촉진 — 항암작용
ⓒ EPA — 혈소판 응집 억제 — 항혈전 작용
ⓓ γ-linolenic acid — 혈소판 응집 억제 — 항혈전 작용

① a, b만　② b, c만　③ c, d만　④ a, c만　⑤ a, d만

42. 혈중의 lipoprotein을 분리할 때 필요한 기구와 그 방법이 옳게 연결된 것은?

① 원심기 — 침전법
② 원심기 — 접착법
③ vortex mixer — 침전법
④ vortex mixer — 혼합법
⑤ 비이커 — 침전법

43. Abetalipoprotein의 경우 병리현상은?

ⓐ Bile acid의 생성 저하에 의한 소화 불량
ⓑ Steroid hormone의 생성원의 저하로 성선 호르몬 생성 저하
ⓒ 혈중에 LDL의 증가에 의한 동맥 경화 발생
ⓓ 혈중에 VLDL의 감소에 의한 동맥 경화 억제

① a, b만　② c, d만　③ a, c만　④ b, c만　⑤ b, d만

44. 고지혈증의 원인 인자인 VLDL의 합성 촉진인자는?

ⓐ High caloric foods 섭취　ⓑ Alcohol-drinking
ⓒ Insulin 과잉 분비　ⓓ Estrogen

① a, b만　② b, c만　③ a, c, d만　④ b, c, d만　⑤ a~d 모두

45. Estrogen 분비 이상증일 때 일어날 수 있는 병리현상은?

ⓐ Bile acid 생성저하로 소화 불량
ⓑ Cholesterol 이용율 저하로 hypercholesterolemia 발증
ⓒ HDL의 이용 촉진으로 동맥 경화 억제
ⓓ 동맥 경화 위험 증가

① a, b만 ② a, c만 ③ a, b, d만 ④ b, c, d만 ⑤ a~d 모두

46. 고콜레스테롤 함유 식품을 섭취했을 경우 LDL이 증가함으로서 혈중에 cholesterol이 증가하는 이유는?

ⓐ LDL의 수용체의 제한
ⓑ LDL 수용체의 결핍
ⓒ LDL에 함유된 choelsterol은 분해되지 않는다.
ⓓ HDL의 LDL 흡수 작용 촉진

① a, b만 ② a, c만 ③ c, d만 ④ a, b, c만 ⑤ a~d 모두

47. 혈중에 LDL만 증가하는 lipoprotein 이상증은 어떤 type의 hyperlipoproteinemia 인가? (정답, 2개)

① Type Ⅰ ② Type ⅡA ③ Type Ⅳ ④ Type Ⅴ ⑤ Type ⅡB

48. (중증)근무력증의 원인에 대하여 옳게 기술한 것은?

ⓐ IgG 증가에 의한 자가면역질환
ⓑ Acetylcholine의 분비장해
ⓒ 신경세포 내부의 calcium농도의 저하
ⓓ Acetylcholine의 분해

① a, b만 ② b, c만 ③ a, c, d만 ④ b, c, d만 ⑤ a~d 모두

49. Uric acid 측정시 H_2O_2를 측정하기 위해 첨가해주는 효소는?

① peroxidase ② uricase ③ uric acid oxidase
④ uric acid reductase ⑤ catalase

50. 용혈 혈청을 사용하여도 가능한 측정항목과 그 측정목적이 옳게 연결된 것은?

	측정항목	측정목적
①	γ-GTP	간, 췌장질환 진단
②	AST	간질환 진단
③	ALT	간질환 진단
④	ALP_3	골전이 암 진단
⑤	LDH	간질환, 심근경색 진단

모의고사 27회 정답 및 해설

1. ③　2. ①　3. ④　4. ②　5. ①　6. ③　7. ④　8. ①　9. ①　10. ④

11. ①　12. ②　13. ②　14. ②　15. 중증근무력증　16. IgG　17. acetylcholine

18. serum amyloid A　19. IgE　20. C-peptide　21. ④　22. ③

23. ⑤　24. ②　25. ①　26. ①　27. ①　28. ①:creatine-Pi ②:creatine-kinase ③:전이효소

29. ①　30. ①　31. ①　32. ②　33. choline, acetyl-CoA　34. Ca^{2+}　35. 중증근무력증

36. IgG　37. Mg^{2+}, Co^{2+}, Cd^{+}, Mn^{2+}, IgG, 식중독균, voltage-Ca^{2+} channel 활성저하

38. Pyridostigmine, tetrahydroaminoacridine　39. ①　40. ①　41. ④　42. ①

43. ①　44. ⑤　45. ③　46. ②　47. ②④　48. ⑤　49. ②　50. ①

모의고사 28회

주요 평가 목표

GOT(AST)/GPT(ALT)의 특성과 임상적 평가, 이온교환 크로마토그래피의 임상적 응용, 농도계산법, Bilirubin의 특성과 측정법, γ-GTP의 특성과 임상적 평가, Hypercholesterolemia의 특성과 임상적 평가, Lipoprotein의 임상적 평가, 동맥경화의 임상, 비만/당뇨의 임상, 콜레스테롤합성의 특성과 임상, 암모니아의 임상

ASCPi 예상문제와 유사하거나 동일한 문제 번호

4, 5, 15, 17, 20, 21, 22, 23, 24, 25, 29, 34, 49

모의고사 28회

01. 혈중에 GOT(AST) 및 GPT(ALT) 증가에 대한 병리학적인 소견을 옳게 기술한 것은?

> ⓐ 급성 간염 등의 간 질환　　ⓑ 심근경색 심장질환
> ⓒ 근무력증의 근육질환　　ⓓ 암모니아 gas 축적

① a, c만　② a, d만　③ a, b, c만　④ b, c, d만　⑤ a~d 모두

02. 환자 A의 혈액에는 ALT(GPT)가 AST(GOT)보다 높은 치로 관찰되었다. 이 환자의 질환을 의심할 수 있는 것은?

> ⓐ 급성간염 초기　ⓑ 만성간염　ⓒ 심근경색　ⓓ 담도폐쇄

① a, b만　② c, d만　③ a, c, d만　④ b, c, d만　⑤ a~d 모두

03. 환자 B의 혈액에는 AST(GOT)가 ALT(GPT)보다 높은 치로 관찰되었다. 이때 의심할 수 있는 질환은?

> ⓐ 간경변증　ⓑ 심근경색　ⓒ 알콜성 간장해　ⓓ 근육질환

① a, b만　② c, d만　③ a, b, c만　④ b, c, d만　⑤ a~d 모두

> 간경변 등 중증의 간 질환의 확정 검사로서 mitochondria의 AST(ASTm)을 분리하려고 한다. 다음 물음에 답하세요.
> (단, ASTm의 pI는 9~10) (4번~5번)

04. 이온교환 chromatography로 분리하려고 할 때 사용하는 buffer의 pH의 종류에 따라 사용해야 하는 이온교환체의 종류를 옳게 연결한 것은? (단, 이온교환체에 흡착된 ASTm을 분리 흡착한다.)

	Buffer (pH)	이온교환체
ⓐ	6.0	diethylaminoethyl
ⓑ	6.0	carboxymethyl
ⓒ	12.0	diethylaminoethyl
ⓓ	12.0	carboxymethyl

① a, b만　② b, c만　③ a, b, c만　④ a, c, d만　⑤ a~d 모두

05. 이온 교환 크로마토그래피를 하기 위한 준비물은?

> ⓐ glass column　ⓑ 이온교환체　ⓒ 완충용액　ⓓ fraction collector 등의 수기

① a, b만　② b, c만　③ a, b, c만　④ a, c, d만　⑤ a~d 모두

06. Dinitrophenylhydrazine을 결합시켜 측정할 수 있는 화학 물질은?

ⓐ fructose	ⓑ pyruvic acid	ⓒ oxaloacetate	ⓓ lactate

① a, b만 ② c, d만 ③ a, b, c만 ④ b, c, d만 ⑤ a~d 모두

07. 다음에서 옳게 기술한 것은?

> ⓐ 혈청은 혈액의 세포, 혈액응고인자를 제외시킨 것이다.
> ⓑ 혈액 중의 유리세포인 혈소판, 적혈구, 백혈구를 분리하기 위해서 heparin 등의 항응고제로 혈액의 응고를 방지해야 한다.
> ⓒ 결합조직세포를 분리할 때 collagen, elastin 등으로 결합 조직 단백질을 분해시켜야 한다.
> ⓓ 혈장에는 세포가 포함되어 있다.

① a, b만 ② a, c, d만 ③ a, b, d만 ④ b, c, d 만 ⑤ a~d 모두

08. 10mM의 NaCl 용액 100㎖를 제조하는데 필요한 NaCl의 중량(g)은? (단, NaCl의 분자량은 58이다.)

답 : ______________________________

09. NaCl 0.58g이 100㎖의 물에 용해되어 있다. 이것을 1% NaCl 용액으로 만들려고 할 때 NaCl을 얼마만큼 더 첨가해 주어야 하는가?

답 : ______________________________

10. 어떤 환자의 혈청 AST의 농도는 5mg/㎗이었다. 이것의 상용농도 단위와 혈청 1㎖ 중에 함유된 AST의 양(㎎)이 옳게 연결된 것은?

	상용 농도 단위	AST의 양(㎎)
①	중량 농도	0.05
②	중량 농도	5
③	몰 농도	5
④	당량 농도	0.05
⑤	중량 농도	0.05

※ 다음의 실험 원리에 대한 질문에 답하세요. (11~12)

11. ɣ-GTP의 기질이 되는 것을 적으세요.

답 : ______________________________

12. Bilirubin의 최대흡수파장과 동일한 파장을 가지는 생성물은?

답 : ______________________________

13. Bilirubin의 최대흡수파장이 ρ-nitroaniline의 측정에 방해가 된다면 이것을 배제해 주기 위한 방법에 대해 옳게 기술한 것은?

> ⓐ 대조군으로서 기질을 첨가하지 않은 혈청 그 자체의 흡수를 측정한다.
> ⓑ ρ-dimethylaminocinnamaldehyde를 반응액에 첨가하여 565(510)nm에서 측정한다.
> ⓒ 상기 ⓐ의 조작은 필요없다.
> ⓓ 용혈된 혈청을 사용하지 않는다.

① a, b만 ② a, b, d만 ③ b, c, d만 ④ a, d만 ⑤ b, d만

14. γ-GTP의 측정에 영향을 끼칠 수 있는 것은?

> ⓐ bilirubin ⓑ 용혈 혈청 ⓒ 측정파장 ⓓ 음주/향정신약

① a, b만 ② c, d만 ③ a, b, c만 ④ b, c, d만 ⑤ a, c, d만

15. 식사에 유래하는 lipoprotein과 그것의 회합과 수송을 촉진하는 apoprotein이 옳게 연결된 것은? (단, VLDL: Very Low Density Lipoprotein, LDL: Low Density Lipoprotein, HDL: High Density Lipoprotein)

> ⓐ chylomicron – apoprotein C ⓑ VLDL – apoprotein B
> ⓒ LDL – apoprotein B ⓓ HDL – apoprotein A
> ⓔ VLDL – apoprotein C

① a, b만 ② c, d만 ③ d, e만 ④ a, c만 ⑤ a, e만

16. Cholesterol을 많이 함유한 식이를 했을 경우, hypercholesterolemia(고콜레스테롤혈증)가 쉽게 일어날 수 있다. 옳게 설명한 것은?

> ⓐ Intestine에서 혈중으로 수송/방출되는 chylomicron과 VLDL에는 cholesterol이 많이 함유되어 있다.
> ⓑ 간에서 혈중으로 수송/방출되는 LDL과 HDL에는 cholesterol이 많이 함유되어 있다.
> ⓒ Lipoprotein의 대사 과정에서 VLDL과 chylomicron에 함유되어 있는 cholesterol은 lipoprotein lipase에 의해 분해되지 않는다.
> ⓓ Lipoprotein의 대사 과정에서 LDL과 HDL에 함유되어 있는 cholesterol은 lipoprotein lipase에 의해 분해되지 않는다.

① a, b만 ② a, c만 ③ a, d만 ④ b, c만 ⑤ b, d만

17. Blood에서 liver로 cholesterol을 운반하는 lipoprotein과 그것의 주요 apoprotein이 옳게 연결된 것은?

① VLDL – apoprotein B ② LDL – apoprotein C
③ HDL – apoprotein A ④ LDL – apoprotein C
⑤ VLDL – apoprotein B

18. 다음을 만족시키는 것은?

- 간에서 생성/분비된다.
- Glucose, high calorifood가 생성 원인이 된다.
- Blood에서 많이 증가하면 동맥경화의 원인인 hypercholesterolemia가 일어난다.
- Alcoholism에서도 혈중에 증가한다.

① Chylomicron ② VLDL ③ LDL ④ HDL ⑤ IDL

19. 다음을 만족시키는 것은?

- LDL에 함유되어 있는 β–lipoprotein 제거 작용
- 혈중 LDL의 농도 감소 작용
- 동맥경화의 억제 작용
- Apoprotein A_1이 주요 apoprotein이다.
- Lecithin cholesterol acyltransferase의 활성을 촉진한다.
- 간에서 혈중으로 분비된다.

① Chylomicron ② VLDL ③ LDL ④ IDL ⑤ HDL

※다음은 혈중의 lipids 또는 lipoprotein의 측정치를 나타낸다. 물음에 답하시오. (문제 21~26)

(단 위 ; mg/dl)

환자	TG	TC	HDL–CH	LDL–CH	β–lipoprotein
A	20	80	40	30	30
B	40	200	60	50	100
C	40	180	40	80	100

*TG ; triglyceride *TC ; total cholesterol
*HCL–CH ; high density lipoprotein cholesterol
*LDL–CH ; low density lipoprotein cholesterol

20. 환자 C는 동맥경화환자이다. C의 동맥경화지수는 환자A의 몇 배인가?

답 : ______________________

21. 동맥경화지수를 계산하지 않더라도 환자 C가 동맥경화 환자인 것은 어떤 것이 높아서인가? 위 table에서 찾아 적으시오.

답 : ______________________

22. 위 환자 A, B, C 중 당뇨병을 의심할 수 있는 환자는?

답 : ______________________

23. 위 환자 A, B, C 중 비만을 의심할 수 있는 환자는?

답 : ______________________

24. 위 환자 A, B, C 중 심장병을 의심할 수 있는 환자?

답 : ______________________________

25. 옳게 기술한 것은?

ⓐ 환자 A는 A, B, C 중 가장 건강하다.
ⓑ 환자 B는 A보다 심장병의 발생확률이 높다.
ⓒ 환자 C는 A, B 보다 비만일 확률이 높다.
ⓓ 환자 B는 C 보다 당뇨병일 확률이 높다.

① a, b만 ② c, d만 ③ a, b, c만 ④ b, c, d만 ⑤ a~d 모두

26. 동맥경화가 발생되면 다음 어떤 병리현상을 예상할 수 있는가?

ⓐ Bone으로 calcium의 흡수억제에 의한 골다공증
ⓑ 담즙산 생성저하에 의한 소화불량
ⓒ 스테로이드 호르몬의 생성저하에 의한 생식불능과 renal성 당뇨
ⓓ Aldosterone의 생성저하에 의한 혈중의 Na^+ 농도 조절 불능

① a, b만 ② b, d만 ③ a, b, c만 ④ a, b, d만 ⑤ a~d 모두

27. 비만이나 당뇨의 경우 혈중에 증가할 수 있는 것은?

ⓐ free fatty acid ⓑ ketone bodies ⓒ triglyceride ⓓ cholesterol

① a, b만 ② c, d만 ③ a, b, d만 ④ b, c, d만 ⑤ a~d 모두

28. 당뇨병이면서 간질환의 경우 에너지 대체물인 ketone bodies의 생성이 저하될 것이 예상된다. 이것을 옳게 설명한 것은?

ⓐ 간에서 albumin의 생성 저하
ⓑ 간으로 free fatty acid의 수송장해
ⓒ Ketone bodies 합성관련효소의 활성저하/저해
ⓓ 간에서 지방산의 산화억제에 의한 Acetyl-CoA의 생성저하

① a, b만 ② c, d만 ③ a, b, c만 ④ b, c, d만 ⑤ a~d 모두

29. 인슐린 의존성 당뇨(IDDM)의 경우 다음 어떤 병리현상을 예상할 수 있는가?

ⓐ renal성 당뇨 ⓑ 췌장의 장해(예, 췌장염) ⓒ 소화불량 ⓓ insulin 결핍/저하

① a, b만 ② a, c만 ③ a, b, d만 ④ b, c, d만 ⑤ a~d 모두

30. Cholesterol의 대사에 영향을 미치는 인자는 무엇인가?

ⓐ estrogen	ⓑ lecithin cholesterol acyl transferase
ⓒ insulin	ⓓ bile acid

① a, b만　② b, c만　③ c, d만　④ a, d만　⑤ b, d 만

31. 다음을 공통적으로 만족시키는 것은?

- 항응고제를 처리한 혈장은 24 시간후 흐리게 관찰된다.
- 갑상선기능저하증, 간질환, 당뇨를 동반한다.
- 손바닥, 근육의 황색증 동반한다.
- 전기영동상에서 pre β-lipoprotein의 증가한다.
- 혈중에 total cholestrol 의 증가한다.
- 혈중에 triglyceride가 정상이거나 증가한다.

① Type Ⅲ lipoproteinemia　② Type Ⅰ lipoproteinemia
③ Type ⅡA lipoproteinemia　④ Type Ⅳ lipoproteinemia
⑤ Type Ⅴ lipoproteinemia

32. Ketone bodies를 생성시키는 장기는?

ⓐ kidney　ⓑ muscle　ⓒ liver　ⓓ brain

① a, b만　② a, c만　③ a, d만　④ b, c만　⑤ a, d만

33. Ketone bodies의 생성원이 될 수 있는 필수 아미노산은?

ⓐ leucine　ⓑ glycine　ⓒ phenylalanine　ⓓ tryptophan

① a, b만　② a, c만　③ b, d만　④ a, b, d만　⑤ a, c, d 만

34. 당뇨의 경우 ketoacidosis가 된다. 이것의 병리현상은?

ⓐ 혈중에 CO_2 증가	ⓑ 혈중에 CO_2의 감소
ⓒ 혈중에 ketone bodies 증가	ⓓ 혈중에 HCO_3^- 증가

① a, c만　② b, c만　③ c, d만　④ b, d만　⑤ a, c, d 만

35. Alcoholism 등에 의한 간질환과의 합병증으로 당뇨병이 발생했을 경우 발생될 수 있는 병리현상은?

ⓐ 세포조직에서 ATP가 생성되지 않는다.	ⓑ ATP이용 효소의 활성저하
ⓒ 피로해지고 야윈다.	ⓓ 인슐린의 과잉 분비

① a, b만　② c, d만　③ a, b, c 만　④ b, c, d 만　⑤ a~d 모두

36. 한밤중에 식사를 하면 비만이 되는 경우가 있다. 이와 관련하는 효소는?

① HMG-CoA lyase
② HMG-CoA reductase
③ HMG-CoA synthetase
④ acetyl-CoA thiolase
⑤ succinate-CoA synthetase
*HMG-CoA ; β-hydroxymethyl glutamyl-CoA

37. 간세포에 carnitine의 결핍 또는 carnitine acyl transferase Ⅰ/Ⅱ의 활성 저해의 경우 생각할 수 있는 병리현상은?

ⓐ ATP 생성저하	ⓑ cholesterol 생성 저하
ⓒ ketone bodies 생성저하	ⓓ bile acid의 생성저하

① a, b만 ② c, d만 ③ a, b, c만 ④ b, c, d만 ⑤ a~d 모두

38. 갑상선 기능 항진증의 임상증상에 대해 옳은 것은?

ⓐ 고콜레스테롤혈증	ⓑ 비만	ⓒ 당뇨	ⓓ 피로

① a, b만 ② a, c만 ③ a, d만 ④ b, c만 ⑤ c, d 만

39. 고콜레스테롤혈증 치료제로 사용될 수 있는 물질의 작용?

① HMG-CoA reductase 활성 저해
② HMG-CoA reductase 활성 촉진
③ HMG-CoA lyase 활성 저해
④ Carnithine acyl transferase의 활성 촉진
⑤ HMG-CoA lyase 활성 촉진

40. γ-GTP 측정시 γ-glutamyl-ρ-nitroanilide와 glycilglycine을 기질로 사용하였을 때 생성되는 ρ-nitroaniline을 측정한다. 이때 이것의 흡수도, 흡수방해물 및 흡수방해를 배제하기 위해 첨가해 주는 시약 등이 옳게 연결된 것은?

	흡수도(nm)	흡수방해물	흡수방해 제거물
①	410	bilirubin	ρ-dimethylaminocinnamaldehyde
②	450	hemoglobin	ρ-nitroaminobenzene
③	430	bilirubin	ρ-nitrophenylalanine
④	410	bilirubin	ρ-nitromethylaminocinnamaldehyde
⑤	450	hemoglobin	ρ-dimethylaminocinnamaldehyde

41. True-choline esterase(acetylcholine esterase)의 활성이 촉진되어 일어나는 질환은?

① 중증근무력증 ② 근무력증 ③ 신경조직파괴 ④ 만성신부전증 ⑤ 간경변

42. Choline esterase(CE)의 측정시 사용하는 기질은 benzoylcholine이다. 이것에 의해 생성된 choline을 측정할 때 사용하는 효소, 생성물이 옳게 연결된 것은?

	효소	생성물
①	choline oxidase	H_2O_2
②	choline reductase	H_2O_2
③	choline esterase	quinone
④	choline oxidase	quinone
⑤	choline esterase	benzene

43. 다음에서 AST 및 ALT의 기질, 생성물(측정물질), 비색물질 및 측정파장을 알맞게 연결한 것은?

	효소	기질	생성물(측정물질)	비색물질	측정파장(nm)
ⓐ	AST	Aspartate α-ketoglutarate	glutamate	NAD	340
ⓑ	ALT	Alanine α-ketoglutarate	pyruvate	NADH	340
ⓒ	AST	Aspartate α-ketoglutarate	oxaloacetate	Quinone	500
ⓓ	ALT	Alanine α-ketoglutarate	pyruvate	Quinone	500

① a, b만 ② b, c만 ③ c, d만 ④ a, c만 ⑤ a, d만

44. 2,4-dinitrophenylhydrazine에 대하여 옳게 설명한 것은?

ⓐ AST 및 ALT를 측정할 때 발색제로 이용된다.
ⓑ Carbonyl group(C=O, keto기)을 가지고 있는 화합물과 결합하여 자색의 형광 물질을 나타낸다.
ⓒ AST가 기질을 이용하여 생성시킨 pyruvic acid와 DNP가 결합했을 때 흡수되는 최대파장은 340nm이다.
ⓓ ALT가 기질을 이용하여 생성시킨 pyruvic acid와 DNP가 결합하였을 때 흡수되는 최대 파장은 440nm이다.
ⓔ AST가 기질을 이용하여 생성시킨 oxaloacetate와 DNP가 결합하여 생긴 복합체를 505nm에서 측정한다.

① a, b, c만 ② b, c, d만 ③ c, d ,e만 ④ a, b, d만 ⑤ a, b, e만

45. ALP의 측정시 무기인산의 발색제로 사용하는 시약은?

① ammonium molybdate ② phenylphosphate ③NaOH
④ amino antipyrine ⑤ 10% H_2SO_4

46. Phosphomolybdate와 반응시켜 인산의 발색감도를 증가시키기 위해 첨가해 주는 시약은?

ⓐ Naphthol sulfonic acid ⓑ Phosphomolybdenium
ⓒ Sodium hydrogen sulfite ⓓ Sodium sulfite

① a, b, c만 ② a, c, d만 ③ b, c, d만 ④ a, b, d만 ⑤ a~d 모두

47. 동물은 암모니아(NH_3)를 이용하지 못한다. 따라서 생존하기 위해서 어느 조건이 필요한가?

ⓐ 전해질 농도	ⓑ 수소이온	ⓒ 영양분 공급	ⓓ 영양폐기물 처리

① a, b만 ② c, d만 ③ a, c만 ④ a, b, c만 ⑤ a, b, d만

48. 세포의 생존을 위해 세포 내·외부의 전해질의 농도에 gradient가 유지된다. 다음 중 옳은 것은?

	전해질	외 부(mM)	내 부(mM)
ⓐ	Na^+	145	5~15
ⓑ	K^+	5	140
ⓒ	HCO_3^-	29	10
ⓓ	Cl^-	111	1

① a, b만 ② c, d만 ③ a, b, c만 ④ b, c, d만 ⑤ a~d 모두

49. CO_2는 영양 폐기물로서 공기 중으로 배출되는 것 외에 체내의 수소 이온 농도 조절에 이용된다. 다음 pH의 공식이 알맞은 것은?

ⓐ $pH = pKa + \log [HCO_3^-] / H_2CO_3$
ⓑ $pH = pKa + \log [HCO_3^-] / pCO_2$
ⓒ $pH = pKa + \log [HCO_3^-] / 0.03 \times pCO_2$
ⓓ $pH = pKa + \log [H_2CO_3] / 0.03 \times pCO_2$

① a, b만 ② c, d만 ③ a, c만 ④ a, d만 ⑤ b, d만

50. 세포는 생존을 위해 다양한 영양분을 분쇄, 섭취해야 한다. 탄수화물의 분해산물과 섭취양식이 옳게 연결된 것은?

	탄 수 화 물	섭 취 양 식
①	glucose	simple diffusion
②	glucose	facilitated diffusion
③	fructose	simple diffusion
④	glucose	endocytosis
⑤	fructose	symport

모의고사 28회 정답 및 해설

1. ⑤	2. ①	3. ⑤	4. ②	5. ⑤	6. ③	7. ③	8. 0.058g	9. 0.942g	10. ①

11. γ -glutamyl-ρ -nitronilide, glycilglycine 12. ρ -nitroaniline 13. ① 14. ④ 15. ⑤ 16. ②

17. ③ 18. ② 19. ⑤ 20. 3.5배 21. LDL-CH, β -lipoprotein 22. 환자 C 23. 환자 C 24. 환자 C

25. ③	26. ⑤	27. ⑤	28. ⑤	29. ④	30. ①	31. ①	32. ②	33. ⑤	34. ①
35. ③	36. ②	37. ⑤	38. ①	39. ①	40. ①	41. ①	42. ①	43. ③	44. ⑤
45. ①	46. ②	47. ⑤	48. ⑤	49. ③	50. ②				

모의고사 29회

주요 평가 목표

신경세포의 기능과 Dopamine의 임상, 호르몬의 작용특성, Ketogenic amino acid의 임상, 당뇨의 진단지표의 특성, 간질환과 혈액응고의 상관성, Ketoacidosis의 특성과 임상적 평가, Ringer's Solution의 특성과 임상, NADPH의 기능과 임상, 세포막의 기능특성과 임상, 다당류의 분해와 임상, Glucose의 수송과 이용 및 임상, 전해질의 특성과 임상, 배당체의 특성과 임상

ASCPi 예상문제와 유사하거나 동일한 문제 번호

2, 6, 8, 12, 14, 17, 18, 30, 32, 33, 39

모의고사 29회

01. Dopamine의 전구체인 (A)를 신경세포의 내부로 유입시키는데 작용하는 (B)가 결핍되거나 신경세포막이 손상을 받았을 때 혈중에 증가한다. 만약 이런 경우 학습장애, (C) 등의 병적 현상이 일어날 수 있다. (A), (B), (C)에 적당한 단어는?

	A	B	C
①	tyrosine	GPT	기억력 장애
②	tryptophan	γ-GTP	행동 장애
③	tyrosine	γ-GTP	행동 장애
④	methionine	GOT	기억력 장애
⑤	tryptophan	γ-GTP	기억력 장애

02. Hormone의 본체는 펩타이드, steroid 등으로 이루어져있다. Insulin과 같은 (A) 호르몬의 작동은 세포막에 존재하는 (B)에 작용하여, androgen과 같은 (C) 호르몬은 (D)에 존재하는 (E)에 작용한다. (A)~(E)에 알맞은 단어는?

	A	B	C	D	E
①	펩타이드	수용체	steroid	세포질	수용체
②	steroid	세포질	수용체	세포질	펩타이드
③	펩타이드	세포막	세포질	수용체	수용체
④	steroid	세포막	수용체	세포질	핵막
⑤	펩타이드	수용체	steroid	핵막	수용체

03. Ketogenic 아미노산은 (A), (B)이며, 이것들은 (C)에 유입되어 (D)으로 산화되어 (E), (F), (G) 등의 ketone bodies로 환원된다. 만약 간에 장애가 일어나 혈중에 (H)가 증가하면 ketone bodies의 생성이 저하될 수 있다. (A)~(H)에 들어가는 단어를 보기에서 적으세요.

〈보 기〉
leucine, lysine, valine, histidine, acetyl-CoA, β-hydroxybutyrate, acetoacetate, acetone, HMG-CoA reductase, HMG-CoA lyase

04. 당뇨병의 진단에 필수적인 임상항목은?

ⓐ ketone bodies ⓑ HbA1c ⓒ free fatty acid ⓓ amino acids

① a, b만 ② c, d만 ③ a, c만 ④ a, d만 ⑤ a~d 모두

05. 어떤 원인에 의해 간이 손상을 받아 알부민을 합성하지 못했다면 임상적으로 생각할 수 있는 것은 다음 어느 것인가?

ⓐ 혈중의 albumin의 농도가 낮아질 수 있다.	ⓑ Free fatty acid의 수송능 저하
ⓒ Ketone bodies의 생성저하	ⓓ ATP의 생성저하 가능

① a, b만　② a, d만　③ b, d만　④ a, c, d만　⑤ a~ d모두

06. Proinsulin의 disulfide가 분해되면 insulin과 C-chain을 가지는 C-peptide가 생성된다. (A) 환자의 혈액에서는 상대적으로 C-peptide의 농도가 (B)고 생각 할 수 있다. (A), (B)에 들어갈 수 있는 단어는?

	A	B
①	Insulin 의존성 당뇨	높다
②	Insulin 비의존성 당뇨	높다
③	Insulin 의존성 당뇨	낮다
④	신성 당뇨	높다
⑤	식사성 당뇨	낮다

07. 간에서 혈액응고인자의 합성이 저하되어 지혈이 되지 않는다면 다음 무엇을 생각할 수 있는가?

ⓐ NADPH의 생성 저하	ⓑ vitamin K의 결핍
ⓒ γ-GTP의 기능 저하	ⓓ amino acid의 대사 장애

① a, b만　② c, d만　③ a, b, c만　④ a, c, d만　⑤ a~d 모두

08. 다음 중 케톤체에 속하는 것은?

① β-hydroxybutylric acid　② α-ketoglutaric acid　③ oxaloacetate
④ pyruvic acid　⑤ lactic acid

09. Etching ring이 있는 pipet은 어느 것인가?

① volumetric pipet　② Ostwald-Folin pipet　③ serological pipet
④ mess pipet　⑤ Eppendorf pipet

10. 정상치에 성차가 있는 것은?

ⓐ Fe	ⓑ Na	ⓒ γ-GTP	ⓓ CPK(CK)

① a, c, d만　② a, b만　③ b, c만　④ d만　⑤ a~d 모두

11. 혈청 성분 중 일반적으로 동맥혈에 비해 정맥혈에서 높은 값을 나타내는 것은?

① glucose　② LD　③ K　④ lactate　⑤ cholesterol

12. 전기영동에서 단백질의 이동도에 영향을 주는 것은?

ⓐ 완충액의 종류와 이온강도 ⓑ 영동 온도 ⓒ 전류 ⓓ 지지체의 종류

① a, c, d만 ② a, b만 ③ b, c만 ④ d만 ⑤ a~d 모두

13. 기질과 효소를 조합시킨 것 중 관계없는 것은?

ⓐ L-leucinamide — LAP	ⓑ 젖산 — LDH
ⓒ benzoylcholine — 콜린에스테라아제	ⓓ 크레아티닌 — CK

① a, c, d만 ② b, c만 ③ b, c만 ④ d만 ⑤ a~d 모두

14. 급성 심근경색에서 혈중에 상승하는 순서대로 옳게 나열 된 것은?

① CPK, LDH, AST ② AST, CPK, LDH ③ LDH, CPK, AST
④ CPK, AST, LDH ⑤ AST, LDH, CPK

15. Isoenzyme에 대하여 옳은 것은?

> 가. AST-m은 mitochondria내에 존재한다.
> 나. LDH5의 경우 -20℃ 보존이 4℃ 보존보다 불안정하다.
> 다. 골격근에 함유된 CK isoenzyme은 대개 BB형이다.
> 라. 췌장유래 amylase는 타액선유래 amylase 보다 요 중에 나타나기 쉽다.
> 마. 소장유래 ALP 혈중 양은 ABO식 혈액과 관계가 있다.

① 가, 나, 다 ② 가, 나, 마 ③ 가, 라, 마 ④ 나, 다, 라 ⑤ 다, 라, 마

16. 다음 중 옳은 것은?

① 개별법은 제단백이 용이하다.
② 원심법은 분석시간이 길다.
③ Pack법은 긴급 검사에 적당하지 않다.
④ 연속 유동 방식은 공기로 흐름을 분절한다.
⑤ 연속 유동 방식은 반응률 측정법에 적당하다.

> 환자 A는 심한 당뇨로 ketoacidosis인 것으로 진단되어 linger solution을 투여 했고 이에 대한 임상적 소견에 대한 물음이다(17~24).

17. Ketoacidosis는 어떤 병리현상인가?

> ⓐ 혈중에 CO_2가 증가하는 것이다.
> ⓑ HCO_3^-가 감소하여 blood의 pH가 산성으로 된 것이다.
> ⓒ HCO_3^-가 증가하여 산성으로 되는 것이다.
> ⓓ 혈중에 CO_2가 감소하는 것이다.

① a, b만 ② a, c만 ③ b, d만 ④ c, d만

18. Ketoacidosis의 원인이 되는 ketone bodies는?

ⓐ β-hydroxybutyrate ⓑ acetoacetate ⓒ acetone ⓓ acetate

① a, b만 ② a, c만 ③ a, b, c만 ④ b, c, d ⑤ a~d 모두

19. Ketone bodies가 생성되지 않도록 하기위해 필요한 기능성 소재는?

ⓐ fatty acid ⓑ glucose ⓒ protein ⓓ 탄수화물

① a, b만 ② a, e만 ③ a, d만 ④ b, c만 ⑤ b, d만

20. 투여한 Ringer's solution의 주요기능은?

ⓐ HCO_3^-를 공급시킨다.
ⓑ Na^+를 공급시켜 HCO_3^-의 감소를 억제시킨다.
ⓒ HCO_3^-의 증가를 억제시켜 산성의 pH를 중화시킨다.
ⓓ HCO_3^-의 감소를 억제시켜 산성의 pH를 중화시킨다.
ⓔ Na^+를 공급시켜 HCO_3^-의 증가를 억제시킨다.

① a, b만 ② b, d만 ③ c, e만 ④ a, b, d만 ⑤ a, d, e만

21. Ringer's solution의 생체내 기능을 조절할 수 있는 성분은?

① NaCl ② $NaCO_3$ ③ $NaHCO_3$ ④ glucose ⑤ H_2CO_3

22. Ketone bodies는 주로 어디에 사용되는가?

① ATP의 생성 ② NADPH의 생성
③ Acetoacetate의 생성 ④ Acetyl-CoA의 생성
⑤ Glutathione의 생성

23. 위 19번 문제와 관련된 기능성 소재를 섭취해도 각종의 세포에서 그것을 이용하지 못하면 어떠한 현상이 일어날 수 있는가?

ⓐ 유전정보를 전달하는 DNA의 합성억제
ⓑ 단백질 합성에 이용되는 RNA의 합성억제
ⓒ 산화형의 glutathione을 환원시키는데 필요한 NADPH의 생성억제
ⓓ Na^+와 K^+ 등의 전해질을 조절하는데 사용되는 ATP의 생성억제

① a, b만 ② c, d만 ③ a, b, d만 ④ b, c, d만 ⑤ a~d 모두

24. 생체 내에서 산화를 억제시키는 NADPH의 기능과 그것의 기능성 식소재가 될 수 있는 것을 옳게 연결한 것은?

① Glutathione reductase의 환원제 — 탄수화물
② Glutathione reductase의 산화제 — 지방산
③ Glutathione peroxidase의 산화제 — 탄수화물
④ 과산화수소의 생성억제 — 탄수화물
⑤ Glutathione reductase의 산화제 — 단백질

25. 생명체의 본질을 옳게 설명한 것은?

ⓐ 세포의 membrane의 기능유지	ⓑ 탄수화물, 단백질, 지질 등의 대사유지
ⓒ 미생물의 증식과 증폭	ⓓ 핵막의 기능유지

① a, b만 ② c, d만 ③ a, b, c만 ④ b, c, d만 ⑤ a~d 모두

26. 다음 중 옳게 설명한 것은?

ⓐ Peptide hormone이 세포내의 기능분자로서 작용해야 할 때 세포질에 있는 수용체에 결합해야 한다.
ⓑ Na^+이나 K^+의 수송에는 ATP가 필요하다.
ⓒ 지용성 비타민의 수용체는 세포막에 존재한다.
ⓓ 세포성장인자가 기능분자로서 작용하기 위해서는 우선 세포막의 수용체에 결합해야 한다.

① a, b만 ② c, d만 ③ a, c만 ④ b, d만 ⑤ c, d만

27. 세포 내부로의 각 물질의 수송양식과 그 특성이 옳게 연결된 것은?

	물 질	수 송 양 식	특 성
ⓐ	H_2O, CO_2	simple diffusion	에너지 필요없다
ⓑ	Na^+, K^+	active transport	antiport
ⓒ	Lactose와 H^+	symport	에너지 필요
ⓓ	Low density lipoprotein	endocytosis	막의 수용체

① a, b만 ② c, d만 ③ a, b, c만 ④ b, c, d만 ⑤ a~d 모두

28. 다음 중 신경세포, 근육세포에서의 Na^+, K^+의 수송에 대해 옳게 기술한 것은?

ⓐ Passive transport 이다.	ⓑ 전위화학적 균배에 따라 수송
ⓒ 막 관통성 단백질을 통해서 수송	ⓓ 세포내부에 유입되면 전위차가 증가하여 흥분이 된다.

① a, b만 ② c, d만 ③ a, b, c만 ④ b, c, d만 ⑤ a, c, d만

29. 세포막의 인식기능에 작용하는 것은?

① 수용체 단백질 ② 세포막 인지질 ③ 인지질의 지방산
④ 아미노산 ⑤ 콜린 등의 염기

30. 다음 유기물질의 source와 대사 생성물의 상호관계를 옳게 연결시킨 것은?

	Source	생 성 물
ⓐ	polysaccharide	glucose, fructose, lactose
ⓑ	glucose	deoxyribose, ribose
ⓒ	acetyl-CoA	cholesterol
ⓓ	amino acid	proteins

① a, b만 ② b, c만 ③ a, b, c만 ④ a, b, d만 ⑤ a~d 모두

31. 다음을 만족시키는 것은?

- 혈액형의 분별지표가 된다. • 적혈구막에 결합되어 있다.

① pectin ② cellulose ③ monosaccharide
④ amino acid ⑤ phospholipid

32. Starch의 분해효소와 분비기관(조직) 및 활성화 이온이 옳게 연결된 것은?

	분해효소	분비조직(기관)	활성화 이온
ⓐ	α-amylase	구강	Cl^-
ⓑ	β-amylase	stomach	HCl
ⓒ	α-amylase	췌장	Na^+
ⓓ	α-amylase	췌장	Cl^-

① a, b만 ② b, c만 ③ a, c만 ④ a, d만 ⑤ b, d만

33. Maltose에 대해 옳게 기술한 것은?

ⓐ 2분자의 glucose로 구성 ⓑ Starch에 α-amylase가 작용하여 생성
ⓒ 1분자의 glucose와 1분자의 fructose로 구성 ⓓ Maltase에 의해 2분자의 glucose로 분해

① a, b만 ② c, d만 ③ a, b, c만 ④ a, b, d만 ⑤ b, c, d 만

34. Glucose가 소장 점막을 통해서 blood로 흡수되는 양식은?

① Na^+과 함께 흡수 ② Cl^-와 함께 흡수
③ Galactose와 함께 흡수 ④ Frucose와 함께 흡수
⑤ Lactose와 함께 흡수

35. 세포내부에 유입된 glucose를 glucose-6-phosphate로 인산화시키는 효소에 대해 옳게 설명한 것은?

ⓐ Hexokinase ⓑ ATP로부터 한분자의 phosphate를 glucose로 전이시킨다.
ⓒ Glucose-6-phosphate kinase ⓓ ATP 생성에 필요한 phosphate를 glucose에 전이시킨다.

① a, b만 ② c, d만 ③ a, b, c만 ④ a, b, d만 ⑤ b, c, d만

36. Monosaccharide의 분자 중에는 n개의 부제탄소가 포함되어 있다. 여기에는 몇 개의 (입체)이성체가 존재할 수 있는가?

① n ② 2n ③ 3n ④ n2 ⑤ 4n

37. Glucose-6-phosphate가 pentose phosphate pathway에서 생성되는 NADPH에 대해 옳게 기술한 것은?

ⓐ 산화억제효소의 환원에 이용
ⓑ 적혈구에서 hemoglobin의 산화를 억제하는데 이용
ⓒ CO_2의 운반에 이용
ⓓ O_2의 운반에 이용

① a, b만 ② c, d만 ③ a, c만 ④ b, d만 ⑤ a, d만

38. CO_2에 대해 옳게 설명한 것은?

ⓐ 적혈구의 CO_2 운반작용에 의해 폐호흡을 거쳐 체외로 방출된다.
ⓑ 물과 반응하여 H_2CO_3로 된다.
ⓒ ⓑ는 pH 조절작용이다.
ⓓ ⓐ 및 ⓒ는 생명체를 유지하기 위한 폐기물 처리이다.

① a, b만 ② a, c만 ③ b, d만 ④ a, b, c만 ⑤ b, c, d만

39. Glucose의 source가 되는 이당류와 그것을 분해하는 효소 및 생성되는 단당류가 옳게 연결된 것은?

	Glucose source	분해 효소	생성 단당류
ⓐ	Maltose	Maltase	Glucose, Glucose
ⓑ	Lactose	Lactase	Galactose, Glucose
ⓒ	Sucrose	Sucrase	Glucose, Fructose
ⓓ	Amylose	Amylase	Glucose, Maltose

① a, b만 ② c, d만 ③ a, b, c만 ④ b, c, d만 ⑤ a, c, d만

40. Glucose가 적혈구의 내부로 유입되는 양식은?

ⓐ Na^+과 함께 유입된다. ⓑ K^+과 함께 유입된다.
ⓒ 능동 수송이다. ⓓ 수송되는데 에너지가 필요하다.

① a만 ② b만 ③ a, c만 ④ b, c만 ⑤ b, d만

41. 세포 내부에 유입된 glucose의 이용에 대해 옳게 기술한 것은?

ⓐ ATP source ⓑ DNA의 deoxyribose source
ⓒ RNA의 ribose source ⓓ 열에너지 source

① a, b만 ② b, c만 ③ a, b, c만 ④ b, c, d만 ⑤ a~d 모두

42. pH= pKa + log[HCO_3^-]/[H_2CO_3]에 대해 옳게 설명한 것은?

> ⓐ pKa는 H_2CO_3가 H^+와 HCO_3^-로 해리되는 상수이다.
> ⓑ [H_2CO_3]는 pCO_2(CO_2분압)에 비례한다.
> ⓒ 정상인의 혈중 pCO_2는 40mM이다.
> ⓓ 정상인의 pH는 [HCO_3^-]와 [H_2CO_3] 또는 pCO_2 × 0.03에 따라 변한다.

① a, b만 ② c, d만 ③ a, b, c만 ④ b, c, d만 ⑤ a~d 모두

43. 전해질에 대해 옳게 기술한 것은?

> ⓐ Na^+농도는 세포 내부보다 세포 외부에서 더 높다.
> ⓑ K^+농도는 세포 외부보다 세포 내부에서 더 높다.
> ⓒ ⓐ 및 ⓑ를 조절하는 세포막 단백질은 Na^+/K^+-ATPase이다.
> ⓓ Na^+/K^+-ATPase는 ATP를 분해시켜 생기는 에너지를 이용한다.

① a, b만 ② c, d만 ③ a, b, c만 ④ b, c, d만 ⑤ a~d 모두

44. Amylose에 대해 옳게 설명한 것은?

> ⓐ α-1,4-glycosidic bond로 수십만개의 glucose가 결합된 다당체
> ⓑ α-amylase에 의해 maltose 단위로 분해된다.
> ⓒ Starch의 구성분이다.

① a만 ② b만 ③ a, b만 ④ a, c만 ⑤ a, b, c만

45. Glycosidic bond(배당체 결합)에 대해 옳게 기술한 것은?

> ⓐ 단당류와 단당류가 결합할 수 있다.
> ⓑ 단당류와 비당류가 결합할 수 있다.
> ⓒ Maltose는 두 분자의 glucose가 α-1,4-glycosidic bond로 결합된 이당류의 배당체이다.
> ⓓ RNA의 분자 중의 ribose와 인산의 결합은 glycosidic bond이다.

① a, c만 ② b, c만 ③ a, c, d만 ④ b, c, d만 ⑤ a~d 모두

※ 다음 물음에 대한 답을 보기에서 찾으세요. (46~50)

46. CO_2, H_2O, N_2 등이 세포에 수송되는 양식은?

답 : ____________________

47. CO_2를 가장 많이 수송하는 화합물의 형태는?

답 : ____________________

48. CO_2를 운반하는 hemoglobin은?

답 : ______________________________

49. Galactose 또는 Fructose가 세포 내부로 전달되는 수송 형태는?

답 : ______________________________

50. 세포외부 (혈액)에 가장 많이 존재하는 전해질은?

답 : ______________________________

〈보 기〉
촉진확산, 단순확산, 능동수송, 수동수송, Na^+, Cl^-, HCO_3^-, carbaminohemoglobin, $NaHCO_3$

모의고사 29회 정답 및 해설

1. ③	2. ①	3. A : leucine, B : lysine, C : 간, D : Acetyl-CoA, E : acetone, F : acetoacetate, G : β -hydroxybutyrate, H : HMG-CoA lyase						4. ①	5. ⑤
6. ③	7. ⑤	8. ①	9. ②	10. ①	11. ④	12. ⑤	13. ④	14. ④	15. ③
16. ④	17. ①	18. ③	19. ⑤	20. ④	21. ③	22. ①	23. ⑤	24. ①	25. ⑤
26. ④	27. ⑤	28. ④	29. ①	30. ⑤	31. ③	32. ④	33. ④	34. ①	35. ④
36. ③	37. ①	38. ④	39. ③	40. ③	41. ⑤	42. ⑤	43. ⑤	44. ⑤	45. ⑤
46. 단순확산	47. HCO_3^-	48. Carbaminohemoglobin				49. 촉진확산	50. Na^+		

모의고사 30회

주요 평가 목표

SI기본단위의 특성, γ -GTP의 기능특성과 임상, 방사선의 특성과 임상, 방사선의 특성과 이용, Glucose의 대사와 임상적 평가, 농도계산법, Rf치의 의미, I2-vapor의 특성, HPLC의 특성, Gel filteration의 특성, Ion-exchange chromatography의 특성과 임상적 응용, 투석의 특성, 굴절률장치의 특성, 전기영동에서 단백질의 분리특성, Helicobacter Pylori의 특성과 임상, 탄수화물의 분해특성과 임상, 적혈구 막과 혈액형의 결정특성, 단백질의 분석특성과 임상적 이용, 용량분석기구, 적정기구, 과산화수소의 기능특성과 임상적 평가

ASCPi 예상문제와 유사하거나 동일한 문제 번호

15, 16, 18, 30, 38, 41, 42, 45, 46, 50

모의고사 30회

01. 다음은 SI의 기본단위를 나타낸 것이다. 옳은 것은?

가. 질량 — g	나. 물질양 — mol	다. 시간 — s
라. 전류 — A	마. 길이 — mm	

① 가, 나, 다 ② 가, 나, 마 ③ 가, 라, 마 ④ 나, 다, 라 ⑤ 다, 라, 마

02. 다음 중 옳은 것끼리 조합된 것은?

가. hexokinase — glucose	나. uricase — uric acid
다. urease — urea	라. amylase — dextrin

① 가, 다, 라 ② 가, 나 ③ 나, 다 ④ 라 ⑤ 가~라

03. 혈중의 어떤 유기물질의 증가/감소와 관련되는 질환이 알맞게 연결된 것은?

ⓐ uric acid 증가 — 통풍, 발열, 염증	ⓑ urea감소 — 간경변증
ⓒ 비단백질소 감소 — 기아, 임신말기	ⓓ choline esterase 증가 — 갑상선기능항진증

① a, b만 ② c, d만 ③ a, b, d만 ④ a, c, d만 ⑤ a~d 모두

04. 간경변증, 간암, 폐쇄성황달 등에서 혈중 amino acid가 증가한다. 이것과 관련된 세포막 효소는?

① phenylalanine hydroxylase
② γ-glutamyltranspeptidase
③ tyrosine hydroxylase
④ phenylalanine transferase
⑤ phenylalanine decarboxylase

05. 과거 1~2 개월 전의 혈당치의 평균 level을 추정하는 지표는 어느 것인가?

① 요중 microalbumin ② 요당 ③ 공복시 혈당
④ HbA1c ⑤ 요소

06. 효소의 단위를 바르게 설명한 것은?

① 1분간에 기질 1μmol을 변화시키는 효소의 양을 1 unit라 한다.
② 1분간에 기질 1mmol을 변화시키는 효소의 양을 1 unit라 한다.
③ 1분간에 기질 1mol을 변화시키는 효소의 양을 1 unit이라 한다.
④ 1분간에 기질 1μmol을 변화시키는 효소의 양을 1 Katal이라 한다.
⑤ 1분간에 기질 1mol을 변화시키는 효소의 양을 1 Katal이라 한다.

07. 다음 중 옳은 것은?

ⓐ β선은 전자파의 일종이다.	ⓑ X선은 원자핵 붕괴시에 방출된다.
ⓒ α선은 헬륨 원자핵과 같다.	ⓓ γ선은 β선에 비해 투과력이 강하다.
ⓔ 궤도전자포획은 β붕괴의 일종이다.	

① a, b, c만 ② a, b, e만 ③ a, d, e만 ④ b, c, d만 ⑤ c, d, e만

08. 반감기가 가장 짧은 핵종은 어느 것인가?

① ^{3}H ② ^{197}Hg ③ $^{13}1I$ ④ ^{51}Cr ⑤ ^{99}mTc

09. RIA 항원 항체 표지에 이용되는 것은?

ⓐ ^{99}mTc ⓑ ^{131}I ⓒ ^{125}I ⓓ ^{198}Au ⓔ ^{14}C

① a, b만 ② a, e만 ③ b, c만 ④ c, d만 ⑤ d, e만

10. 신장의 흡수 기능에 이상이 나타났을 때 다음 어느 현상이 나타났다고 생각할 수 있는가?

ⓐ 요에 glucose의 농도 증가	ⓑ 요에 Na^+의 농도 증가
ⓒ 고혈압 증상 증가	ⓓ aldosterone의 분비 감소 증상

① a, b만 ② c, d만 ③ a, b, c만 ④ b, c, d만 ⑤ a~d 모두

11. 다음 중 알맞게 기술한 것은?

ⓐ Glucagon에 의한 glycogen의 분해 · 촉진이 혈중 glucose 농도를 증가시킨다.
ⓑ 혈중에 glucose가 증가하면 glucogenic amino acid가 혈중에 증가한다.
ⓒ Alloxan, streptozotocin은 모든 insulin의 분비를 억제시키는 작용이 있다.
ⓓ Stauosporim B는 B-cell의 기능을 억제시킨다.

① a, b만 ② b, c만 ③ a, b, c만 ④ a, b, d만 ⑤ b, c, d만

12. 혈중에 glucose가 증가하면 glucose 이용 세포에 어떤 현상이 일어나는가?

ⓐ 활성산소의 생성에 의한 세포의 손상
ⓑ NADPH의 생성 저하에 의한 ribose, deoxyribose의 생성저하
ⓒ 지방산의 합성 증가
ⓓ glycogen의 합성 증가
ⓔ triglyceride 및 단백질의 분해 촉진

① a, b, c만 ② c, d, e만 ③ b, c, d, e만 ④ a, b, d, e만 ⑤ a~d 모두

13. 0.9% NaCl의 100㎖ 중에 함유된 Na^+와 Cl^-의 농도와 계산법을 기술하세요. (단, NaCl 분자량 58)

답 : ______________________

14. NaCl에 의해 세포 내부의 glycogen의 합성이 감소되었다. 그 이유를 옳게 설명한 것은?

> ⓐ Na^+이 glycogen의 합성효소를 인산화시키기 때문
> ⓑ Na^+이 glycogen의 합성효소를 인산화를 분해시키기 때문
> ⓒ Cl^-이 인산화된 glycogen의 합성효소를 인산화시키기 때문
> ⓓ Cl^-이 인산화된 glycogen의 합성효소의 인산화분해효소(glycogen synthase)활성을 억제시키기 때문

① a, b만 ② b, c만 ③ c, d만 ④ a, b, c만 ⑤ b, c, d만

15. 다음 중 옳은 것은?

> ⓐ Chylomicron의 주성분은 내인성 중성지방이다.
> ⓑ 혈중 유리지방산은 albumin과 결합하여 있다.
> ⓒ LDL은 전기영동에서 β영역으로 이동한다.
> ⓓ 혈중 유리지방산은 식후에 증가한다.

① a, c, d만 ② a, b만 ③ b, c만 ④ d만 ⑤ a~d 모두

※ 다음 (   )에 적당한 단어를 아래 보기에서 찾아 넣으세요. (16~31)

16. HPLC, GC 등에서의 retention time을 TLC에서의 (   ) 치와 동일하다고 생각할 수 있다.

17. I_2-vapor는 모든 화학 물질에 (   ) 되는 성질이 있기 때문에 TLC에 분리된 유기물질의 동정에 이용된다.

18. TLC에서의 Rf치는 (   )로 구한다.

19~20. Gel filtration에서는 분자량이 (19) 단백질이 분자량이 (20) 단백질보다 먼저 유출되어 분리된다.

21. Ion-exchange chromatography로 '-'로 charge된 단백질을 분리할 때 사용되는 이온 교환제는 (   )이다.

22. 조직절편 등을 칭량할 때는 (   )를 사용한다.

23~26. 굴절률 측정장치는 (23)와 (24)이 (25) 하는 것을 이용하여 (26)를 측정하는 장치이다.

27~29. 생체 고분자와 세포 추출액을 분광 광도법으로 측정할 때나 세포 배양액을 제조할 때, 이들 혼탁된 액을 정제하는 기구는 (27)이다. 이것으로 열에 불안정한 시약 또는 (28) 용액, (29) 등을 고압 멸균시키지 않고 살균시킬 수 있다.

30. 단백질을 (   )으로 분리하는 것은 단백질이 수용액에서 '+/-' charge로 되어지는 특성을 이용한 것이다.

31. 막을 경계로 하여 분자들이 이동되는 것을 이용하여 물질을 정제하는 것을 (　　)이라고 한다.

〈보 기〉
투석, 추출, 전기영동, 전하, 단백질, 핵산, 막여과 장치, 단백질 농도, 당농도, 굴절률, 비례, 비중, torsion balance, microbalance, chemical balance, 큰, 작은, diethylaminoethyl, carboxymethyl, 물질의 이동거리/총전개거리, 총전개거리/물질의 이동거리, 흡수, Rf(running factor)치

32. 종속 영양 세포로 구성된 Helicobacter pylori가 위점막에서 생존하기 위해 이용하는 물질과 생성시키는 물질 및 그것의 목적이 옳게 짝지어진 것은?

	이 용 물 질	생성시키는 물질	목　적
①	단백질	암모니아	pH 조절
②	urea	질소	질소 이용
③	urea	암모니아, HCO_3^-	pH 조절
④	glucose	ATP, HCO_3^-	pH 조절

33. Carbohydrates의 분해효소와 그것의 활성이온이 옳게 연결된 것은?

① α-amylase — Cl^-
② α-amylase — Na^+
③ α-1,6-glucosidase — HCO_3^-
④ α-1,6-glucosidase — NH_4^+

34. 혈액형의 결정에 이용되는 세포 구성분은?

① 적혈구 막 단백질에 결합된 단당류
② 적혈구 막의 인지질
③ 적혈구 막의 지방산
④ 적혈구 막의 단백질

35. 탄수화물이나 유기물질이 세포의 내부에 수송되는 것은 생명체의 어느 조건을 만족시키기 위함인가?

① 영양분 공급　② 삼투압　③ 전해질　④ 수소이온농도　⑤ 체온

36. 황산암모늄 또는 황산나트륨으로 알부민과 글로불린 등의 혈청단백질을 침전시켜 분리하는 과정/방법은?

① 투석　② 염석　③ 확산　④ 추출　⑤ 항원·항체반응

37. 굴절계에 대해서 옳게 기술한 것은?

ⓐ 혈청이나 요 단백질의 측정에 이용
ⓑ 빛의 굴절률을 이용하여 단백질 측정
ⓒ 굴절률은 단백질의 농도에 비례한다.
ⓓ 굴절률은 단백질의 농도에 반비례한다.

① a, b만　② b, c만　③ a, b, c만　④ a, b, d만　⑤ a~d 모두

38. 원심기를 정확하게 사용하기 위해 일반적으로 알아야할 사항은?

ⓐ 회전수와 원심력
ⓑ 원심시키고자 하는 물질의 균형
ⓒ 사용하고자 하는 rotor의 종류
ⓓ 원심반경

① a, b만 ② c, d만 ③ a, b, c만 ④ b, c, d만 ⑤ a~d 모두

39. Ninhydrin을 이용하여 혈청 단백질을 측정할 때의 측정파장은?

① 590nm ② 550nm ③ 570nm ④ 630nm ⑤ 602nm

40. 혈청 총단백질 측정법 중 일상적으로 사용되는 방법은?

ⓐ 켈달법 ⓑ 뷰렛법 ⓒ Lowry법 ⓓ 전기영동법

① a, b만 ② b, c만 ③ b, d만 ④ c, d만 ⑤ a, d만

41. 켈달법으로 혈청 단백질을 질소량으로 측정할 때 표준물질로써 사용되는 시약은?

① 0.1N H_2SO_4 ② 0.1N HCl (0.01N HCl) ③ 0.5N NaOH
④ 0.1N $(NH_2)_2SO_4$ ⑤ 10N H_2SO_4

42. 단백질의 질소량으로 단백질을 측정할 때 곱해주는 질소 계수는?

답 : ____________________

43. 표준용액을 제조할 때 사용되는 기구가 아닌 것은?

① 메스플라스크 ② 화학천평 (저울) ③ Vortex-mixer
④ 원심기 ⑤ magnetic stirrer

44. 뷰렛반응을 이용하여 혈청 등의 단백질을 측정할 때 나타나는 비색, 흡수파장 및 비색관여 이온이 옳게 연결된 것은?

	비색	흡수파장(nm)	비색관여이온
①	자홍색	540	Cu^{2+}
②	노란색	340	Cu^{+}
③	청색	580	SO_4^{2-}
④	자홍색	540	SO_4^{2-}
⑤	갈색	580	Cu^{2+}

45. 뷰렛반응을 촉진시키기 위해 첨가해주는 시약은?

① NaOH ② HCl ③ H_2SO_4 ④ $MgSO_4$ ⑤ NaCl

46. Bromocresol green(BCG) 또는 bromocresol purple(BCP)를 이용하여 혈청 albumin을 측정할 때 사용되는 citrate buffer의 pH는?

① 4.2 ② 4.8 ③ 3.9 ④ 8.6 ⑤ 9.7

※ Glucose 측정법의 원리

⟶ β-D-glucose H₂O₂ + gluconic acid에 대해 물음에 답하시오.(47~50)

①

47. H_2O_2를 Quinone으로 변화시켜 500nm의 흡수도를 측정할 때 첨가해주는 시약은?

ⓐ phenol	ⓑ catalase	ⓒ peroxidase	ⓓ 4-aminoantipyrine

① a, b만 ② c, d만 ③ a, b, d만 ④ a, c, d만 ⑤ b, c, d만

48. ①의 과정에서 작용하는 효소는?

① mutarotase ② catalase ③ peroxidase ④ glucose oxidase ⑤ pyruvate kinase

49. H_2O_2를 formaldehyde(HCHO)로 변화시켜 적자색의 화합물을 570nm에서 측정할 때 첨가해주는 발색제와 발색촉진제가 옳게 연결된 것은?

① chromotropic acid/황산 ② chromotropic acid/염산
③ ortho-dianisidine/메탄올 ④ catalase/메탄올
⑤ acetylacetone/암모니아

50. Insulin의 혈중 농도와 동일한 농도로 존재하는 당뇨진단지표는?

① C-peptide ② proinsulin ③ HbA1C ④ fructosamine ⑤ glucoalbumin

모의고사 30회 정답 및 해설

1. ④	2. ⑤	3. ⑤	4. ②	5. ④	6. ①	7. ⑤	8. ⑤	9. ③	10. ⑤
11. ④	12. ⑤	13. M × NaCl 분자량(58) × 0.1ℓ (100 mℓ) = 0.9g ∴ M = 0.155 M (155 mM)					14. ③	15. ③	16. Rf치
17. 흡수	18. 물질의이동거리/총전개거리				19. 큰	20. 작은	21. diethylaminoethyl		
22. torsion balance		23. 단백질 농도		24. 굴절률		25. 비례	26. 단백질 농도		
27. 막여과장치	28. 단백질		29. 핵산	30. 전기영동		31. 투석	32. ③	33. ①	34. ①
35. ①	36. ②	37. ③	38. ⑤	39. ③	40. ②	41. ②	42. 6.25	43. ④	44. ①
45. ①	46. ①	47. ④	48. ④	49. ①	50. ①				

해설

13. 1) 0.9% NaCl은 0.9g의 NaCl이 100ℓ 의 물에 용해된 것.

우선 NaCl의 M농도를 계산하면...

M × 분자량 × ℓ = g 으로부터

M × NaCl 분자량(58) × 0.1ℓ (100 mℓ) = 0.9g

∴ M = 0.155M (155mM)

2) NaCl이 물에서 해리되면 Na^+, Cl^-

3) Na^+, Cl^-의 원자가 동일하므로 Na^+, Cl^- 모두 155mM 함유

모의고사 31회

주요 평가 목표

당뇨단백질의 임상, 혈중단백질의 특성과 측정원리, 신장세뇨관 세포의 기능과 임상적 평가, 저산소증의 임상, 혈중 전해질농도의 임상적 평가, 칼슘의 조절과 임상적 평가, 갑상선 호르몬의 기능과 임상적 평가, 간기능 검사 항목의 종류별 특성과 임상적 평가, 혈청교질 반응과 임상적 평가, 간의 기능검사와 임상적 응용, 당대사 조절 호르몬의 특성과 임상

ASCPi 예상문제와 유사하거나 동일한 문제 번호

1, 2, 21, 24, 29, 37, 38, 41, 42, 43, 50

모의고사 31회

01. 과거 3~4개월의 혈당치를 반영하는 것은?

① HbA1C ② fructosamine ③ glucoalbumin ④ glucosamine ⑤ fructose

02. 임신과 당뇨의 진단지표는?

ⓐ HbA1C	ⓑ glucoalbumin	ⓒ fructosamine	ⓓ glucoaldimine

① a, b만 ② b, c만 ③ b, d만 ④ a, b, c만 ⑤ b, c, d만

※ 다음은 자외부법으로 혈중 단백질의 농도를 측정한 결과이다. 물음에 답하세요. (3~7)

- 혈중 단백질 농도

시료	사용 volume ($\mu\ell$)	흡수도	단백질 농도 (mg/dl)
표준물질	10	0.8	–
혈청	50	0.4	20

03. 표준물질의 농도를 mg/ml로 계산하세요.

답 : ____________________

04. 단백질 측정을 위해 사용하는 표준물질로 적당한 것은?

① Bovine serum albumin(BSA) ② Urine ③ Glycine
④ Alanine ⑤ Methionine

05. 자외부에서 사용되는 자외선의 파장은?

ⓐ 280nm	ⓑ 340nm	ⓒ 600nm	ⓓ 730nm

① a, b만 ② a, c만 ③ b, c만 ④ c, d만 ⑤ a, d만

06. 자외선 파장과 흡수되는 물질의 짝이 맞는 것은?

ⓐ 280nm — phenylalanine	ⓑ 340nm — NADH
ⓒ 340nm — NAD^+	ⓓ 280nm — tryptophan

① a, b, c만 ② a, b, d만 ③ a, c, d만 ④ b, c, d만 ⑤ a만

07. 혈청 $50\mu\ell$ 중에는 몇 μg의 단백질이 함유되어 있는가?

답 : ______________________

08. 원심력(G)을 구하는 공식에서 (　　)에 알맞은 것은?

G = 1.12 × 10^{-9} × r × (　　)

답 : ______________________

※ 다음 (　　)에 적당한 단어를 기입하세요. (9~15)

혈중 단백질에 (**9**)보다 산성의 용액을 첨가하면 단백질은 (**10**)으로 하전된다. 이 상태에서 (**11**)으로 하전되어 있는 (**12**)를 가하면 물에 용해되지 않는 염이 (**13**)하게 되는데, 혼탁된 것을 파장 (**14**)에서 측정하는 측정법을 (**15**)이라 한다.

16. 동맥경화지수를 구하는 공식을 기술하세요.

답 : ______________________

17. 신장 세뇨관 세포에서 H^+이 방출되지 않으면 다음 무엇을 생각할 수 있는가?

ⓐ 혈중에 Cl^- 이온이 증가한다.	ⓑ 혈중에 NH_3^+가 증가한다.
ⓒ 혈액의 pH는 산성으로 변한다.	ⓓ H_2CO_3가 생성되지 않는다.

① a, b만　② c, d만　③ a, b, c만　④ b, d만　⑤ a~d 모두

$NaHCO_3 \leftrightarrow Na^+ + HCO_3^-$는 신장의 세뇨관 세포, lumen 및 혈액에서의 여과/해리/결합 반응이다. 다음 물음에 답하세요. (18~21)

18. Na^+의 주요 역할에 대해 옳게 설명한 것은?

ⓐ HCO_3^-와 결합하여 pH를 중화/조절한다. ⓑ HCO_3^-의 체외 방출을 방지한다. ⓒ 신장 세뇨관 세포로의 glucose 재흡수에 필요하다. ⓓ 신장 세뇨관 세포로부터 H^+의 방출에 필요하다.

① a, b만　② a, b, c만　③ b, c, d만　④ a, c, d만　⑤ a~d 모두

19. 만약 위 화학식이 링거액의 투여에 의한 것이라면 이것은 어떤 생리 요구성을 충족시키기 위한 것인가?

ⓐ pH 조절　ⓑ 전해질 공급 조절　ⓒ 체온 조절　ⓓ 영양분 제공

① a, b만　② c, d만　③ a, b, c만　④ b, c, d만　⑤ a, c, d만

20. 신장 세뇨관으로부터 H^+의 방출은 Na^+/H^+–교환 단백질의 작용에 기인한다. 이것을 촉진시키는 호르몬과 그것을 방출하는 내분비선이 알맞게 연결된 것은?

	호르몬	내분비선
①	aldosterone	췌장 α–세포
②	cortisone	부신피질
③	aldosterone	부신피질
④	adrenaline	부신수질
⑤	glucagon	췌장 α–세포

21. HCO_3^-는 산성이다. 이것이 중화되기 위해 일어나는 생리적 반응은?

ⓐ Na^+/H^+–교환 단백질에 의해 신장 세뇨관 세포로부터 H^+가 lumen으로 방출된다.
ⓑ ⓐ의 H^+는 HCO_3^-와 결합하여 H_2CO_3로 중화된다.
ⓒ Na^+/K^+–ATPase의 Na^+, K^+ 교환반응으로 Na^+와 결합하여 $NaHCO_3$로 중화된다.
ⓓ ⓒ의 K^+는 세뇨관 세포 내부의 K^+의 농도 증가 조절 작용이다.

① a, b만　② c, d만　③ a, c, d만　④ b, c, d만　⑤ a~d 모두

22. 저산소증일 때 혈중에 증가할 수 있는 것은?

① lactic acid　② pyruvic acid　③ aldosterone　④ Cl^-　⑤ acetone

23. 호흡성 alkalosis(알칼리혈증)의 임상적 특성은?

ⓐ 호흡곤란　ⓑ 신경염　ⓒ 고열　ⓓ 빈혈

① a, b만　② c, d만　③ a, b, c만　④ b, c, d만　⑤ a~d 모두

24. 혈중에 이온화 Ca^{2+}이 감소했을 경우 Ca^{2+}의 농도를 증가시키는 호르몬은?

① calcitonin　② parathormone　③ aldosterone　④ angiotensin　⑤ kinin

25. Kidney에 작용하여 칼슘이온(Ca^{2+})과 인산이온(PO_4^{3-})의 재흡수를 촉진시켜 bone의 형성에 관여하는 호르몬은?

① calcitonin　② aldosterone　③ parathormone　④ angiotensin　⑤ kinin

26. 세포 내부 및 외부의 Ca^{2+} 기능에 대해 옳게 기술한 것은?

	세포 내부의 기능	세포 외부의 기능
ⓐ	Insulin 분비 촉진	Insulin 분비 촉진
ⓑ	혈액응고 촉진	혈액응고 촉진
ⓒ	염증유발	Bone의 형성
ⓓ	골격근 수축	세포의 분화증식

① a, b만　② b, d만　③ a, c만　④ a, d만　⑤ c, d만

27. 고 칼슘 혈증의 원인과 임상증상이 옳게 연결된 것은?

	원　인	증　상
ⓐ	부갑상선 호르몬 작용 증가	신장 결석
ⓑ	활성형 Vit.D 작용증가	류육종증
ⓒ	Bone 흡수 증가	다발성 골수종
ⓓ	Ca^{2+}과잉 섭취	Milk-alkali syndrome

① a, b만　② c, d만　③ a, b, c만　④ b, c, d만　⑤ a~d 모두

28. 저 칼슘 혈증의 임상증상은?

ⓐ 특발성 부갑상선 기능 저하증　ⓑ 간질환　ⓒ 협심증　ⓓ 악성종양

① a, b만　② a, c만　③ a, b, c만　④ a, c, d만　⑤ b, c, d만

29. 고 칼슘 혈증 진단 지표에 대해 옳게 기술한 것은?

	병　명	혈청 PO_4^{3-}	alkaline phosphatase
ⓐ	원발성 부갑상선 기능 항진증	감소	증가
ⓑ	악성 골종양 전이	증가	변화없거나 증가
ⓒ	육종증	증가	변화없음
ⓓ	부갑상선 기능 저하증	증가	감소

① a, b만　② a, d만　③ a, b, c만　④ b, c, d만　⑤ a~d 모두

30. Bone 형성 관여 hormone의 기능에 대해 옳게 기술한 것은?

ⓐ Calcitonin은 파골세포에서 acid phosphatase의 활성을 억제시켜 bone의 형성에 관여한다.
ⓑ Vitamin D_3는 조골세포에서 alkaline phosphatase의 활성을 억제하여 bone의 형성에 관여한다.
ⓒ Parathormone은 조골세포에서 alkaline phosphatase의 활성을 억제시켜 bone의 형성에 관여한다.
ⓓ Calcitonin은 파골세포에서 acid phosphatase의 활성을 억제시켜 bone의 형성에 관여한다.

① a, b만　② c, d만　③ a, b, c만　④ b, c, d만　⑤ a~d 모두

31. 골연화증의 임상지표에 대해 옳게 기술한 것은?

> ⓐ 혈중의 Ca^{2+} 농도는 증가한다.
> ⓑ 혈중의 Ca^{2+} 농도는 감소 또는 정상이다.
> ⓒ 혈중 인산농도는 감소한다.
> ⓓ 혈중 alkaline phosphatase의 활성은 증가한다.

① a, b만 ② c, d만 ③ a, b, c만 ④ b, c, d만 ⑤ a, c, d만

32. Bone에 존재하는 Ca^{2+}의 형태는?

① 인산과 결합한 hydroxyapatite
② 이온화 칼슘(Ca2+)
③ 알부민과 결합상태
④ phosphate와 결합상태
⑤ citrate와 결합상태

33. 골다공증의 원인에 해당하는 것은?

> ⓐ estrogen 분비 결핍 ⓑ 만성 알콜중독 ⓒ 흡연 ⓓ parathormone의 분비증가

① a, b만 ② c, d만 ③ a, b, c만 ④ b, c, d만 ⑤ a~d 모두

34. 갑상선 호르몬의 생성에 이용되는 물질은?

> ⓐ 과산화수소(H_2O_2) ⓑ 산소(O_2) ⓒ NADPH ⓓ glucose

① a, b만 ② c, d만 ③ a, c, d만 ④ b, c, d만 ⑤ a~d 모두

35. 갑상선 호르몬의 생성에 관여하는 thyroglobulin이 혈중에 증가하는 질환은?

> ⓐ 갑상선종 ⓑ 지방성 갑상선종 ⓒ 신증 ⓓ 임신

① a, b만 ② c, d만 ③ a, c만 ④ a, d만 ⑤ b, c만

36. 갑상선 기능 항진증의 경우 혈중에 증가할 수 있는 것은?

> ⓐ 유리지방산 ⓑ 알부민 ⓒ glucose ⓓ 케톤체

① a, b만 ② b, c만 ③ b, d만 ④ a, c만 ⑤ a, d만

37. 저 인산 혈증의 원인은?

> ⓐ 원발성 부갑상선 기능 항진증 ⓑ vitamin D 결핍증 ⓒ 신부전증 ⓓ lactic acidosis

① a, b만 ② b, d만 ③ a, c만 ④ a, d만 ⑤ c, d만

38. 고 칼슘 혈증의 원인은?

ⓐ 신부전증 ⓑ 말단 거대증 ⓒ vitamin D 과잉증 ⓓ 원발성 부갑상선 기능 항진증

① a, b만 ② c, d만 ③ a, b, c만 ④ b, c, d만 ⑤ a~d 모두

39. 혈중에 케톤체가 증가하는 임상 현상과 혈액 pH의 변화에 대해 옳게 기술한 것은?

ⓐ 당뇨의 경우 혈중에 케톤체가 증가한다.	ⓑ 기아의 경우 혈중에 glucose가 증가한다.
ⓒ 당뇨의 경우 혈중에 HCO_3^-가 감소한다.	ⓓ 당뇨의 경우 혈중의 pH는 산성화된다.

① a, b만 ② c, d만 ③ a, b, c만 ④ a, c, d만 ⑤ b, c, d만

40. 급(만)성 간염 및 간경변증의 환자 혈액에서 감소하는 간기능 검사 항목은?

ⓐ albumin ⓑ cholinesterase ⓒ total cholesterol ⓓ GOT

① a, b만 ② c, d만 ③ a, b, c만 ④ a, c, d만 ⑤ b, c, d만

41. 디아조(diazo) 시약과 결합 특성을 이용하여 측정하는 간기능 검사 항목은?

① γ-GTP ② GOT ③ GPT ④ bilirubin ⑤ ALP

42. 디아조 시약의 구성 성분은?

ⓐ sulfanilic acid(설파닐산)	ⓑ sodium nitrite(아질산 나트륨)
ⓒ 진한염산	ⓓ 메탄올(methanol)

① a, b만 ② c, d만 ③ a, b, c만 ④ a, c, d만 ⑤ b, c, d만

43. 빌리루빈의 측정시 물에 녹지 않는 간접형 빌리루빈을 직접형 빌리루빈으로 변화시켜 측정하기 위해 첨가해주는 시약은?

ⓐ 메탄올 ⓑ 다이피린 ⓒ 에테르 ⓓ 클로로포름

① a, b만 ② c, d만 ③ a, b, c만 ④ b, c, d만 ⑤ a~d 모두

44. 어떤 환자의 혈액 중에 α-hydroxybutyrate dehydrogenase의 활성이 증가했다. 어떤 질환을 의심할 수 있는가?

ⓐ 급성 심근경색 ⓑ 급(만)성 간염 ⓒ 악성 빈혈 ⓓ 백혈병

① a, b만 ② a, c만 ③ b, d만 ④ a, b, c만 ⑤ a~d 모두

45. α-ketobutyrate + NADH → α-hydroxybutyrate + NAD^+는 α-hydroxybutyrate dehydrogenase(α-HBD)의 활성을 측정하는 원리이다. 이것에 대해 옳게 기술한 것은?

ⓐ 측정용의 시료로서 용혈 혈청을 사용 못한다.
ⓑ NADH의 감소를 340nm에서 측정한다.
ⓒ ⓑ의 이유는 NADH만이 340nm에서 흡수되기 때문이다.
ⓓ α-HBD는 환원제로 NADH를 필요로 한다.

① a, b만 ② c, d만 ③ a, b, c만 ④ a, c, d만 ⑤ a~d 모두

46. 혈청 교질반응의 측정 목적은?

ⓐ 알부민 감소와 γ-globulin의 증가 관찰
ⓑ 바이러스성 간염, 간경변증의 진단
ⓒ 백혈병 진단
ⓓ α-globulin 및 알부민의 증가 관찰

① a, b만 ② a, c만 ③ a, d만 ④ b, c만 ⑤ b, d만

47. 티몰현탁시험과 황산아연시험을 통한 혈청 교질반응의 관찰시 사용되는 표준물질로서 적당한 것은?

① 염화칼슘 ② 염화나트륨 ③ 황산바륨 ④ 황산나트륨 ⑤ 바비탈

48. Bromosulfophthalein(BSP) 등을 인체에 투여하여 혈중의 BSP 농도를 측정하는 목적은?

ⓐ 간의 해독작용 검사
ⓑ 간의 분비기능 검사
ⓒ 신장의 여과능 검사
ⓓ 췌장의 소화능 검사

① a, b만 ② a, c만 ③ a, d만 ④ b, c만 ⑤ b, d만

49. 간기능 검사를 위해 bromosulfophthalein(BSP)의 투여 후 혈중 BSP의 측정 때 방해가 되는 물질과 이것을 배제하기 위해 BSP 측정 반응액에 첨가시켜 주는 시약이 옳게 연결된 것은?

① 알부민 / para-toluenesulfonic acid-Na
② γ-globulin / 황산바륨
③ 알부민 / 초산나트륨
④ α-globulin / 초산나트륨
⑤ γ-globulin / para-toluenesulfonic acid-Na

50. 혈중에 insulin이 저하하고 glucagon이 증가하는 호르몬 분비의 불균형 상태일 때 혈액에서 관찰되는 임상적 현상은?

ⓐ 케톤체가 증가한다.
ⓑ 유리지방산(FFA)이 증가한다.
ⓒ Ketoacidosis가 일어날 수 있다.
ⓓ Liver glycogen의 분해에 의한 혈중 glucose가 증가할 수 있다.

① a, b만 ② c, d만 ③ a, c, d만 ④ b, c, d만 ⑤ a~d 모두

모의고사 31회 정답 및 해설

1. ①	2. ④	3. 0.4mg/ml	4. ①	5. ①	6. ②	7. 10㎍	8. n^2(또는 회전수^2)		
9. 등전점	10. 양이온(+)	11 음이온(−)	12. Sulfosalicylic acid(SAC)			13. 침전	14. 660nm		
15. 비탁법	16. Total Cholesterol − HDL Cholesterol / HDL Cholesterol						17. ⑤		
18. ⑤	19. ③	20. ③	21. ⑤	22. ①	23. ⑤	24. ②	25. ①	26. ③	27. ⑤
28. ③	29. ③	30. ⑤	31. ④	32. ①	33. ⑤	34. ⑤	35. ①	36. ⑤	37. ①
38. ③	39. ④	40. ③	41. ④	42. ③	43. ①	44. ⑤	45. ⑤	46. ①	47. ③
48. ①	49. ①	50. ⑤							

모의고사 32회

주요 평가 목표

비단백질소화합물의 분석법, pCO_2의 임상적 평가, 대사성 Acidosis와 임상적 평가, pH의 임상과 측정원리, 염광광도계의 임상적 응용, 혈액의 칼슘조절과 임상적 평가, 부갑상선기능과 임상적 평가, Vitamin D 기능과 임상적 평가, 신부전증의 임상적 평가, ALP의 측정법, 철의 비색법, Catecholamine의 측정과 임상적 이용, 혈액응고와 혈중단백질의 임상적평가, β −amyloid peptide의 특성과 임상적 평가, 생명체 유지조건과 임상적 평가

ASCPi 예상문제와 유사하거나 동일한 문제 번호

2, 7, 8, 9, 12, 16, 19, 22, 23

모의고사 32회

※ 다음 물음에 답하세요.

01. 혈청 중의 비단백 질소 화합물을 측정할 때 필요한 시료의 전처리 및 그것에 필요한 시약 및 기구, 방법을 옳게 연결한 것은?

	시료의 전처리	필요한 시약	기구	방법
ⓐ	단백질 제거	sodium tungstate	원심기(swing rotor)	침전법
ⓑ	질소 제거	picric acid	원심기(fixed angle rotor)	침전법
ⓒ	단백질 제거	Trichloroacetic acid	원심기(swing rotor)	침전법
ⓓ	질소 제거	picric acid	원심기(fixed angle rotor)	침전법

① a, b만 ② a, c만 ③ a, d만 ④ b, c만 ⑤ b, d만

02. 요소질소(urea nitrogen)를 비색법으로 측정할 때 요소의 산화제와 생성되는 화합물 및 측정 파장이 옳게 연결된 것은?

	산화제	생성화합물	측정파장
ⓐ	diacetyl monoxime	pyrimidine 유도체 (diazine)	540nm
ⓑ	xantohydrol	dixanthyl – 요소	440nm
ⓒ	diacetyl monoxime	thiosemicarbazide	440nm
ⓓ	xantohydrol	allantoin	540nm

① a, b만 ② c, d만 ③ a, c만 ④ a, d만 ⑤ b, d만

03. 혈청 요소질소 값으로부터 요소량을 구할 때 곱해 주는 값은? (단, 요소의 분자량은 60, 질소의 분자량은 14)

① 2.143 ② 0.233 ③ 0.466 ④ 4.286 ⑤ 30.002

※ A환자는 pH가 7.0이었고, 혈액에 비휘발성 HCl이 증가하여 HCO_3^-가 20mM로 감소함과 동시에 pCO_2가 감소하였다. 다음 물음에 답하세요 (4~9).

04. 정상의 pCO_2는 몇 mmHg인가?

① 40mmHg ② 20mmHg ③ 24mmHg ④ 0.03mmHg ⑤ 110mmHg

05. HCl의 증가에 대해 옳게 설명한 것은?

> ⓐ HCl이 증가하면 HCO_3^-가 감소한다.
> ⓑ ⓐ에서 HCO_3^-가 감소하는 것은 HCl의 H^+가 HCO_3^-와 결합하여 H_2CO_3로 되기 때문이다.
> ⓒ HCl의 농도가 10mM이라면 Cl^-와 H^+의 농도는 각각 10mM이다.
> ⓓ 신장의 기능에 이상이 생기면 HCl이 증가한다.

① a, b만 ② a, c만 ③ a, b, c만 ④ a, c, d만 ⑤ a~d 모두

06. A 환자는 대사성 acidosis로서 Ringer 용액을 투여받고 있다. 그 이유는 무엇인가?

> ⓐ Ringer 용액에 함유된 $NaHCO_3$로 HCl을 중화시킨다.
> ⓑ Ringer 용액에 함유된 NaCl로 HCO_3^-을 중화시킨다.
> ⓒ Ringer 용액에 함유된 $NaHCO_3$로 HCO_3^-을 중화시킨다.
> ⓓ Ringer 용액에 함유된 $NaHCO_3$로 NaCl을 중화시킨다.

① a만 ② c만 ③ a, c만 ④ b, c만 ⑤ b, d만

07. pH 측정에 대해 옳게 기술한 것은?

> ⓐ 수소 전극은 유리전극이다.
> ⓑ 수소 전극과 비교 전극의 내부에는 KCl 용액이 함유되어 있다.
> ⓒ ⓑ의 KCl 용액은 전위를 발생시키지 않는다.
> ⓓ 불용성 단백질로 오염된 전극은 ethanol로 제거하여 사용한다.

① a, b만 ② c, d만 ③ a, c, d만 ④ a, b, c만 ⑤ a~d 모두

08. pCO_2 전극에 대해 옳게 기술한 것은?

> ⓐ 유리전극과 테프론 막으로 구성되어 있다.
> ⓑ 테프론 막에 CO_2가 통과하면 전해액의 pH가 변화한다.
> ⓒ b에 의해 pCO_2에 해당하는 전압이 발생한다.
> ⓓ 내장되어 있는 내부전극과 비교전극에는 Ag/AgCl이 함유되어 있다.

① a, b만 ② a, b, c만 ③ b, c, d만 ④ a, b, d만 ⑤ a~d 모두

09. pH의 교정액과 그 pH의 범위가 옳게 연결된 것은?

	교정액	pH 범위
ⓐ	중성인산염	6.86
ⓑ	인산염	7.4
ⓒ	탄산염	10.02
ⓓ	borate염	9.18

① a, b만 ② c, d만 ③ a, b, c만 ④ b, c, d만 ⑤ a~d 모두

※ 고혈압 환자의 혈액 중의 Na^+를 염광 광도계로 측정했다.
다음 물음에 답하여라. (10~14)

10. 염광 광도계 이외의 기기로 Na을 측정할 수 있는 것은?

ⓐ Na 선택 전극 ⓑ 원자 흡광기 ⓒ 형광기 ⓓ 분광광도계

① a, b만 ② b, c, d만 ③ a, b, c만 ④ a, b, d만 ⑤ a~d 모두

11. 염광 광도계로 측정할 수 있는 무기물은?

ⓐ K ⓑ Li ⓒ Mg ⓓ Cl

① a, b만 ② a, c만 ③ a, d만 ④ b, c만 ⑤ b, d만

12. 무기물의 측정에 있어서 염광 광도법과 원자 흡광법을 옳게 기술한 것은?

		염광 광도법	원자 흡광법
ⓐ	측정 금속	Na, K, Li, Cs 등	Na, Ca, Zn
ⓑ	원리	연소되는 재료의 원자 발광 측정 (융기 상태의 스펙트럼 측정)	연소되는 재료의 원자 흡광 측정 (기저상태의 스펙트럼 측정)
ⓒ	light source	없다	hollow cathod lamp
ⓓ	연소 연료	아세틸렌, 프로펜	아세틸렌, 수소

① a, b만 ② b, c만 ③ a, b, c만 ④ a, b, d만 ⑤ a~d 모두

13. 염광 광도계로 혈중의 금속 이온을 측정할 때의 주의 사항은?

ⓐ 시료를 담은 용기는 glass-tube를 사용한다.
ⓑ 시료를 담는 용기는 polyethylene, teflon으로 된 재질의 용기를 사용한다.
ⓒ 시료를 HCl, 과염소산 등으로 세척한다.
ⓓ 시료를 실온에 장시간 방치해도 된다.

① a만 ② b만 ③ a, c, d만 ④ b, c, d만 ⑤ a~d 모두

14. 염광 광도계를 사용하여 무기물을 측정할 때 미광에 대한 오차를 줄이기 위한 방법은?

ⓐ 흡수 cuvette와 광축이 일정하게 유지되도록 한다.
ⓑ 외부 빛의 혼입을 막는다.
ⓒ 측정 무기물에 적당한 간섭 필터(slit)를 사용한다.
ⓓ 빛의 산란을 방지한다.

① a, b만 ② c, d만 ③ a, b, c만 ④ b, c, d만 ⑤ a~d 모두

15. 혈액의 Ca^{2+}을 측정하는 목적은?

ⓐ 혈액 응고 장해 진단	ⓑ 다발성 골수증의 진단
ⓒ 만성 신부전증 진단	ⓓ 부갑상선 기능 저하증 진단

① a, b만　② b, c만　③ a, b, c만　④ a, c, d만　⑤ a~d 모두

16. 혈중의 Ca^{2+} 농도 조절 호르몬이 아닌 것은?

① 부갑상선 호르몬　② 갑상선 호르몬　③ vitamin D_3
④ adrenaline　⑤ calcitonin

17. 다음에서 옳게 기술한 것은?

ⓐ Calcein은 Ca, Al, Mg, Zn의 형광비색시약이다.
ⓑ Chloroanilic acid는 Ca^{2+}의 비색 측정에 이용한다.
ⓒ Ca^{2+} 측정용 채혈은 공복시만 적당하다.
ⓓ 혈중 Ca^{2+}을 염광 광도계로 측정할 때의 측정 파장은 422nm이다.

① a, b만　② c, d만　③ a, b, c만　④ a, b, d만　⑤ b, c, d만

※ 어떤 환자의 혈청을 가지고 칼슘, 인산, alkaline phosphatase를 측정하여 부갑상선 기능 저하증, vitamin D 결핍증 및 신부전증을 진단했다. 다음 물음에 답하세요 (18~21).

18. 옳게 설명한 것은?

ⓐ 공복시에만 채혈해야 한다.
ⓑ 용혈된 혈청을 사용해도 된다.
ⓒ 혈청 중의 단백질을 제거하여 측정한다.
ⓓ Phosphomolybdate를 환원시킨 molybdenum blue를 660nm에서 측정한다.

① a, b만　② b, c만　③ b, d만　④ c, d만　⑤ a, d만

19. 옳게 설명한 것은?

ⓐ 부갑상선 기능 저하증일 때 혈중의 인산과 Ca^{2+} 농도가 동시에 증가한다.
ⓑ 부갑상선 기능 저하증일 때 혈중의 인산은 증가하고, Ca^{2+} 농도는 감소한다.
ⓒ 신부전증일 때 혈청의 인산은 증가하고, Ca^{2+} 농도는 감소한다.
ⓓ 신부전증일 때 혈청의 인산은 감소하고, Ca^{2+} 농도는 증가한다.

① a, b만　② b, c만　③ a, b, c만　④ b, c, d만　⑤ a~d 모두

20. Alkaline phosphatase(ALP)를 측정시 무기인산을 측정 물질로 할 때의 ALP의 기질로 사용되는 것은?

ⓐ β-glycerophosphate　　ⓑ α-napthylphosphate
ⓒ ρ-nitrophenylphosphate　　ⓓ phenylphosphate

① a, b만　② c, d만　③ a, b, c만　④ b, c, d만　⑤ a~d 모두

21. Ca^{2+}을 측정할 수 있는 기기는?

ⓐ Ca^{2+} 선택 전극　ⓑ 원자흡광 광도계　ⓒ 분광 광도계　ⓓ 형광 광도계

① a, b만　② c, d만　③ a, b, c만　④ b, c, d만　⑤ a~d 모두

22. 혈청 철을 비색법으로 측정할 때 사용하는 환원제는?

ⓐ ascorbic acid　ⓑ vitamin C　ⓒ bathophenanthroline　ⓓ titan yellow

① a, b만　② c, d만　③ b, c만　④ b, d만　⑤ a~d 모두

23. 다음 금속 이온의 측정에서 이온과 결합하여 발색을 나타내는 물질과 그것의 측정파장이 옳게 연결된 것은?

	금속이온	발색제	측정파장 (nm)
ⓐ	철(Fe)	bathophenanthroline	545
ⓑ	구리(Cu)	diethyldithiocarbamate	435
ⓒ	염소(Cl)	diphenylcarbazone	480
ⓓ	마그네슘(Mg)	titan yellow	530

① a, b만　② c, d만　③ a, b, c만　④ a, b, d만　⑤ a, c, d만

24. Catecholamine을 분리/분석할 때 HPLC에 필요한 장치는?

ⓐ UV-detector　ⓑ visible-detector　ⓒ violet detector　ⓓ fluorescence detector

① a만　② a, b만　③ c, d만　④ d만　⑤ c만

25. X-compound의 thrombin에 의한 혈소판응집의 억제가 thromboxane A_2의 생성억제에 기인한다면 X-compound의 기능을 알맞게 설명한 것만으로 짝지어진 것은?

가) 인지질의 분해효소의 활성을 억제하였다.
나) cAMP의 생성에 기인할 수 있다.
다) cGMP의 생성에 기인할 수 있다.
라) 칼슘 이온의 유입 및 동원의 억제에 기인할 수 있다.

① 가, 나　② 나, 다　③ 다, 라　④ 가, 마　⑤ 가~라 모두

26. X-compound가 헤파린과 같은 작용을 했다. X-compound의 작용에 대해 틀리게 설명한 것은?

가) 트롬빈의 작용을 억제했다.
나) 응고 작용을 가진다.
다) Collagen의 응집반응도 억제될 수 있다.
라) 트롬빈에 의한 혈소판 응집 반응도 억제할 수 있다.
마) 혈전용해 작용도 가질 수 있다.

① 가, 나 ② 나, 다 ③ 다, 라 ④ 다, 마 ⑤ 가, 마

27. X-compound가 fibrin clot을 용해시켰다. X-compound의 작용에 대해 맞게 설명한 것은?

가) Plasmin의 촉진작용이 있다. 나) Tissue plasmin activator와 같은 작용이 있다.
다) 혈소판의 응집반응도 억제 가능하다. 라) 혈액응고를 억제할 수 있다.

① 가, 나 ② 가, 다 ③ 나, 다 ④ 다, 라 ⑤ 나, 다, 라

28. X-compound가 molsidomine과 같은 작용을 했다면 X-compound는?

가) cGMP의 생성촉진가능 나) cAMP의 생성 촉진가능 다) AMP 생성촉진가능
라) guanylate cyclase의 활성촉진가능 마) cyclooxygenase 활성억제가능

① 가, 나 ② 가, 다 ③ 가, 라 ④ 가, 마 ⑤ 가, 나, 다, 라

29. β-amyloid peptide에 대한 설명이 틀리게 기술된 것은?

① β-sheet 모양을 가진 당단백질이다.
② 간 또는 신장에서도 축적된다.
③ 요오드로 청색으로 발색된다.
④ 정상인에서는 찾아볼 수 없다.
⑤ 신경 퇴행성 질환에서 발견된다.

30. β-amyloid peptide에 의해 뇌세포막의 인지질에 결합된 불포화지방산이 산화된다. 불포화 지방산이 아닌 것은?

가) arachidonic acid 나) linoleic acid 다) oleic acid 라) palmitic acid 마) stearic acid

① 가, 나 ② 나, 다 ③ 다, 라 ④ 라, 마 ⑤ 다, 마

31. 불포화지방산을 산화시키는 산소의 공급 organella는?

① mitochondria ② endoplasmic reticulum ③ Golgi body
④ membrane ⑤ nucleus

32. 동맥경화의 주요 원인이라고 할 수 있는 것은?

가) 고혈압 나) 당뇨병 다) 고지혈증 라) 간질환 마) 신부전증

① 가, 나 ② 나, 다, 라 ③ 다, 라, 마 ④ 가, 나, 다 ⑤ 라, 마

33. Superoxide ⟶ Hydrogen peroxide $\xrightarrow{①}$ H_2O 에서 ①의 효소는 다음 중 어느 것인가?

가) catalase 나) glutathione reductase 다) glutathione peroxidase 라) oxidase

① 가, 나 ② 가, 다 ③ 다, 라 ④ 나, 다, 라 ⑤ 가, 나, 다, 라

34. 심장 혈관계 연구를 위한 실험 동물 모델을 만들기 위한 기술 중 틀린 것은?

① 혈소판 응집을 촉진시키는 약물을 투여한다.
② 혈액응고를 촉진시키는 약물을 투여한다.
③ Corn oil이나 beef tallow를 투여한다.
④ Tocopherol을 투여한다.
⑤ Paraffin oil을 투여한다.

※ 다음 ( )에 적당한 key word를 보기에서 찾으세요. (35~49)

(**35**)의 농도가 (**36**)으로 부터 (**37**)의 농도가 (**38**)으로 용매 또는 물이 수송되는 현상을 (**39**)라고 하고, 이 때 세포막을 중심으로 하여 용매 또는 물이 수송되는 곳에 생기는 압력을 (**40**)이라고 한다. 물질대사에서 생성되는 에너지가 (**41**)로 변하여 체온으로 감지된다. 체온은 (**42**)에 의해 생성된 에너지를 이용하는 반응으로서 (**43**)이 유기적으로 일어나면서 유지된다. Glucose가 산화되면서 ATP(에너지)가 생성되는 것은 (**44**)에 의한 것이며 이 ATP를 물질의 (**45**)이나 근육의 (**46**)에 이용되는 반응은 (**47**)이다. 이상과 같은 (**48**)과 (**49**)은 생명체의 유지에 필수적인 생리 반응이다.

〈 보 기 〉
삼투압, 체온, 흡열 반응, 발열 반응, 합성, 수축, 분해, 이완, 열에너지, 삼투, 낮은 곳, 높은 곳, 용매, 용질, 농도

50. 다음에서 NADH가 생성되는 glycolysis 단계는?

① Glyceraldehyde-3-phosphate → 1,3-bisphosphoglycerate
② Glucose → glucose-6-phosphate
③ 1,3-bisphosphoglycerate → 3-phosphoglycerate
④ 3-phosphoglycerate → 2-phosphoglycerate
⑤ Phosphoenol pyruvate → pyruvate

모의고사 32회 정답 및 해설

1. ② 2. ① 3. ① 4. ① 5. ⑤ 6. ① 7. ④ 8. ⑤ 9. ⑤ 10. ①

11. ① 12. ⑤ 13. ② 14. ⑤ 15. ④ 16. ④ 17. ④ 18. ④ 19. ② 20. ①

21. ⑤ 22. ① 23. ④ 24. ④ 25. ④ 26. ④ 27. ① 28. ③ 29. ④ 30. ④

31. ① 32. ④ 33. ② 34. ④ 35. 용질 36. 낮은곳 37. 용질 38. 높은곳 39. 삼투 40. 삼투압

41. 열에너지 42 발열반응 43. 흡열반응 44. 발열반응 45. 합성 46. 수축 47. 흡열반응

48. 삼투압(체온) 49. 체온(삼투압) 50. ①

모의고사 33회

주요 평가 목표

세포막의 특성과 임상적응용, 탄수화물의 분해효소와 임상적응용, Cori-cycle의 임상적의미, Glycolysis/Glycogen 합성의 임상적평가, 효소의 분류명과 분류번호의 임상적이용, Aldolase의 기능 특성과 임상적평가, Phosphofructokinase의 기능특성과 임상적평가, 지방세포의 TG분해와 임상적평가, Lipoprotein의 분리와 임상적평가, 갑상선기능과 임상, Uric acid의 측정원리, TG의 임상적평가

ASCPi 예상문제와 유사하거나 동일한 문제 번호

5, 8, 12, 14, 20, 22, 23, 29, 31, 34, 38, 40, 42, 43, 44, 50

모의고사 33회

01. 세포막의 특성과 기능을 옳게 설명한 것은?

> ⓐ 생명체의 기본 단위인 세포를 보호하는 막이다.
> ⓑ 기본 구조는 인지질 이중층으로 되어 있고 여기에 단백질이 세포막 표면 또는 세포막을 관통하여 존재한다.
> ⓒ 인지질의 염기(예, choline 등)은 수용성 환경을 향하여 배열되어 있고 지방산은 지용성 환경을 향하여 배열되어 있다.
> ⓓ 세포막 단백질은 외부 signal의 수용체 또는 효소의 작용을 한다.
> ⓔ 세포막의 integrity는 생명체의 본질을 반영한다.

① a, b, c만 ② b, c, d만 ③ c, d, e만 ④ a, b, d, e만 ⑤ a~d 모두

02. Na^+/K^+–ATPase의 기능은 생체의 필수 조건 중 다음 어디에 해당하는가?

> ⓐ 완충작용(pH) ⓑ 영양분의 공급 ⓒ 전해질의 농도 ⓓ 영양분의 폐기물 유출

① a만 ② a, b만 ③ c만 ④ c, d만 ⑤ b, d만

03. Na^+/K^+–ATPase에 대해 옳게 설명한 것은?

> ⓐ 원형질막과 소포체막에 존재한다.
> ⓑ 원형질막에 존재하는 것은 세포질의 Ca^+ 농도를 감소시킨다.
> ⓒ 소포체막에 존재하는 것은 세포질의 Ca^+ 농도를 감소시킨다.
> ⓓ ATP를 사용한다.

① a, b만 ② b, c만 ③ b, c, d만 ④ a, b, c만 ⑤ a, b, d만

04. Amylose를 소화/분해시키는 α–amylase가 분비되는 기관과 이것에 의해 생성되는 산물이 옳게 짝지어진 것은?

> ⓐ 구강 — maltose / dextrin ⓑ 구강 — lactose / dextrin
> ⓒ 소장 — maltose / amylopectin ⓓ 췌장 — maltose / dextrin

① a, b만 ② c, d만 ③ a, c만 ④ a, d만 ⑤ b, d만

05. Disaccharide를 분해시키는 효소와 생성되는 탄수화물이 옳게 짝지어진 것은?

> ⓐ sucrose — sucrase — glucose / fructose ⓑ maltose — maltase — glucose / glucose
> ⓒ lactose — lactase — glucose / galactose ⓓ galactose — galactase — glucose / lactose

① a, b만 ② c, d만 ③ b, d만 ④ a, b, c만 ⑤ b, c, d만

06. 다음에서 옳게 기술한 것은?

ⓐ 적혈구에서는 glucose가 최종적으로 2분자의 lactic acid로만 분해된다.
ⓑ Glucose가 세포 내에서 대사되기 위해서는 glucose-6-phosphate로 인산화 되어야 한다.
ⓒ Glucose-6-phosphate가 대사되어 NADPH가 생성된다.
ⓓ NADPH가 생성되지 않으면 산화 억제 작용이 있는 glutathione의 기능이 억제된다.

① a, b만 ② c, d만 ③ a, b, c만 ④ b, c, d만 ⑤ a~d 모두

07. 다음은 Cori-cycle을 설명한 것이다. 옳게 기술한 것은?

ⓐ 적혈구 / 근육에서 glucose가 lactate로 환원되어 blood를 거쳐 간에 유입되어 다시 glucose로 합성되는 cycle이다.
ⓑ 간에서 lactate로부터 새롭게 합성된 glucose는 다시 적혈구에서 lactate로 대사된다.
ⓒ 혈중으로 유출된 lactate는 혈액이 산성으로 변하는(lactic acidosis) 한 원인이 된다.
ⓓ 간에서 lactate로 새롭게 합성된 glucose는 근육에서는 glucose로 변하지만, 근육의 수축(운동)때 다시 lactate로 분해된다.

① a, b만 ② c, d만 ③ a, b, c만 ④ a, c, d만 ⑤ a~d 모두

08. 다음은 glycolysis에 대한 설명이다. 옳은 것은?

ⓐ 탄소 6개의 glucose가 탄소 3개인 pyruvate로 분해되는 과정이다.
ⓑ Glucose가 분해될 때 glycolysis 단계에서 2분자의 ATP가 소비된다.
ⓒ Glucose가 분해되면 2분자의 pyruvate가 생성되는 것은 triosephosphate isomerase의 작용에 기인한다.
ⓓ Triosephosphate isomerase는 fructose-1,6-bisphosphate에 aldolase가 작용하여 생성된 glyceraldehyde-3-phosphate와 dihydroxy-acetonephosphate를 서로 이성화시킨다.

① a, b만 ② c, d만 ③ a, b, c만 ④ b, c, d만 ⑤ a~d 모두

09. 2,3-bisphosphoglycerate에 대하여 옳게 기술한 것은?

ⓐ 적혈구에서만 특이하게 glycolysis단계에서 생성된다.
ⓑ 2-phosphoglycerate에 3-phosphokinase가 작용하여 생성된다.
ⓒ 1,3-bisphosphoglycerate에 bisphosphoglycerate mutase가 작용하여 생성된다.
ⓓ 적혈구의 헤모글로빈과 결합 친화력이 강하다.
ⓔ ⓓ의 결과 헤모글로빈에 결합된 산소가 유리되어 나온다.

① a, b, c만 ② b, c, d만 ③ c, d, e만 ④ a, c, d, e만 ⑤ a~d 모두

10. 다음에서 인산화됨으로써 효소의 활성을 나타내는 것은?

ⓐ phosphrylase kinase b ⓑ phosphorylase(glycogen phosphorylase) b
ⓒ glycogen synthase b ⓓ glycogen phosphatase

① a, b만 ② b, c만 ③ c, d만 ④ a, b, c만 ⑤ b, c, d만

11. Glycogen을 glucose-1-phosphate로 분해시키는 효소는?

① UDP-glucose-phosphorylase　② phosphorylase a
③ phosphorylase kinase a　④ glucose-6-phosphatase
⑤ phosphorylase kinase b

12. Glucose $\underset{B}{\overset{A}{\Leftrightarrow}}$ glycogen 에 대해 옳게 설명한 것은?

ⓐ 혈중에 glucose의 농도가 저하되면 glycogen의 분해 호르몬이 췌장이나 부신 수질에서 분비된다.
ⓑ 췌장의 α-cell에서는 glucagon이 부신수질에서는 adrenaline(epinephrine)이 분비된다.
ⓒ Glucagon과 epinephrine은 그들의 수용체에 작용하여 cyclic-AMP를 생성시켜 glycogen의 분해 과정 (B)가 진행되어 glucose가 혈중으로 방출되고 결과적으로 hyperglycemia가 된다.
ⓓ ⓒ의 결과가 되면 췌장의 β-cell에서 insulin이 분비되어 glycogen을 합성하는 과정(A)이 진행된다.

① a, b만　② c, d만　③ a, b, c만　④ b, c, d만　⑤ a~d 모두

※ **Glycolysis의 제 1단계** Glucose 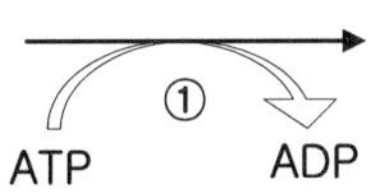

Glucose-6-phosphate

에 대한 다음 물음에 답하시오 (문제13~15).

13. ①에 해당하는 효소는?

① hexokinase　② glucose-6-phosphatase　③ enolase
④ phosphohexoisomerase　⑤ mutase

14. ①의 효소의 분류명과 분류기호가 옳게 연결된 것은?

	효소분류명	분류기호
①	lygase(합성효소)	4
②	transferase(전이효소)	2
③	oxidoreductase(산화・환원효소)	1
④	hydrolase(가수분해효소)	3
⑤	isomerase(이성화효소)	5

15. Glucose-6-phosphate의 phosphate는 무엇의 source가 되는가?

① ATP　② ADP
③ fructose-6-phosphate　④ glyceraldehyde-3-phosphate
⑤ dihydroxyacetone phosphate

※ 다음 그림에 대한 물음에 답하시오 (문제16~20).

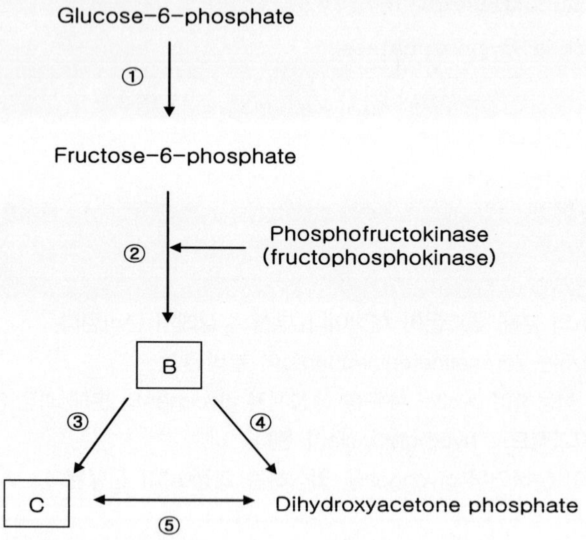

16. 위 그림의 B에 해당하는 glucose 중간 대사물은?

① fructose-1,6-diphosphate
② glyceraldehyde-3-phosphate
③ fructose-2,3-diphosphate
④ pyruvate
⑤ phosphoenol pyruvate

17. Aldolase의 기질이 되는 것은 위 그림의 B, C 중 어느 것인가?

답 : ______________________

18. 위 그림에서 ①~⑤ 중 ATP를 소비시키는 단계는?

답 : ______________________

19. 위 그림에서 탄소 3분자로 구성된 물질은? (단, B 또는 C가 답이라고 생각하면 그 물질명을 쓰시오.)

답 : ______________________

20. 위 그림에서 ⑤에 해당하는 효소와 그 분류명 및 분류번호가 옳게 연결된 것은?

	효 소	분류명	분류번호
①	isomerase (triose phosphate isomerase)	isomerase	5
②	phosphokinase	lygase	6
③	aldolase	lygase	4
④	dehydrogenase	oxidoreductase	1
⑤	aldolase	lygase	4

21. 다음에서 NADH가 생성되는 glycolysis 단계는?

① Glyceraldehyde-3-phosphate → 1,3-bisphosphoglycerate
② Glucose → glucose-6-phosphate
③ 1,3-bisphosphoglycerate → 3-phosphoglycerate
④ 3-phosphoglycerate → 2-phosphoglycerate
⑤ Phosphoenol pyruvate → pyruvate

22. 한 분자의 glucose가 pyruvate로 산화될 때 몇 분자의 ATP가 생성되는가?

답 : ______________________

※ 다음 Glycolysis의 단계에 대한 물음에 답하세요 (23~25).

$$\text{Glucose} \longrightarrow \text{2 pyruvate} \xrightarrow{①} \text{2 acetoaldehyde} \xrightarrow{②} \text{2 ethanol (alcohol)}$$

23. 위 glycolysis 단계 ①과 ② 중 NADH가 소비되는 단계는?

답 : ______________________

24. 위 glycolysis 단계 ①과 ② 중 CO_2가 방출되는 단계는?

답 : ______________________

25. 위 glycolysis 단계 ①과 ② 중 산화환원효소가 작용하는 단계는?

답 : ______________________

26. ATP를 이용한 생리적 반응은?

ⓐ 젖산 발효	ⓑ Glycogen 분해
ⓒ 지방(triglyceride)분해	ⓓ 수축된 혈관 이완

① a, b만　② b, c만　③ c, d만　④ a, b, d만　⑤ b, c, d만

※ 다음은 지방 세포 중의 triglyceride(TG)가 분해되는 과정의 그림이다. 물음에 답하시오 (27~30).

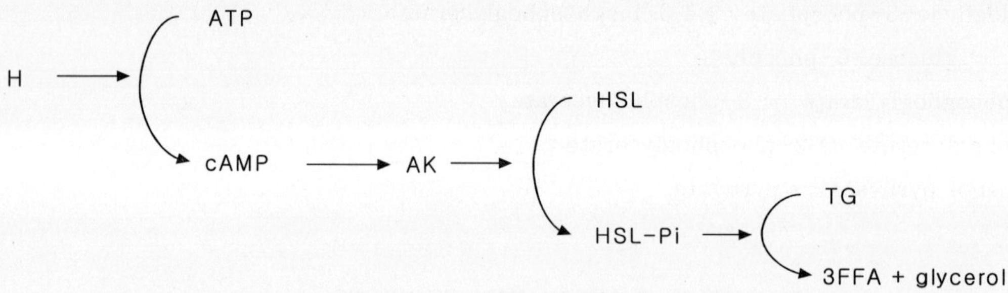

H ; hormones, AK ; cAMP-dependent protein kinase,
HSL ; hormone-sensitive hormone, FFA ; free fatty acid

27. 위의 hormone(H)은 무엇인가?

ⓐ Glucagon ⓑ Adrenaline ⓒ ACTH ⓓ Insulin

① a, b만 ② b, c만 ③ c, d만 ④ a, b, c만 ⑤ b, c, d만

28. ATP를 cAMP로 생성시키는 효소는?

① Adenylate cyclase ② Phosphatase ③ Lipase
④ Guanylate cyclase ⑤ Diphosphatase

29. AK에 대해 옳게 기술한 것은?

ⓐ ATP를 기질로 한다. ⓑ 인산 전이 효소이다.
ⓒ cAMP에 의해서만 활성화된다. ⓓ HSL 이외의 단백질에도 인산을 전이한다.

① a, b만 ② b, c만 ③ b, c, d만 ④ a, b, c만 ⑤ a~d 모두

30. 위 그림에서 알콜의 음용에 의해 간에서 TG 합성의 source가 되는 물질은 어느 것인가?

답 : ____________________

※ 다음 그림에 대한 물음에 답하시오 (31~33).

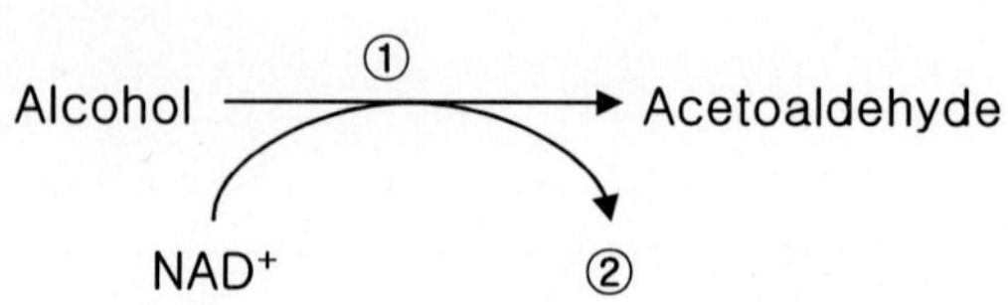

31. ①의 효소와 분류명이 옳게 연결된 것은?

	효소	분류명	분류번호
①	alcohol oxidase	산화효소	1
②	alcohol dehydrogenase	산화환원효소	1
③	alcohol decarboxylase	가수분해효소	2
④	alcohol dehydrogenase	산화환원효소	1
⑤	pyruvate decarboxylase	산화환원효소	2

32. 위 반응에서 산화제로 사용된 것은?

답 : ______________________________

33. ②에 생성된 물질은?

답 : ______________________________

34. HDL-cholesterol를 침전법으로 측정할 때 사용하는 침전제는?

ⓐ phosphate tungstate/$MgCl_2$ ⓑ dextran sulfate/$CaCl_2$
ⓒ heparin/$CaCl_2$ ⓓ heparin/KCl

① a, b만 ② c, d만 ③ a, b, c만 ④ b, c, d만 ⑤ a~d 모두

35. Hyperlipoproteinemia type-Ⅲ형의 원인과 결과가 옳게 연결된 것은?

ⓐ 혈중 α_2-macroglobulin 증가 → 당뇨발생
ⓑ 혈중 α_2-macroglobulin 증가 → 혈액응고 촉진
ⓒ 혈중 LDL 증가 → 동맥경화증 발생
ⓓ 갑상선기능저하 → 동맥경화증 발생

① a, b만 ② c, d만 ③ a, c만 ④ a, d만 ⑤ b, d만

36. Lipoprotein이 수용액 중에서 쉽게 용해될 수 있도록 하는 시약은?

① NaCl ② Picric acid ③ $MgCl_2$ ④ $MnCl_2$ ⑤ Heparin

37. α-D-glucose나 β-D-glucose의 이성체수는?

답 : ______________________________

38. LDL 중의 Cholesterol을 계산하는 공식이다. ( )에 적당한 단어는?

Total cholesterol-(   )-(TG/5)

답 : ______________________________

39. 양이온 침전제 $ZnSO_4$가 단백질의 아미노산의 $-COO^-$와 결합하는 이온은?

답 : ____________________

40. 직접형 bilirubin에 결합하고 있는 당의 중간 대사물은?

답 : ____________________

41. 갑상선 기능 저하증 환자의 혈액 중에 유리 지방산이 감소했다. 어떤 것을 예상할 수 있는가?

ⓐ 지방조직(세포) 중의 hormone sensitive lipase의 활성 억제
ⓑ 뇌하수체 기능 저하에 의한 adrenocorticotropic hormone의 분비 저하
ⓒ 당뇨에 의한 glucose의 이용률 저하
ⓓ 간조직 중의 hormone sensitive lipase 활성 억제

① a, b만 ② c, d만 ③ b, c만 ④ b, d만 ⑤ a, c만

※ 혈중의 ketone bodies(β-hydroxybutyrate, acetoacetate)를 측정할 때 첨가해주는 효소의 종류에 따라 생성되는 반응물질과 측정물질이 다르다. 다음 반응식에 대한 물음에 답하세요(42~44).

1) β-hydroxybutyrate(HOB) + NAD^+ → (Ⓑ) + NADH (Ⓐ)

2) Acetoacetate(AA) + NADH → Ⓓ + NAD^+ (Ⓒ)

42. Ⓐ 및 Ⓒ의 효소와 효소분류가 알맞게 연결된 것은?

	A 효소	C 효소	효소 분류
①	HOB oxidase	AA oxidase	산화효소
②	HOB dehydrogenase	AA dehydrogenase	산화 · 환원효소
③	HOB reductase	AA reductase	환원효소
④	HOB transferase	AA transferase	전이효소
⑤	HOB hydrolase	AA hydrolase	가수분해효소

43. Ⓑ 및 Ⓓ에 생성되는 물질은?

답 B : ____________, D : ____________

44. 1)식과 2)식에서 측정하는 물질에 대해 옳게 기술한 것은?

> ⓐ 1)식에서는 NAD^+의 감소를 340nm에서 측정한다.
> ⓑ 2)식에서는 NADH의 감소를 340nm에서 측정한다.
> ⓒ 1)식에서는 NADH의 증가를 340nm에서 측정한다.
> ⓓ 2)식에서는 NAD^+의 감소를 340nm에서 측정한다.

① a, b만 ② b, c만 ③ c, d만 ④ a, d만

45. 혈중 유리지방산과 구리의 착염을 형성시킬 때 사용되는 용매는?

① 1M triethanolamine / 1N 초산 (9:1, v/v)
② 1M trimethanol / 1N 초산나트륨 (9:1, v/v)
③ 1M 염화칼슘 / 1N 초산 (9:1, v/v)
④ 3M 초산 / 3M 염산 (1:9, v/v)
⑤ Hexane / heptane (1:1, v/v)

> ※ 다음은 uric acid의 측정원리이다. 물음에 답하세요. (46~48)
>
> $$\text{Uric acid} + O_2 \xrightarrow[\text{Ⓐ}]{} \text{allantoin} + CO_2 + H_2O$$
>
> $$H_2O_2 + (\text{ Ⓑ }) \xrightarrow[\text{catalase}]{} H_2O + HCHO$$

46. Ⓐ의 효소는?

답 : ______________________________

47. Ⓑ의 용매는?

답 : ______________________________

48. H_2O_2를 Quinone으로 변화시켜 측정하려 할 때 사용되는 시약은?

답 : ______________________________

49. HCHO를 적자색으로 발색시킬 때 사용되는 시약과 그 정색의 파장이 옳게 연결된 것은?

① acetylacetone / 410nm
② chromotropic acid / 570nm
③ 4-amino-3-hydrazine / 550nm
④ 5-mercapto-1,2,4-trizole / 550nm
⑤ diacetyl-dihydrolutydine / 410nm

50. 혈중에 triglyceride가 증가하는 질환은?

> ⓐ 당뇨병 ⓑ Cushing 증후군 ⓒ 급성췌장염 ⓓ 갑상선기능항진증

① a, b만 ② b, c만 ③ c, d만 ④ a, b, c만 ⑤ b, c, d만

모의고사 33회 정답 및 해설

1. ⑤	2. ③	3. ⑤	4. ④	5. ④	6. ⑤	7. ③	8. ⑤	9. ④	10. ①
11. ②	12. ⑤	13. ①	14. ②	15. ①	16. ①	17. B	18. 2(단계)	19. C(Glyceraldehyde-3-phosphate)	
20. ①	21. ①	22. 8분자 또는 8ATP	23. ②	24. ①	25. ②	26. ⑤	27. ④	28. ①	
29. ⑤	30. Glycerol, FFA(Free fatty acid)	31. ②	32. NAD^+	33. NADH	34. ③				
35. ①	36. ①	37. 32개	38. HDL-cholesterol	39. Zn^+	40. Glucuronic acid	41. ①			
42. ②	43. B : acetoacetate, D : β-hydroxybutyrate	44. ②	45. ①	46. Uricase					
47. methanol(메탄올)	48. 4-aminoantipyrine, phenol, peroxidase	49. ②	50. ④						

해설

01. 세포막의 역할
⇒ 항상성 유지, 세포의 원형 유지, 흡수 및 배설 작용, 막 전위 감수점, Na^+-K^+펌프, 인지 작용
※ 세포막의 구조
· 세포막(반투성) = 인지질[소수성(비극성)부분 + 친수성(극성)부분] 2중층 + 단백질 + 탄수화물
· 세포막의 단백질 : 표재성단백질 & 막내단백질
※ 생체막 단백질의 기능
· 일반적으로 단백질의 소수성부분은 생체막내에 묻혀있고 전하를 띤 친수성 부분은 표면에 위치하고 있다(구조 단백질).
· 능동적으로 이온을 통과시키는 pump
· 단백질의 구조에 따라 열리거나 닫히는 gate
· 신경전달물질이나 호르몬과 결합할 수 있는 수용체(receptor)
· 효소의 기능

02. Na^+/K^+-ATPase의 기능
· 체내의 전해질농도 조절
· 신경흥분과 같은 전기 신호 발생의 근원
· 당류, 아미노산, 물 등의 운반의 원동력이 됨
· 세포의 용적유지

03. Na^+/K^+-ATPase
· Na^+ 3분자를 퍼낼 때 K^+ 2분자가 유입
· 펌프작용은 Mg^{2+}, ATP가 필요함

04. 사람의 혈청 및 요에 존재하는 아밀라아제는 타액선 및 췌장에서 유래하는 아밀라아제로 모두 α-amylase이다.
※ α-amylase는 녹말 또는 글리코겐의 α 1→4 글리코시드 결합을 불규칙하게 가수분해하여 덱스트린을 생성하고, 이것에 작용하여 최종적으로 말토오스와 글루코오스를 생성한다.

05. maltose = glucose + glucose
lactose = glucose + galactose
sucrose = glucose + fructose
※ Galactose는 6탄당으로 단당류

모의고사 34회

주요 평가 목표

Lipoprotein의 임상적 평가, Cushing증후군의 임상, Conne's syndrome의 임상, 고혈압 치료제의 임상적 이용, 간질환및 황달의 특성과 임상적 평가, GLUT기능특성과 임상, 삼투 현상의 병리적 특성, 혈장과 혈청의 제조법, Addison's disease의 임상적 평가, Anion gap의 임상, CK isoenzyme과 임상, LDH isoenzyme과 임상, High energy compounds 의 임상, Ca^{2+}과 임상, 염증의 임상, 췌장기능과 임상, 방사선동위원소와 임상응용, (염광, 형광, 원자흡광)광도계의 원리와 임상적응용, 산란광과 굴절률의 임상응용

ASCPi 예상문제와 유사하거나 동일한 문제 번호

2, 5, 7, 14, 21, 24, 32, 34, 35, 36, 37, 45, 50

모의고사 34회

※ 다음 물음에 적당한 것을 선택하세요.

01. Abetalipoproteinemia의 임상증상은?

ⓐ 혈중에 VLDL 감소	ⓑ 지방(fat) 흡수불량
ⓒ 유극적혈구 증가증	ⓓ 진행성 운동실조성 신경증

*VLDL : very low density lipoprotein

① a, b만　② c, d만　③ a, c, d만　④ b, c, d만　⑤ a~d 모두

02. Cushing 증후군의 임상증상은?

ⓐ 복부비만　ⓑ 고혈압　ⓒ 고혈당　ⓓ근력저하

① a, b만　② c, d만　③ a, b, c만　④ b, c, d만　⑤ a~d 모두

03. Acetylcholine의 생성·분비의 저해 또는 그것의 수용체 이상에 의해 발생할 수 있는 질환은?

ⓐ Alzheimer's disease　ⓑ 고혈압　ⓒ Parkinson's disease　ⓓ 신부전증

① a, b만　② c, d만　③ a, c만　④ b, c만　⑤ b, d만

04. Conne's syndrome의 원인과 임상적 특징은?

ⓐ 부신종양이 원인　ⓑ 고혈압이 발생　ⓒ 저산소증이 발생　ⓓ 고 Na+ 혈증

① a, b만　② c, d만　③ a, b, c만　④ a, b, d만　⑤ b, c, d만

05. 고혈압 치료제로서 혈관 확장제의 약물과 그것의 혈압 조절기전은?

	혈관 확장제	기　　전
①	Captopril	Angiotensin II convertase 저해
②	Molsidomine	NO 생성 촉진
③	Ticlopidin	Adrenaline α1 수용체 결합 억제
④	PGI_2	NO 생성 촉진
⑤	Verapamil	NO 생성 촉진

06. 혈압상승 또는 저하 호르몬에서 zymogen에 해당하는 것은?

ⓐ prorenin ⓑ kininogen ⓒ bradykinin ⓓ aldosterone

① a, b만 ② c, d만 ③ a, c, d만 ④ b, c, d만 ⑤ a, b, d만

07. 폐쇄성 황달의 임상적 특성을 옳게 기술한 것은?

ⓐ 혈중에 총 bilirubin이 증가한다.
ⓑ Urine 중에 bilirubin이 검출되지 않는다.
ⓒ 갑상선 호르몬이 증가한다.
ⓓ 고혈압이 발생한다.

① a, b만 ② c, d만 ③ a, b, c만 ④ b, c, d만 ⑤ a, c, d만

08. 간경변의 임상적 특성을 옳게 기술한 것은?

ⓐ 혈중에 TG가 감소한다. ⓑ 악화되면 간암으로 진전된다.
ⓒ 당뇨병을 동반한다. ⓓ 급성 췌장염을 동반한다.

① a, b만 ② c, d만 ③ a, c만 ④ a, d만 ⑤ b, d만

09. Glucose를 수송시키는 glucose transport protein(GLUT)과 수송장기가 옳게 연결된 것은?

	GLUT	수 송 장 기
ⓐ	GLUT-1	근육, 심장, 뇌, 태반
ⓑ	GLUT-4	근육, 지방조직, 심장
ⓒ	GLUT-5	소장
ⓓ	GLUT-2	간, 췌장, 소장, 신장

① a, b만 ② c, d만 ③ a, c만 ④ a, d만 ⑤ b, d만

10. 혈중에 insulin의 농도가 감소되었을 때 일어날 수 있는 임상증상은?

ⓐ ketoacidosis ⓑ 세포성장촉진 ⓒ 세포성장억제 ⓓ 저혈당

① a, b만 ② a, c만 ③ a, d만 ④ b, c만 ⑤ c, d만

11. 조직막을 경계한 삼투현상에 의해 일어날 수 있는 병리현상은?

ⓐ 삼투압 증가 ⓑ 부종 ⓒ 탈분극 ⓓ 과분극

① a, b만 ② c, d만 ③ a, c만 ④ a, d만 ⑤ b, d만

12. 근육 또는 신경세포의 흥분성과 관련되는 생리현상은?

① 탈분극 ② 과분극 ③ 삼투 ④ pH ⑤ CO_2 농도

13. 혈장과 혈청을 옳게 기술한 것은?

ⓐ 혈청은 혈장 중에 혈액응고인자를 제외한 용액이다. ⓑ 혈장에는 fibrinogen등의 혈액응고인자가 함유되어 있다. ⓒ 혈장을 제조할 대는 항응고제를 사용한다. ⓓ 혈청을 제조할 때는 항응고제를 사용하지 않는다.

① a, b만 ② c, d만 ③ a, b, c만 ④ b, c, d만 ⑤ a~d 모두

14. Addison's disease의 특성에 대해 옳게 기술한 것은?

ⓐ 저혈당	ⓑ 저혈압	ⓒ 피부착색	ⓓ 식욕부진

① a, b만 ② b, c만 ③ b, c, d만 ④ a, b, c만 ⑤ a~d 모두

※ 다음 내용을 만족시키는 것을 보기에서 선택하세요. (15~29)

15. Anion gap이 증가하는 병리현상은?

답 : ______________________________

16. 심근경색때 혈중에 증가하는 CK의 isoenzyme?

답 : ______________________________

17. 간질환의 경우 혈중에 증가하는 LDH의 isoenzyme?

답 : ______________________________

18. Arginine, glycine, methionine으로부터 생성되는 high energy compounds는?

답 : ______________________________

19. Ca^{2+}/calmodulin-dependent protein kinase에 의해 인산화되어 근육(비근육) 세포의 수축반응에 관여하는 것은?

답 : ______________________________

20. 근육세포의 이완에 관여하는 물질은(2개)?

답 : ______________________________

21. Intestine 등의 장관 및 bone에 작용하여 혈중 Ca^{2+}의 농도를 상승시키는 것은?

답 : ______________________________

22. 상피소체 기능 항진증에서 bone의 통증을 동반하는 병리현상은?

답 : ____________________

23. 혈중 칼슘의 증가와 더불어 근무력, 식욕부진, 구토, 복통 등의 소화관 증상이 일어나는 병리현상은?

답 : ____________________

24. 변형성 골파괴를 항진하는 고령자의 골질환은?

답 : ____________________

25. Vitamin D의 흡수장애가 원인인 골형성 장애질환은?

답 : ____________________

26. 임상적으로 안구돌출, 빈맥, 갑상선 종대 등이 나타나는 유전성 갑상선 기능 항진증은?

답 : ____________________

27. 유아의 성장기에 bone의 형성에 관여하는 효소는?

답 : ____________________

28. 암모니아의 배설장해에 의해 혈중의 pH가 산성으로 되는 임상증상은?

답 : ____________________

29. CO_2와 결합하여 수소이온을 방출하는 단백질은?

답 : ____________________

〈 보 기 〉

fibrinogen, adrenaline, renin, carbaminohemoglobin, 고염소이온혈증, alkaline phosphatase, lactate dehydrogenase, Basedow's disease, 구루병, Paget's disease, 원발성 갑상선 기능 항진증, Milk-alkali syndrome, Vitamin D, PGE_2, cAMP, Myosin light chain, actin, creatine phosphate, creatine, LDH_4, LDH_5, LDH_1, CK-MB, CK-MM, metabolic acidosis, metabolic alkalosis

30. Uric acid의 측정시 탈색방지와 정색증강을 위해 첨가해주는 알칼리화제는?

ⓐ 시안화나트륨	ⓑ 탄산나트륨	ⓒ 염화나트륨	ⓓ 규산나트륨

① a, b만 ② c, d만 ③ a, b, c만 ④ a, b, d만 ⑤ b, c, d만

31. 염증이 일어날 때 백혈구에서 생성시키는 물질은?

① 과산화수소 ② 산소 ③ uric acid ④ urea ⑤ ammonia

32. Urea 질소의 측정법에서 urea-indophenol법에 대해 옳게 기술한 것은?

ⓐ 요소에 특이성이 있다.
ⓑ 정색의 안정성과 직선성이 있다.
ⓒ Urease 에 의해 생성된 암모니아에 nitroprusside sodium, 페놀, 차아염소산 나트륨을 가하여 indophenol을 생성시킨다.
ⓓ 628nm에서 비색측정한다.

① a, b만 ② c, d만 ③ a, b, c만 ④ b, c, d만 ⑤ a~d 모두

33. 간경변 등의 간질환의 경우 혈중에 저하하는 것은?

ⓐ choline esterase ⓑ urea ⓒ cholesterol ⓓ uric acid

① a, b만 ② b, c 만 ③ a, b, c만 ④ b, c, d만 ⑤ a~d 모두

34. 혈청중의 choline esterase의 활성을 측정하여 췌장의 기능을 검사할 때 용혈된 혈청을 사용하면 안되는 이유는?

ⓐ 적혈구에 choline esterase가 많이 함유되어 있다.
ⓑ choline esterase의 존재부위에 따라 그 기능이 다르다.
ⓒ 췌장의 choline esterase는 위성(pseudo), 적혈구의 것은 진성(true) choline esterase이기 때문이다.
ⓓ 위성 및 진성 choline esterase의 활성 적정 pH가 서로 다르기 때문이다.

① a, b만 ② c, d만 ③ a, b, c만 ④ a, c, d만 ⑤ a~d 모두

35. HDL-cholesterol를 효소법으로 측정할 때 시료에 첨가해 주어야 하는 효소는?

ⓐ cholesterol esterase ⓑ cholesterol oxidase
ⓒ peroxidase ⓓ catalase

① a, b만 ② c, d만 ③ a, b, c만 ④ a, c, d만 ⑤ a~d 모두

36. 지지체위에 분리된 lipoprotein 중 lipid 부분을 염색하는 사용하는 시약은?

ⓐ oil red O ⓑ Sudan black B ⓒ Amido black ⓓ Sudan Ⅲ

① a, b, c만 ② a, c, d만 ③ a, b, d만 ④ b, c, d만 ⑤ a~d 모두

37. 전기영동에 적당한 지지체는?

ⓐ agarose ⓑ polyacrylamide gel ⓒ cellulose acetate ⓓ silicic acid

① a, b만 ② c, d만 ③ a, b, c만 ④ a, c, d만 ⑤ b, c, d만

38. Lipase 측정 때 적정법은 무엇으로 적정하는가?

① 지방산을 산으로 적정
② 지방산을 알칼리로 적정
③ Alcohol을 iodine으로 적정
④ 글리세린을 알칼리로 적정
⑤ 글리세린을 산으로 적정

39. Amylose 정량시 전분완충액에 염소이온이 함유되어야 한다. 염소이온의 역할은?

① 활성제 ② 발색안정제 ③ pH안정 ④ 기질침전방지 ⑤ 경쟁효소의 저해

40. 유리형 Bilirubin에 대해 틀린 것은?

① 비수용성
② 비포합형 · 간접형 bilirubin과 동의어다.
③ 빛에 불안정
④ 사구체에서 여과된다.
⑤ 디아조시약을 사용한 직접반응에서 음성

41. Choline을 함유한 인지질은 어느 것인가?

ⓐ Lecithin ⓑ Cephalin ⓒ Cardiolipin ⓓ Lysolecithin ⓔ Sphingomyelin

① a, b, c만 ② a, b, e만 ③ a, d, e만 ④ b, c, d만 ⑤ c, d, e만

42. 다음 중 옳은 것은?

① Mutarotase는 D-glucose의 β형을 α형으로 바꾼다.
② Somogyi Nelson법은 glucose의 산화작용을 이용한다.
③ Glucose dehydrogenase법은 260nm에서 측정한다.
④ OTB법은 알카리용액 중에서 반응한다.
⑤ Hagedorn Jensen법은 요요드 적정으로 측정한다.

43. 다음 중 바르게 연결 된 것은?

ⓐ 폐암 — ^{67}Ga — 구연산	ⓑ 자가면역성 용혈성 빈혈 — ^{51}Cr — 적혈구
ⓒ 유암의 골전이 — ^{99m}Tc — 인산화합물	ⓓ 철결핍성 빈혈 — ^{57}Co — 비타민B_{12}
ⓔ 간부전 — ^{131}I — 요오드화 마뇨산나트륨	

① a, b, c만 ② a, b, e만 ③ a, d, e만 ④ b, c, d만 ⑤ c, d, e만

44. 임상병리사가 측정해야 할 필요성이 있는 항목과 그것의 기구 및 측정 원리가 알맞게 연결된 것은?

	측정항목	기구	측정 원리
ⓐ	칼슘	원자 흡광 광도계	흡수 상태에서의 원자의 안정한 에너지 측정
ⓑ	나트륨	염광 광도계	융기 상태에서의 원자의 방출 에너지 측정
ⓒ	히스타민	형광 광도계	기저 상태에서의 원자의 방사 에너지 측정
ⓓ	칼슘	염광 광도계	기저 상태에서의 원자의 방사 에너지 측정

① a, b만 ② a, b, c만 ③ a, c, d만 ④ b, c, d만 ⑤ a, b, d만

45. 산란광을 측정하는 항목은?

ⓐ 중성지방 ⓑ 면역글로불린 ⓒ 당 ⓓ 단백질

① a, b만 ② b, c만 ③ b, d만 ④ a, c만 ⑤ a, d만

46. 빛의 굴절률을 측정하는 것은?

① 단백질 ② 당 ③ 중성지방 ④ 칼슘 ⑤ 나트륨

47. 원자 흡광 광도계로 Ca^{2+}, Mg^{2+} 등을 측정하는 용액에 함유된 인산이나 황산의 방해물의 방해물 제거에 첨가하는 물질은?

ⓐ La ⓑ EDTA ⓒ oxine(hydroxyquinoline) ⓓ benzene

① a, b만 ② c, d만 ③ a, b, c만 ④ b, c, d만 ⑤ a~d 모두

48. 정전류 전량 분석법으로 측정할 수 있는 것은?

① Cl^- ② 젖산 ③ 철 ④ 은 ⑤ 포도당

49. Ca^{2+}의 1당량이 1ℓ에 용해되어 있다. 이것을 mg/dℓ로 나타내면? (단, Ca^{2+}의 원자량은 40)

① 20mg/dℓ ② 2000mg/dℓ ③ 1000mg/dℓ ④ 10mg/dℓ ⑤ 200mg/dℓ

50. pH meter의 유리 전극에 은염이 오염되어 있다. 적당한 세척액은?

① 7.5% thiourea ② acetone ③ alcohol ④ 중성세제 ⑤ 1% benzene

모의고사 34회 정답 및 해설

1. ⑤ 2. ⑤ 3. ① 4. ④ 5. ② 6. ① 7. ① 8. ① 9. ① 10. ①

11. ② 12. ① 13. ⑤ 14. ⑤ 15. metabolic acidosis 16. CK-MB 17. LDH_4, LDH_5

18. creatine-phosphate 또는 creatine 19. myosin light chain 20. PGE2, cAMP

21. vitamin D 22. Milk-alkali syndrome 23. 원발성 갑상선 기능 항진증 24. Paget's disease

25. 구루병 26. Basedow's disease 27. Alkaline phosphatase 28. 고염소이온 혈증

29. carbamino hemoglobin 30. ④ 31. ① 32. ⑤ 33. ① 34. ⑤ 35. ③ 36. ③

37. ③ 38. ② 39. ① 40. ④ 41. ③ 42. ⑤ 43. ① 44. ⑤ 45. ① 46. ①

47. ① 48. ① 49. ② 50. ①

모의고사 35회

주요 평가 목표

Creatine kinase isoenzyme 분리특성과 임상적 평가 LD(LDH) isoenzyme의 임상적 평가, 심근경색증의 진단지표의 특성과 임상적 평가, ALP의 isoenzyme의 특성과 임상적 평가, Isoenzyme의 분리법

ASCPi 예상문제와 유사하거나 동일한 문제 번호

2, 7, 13, 40, 41, 45

모의고사 35회

※ 다음 그림은 혈청 단백질 중 creatinine kinase isoenzyme을 agarose gel electrophoresis로 분리한 결과를 표시하고 있다. 물음에 답하시오. (1~15)

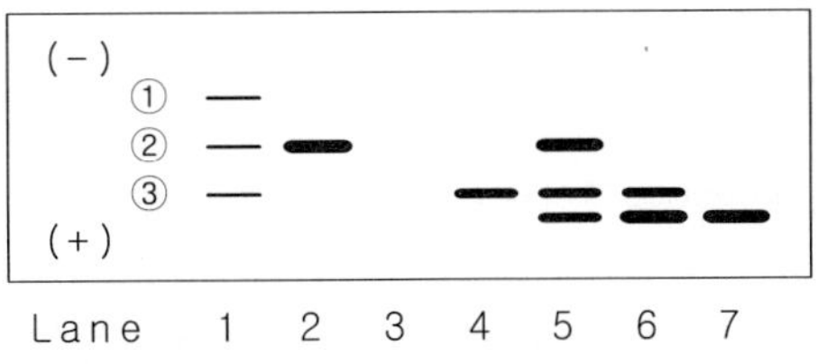

(Lane 1: 건강한 사람, Lane 2: 환자 A, Lane 3: 환자 B, Lane 4: 환자 C

01. Lane 1(건강한 사람)에 나타난 band ①과 ③의 isoenzyme과 그것들의 subunit에 대한 등전점을 알맞게 연결한 것은?

	Band	등전점
ⓐ	① → MM	6.0
ⓑ	② → MB	6.0
ⓒ	③ → BB	5.6
ⓓ	④ → MM	5.6

① a만 ② a, c만 ③ b만 ④ b, c만 ⑤ a, d만

02. 환자 A씨(Lane 2)의 질환 추측과 Lane 2 band의 특성을 알맞게 연결한 것은?

ⓐ 심근경색 — 심근에 가장 많이 분포하고 있다.
ⓑ 근무력증 — 골격근에 가장 많이 분포하고 있다.
ⓒ 전립선암 — Subunit가 MM으로 구성되어 있다.
ⓓ 결장암 — Subunit가 MB으로 구성되어 있다.

① a, b만 ② a, c만 ③ a, d만 ④ b, c만 ⑤ c, d만

03. 위 agarose-gel electrophoresis로 분리된 단백질의 동정에 이용되는 시약과 그것의 특성을 알맞게 연결한 것은?

ⓐ Nitrotetrazolium blue – 산화형 색소
ⓑ Coomassie blue G-250 – 환원형 색소
ⓒ Coomassie blue – NADH 또는 NADPH에 의해 환원된다.
ⓓ Nitrotetrazolium blue – succinate dehydrogenase의 동정에도 이용된다.

① a, b만 ② b, c만 ③ c, d만 ④ a, c만 ⑤ a, d만

04. 위 단백질 band를 densitometer로 분석하려고 한다. 위 band의 염색 색깔과 densitometer에서의 측정 파장이 알맞게 연결된 것은?

① 청자색 — 530nm　　② 청색 — 550nm
③ 적색 — 600nm　　④ 황색 — 340nm

05. 환자 B씨는 가슴앓이로 고통당하고 있는 사람이지만 上記 그림과 같이 아무런 band가 나타나지 않았다. 그 이유와 진단을 위한 조치 사항들에 대해 알맞게 기술한 것은?

ⓐ 순환기 질환 치료약을 섭취했다.
ⓑ 가슴앓이 72 시간 경과 후 검사했다.
ⓒ α-hydroxybutyrate dehydrogenase의 혈중 활성을 측정해 본다.
ⓓ GPT의 활성을 측정해 본다.

① a, b만　② b, c만　③ c, d만　④ b, d만　⑤ a, d만

06. (급성) 심근경색 진단을 위한 채혈 조건을 알맞게 설명한 것은?

ⓐ 가슴앓이 후 4~6 시간
ⓑ 최초 채혈 후 48 시간 동안 12 시간 간격으로 채혈
ⓒ 채혈 전 순환기 질환 치료제 복용을 금지시킨다.
ⓓ 가슴앓이 후 즉시 채혈한다.
ⓔ 격심한 운동 후에는 채혈을 금지

① a, b, c만　② a, b, c, d만　③ a, b, c, e만　④ b, c, d, e만　⑤ a, c, d, e만

07. 급성 심근 경색증이 아닌 환자에서 Creatine kinase의 MB-type의 isozyme이 혈중에서 증가했다. 의심할 수 있는 질환은?

ⓐ 불안정 협심증　ⓑ shock　ⓒ 신부전　ⓓ 백혈병

① a, b만　② b, c만　③ c, d만　④ b, c만　⑤ b, d만

08. 환자 A씨에서 검출된 Lane 2의 band가 심근에 유래하지 않는 Creatine kinase의 MB type의 isoenzyme (CK-MB)이라면 악성 종양을 의심할 수 있다. 이것에 대한 상황을 알맞게 기술한 것은?

ⓐ 결장암, 난소암, 전립선암 등을 의심할 수 있다.
ⓑ 담낭암, 고환암 등을 의심할 수 있다.
ⓒ 검사 결과 CK-MB의 활성이 총 CK활성의 35% 이상이고, CK-BB는 없거나 소량 존재했다.
ⓓ 검사 결과 CK-MB활성이 총 CK활성의 20%이하이고, CK-BB 활성이 총 CK활성의 25% 이상이었다.

① a, b만　② a, c만　③ b, c만　④ a, b, c만　⑤ a, c, d만

09. 혈중의 CK-MB를 증가시키는 약물이 아닌 것은?

ⓐ Theophylline ⓑ salicylate ⓒ amytriptyline ⓓ cefprozil ⓔ rifabutin

① a, b만 ② b, c만 ③ c, d만 ④ d, e만 ⑤ a~d 모두

10. 천식 환자의 혈중에서 CK-MB의 활성이 증가되었다. 이것은 어떤 약물에 기인하는가?

① isoproterenol ② amitriphtyline ③ theophylline ④ salicylate ⑤ proterenol

11. 上記 전기영동 band 중 저산소성 병변 후인 신생아 뇌손상 환자에서 나타나는 band는 Lane 2~4 중 어느 lane의 band이고, 이것의 isoenzyme의 명칭과 특성을 옳게 설명한 것은?

	Lane / Band	Isoenzyme	특 성
ⓐ	4	BB	생물학적 반감기 1~!5 시간
ⓑ	2	MB	종양의 지표로 사용
ⓒ	2	BB	뇌 손상의 지표
ⓓ	4	MB	뇌 손상 지표
ⓔ	4	BB	위 암에서 증가

① a, b만 ② b, c만 ③ c, d만 ④ d, e만 ⑤ a, e만

12. CK-BB 가까운 지점에 나타나는 형광성 band에 대해 옳게 설명한 것은?

ⓐ 만성 신부전, 혈액 투석, 신장 이식 등의 환자에서 보인다.
ⓑ CK-BB와 동일한 isozyme이다.
ⓒ Albumin, salicylates 또는 pyridoxal posphate가 결합된 ligand일 수 있다.
ⓓ CK-BB활성이 일시적으로 나타나는 질환과 관련 있다.

① a, b만 ② a, c만 ③ a, d만 ④ b, c만 ⑤ b, d만

13. 上記 Lane 5, 6, 7은 heterogenous CK-isoenzyme이 분리한 것이다. 각 Lane에 異形 CK-isoenzyme의 종류와 그 관련 질환이 알맞게 연결된 것은?

	lane	CK-isoenzyme	관련질환
ⓐ	5	type Ⅰ	심근경색
ⓑ	6	type Ⅱ	고혈압 환자
ⓒ	7	CK-BB	전립선암
ⓓ	6	type Ⅰ	고혈압 환자

① a, b만 ② a, c만 ③ a, d만 ④ b, c만 ⑤ b, d만

14. Heterogenous CK-isoenzyme 중 type I 에 대해 옳게 설명한 것은?

> ⓐ Agarose gel을 이용한 전기영동으로 검출이 가능하다.
> ⓑ IgG에 결합된 CK-BB이다.
> ⓒ CK-BB-Ig G의 복합물의 생성은 CK-BB가 immunoglobulin의 Fab부위에 결합되는 항원 항체 반응의 결과이다.
> ⓓ 분자량이 250,000dalton이다.
> ⓔ 급성심근 경색이 일어난 후 몇 일 뒤에 환자의 혈청에 나타난다.

① a, b, c만 ② a, b, c, d만 ③ a, b, c, d, e 모두
④ b, c, d, e만 ⑤ c, d, e만

15. 피부근염, 결장암 환자에서 검출되는 CK-MM은 어느 immunoglobulin과 결합한 것인가?

① IgG ② IgE ③ IgA ④ IgM ⑤ IgD

※ 다음 물음에 적당한 것을 선택하세요.

16. CK-mitochondrial isoenzyme에 대해 옳게 설명한 것은?

> ⓐ Agarose gel 전기 영동상에서 보통 단일 band로만 검출된다.
> ⓑ Fast 분획의 분자량은 300,000dalton으로서 CK-MM isoenzyme 가까운 곳에서 검출된다.
> ⓒ 항 CK-M항체 및 항 CK-B항체에 의해 저해되지 않는다.
> ⓓ 면역 globulin에 결합되어 있다.
> ⓔ 정상조직보다 암조직에 많이 분포되어 있다.

① a, b만 ② a, b, c만 ③ b, c, d만 ④ c, d, e만 ⑤ b, c, e만

17. 어떤 환자의 혈청 단백질에서 CK-mitochondrial isozyme을 분리하여 폐암, 전립선암, 패혈증 등을 진단했다. 이들 각각의 질환에서 검출되는 CK-mitochondrial isoenzyme은 총 CK활성에 대해 각각 몇 %를 점유하는가?

> ⓐ 폐암 — 26% ⓑ 전립선암 — 40% ⓒ 패혈증 — 60%
> ⓓ 폐암 — 40% ⓔ 패혈증 — 30%

① a, b만 ② a, b, c만 ③ a, b, c, d만 ④ b, c, d, e만 ⑤ a~e 모두

18. 다음에서 옳게 기술한 것은?

> ⓐ 심장 장애 환자의 혈청 CK-mitochondrial isoenzyme은 심근에서 유래된 것이다.
> ⓑ 암환자의 혈청 CK-mitochondrial isoenzyme은 종양이나 종양이 전이된 곳에서 유래된 것이다.
> ⓒ 심한 간질 환자에서는 CK-mitochondrial isoenzyme이 혈중에서 검출된다.
> ⓓ 천식에서도 CK-mitochondrial isoenzyme이 혈중에서 검출된다.

① a, b만 ② a, b, c만 ③ b, c, d만 ④ c, d, e만 ⑤ a~d 모두

19. 간에서 pyruvate를 lactate로 환원시키는 lactate dehydrogenase(LD)의 isoenzyme은?

① LD_1 ② LD_2 ③ LD_3 ④ LD_4 ⑤ LD_5

20. 심근에서 lactate를 pyruvate로 산화시키는 lactate dehydrogenase(LD)의 isoenzyme은?

① LD_1 ② LD_2 ③ LD_3 ④ LD_4 ⑤ LD_5

21. (급성)심근경색일 때 심근에서 LD_1과 LD_2가 방출되는데 이때의 LD_1/LD_2의 비(ratio)가 1보다 커지는 이유를 알맞게 기술한 것은?

> ⓐ 심근에는 LD_1이 LD_2보다 많이 함유되어 있기 때문
> ⓑ 심근의 장해시 LD_1이 LD_2 보다 많이 혈중으로 유출되기 때문
> ⓒ 심근에는 LD_1의 subunit가 4개의 H형으로 구성되어 있기 때문
> ⓓ 심근의 LD_2는 subunit가 4개형 M형으로 구성되어 있기 때문

① a, b만 ② b, c만 ③ a, d만 ④ c, d만 ⑤ a, c만

※ **다음 설명이 옳으면 O표, 틀리면 X표를 하세요.**

22. (급성)심근경색이 일어난 후 24시간이 지난 LD의 활성은 증가하기 시작한다. ································ (　　)

23. 심근 괴사 후 약 24 시간에 혈청 내 LD 활성이 최고치가 된다. ·· (　　)

24. LD_1/LD_2의 비는 경색이 일어난 며칠 후에 (급성)심근 경색의 진단에 이용된다. ······························ (　　)

25. (급성)심근 경색이 아닌 질환에서 LD_1/LD_2의 비가 증가하는 것은 적혈구의 용혈에도 기인한다. ······ (　　)

26. 폐부종, 감염성 단핵구증, 조직손상이 일어날 때 LD_2, LD_3, LD_4가 혈중에 증가한다. ······················· (　　)

27. 간과 근육 질환, 악성 종양, 울혈성 심부전증에서 LD4와 LD5가 혈중에 증가한다. ························· (　　)

28. 당뇨병 환자의 혈중에서는 agarose gel 전기영동상에서 LD_3와 LD_5 사이에 넓은 band의 LD isoenzyme의 변이체가 검출된다. ·· (　　)

29. 폐렴 환자의 혈중에서는 agarose gel 전기영동상에서 LD_4와 LD_5 위치에 넓은 band의 LD isozyme의 변이체가 검출된다. ·· (　　)

30. HIV에 감염된 환자의 혈중에서는 agarose gel 전기 영동상에서 LD1과 LD_2는 정상적으로 영동되면서 LD_4와 LD_5 위치에 넓은 band의 LD isoenzyme의 변이체 및 넓은 band LD_3가 검출된다. ············ (　　)

31. LD-IgA 복합체는 항 IgA 항체로 복합체를 침전시키거나 또는 면역 전기영동을 한 후 침전시켜 동정한다. ······ (　　)

32. LD-IgA 복합체는 IgA에 2mole의 LD가 결합되어 구성된다. ······ (　　)

33. LD-IgA 복합체는 열에 안정성이 크고 5세까지는 혈청에서 검출된다. ······ (　　)

34. LD-IgA 복합체가 혈중에서 발견되는 경우는 다양하지만 대표적으로 무증후성 건강인, 당뇨병, 급성 심근경색증 등이다. ······ (　　)

35. Alkaline phosphatase(ALP)의 활성측정 용액에 EDTA가 함유되어있으면 ALP의 활성은 촉진된다. (　　)

36. 다음 각 alkaline phosphatase(ALP)의 분포가 옳게 연결된 것은?

ⓐ ALP_2 — 간 — 요소	ⓑ ALP_3 — 골(bone) — 요소
ⓒ ALP_4 — 소장 — 요소	ⓓ ALP_5 — 소장 — 요소

① a, b만　② a, b, c만　③ a, b, d만　④ b, c, d만　⑤ a, c, d만

37. ALP의 활성 측정에 방해가 되는 물질은?

ⓐ bilirubin	ⓑ phosphate	ⓒ 담즙산	ⓓ glucose

① a, b만　② b, c만　③ a, c, d만　④ a, b, c만　⑤ a~d 모두

38. ALP의 isoenzyme을 측정할 때의 장기 특이성과 이에 관련한 저해제를 이용하여 측정한다. 알맞게 연결된 것은?

ⓐ ALP_4, ALP_5 → 태반, 소장 → 550mM L-phenylalanine
ⓑ ALP_2, ALP_3 → 간, 골 → 5mM L-homoarginine
ⓒ ALP_4 → 태반 → 0.4mM L-leucine

① a만　② a, b만　③ b, c만　④ a, c만　⑤ a~c 모두

39. 혈청을 lecithin과 30분간 반응시킨 후 원심하여 분리되는 ALP isoenzyme 측정에 대하여 옳게 설명한 것은?

ⓐ 상층액은 골(bone)에서 유래하는 ALP_3의 활성이 80%를 점유
ⓑ 총 ALP 활성에서 골에 유래하는 ALP_3의 활성을 빼면 간에 유래하는 ALP의 활성을 산출할 수 있다.
ⓒ 이 방법의 단점은 전기영동에 의한 담낭과 소장에 유래하는 ALP의 분획을 동정하는 것이다.

① a, b만　② a, c만　③ b, c만　④ b만　⑤ a~c 모두

40. ALP 등의 isoenzyme을 전기영동으로 분리하려 할 때 적당하지 않는 전기영동 지지체는?

ⓐ starch	ⓑ polyacrylamide	ⓒ agar	ⓓ agarose	ⓔ cellulose acetate

① a, b만 ② a, c만 ③ b, c만 ④ c, d만 ⑤ d, e만

41. 전기영동 지지체로 lecithin을 첨가하여 골(bone)과 간에 유래하는 ALP isoenzyme을 분리하는데 적당한 지지체는?

ⓐ cellulose acetate	ⓑ agarose	ⓒ starch	ⓓ polyacrylamide

① a, b만 ② b, c만 ③ c, d만 ④ a, d만 ⑤ a, c만

42. 전기영동 지지체에 첨가해 주는 lecithin의 작용은?

ⓐ 당단백질과 결합한다.
ⓑ 소장성 분획을 활성화시킨다.
ⓒ 간성 분획을 저해한다.
ⓓ 거대 분자 분획과 골성 분획을 침전시켜 골성 분획을 인위적으로 증가시킨다.

① a, b만 ② b, c만 ③ c, d만 ④ a, b, d만 ⑤ a~d 모두

43. ALP에 결합된 macro–creatine kinase, macro–lactate dehydrogenase, macro–amylase 등을 분리하기 위해 혈청에 첨가해주는 시약은?

ⓐ ficin ⓑ neuraminidase ⓒ lecithin ⓓ EDTA
ⓔ protease(bromelain, papain, pepsin, trypsin)

① a, b만 ② b, c만 ③ c, d만 ④ a, d만 ⑤ d, e만

44. 혈청 ALP등의 isoenzyme을 분리하기 위한 전기영동용의 혈청시료를 neuraminidase로 분해 처리하는 이유는?

ⓐ 골(bone)에 유래하는 ALP를 쉽게 분리할 수 있다.
ⓑ 간질환에서 유래하는 ALP를 쉽게 분리할 수 있다.
ⓒ 종양에서 생기는 거대 분자를 분리할 수 있다.
ⓓ 소장에서 유래하는 ALP를 전기영동gel의 origin에 머무르게 하여, 쉽게 분리할 수 있다.

① a, b만 ② b, c만 ③ c, d만 ④ a, c, d만 ⑤ a~d 모두

※ 다음 기술에서 옳은 것은 O표, 틀린 것은 X표를 하세요.

45. Paget병은 보통 총 ALP 활성이 증가된다. ( )

46. 악성 빈혈에서는 소장 또는 골에 유래하는 ALP가 증가한다. ( )

47. 골연화증, 골조소증, 다발성 골수종 등의 경우 골에 유래하는 ALP의 활성이 정상이거나 다소 낮다. ( )

48. 담즙울체(Cholestasis)의 경우 γ-GTP와 총 ALP활성이 증가한다. ( )

49. 자가 면역성 질환에서는 소장에 유래하는 ALP 분획이 나타나며, 총 ALP는 정상이다. ( )

50. 부갑상선기능항진증에서는 총 LAT활성은 변하지 않으나 Isopal 방법으로 전기영동했을 경우 골에 유래하는 ALP가 증가한다. ( )

모의고사 35회 정답 및 해설

1. ②	2. ③	3. ⑤	4. ①	5. ②	6. ③	7. ⑤	8. ⑤	9. ④	10. ①
11. ⑤	12. ②	13. ③	14. ③	15. ③	16. ⑤	17. ②	18. ⑤	19. ⑤	20. ①
21. ①	22. ×	23. ×	24. ○	25. ○	26. ○	27. ○	28. ○	29. ○	30. ○
31. ○	32. ○	33. ○	34. ○	35. ×	36. ③	37. ⑤	38. ⑤	39. ⑤	40. ①
41. ①	42. ⑤	43. ⑤	44. ⑤	45. ○	46. ○	47. ○	48. ○	49. ○	50. ○

모의고사 36회

주요 평가 목표

Glucose의 산화와 ATP의 생성 및 임상, Disaccharides 분해효소의 기능과 임상, 2-Oxoacid의 특성과 임상적 이용, 전해질(Na^+/K^+)수송관여효소의 기능특성과 임상적 평가, CO_2의 생성과 임상적 평가, LDH의 특성과 임상, Glucose대사의 장기특이성과 임상, Glucose 중간대사물의 생성특이성과 임상적 평가, ATP의 특성과 임상적 평가, 산화와 임상, 췌장의 손상유인 물질과 임상, 고혈당과 신경세포의 기능이상

ASCPi 예상문제와 유사하거나 동일한 문제 번호

1, 2, 3, 10, 18, 37, 44, 50

모의고사 36회

※ 다음에서 적당한 것을 선택하세요.

01. Glucose한 분자가 2분자의 pyruvate로 산화될 때 소비되는 ATP는 몇 분자인가?

① 2APT ② 3APT ③ 4APT ④ 6APT ⑤ 8APT

02. 탄수화물, 단백질 및 지질이 완전 산화되기 위하여 공통적으로 대사 되는 물질은?

① acetyl-CoA ② pyruvate ③ fatty acid ④ amino acid ⑤ glucose

03. Glycolysis의 대사산물은 다음 어떤 것인가?

① pyruvate ② citrate ③ malate ④ glutamate ⑤ oxaloacetate

※ 다음 ( ) 속에 알맞은 것을 보기에서 선택하세요. (4~6)

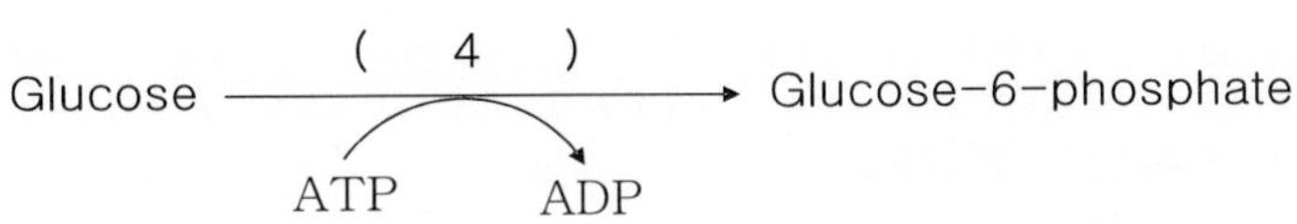

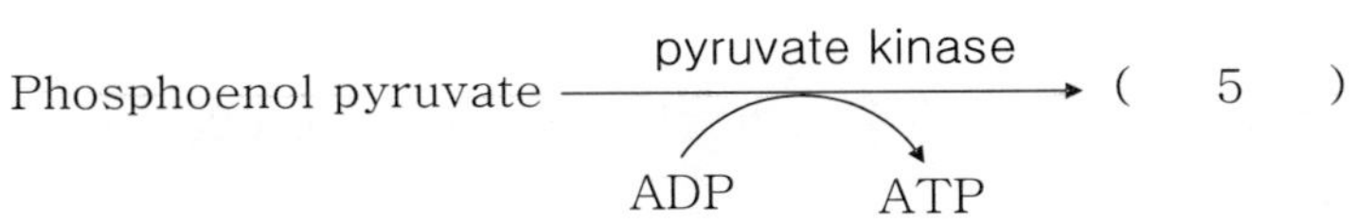

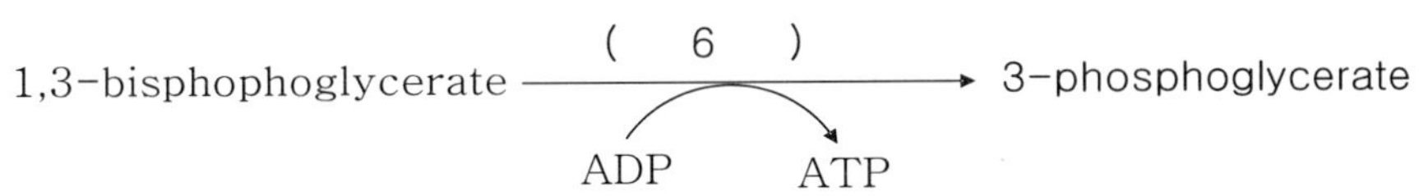

〈보 기〉
hexokinase, 2-phosphoglycerate, pyruvate, hosphohexoisomerase, phosphoglycerate kinase, endolase, aldolase

07. 다음에서 옳게 설명한 것은?

> ⓐ Glycolysis에서 탄소 6개로 구성된 glucose는 2개의 탄소로 구성된 pyruvate로 산화한다.
> ⓑ Glucose는 aldehyde group을 가진 aldose다.
> ⓒ Kinase의 보효소는 ATP이다.
> ⓓ Dehydrogenase의 보효소는 NAD^+또는 NADH이다.

① a, b만 ② a, b, c만 ③ b, c, d만 ④ a, c, d만 ⑤ a~d만

08. 다음에서 옳게 설명한 것은?

> ⓐ NADH는 glucose-6-phosphate가 분해될 때 생성된다.
> ⓑ NADPH는 산화형 glutathione을 환원형의 glutathione으로 환원시키는 glutathione reductase의 보효소이다.
> ⓒ 환원형 glutathione은 glutathione peroxidase에 의해 산화되면서 과산화수소(H_2O_2)를 H_2O로 환원시킨다.
> ⓓ Glutathione은 γ-glutamate, cysteine 및 lysine으로 구성된 tripeptide이다.

① a, b만 ② a, c만 ③ c, d만 ④ a, b, c만 ⑤ a~d만

09. 다음에서 옳게 설명한 것은?

> ⓐ α-amylase는 타액과 췌장에 존재한다.
> ⓑ α-amylase의 활성을 촉진시키는 것은 NaCl의 Cl-이온이다.
> ⓒ α-amylase는 amylose를 2분자의 maltose로 분해시킨다.
> ⓓ Lactose는 2분자의 glucose로 구성된 2당류이다.

① a, b만 ② b, c만 ③ c, d만 ④ a, b, c만 ⑤ a, b, d만

10. 다음에서 옳은 것은?

> ⓐ Lactose → (lactase) glucose + glucose
> ⓑ Sucrose → (sucrase) glucose + fructose
> ⓒ Maltose → (maltase) glucose + lactose
> ⓓ Dextrin → (α-1,6 glucosidase) maltose + dextrin

① a, b만 ② b, c만 ③ c, d만 ④ b, d만 ⑤ a, b, d만

11. 다음에서 Carbonyl group(C=O)을 가지고 있는 화합물은?

ⓐ pyruvate	ⓑ fructose	ⓒ α-ketoglutarate	ⓓ lactose

① a, b만　② b, c만　③ c, d만　④ a ,b, c만　⑤ b, c, d만

12. 다음에서 옳게 설명한 것은?

ⓐ Fructose는 5개의 탄소로 구성된 오탄당(pentose)이다.
ⓑ Fructose는 aldose이다.
ⓒ 천연에 존재하는 glucose는 D-type이다.
ⓓ Maltose는 glucose 2분자가 α-1,4-glycoside bond로 결합된 2당류이다.

① a, b만　② b, c만　③ c, d만　④ a, b, c만　⑤ b, c, d만

13. 다음에서 옳게 설명한 것은?

ⓐ 세포 외부(혈액)의 glucose는 Na^+와 symport 형식으로 세포 내부로 유입된다.
ⓑ 세포 내부에는 Na^+의 농도가 높게 유지되어야 하므로 K^+이온과 서로 교환되는데 이것을 촉진하는 효소는 Na^+/K^+-ATPase이다.
ⓒ Na^+/K^+-ATPase에 의해 2분자의 Na^+이 세포 외부로, 3분자의 K^+이 세포 내부로 유입된다.
ⓓ Na^+/K^+-ATPase는 효소 단백질로서 인산화 되어야 그 기능을 할 수 있다.

① a, b만　② b, c만　③ a, d만　④ a, b, c만　⑤ a, b, d만

14. Na^+/K^+-ATPase의 효소 단백질 기능이 저해되면 다음 무엇을 생각할 수 있는가?

ⓐ 세포 내부로 glucose의 유입이 억제된다.
ⓑ 당뇨병의 원인이 될 수 있다.
ⓒ 세포 외부 Na^+의 농도가 높아지고 세포 내부에 K^+의 농도가 낮아진다.
ⓓ 생명의 유지가 불가능하다.

① a, b만　② b, c만　③ c, d만　④ a, b, c만　⑤ a, b, d만

15. 다음에서 옳게 설명한 것은?

ⓐ 적혈구에는 ATP를 생성시키는 organella가 없기 때문에 glucose는 2분자의 lactate로 대사된다.
ⓑ Pyruvate가 lactate로 환원될 때 필요한 보효소는 NAD^+이다.
ⓒ Pyruvate가 lactate로 환원될 때는 산소가 필요 없다.
ⓓ Pyruvate가 alcohol로 환원될 때 산소가 필요하다.

① a, b만　② a, c만　③ a, d만　④ b, c만　⑤ c, d만

16. 지방세포에서의 glucose 대사에 대해 바르게 설명한 것은?

> ⓐ 2분자의 acetyl–CoA로 변한다.
> ⓑ Acetyl–CoA는 TCA cycle에서 CO_2와 H_2O로 완전 분해된다.
> ⓒ Acetyl–CoA는 fatty acid 또는 지방의 생성에만 이용된다.
> ⓓ Glucose → glucose–6–phosphate → 2pyruvate → 2lactate의 과정으로 대사된다.

① a, b만 ② a, c만 ③ b, d만 ④ c, d만 ⑤ b, c만

17. 유기물질의 산화/분해에 의해 생긴 CO_2에 대해 옳게 설명한 것은?

> ⓐ H_2CO_3 형태로 혈중에서 조직/세포로 이동된다.
> ⓑ 탄산계 완충액을 조절하는데 이용된다.
> ⓒ 혈중의 PCO_2는 40mmHg이다.
> ⓓ Pyruvate가 acetyl–CoA로 oxidative decarboxylation될 때에도 CO_2가 생성된다.

① a, b만 ② b, c만 ③ a, b, c만 ④ b, c, d만 ⑤ a~d 모두

18. 탄산 완충계에 대해 옳게 설명한 것은?

> ⓐ 혈액의 pH는 pKa + log$[HCO_3^-]/[H_2CO_3]$로 계산한다.
> ⓑ $H2CO_3$는 H^+와 HCO_3^-로 해리 된다.
> ⓒ $H2CO_3$는 CO_2와 H_2O로 해리된다.
> ⓓ 혈액의 H_2CO_3는 CO_2의 농도 (CO_2 분압)에 비례한다.

① a, b만 ② b, c만 ③ a, b, c만 ④ a, b, d만 ⑤ a~d 모두

19. Lactate dehydrogenase에 대해 옳게 설명한 것은?

> ⓐ 산화 환원 반응을 촉매한다.
> ⓑ 근육, 간, 심장 등에 존재한다.
> ⓒ Pyruvate를 lactate로 환원시킬 때 보효소로서 NADH가 필요하다.
> ⓓ Pyruvate를 lactate로 산화시킬 때 보효소로서 NAD^+가 필요하다.

① a, b만 ② b, c만 ③ c, d만 ④ a, b, c만 ⑤ b, c, d만

20. NADPH에 대해 알맞게 설명한 것은?

> ⓐ 항산화 작용에 이용된다.
> ⓑ 지방산 합성에 이용된다.
> ⓒ Glucose의 glycolysis 과정에서 생성된다.
> ⓓ Pentose–phosphate pathway에서 생성된다.

① a, b만 ② a, c만 ③ c, d만 ④ a, b, c만 ⑤ a, b, d만

21. 다음 각 장기와 glucose의 대사과정이 틀리게 기술된 것은?

> ⓐ Brain – glucose → glucose–6–phosphate → 2 pyruvate → TCA cycle
> ⓑ Liver – glucose → glucose–6–phosphate → glycogen
> ⓒ 지방세포 – glucose → glucose–6–phosphate → glycogen
> ⓓ 근육 – glucose → glucose–6–phosphate → glycogen

① a, b만 ② a, b, c만 ③ a, c, d만 ④ a, b, d만 ⑤ b, c, d만

22. 다음 glycogen 분해 단계에서 인산화되는 효소는?

> ⓐ cAMP–dependent protein kinase ⓑ glycogen phosphorylase kinase
> ⓒ glycogen phosphorylase ⓓ hexokinase

① a, b만 ② a, c만 ③ a, d만 ④ b, c만 ⑤ b, d만

23. Glycogen 합성 효소의 인산화에 대해 옳게 설명한 것은?

> ⓐ Glycogen 합성효소가 인산화되면 glycogen이 합성되지 않는다.
> ⓑ Glycogen 합성효소가 탈인산화되면 glycogen이 합성된다.
> ⓒ Ca^{2+}은 glycogen 합성효소의 인산화를 촉진시키는 이온이다.
> ⓓ Toxicant나 neurotransmitter에 의해서 glycogen 합성효소가 인산화된다.

① a, b, c만 ② b, c, d만 ③ a, c, d만 ④ a, b, d만 ⑤ a~d 모두

24. Glycogen이 glycogen phosphorylase에 의해 분해되어 생기는 것은?

① glucose–1–phosphate ② glucose–6–phosphate ③ glucose
④ glucose–1,6–diphosphate ⑤ pyruvate

25. 다음 ( )안에 알맞은 효소는?

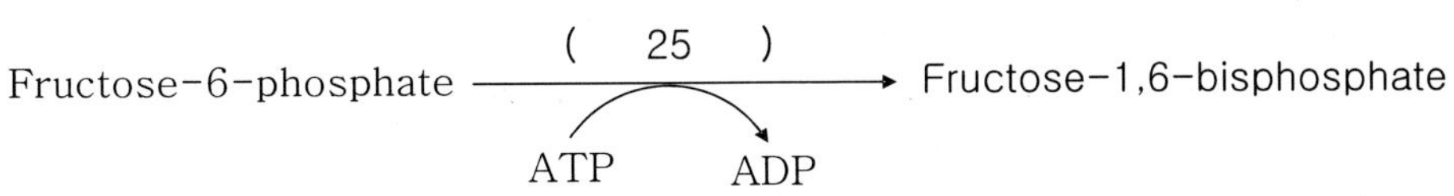

① fructose mutase ② phosphofructoskinase ③ isomerase
④ fructokinase ⑤ hexokinase

26. 다음에서 옳게 설명한 것은?

ⓐ Aldolase는 「-CHO group」을 분해시키는 효소이다.
ⓑ Aldolase는 fructose-1,6-bisphosphate를 dihydroxyacetone phosphate와 glyceraldehyde-3-phosphate로 분해시킨다.
ⓒ Aldolase는 6개의 glucose 대사 중간 산물을 3개의 탄소로 구성되는 대사 중간물로 분해시킨다.
ⓓ Aldolase는 glycolysis에서 rate-limiting enzyme이다.

① a, b만 ② a, c만 ③ c, d만 ④ a, b, c만 ⑤ b, c, d만

27. 다음에서 틀리게 설명한 것은?

ⓐ Glucose와 fructose는 aldose이다. ⓑ Glucose는 ketose이다.
ⓒ Fructose는 ketose이다. ⓓ D-glucose의 부제탄소는 4개이다.

① a, b만 ② a, c만 ③ a, b, c만 ④ b, c, d만 ⑤ a~d 모두

28. 적혈구에서 hemoglobin과의 결합력이 강한 glycolysis의 중간 대사물은?

① 1,3-bisphosphoglycerate ② 2,3-bisphosphoglycerate
③ 3-phosphoglycerate ④ 2-phosphoglycerate
⑤ glyceraldehyde-3-phosphate

29. 다음에서 high energy compound는?

ⓐ Glucose-6-phosphate ⓑ Fructose-6-phosphate
ⓒ 1,3-bisphosphoglycerate ⓓ Phosphoenol pyruvate

① a, b만 ② b, c만 ③ a, b, c만 ④ b, c, d만 ⑤ c, d만

30. 다음에서 옳게 설명한 것은?

ⓐ Adenine과 ribose가 glycosidic bond를 형성한 것은 adenosine이다.
ⓑ Ribose에 결합한 인산 ester결합은 high energy 결합이다.
ⓒ Anhydride bond는 ATP 및 ADP에서만 특이적이다.
ⓓ Aglycone은 당(예, glucose)과 glycosidic bond로 결합된 당이 아닌 물질을 말한다.

① a, b만 ② c, d만 ③ a, b, c만 ④ a, c, d만 ⑤ b, c, d만

31. ATP에 대해 옳게 기술한 것은?

ⓐ 음이온이 강하다.
ⓑ High energy compound이다.
ⓒ ATP의 분해에 의해 생기는 ADP와 HPO_4^{2-}와의 상호 반발력 때문에 자유 에너지가 생긴다.
ⓓ ATP의 분해에 의해 생기는 자유 에너지는 -3.4Kcal이다.

① a, b만 ② b, c만 ③ c, d만 ④ a, b, c만 ⑤ b, c, d만

32. 다음에서 옳게 설명한 것은?

ⓐ NADH는 adenosine에 nicotine amide가 결합한 dehydrogenase의 보효소이다.
ⓑ 산화적 인산화 단계에서 3분자의 ATP를 생성시킨다.
ⓒ 기질의 수소는 NAD^+의 분자 중의 nicotine amide에 결합하여 환원된다.
ⓓ NADH가 산화되어 생기는 H^+는 호흡에서 생기는 O_2와 결합하여 H_2O로 전환된다.

① a, b만 ② b, c만 ③ c, d만 ④ a, b, c만 ⑤ a~d 모두

33. 호흡에서 생기는 O_2가 H_2O로 환원되지 않으면 어떤 현상이 일어날까?

ⓐ 과산화수소의 생성이 증가한다.
ⓑ Oxidase, superoxidase의 활성이 증가한다.
ⓒ 세포막 지질을 과산화 시킬 수 있다.
ⓓ 세포의 노화를 촉진한다.

① a, b만 ② a, b, c만 ③ c, d만 ④ b, c, d만 ⑤ a~d 모두

34. 분자 내에 「C=O group」을 가진 화합물에 대해서 옳게 설명한 것은?

ⓐ Pyruvate, oxaloacetate 및 α-ketoglutarate에는 C=O group이 있다.
ⓑ Amino acid의 amino group을 결합하여 amino group의 전이작용을 한다.
ⓒ C=O group을 가진 화합물은 GOT 및 GPT의 기질이 된다.
ⓓ C=O group을 가진 화합물을 oxo-acid라고 한다.

① a, b만 ② b, c만 ③ c, d만 ④ a, b, d만 ⑤ a~d 모두

35. Glycolysis의 기질 수준의 인산화 단계에서 몇 분자의 ATP가 생성되는가?

① 2ATP ② 4ATP ③ 8ATP ④ 10ATP ⑤ 6ATP

※ 괄호 안에 알맞은 말을 넣으세요 (36~37).

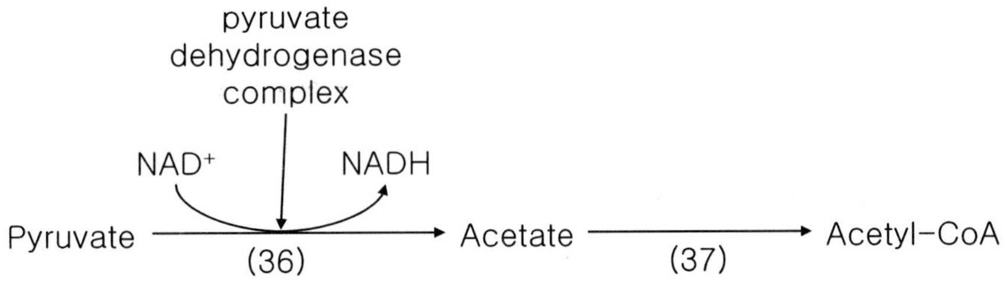

〈보 기〉 O_2, CO_2, H^+, CoA-SH, CoA, -SH, COOH

※ 괄호안에 알맞은 말을 넣으세요 (38~39).

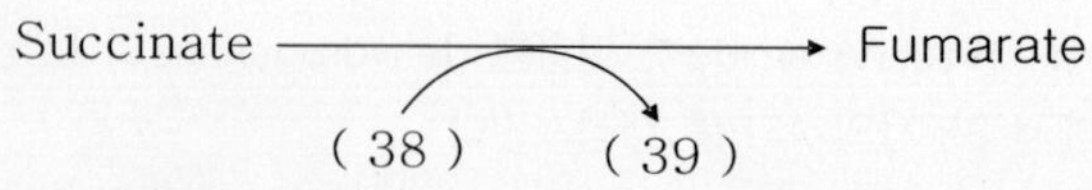

〈보 기〉 NADH, NAD^+, FAD^+, FADH, ADP, ATP

40. Alanine 등의 아미노산 수송과 대사에 대해 옳게 설명한 것은?

> ⓐ 세포막에 존재하는 glutathione의 γ-glutamyl에 결합하여 세포 내부로 이동 된다.
> ⓑ 간세포 내부에서는 GPT에 의해 pyruvate로 변한다.
> ⓒ Alanine → pyruvate → glucose 단계는 당의 생성 반응이다.
> ⓓ 근육에서는 pyruvate와 glutamate에 GPT가 작용하여 생성된다.

① a, b만 ② b, c만 ③ a, b, c만 ④ a, b, d만 ⑤ b, c, d만

41. Streptozotocin을 rat 또는 기타 동물에 투여하여 조직검사를 하였을 때 관찰해야 할 항목은?

> ⓐ 췌장 β-cell의 손상 유무 ⓑ 췌장 β-cell의 과립 유무
> ⓒ 췌장 α-cell의 손상 유무 ⓓ 췌장 α-cell의 과립 유무
> ⓔ Golgi body의 유무

① a, b만 ② c, d만 ③ d, e만 ④ a, b, d만 ⑤ a, b, e만

42. Streptozotocin을 투여한 동물의 β-cell에서 mRNA의 expression을 관찰하는 이유를 옳게 기술한 것은?

> ⓐ Streptozotocin이 insulin의 분비를 억제하기 때문
> ⓑ Streptozotocin이 insulin의 합성을 억제하기 때문
> ⓒ Streptozotocin이 virus에 대한 면역기능을 억제하기 때문
> ⓓ Streptozotocin이 활성산소의 생성을 촉진시켜 insulin의 합성을 억제하기 때문

① a, b만 ② b, c만 ③ b, d만 ④ c, d만 ⑤ a~d 모두

43. Streptozotocin에 대한 PPC의 효과를 보기위해 췌장세포의 Golgi body의 이상유무를 조사했다. 그 이유는 무엇인가?

> ⓐ Golgi body는 물질의 수송기관이기 때문
> ⓑ Golgi body는 단백질의 합성기관이기 때문
> ⓒ Golgi body는 물질의 분비기관이기 때문
> ⓓ Golgi body는 exocytosis에 중요한 기관이기 때문
> ⓔ Golgi body는 세포막 구축 기관이기 때문

① a, b만 ② b, c만 ③ a, b, d만 ④ a, c, d만 ⑤ a~d 모두

44. Hyperglycemia 일 때 신경세포에서는 다음 어느 생리현상이 일어날까?

> ⓐ Glucose를 이용할 수 없어 신경세포가 퇴화되어 간다.
> ⓑ 신경전달물질이 합성되지 않는다.
> ⓒ 부교감 신경계가 작용하지 않는다.
> ⓓ Alzheimer disease의 원인이 될 수 있다.
> ⓔ Acetylcholine의 합성 전구체가 충분히 생성되지 않는다.

① a, b, c만 ② b, c, d만 ③ c, d, e만 ④ a, b, c, d만 ⑤ a~e 모두

45. Uric acid 측정법 중 Henry법에서 알칼리 역할을 하는 것은?

① sodium bicarbonate ② sodium sulfate ③ sodium nitrite
④ sodium carbonate ⑤ sodium tungstate

46. 다음 중 phosphotungstic acid와 반응하여 청색을 나타내는 것은?

① bilirubin ② cholesterol ③ uric acid ④ creatinine ⑤ glucose

47. 간경변시 가장 심하게 증가하지 않는 것은?

① LDH ② ALT ③ AST ④ CPK ⑤ ALP

48. 다음 중 괄호 안에 들어갈 알맞은 것은?

Lactate + NAD → (   ) + NADH + H^+

① glutamic acid ② alanine ③ aspartic acid ④ pyruvate ⑤ α-ketoglutarate

49. Acid phosphatase 활성이 갖는 최적 pH는 얼마인가?

① 1.5 ② 4.9 ③ 6.2 ④ 7.4 ⑤ 8.6

50. LDH isoenzyme 중 동결에 의해 쉽게 파괴되는 것은?

① LDH_1 ② LDH_2 ③ LDH_3 ④ LDH_4 ⑤ LDH_5

모의고사 36회 정답 및 해설

1. ①	2. ①	3. ①	4. hexokinase (glucose kinase)			5. pyruvate		6. endolase	
7. ⑤	8. ④	9. ①	10. ④	11. ④	12. ③	13. ③	14. ⑤	15. ②	16. ②
17. ⑤	18. ④	19. ④	20. ⑤	21. ④	22. ④	23. ⑤	24. ①	25. ②	26. ④
27. ①	28. ②	29. ⑤	30. ④	31. ④	32. ⑤	33. ⑤	34. ⑤	35. ②	36. CO_2
37. CoA-SH	38. FAD^+	39. FADH	40. ③	41. ①	42. ⑤	43. ③	44. ④	45. ④	
46. ③	47. ④	48. ④	49. ②	50. ⑤					

모의고사 37회

주요 평가 목표

Lipoprotein 분리특성과 임상적 이용, Cholinesterase의 기능특성과 임상적 평가, CO_2의 운반형태와 임상적 평가, 비단백질소화합물의 생성특성과 분석법, Uric acid의 생성특성과 측정법, Phenylketouria의 생성특성과 임상적 평가, Amino acid의 측정원리와 임상적응용, 통증유발 물질의 생성기전과 임상적 평가, 보체의 결합부위와 임상, 염증반응의 임상, 비만과 Hypercholesterolemia의 상관성

ASCPi 예상문제와 유사하거나 동일한 문제 번호

2, 5, 6, 17, 18, 19, 20, 21, 28, 29, 30, 35, 36, 37

모의고사 37회

실험 상황 1 (문제 1~5)
혈청 lipoprotein을 전기영동으로 분리하는 실험 상황이다. 물음에 답하세요.

01. 전기영동을 위한 실험순서「혈청(또는 혈장) → 단백질 침전시약 첨가 → 원심 → 침전물의 단백질 정량 → 전기영동」에 대해서 옳게 설명한 것은?

ⓐ Lipoprotein을 분리하는 실험이기 때문에 용혈 혈청을 사용해도 된다.
ⓑ 단백질 침전 시약은 tungstate, trichloroacetic를 사용한다.
ⓒ 혈청 또는 혈장을 얻기 위해 12시간정도의 공복 후에 채혈한다.
ⓓ 혈장을 얻기 위한 항응고제로 EDTA 또는 sodium oxalate가 적당하다.
ⓔ 단백질을 정량 하는 것은 전기영동으로 단백질 분리할 때 필수적이다.

① a, b만 ② c, d, e만 ③ b, c, d만 ④ a, b, c, d만 ⑤ a~e 모두

02. 지지체 위에 분리된 lipoprotein 중 protein 부분을 염색하는데 적당한 시약은?

ⓐ Coomassie brilliant blue R-250
ⓑ Phenolphthalein
ⓒ Sudan black B
ⓓ Amido black

① a, b만 ② c, d만 ③ a, c만 ④ a, d만 ⑤ b, c만

03. 지지체 위에 분리된 lipoprotein을 Schiff시약으로 염색·동정하려고 한다. 이때 생성색소와 발색은?

① 퀴논(퀴노이드) 색소 — 적자색
② aldehyde 색소 — 적색
③ ozonide 색소 — 적자색
④ 초산 색소 — 적색
⑤ Schiff — 적색

04. 전기영동을 하기 위해 시료 수용액 500μl(a), 100μl(b)를 가지고 단백질을 측정한 결과 각각 30μg, 6μg의 단백질이 얻어졌다. 옳게 설명한 것은?

ⓐ 시료 수용액에 함유된 단백질의 농도는 ⓐ, ⓑ 모두 동일하다.
ⓑ 시료 수용액에 함유된 단백질의 농도는 ⓐ, ⓑ 각각 다르다.
ⓒ 750nm에서 ⓐ, ⓑ에 함유된 단백질의 흡수도는 각각 다르다.
ⓓ 750nm에서 ⓐ, ⓑ에 함유된 단백질의 흡수도는 동일할 수 있다.

① a만 ② c만 ③ a, c만 ④ b, c만 ⑤ a, d만

05. 지지체 위에 염색된 lipoprotein을 densitometry로 분석하려고 한다. 옳게 기술한 것은?

> ⓐ Oil red O로 염색했을 경우 530nm의 파장을 이용하여 분석한다.
> ⓑ Fat red 7B로 염색했을 경우 525nm의 파장을 이용하여 분석한다.
> ⓒ Coomassie brilliant blue R-250으로 염색했을 경우 555nm의 파장을 이용하여 분석한다.
> ⓓ Standard는 분리된 lipoprotein의 염색약과 달라도 측정 가능하다.

① a, b만 ② c, d만 ③ a, b, c만 ④ b, c, d만 ⑤ a~d 모두

06. 혈청중의 choline esterase를 측정하기 위해 기질로 이용되는 것은?

> ⓐ benzoylcholine ⓑ acetyl-β-methylcholine
> ⓒ butyrylcholine ⓓ acetyl-choline

① a, b만 ② c, d만 ③ a, c만 ④ a, d만 ⑤ b, d만

07. 혈중의 choline esterase가 감소했을 경우 어떤 질환을 의심할 수 있는가?

> ⓐ 갑상선기능항진증 ⓑ 빈혈 ⓒ 간경변 ⓓ심근경색

① a, b만 ② c, d만 ③ a, b, c만 ④ b, c, d만 ⑤ a~d 모두

08. 혈중에 choline esterase의 활성이 저하되었을 때 동반하는 질환과 그것의 원인 물질이 옳게 짝지어진 것은?

> ⓐ 호흡성 acidosis → CO_2 증가 ⓑ 호흡성 acidosis → HCO_3^- 증가
> ⓒ 지방간 → ketone body 증가 ⓓ 간경변 → choline 증가

① a, b만 ② c, d만 ③ a, b, c만 ④ b, c, d만 ⑤ a~d 모두

09. 효소의 분류상 No.3(세번째)의 것은?

> ⓐ LDH ⓑ carbonic anhydrolase ⓒ choline esterase ⓓ lipase

① a, b만 ② c, d만 ③ a, b, c만 ④ b, c, d만

10. $H_2CO_3 \rightarrow HCO_3^- + H^+$에서 CO_2를 운반하는 형태는?

답 : ____________________

11. Choline $\xrightarrow{(E)}$ Betaine + [P]에서 효소 E와 생성물 P 및 효소 분류를 옳게 연결시킨 것은?

	효소 E	생성물 P	효소분류(No.)
①	choline	$2H_2O_2$	산화환원효소(1)
②	choline peroxidase	$2H_2O_2$	가수분해효소(2)
③	choline oxidase	$2H_2O_2$	산화환원효소(1)
④	choline esterase	CH_3CHO	가수분해효소(3)
⑤	choline oxidase	CH_3CHO	산화효소(1)

12. 혈장의 choline esterase를 측정할 때 혈장제조시약으로 적당하지 않은 것은?

> ⓐ citric acid ⓑ heparin ⓒ EDTA ⓓ EGTA

① a, b만 ② c, d만 ③ a, b, c만 ④ a, c, d만 ⑤ a~d 모두

13. 빈혈환자의 혈청으로 choline esterase 활성을 측정했더니 그 활성이 증가했다. 그 이유를 틀리게 설명한 것은?

> ⓐ 사용한 기구가 에제린 등의 유기농약으로 오염되었다.
> ⓑ 반응계에 NaCl가 혼입되었다.
> ⓒ 사용한 기구가 카페인으로 오염되었다.
> ⓓ 효소활성적정 pH를 6.4로 했다.

① a, b만 ② c, d만 ③ a, b, d만 ④ a, c, d만 ⑤ a~d 모두

14. 다음 효소 또는 물질의 측정에 사용하는 기구와 그 방법이 옳게 연결된 것은?

	효소	사용 기구	방법
ⓐ	lipoprotein	원심기	침전법
ⓑ	HDL-cholesterol	incubator	효소법
ⓒ	choline esterase	pH meter	유기산 측정법
ⓓ	choline esterase	CO2측정기	가스분석법

① a, b만 ② c, d만 ③ a, b, d만 ④ a, c, d만 ⑤ a~d 모두

15. Amino acid의 최종대사 산물은?

① urea ② uric acid ③ NH_4^+ ④ nitric oxide ⑤ citrulline

16. 혈청중의 비단백질소화합물을 측정에 대해 옳게 설명한 것은?

> ⓐ 혈청중의 단백질을 제거 시켜야 한다.
> ⓑ 원심기가 필요하다.
> ⓒ Vortex mixer 등의 혼합기가 필요하다.
> ⓓ Urea의 질소 측정시는 혈청만 사용한다.

① a, b만 ② c, d만 ③ a, b, c만 ④ a, b, d만 ⑤ b, c, d만

17. 혈청중의 비단백질소 화합물을 Kjeldahl법으로 측정할 경우 사용하는 산화제와 촉매제가 옳게 연결된 것은?

	산화제	촉매제
①	과산화수소	황산구리
②	황산수은	과황산나트륨
③	황산구리	과황산나트륨
④	과황산나트륨	과산화수소
⑤	염산	황산구리

18. Urea 질소의 측정에 대해 옳게 연결한 것은?

ⓐ urea → xanthohydrol → dixanthyl-요소 → 440nm
ⓑ urea → diacetylmonoxime → pyrimidine 유도체 → 540nm
ⓒ urea → urease → 네슬러 시약 → 470nm
ⓓ urea → uricase → allantoin → 290nm

① a, b만　② c, d만　③ a, b, c만　④ b, c, d만　⑤ a~d 모두

19. 다음 요소질소의 측정법과 관계없는 것은?

① Berthelot법　② Jaffe법　③ xanthohydrol법
④ Fearon 반응법　⑤ diacetylmonoxime법

20. Diacetyl monoxime법에 대해 옳게 기술한 것은?

ⓐ 검량선이 S자형으로 된다.
ⓑ 제단백이 필요하다.
ⓒ 반응부산물인 hydroxylamine의 산화제에 의해 쉽게 탈색된다.
ⓓ Citrulline, allantoin 및 단백질이 존재하면 정오차를 일으킨다.

① a, b만　② c, d만　③ a, c, d만　④ b, c, d만　⑤ a~d 모두

21. Urea 질소 측정시 제단백이 필요한 측정법은?

ⓐ diacetylmonoxime법　ⓑ urease-Nessler 법　ⓒ unigraph법　ⓓ 자외부 흡수법

① a, b만　② c, d만　③ a, b, d만　④ a, c, d만　⑤ a~d 모두

22. 반드시 제단백 후 측정해야 하는 것은?

ⓐ 비단백질소 화합물　ⓑ uric acid　ⓒ free amino acid　ⓓ HDL-cholesterol

① a, b만　② a, b, c만　③ a, c, d만　④ b, c, d만　⑤ a~d 모두

23. 비단백질소 화합물의 측정에 사용하는 Nessler 시약은?

ⓐ 50% NaOH　ⓑ 10% KOH　ⓒ 산화제2수은　ⓓ 요오드화칼륨

① a, c만　② b, c만　③ a, c, d만　④ b, c, d만　⑤ b, d만

24. 소화관 출혈시 혈중에서 증가하는 것은?

ⓐ uric acid　ⓑ 비단백질소　ⓒ 요소질소　ⓓ amino acid

① a, b만　② b, c만　③ c, d만　④ a, d만　⑤ b, d만

25. 비단백질소화합물을 측정시 발색의 안정/증강을 목적으로 첨가시키는 시약과 그것의 방법이 옳게 연결된 것은?

① 비단백질소 → phenolsafranine → 차아취소산염법
② 요소질소 → 철, thiosemicarbazide → diacetylmonoxime법
③ 크레아틴 → aluminum silicate → Folin-Wu법
④ Uric acid → 시스테인 → 환원법
⑤ Uric acid → allantoin → Folin-Wu법

26. Uric acid가 혈중에 증가하는 원인은?

ⓐ glucose-6-phosphatase의 활성저하
ⓑ 5-phosphoribosyl pyrophosphate synthetase 활성증가
ⓒ Hypoxanthine-guanine phosphoribosyltransferase 활성증가
ⓓ Uricase 활성증가

① a, b만 ② c, d만 ③ a, b, c만 ④ b, c, d만 ⑤ a~d 모두

27. Uric acid 측정시 정오차를 일으키는 환원성 물질은?

ⓐ 시스테인 ⓑ ascorbic acid ⓒ glucose ⓓ 규산

① a, b만 ② c, d만 ③ a, b, c만 ④ b, c, d만 ⑤ a~d 모두

※ Uric acid $\xrightarrow{(E)}$ Allantoin + CO_2 + [P] **에 대한 물음에 답하세요(28~30).**

28. 효소 E에 대하여 옳게 설명한 것은?

ⓐ E는 uricase이다. ⓑ 산화효소이다. ⓒ urease이다. ⓓ 환원효소이다.

① a만 ② c만 ③ a, b만 ④ b, c만 ⑤ c, d만

29. Allantoin에 대해 옳게 설명한 것은?

ⓐ 292nm에서 흡수된다.
ⓑ Uric acid의 측정시 allantoin의 생성을 측정한다.
ⓒ Allantoin은 292nm에서 흡수되지 않는다.
ⓓ Uric acid을 인텅그스텐산과 반응시켜도 생성된다.

① a, b만 ② a, c만 ③ b, c만 ④ c, d만 ⑤ b, d만

30. P에 대하여 옳게 설명한 것은?

ⓐ P는 과산화수소이다.
ⓑ P에 peroxidase(과산화효소), phenol, 4-aminoantipyrine을 가하면 quinone이 생긴다.
ⓒ P를 산화·축합시켜 생기는 quinone을 측정하면 혈중 uric acid의 량을 알 수 있다.
ⓓ P는 catalase의 기질이 될 수 있다.

① a, b만 ② c, d만 ③ a, b, c만 ④ b, c, d만 ⑤ a~d 모두

31. 출생 후 수주이내에 phenylketouria가 생기는 이유는?

ⓐ Phenylalanine hydroxylase의 선천적 결함
ⓑ Phenylalanine이 tyrosine으로 대사되지 않았기 때문
ⓒ Phenylalanine이 phenylacetic acid 및 phenylpyruvate로 대사되기 때문
ⓓ Phenylalanine decarboxylase의 선천적 결핍

① a, b만 ② c, d만 ③ a, b, c만 ④ a, c, d만 ⑤ b, c, d만

32. Phenylketouria와 관련된 질환은?

ⓐ Parkinson's disease ⓑ 성장 저해 ⓒ 혈압 저하 ⓓ glycogen 분해 저하

① a, b만 ② c, d만 ③ a, b, d만 ④ a, c, d만 ⑤ a~d 모두

33. Amino acid의 측정에 대한 사항이다. 옳게 연결 된 것은?

ⓐ 아미노산 — 아질산 — 질소가스 — Van slyke법
ⓑ 아미노산 — 8-hydroxylquinoline, NaBrO — arginine — Sakakaji법
ⓒ 아미노산 — 질산 — 질소가스 — Van slyke법
ⓓ 아미노산 — ninhydrin — indole — Ninhydrin법

① a, b만 ② c, d만 ③ a, b, c만 ④ b, c만 ⑤ a, c, d만

34. Amino acid를 형광물질과 복합체를 사용하여 형광분석을 할 때 사용하는 형광물질과 측정 파장이 옳게 연결 된 것은?

ⓐ ninhydrin — 570nm
ⓑ dansylchloride — 480nm
ⓒ orthophthaldehyde — 440nm
ⓓ fluorenyl methylchloroformate — 356nm

① a, b만 ② b, c, d만 ③ a, c, d만 ④ a, b, d만 ⑤ a~d 모두

※ 어떤 물질을 thin layer chromatography(TLC)로 분리하였을 때, 용매의 총 전개 거리 10cm S_1물질의 전개거리는 8cm, S_2물질의 전개거리는 5cm이었다. 물음에 답하세요. (35~37)

35. S_1과 S_2의 running factor(Rf)는?

답 S1: ______________________ S2: ______________________

36. 옳게 설명한 것은?

ⓐ S_1 보다 S_2가 먼저 분리된 것을 알 수 있다.
ⓑ S_2 보다 S_1이 먼저 분리된다는 것을 알 수 있다.
ⓒ HPLC에서는 S_2가 먼저 분리된다.
ⓓ HPLC에서는 S_1이 먼저 분리된다.

① a만 ② a, d만 ③ a, c만 ④ b, c만 ⑤ b, d만

37. S_1과 S_2를 정량할 때의 방법에 대해 옳게 설명한 것은?

ⓐ TLC에서 분리한 S1, S2와 동일한 표준물질의 일정량을 전개 분리하여 densito-metry로 상대적인 양을 측정할 수 있다.
ⓑ TLC에서 분리한 S1, S2를 떼어내어 화학적인 방법으로 정량할 수 있다.
ⓒ S_1, S_2를 HPLC에서 분리했을 경우에도 표준물질의 일정량을 시료와 함께 분리하여 상대적인 양을 구할 수 있다.
ⓓ HPLC로 S1, S2를 분리정량할 경우는 densitometry가 필요없다.

① a, b만 ② c, d만 ③ a, b, d만 ④ b, c, d만 ⑤ a~d 모두

38. 만성 alcoholism에서 혈중 CO_2의 농도가 높아지게 하는 alcohol oxidation의 생성물은?

① pyruvate ② lactate ③ NADH ④ ATP ⑤ ADP

39. AST 측정과 관계가 없는 것은?

① α-ketoglutaric acid ② glutamic acid ③ oxalacetic acid
④ alanine ⑤ aspartic acid

40. Opsonin에 대해 옳게 설명한 것은?

ⓐ 항원과 결합함으로써 macrophage에 의한 식작용을 촉진하는 물질
ⓑ 항원과 결합하는 항체(IgG)는 opsonin이다.
ⓒ 항원과 IgG의 결합 부위에 결합하는 보체 C3b는 opsonin이다.
ⓓ 항체의 effector 작용을 하는 보체는 opsonin이다.

① a, b만 ② c, d만 ③ a, b, c만 ④ a, b, d만 ⑤ a~d 모두

※ 통풍의 주요 원인 물질인 uric acid의 생성과정에 대한 다음 물음에 답하세요 (41~43).

G-6-P → (A) → Ribose-5-phosphate → (E1) → PRPP + (B) → (E2) → IMP + PP_i → (E3) → Uric acid

*G-6-P = glucose-6-phosphate, PRPP = phosphoribosyl pyrophosphate
IMP = inosine monophosphate, PPi = pyrophosphate

41. A의 경로에 대해 옳게 기술한 것은?

ⓐ Glucose-6-phosphatase의 활성이 촉진되면 ribose-5-phosphate의 생성이 증가한다.
ⓑ Glucose-6-phosphatase의 활성이 억제되면 ribose-5-phosphate의 생성이 증가한다.
ⓒ 통풍의 경우 glucose-6-phosphatase의 활성이 촉진된다.
ⓓ 통풍의 경우 glucose-6-phosphatase의 활성이 억제된다.

① a, c만 ② b, c만 ③ a, d만 ④ b, d만 ⑤ a만

42. E_1, E_2, E_3에 대해 옳게 기술한 것은?

ⓐ E_1는 PRPP 합성효소이다.
ⓑ E_2는 hypoxanthine-guanine-phosphoribosyl transferase이다.
ⓒ E_3는 xanthine oxidase이다.
ⓓ 통풍의 경우 E_1, E_2, E_3의 활성이 증가한다.

① a, b만 ② c, d만 ③ a, b, c만 ④ b, c, d만 ⑤ a~d 모두

43. B는 무엇인가?

① hypoxanthine ② adenine ③ guanine ④ xanthine ⑤ inosine

※ 다음은 통증 유발 물질의 생성 단계인
PC → 20:4 → PGG_2/PGH_2 → PGE_2 에 대한 질문에 적당한 것을 선택하세요. (44~47)

*PC = phosphatidylcholine, PGG_2/PGH_2/PGE_2 = prostaglandin G_2/H_2/E_2
20:4 = arachidonic acid.

44. PC로부터 20:4를 분해 생성시키는 효소는?

① phospholipase A_1 ② phospholipase A_2 ③ phospholipase B
④ phospholipase C ⑤ phospholipase D

45. PGE_2에 대해 옳게 기술한 것은?

ⓐ Autacoid의 일종이다. ⓑ 통증 유발 ⓒ 20:4의 생성이 감소하면 PGE_2 생성이 감소 ⓓ PC의 분해효소 활성이 억제되면 PGE_2가 감소되어 통증 억제

① a, b만 ② b, c만 ③ c, d만 ④ a, b, c만 ⑤ a~d 모두

46. 「PC → 20:4」의 단계에 대해 옳게 기술한 것은?

ⓐ Uric acid의 산화 때 생성되는 hydroxyl radical(· OH)에 의해 진행될 수 있다. ⓑ 이 경로를 차단하면 통증을 억제시킬 수 있다. ⓒ 20:4는 불포화지방산으로서 필수 지방산이다. ⓓ 20:4는 주로 PC의 C-1위치에 결합되어 있다.

① a, b만 ② c, d만 ③ a, b, c만 ④ a, c, d만 ⑤ a~d 모두

47. 「PC → 20:4 → PGG_2/PGH_2 → PGE_2」에 대해 옳게 설명한 것은?

ⓐ Uric acid의 산화 때 일어나는 반응 ⓑ Macrophage에서 일어난다. ⓒ Neutrophil에서 일어난다. ⓓ 위의 반응 모두를 억제시키면 통증을 억제할 수 있다.

① a, b만 ② a, c만 ③ a, b, d만 ④ a, c, d만 ⑤ b, d만

48. Phagocytosis에 관여하는 Ig와 이들의 구조상 보체(C1q)가 결합하는 부위가 옳게 연결된 것은?

ⓐ IgG — CH_2 ⓑ IgG — CH_3 ⓒ IgM — CH_4 ⓓ IgM — CH_1

① a, b만 ② b, c만 ③ a, c만 ④ a, d만 ⑤ b, d만

49. 다음을 옳게 기술한 것은?

ⓐ Mast cell의 활성의 억제는 allergy 반응의 억제와 관계있다. ⓑ Allergy 반응 물질은 LTE_4, LTD_4 등이 있다. ⓒ 보체는 protease에 의해 분해되면 그 활성이 촉진된다. ⓓ Phagocytosis 때 산소가 필요하다.

① a, b만 ② b, c만 ③ a, b, c만 ④ b, c, d만 ⑤ a~d 모두

50. 비만인 경우 hypercholesterolemia가 동반되는 이유는?

ⓐ 간에서 많은 VLDL이 생성되어 혈중으로 방출된다. ⓑ VLDL 중의 cholesterol은 lipoprotein lipase(LPL)에 의해 분해되지 않는다. ⓒ VLDL이 LPL에 대해 LDL로 분해된다. ⓓ LDL에는 cholesterol이 많다.

① a, b만 ② a, c만 ③ a, c, d만 ④ a, b, c만 ⑤ a~d 모두

모의고사 37회 정답 및 해설

1. ⑤	2. ④	3. ①	4. ③	5. ③	6. ③	7. ④	8. ②	9. ④	10. HCO_3^-
11. ③	12. ④	13. ④	14. ⑤	15. ①	16. ④	17. ①	18. ③	19. ②	20. ⑤
21. ①	22. ③	23. ③	24. ②	25. ②	26. ③	27. ③	28. ③	29. ④	30. ⑤
31. ③	32. ⑤	33. ①	34. ⑤	35. S_1 : 0.8, S_2 : 0.5	36. ③	37. ⑤	38. ③	39. ④	40. ⑤
41. ④	42. ⑤	43. ①	44. ②	45. ⑤	46. ③	47. ④	48. ③	49. ⑤	50. ⑤

모의고사 38회

주요 평가 목표

pH측정원리, pCO_2 측정전극의 특성, 혈청의 종류와 특성, 혈청보관법, 검체의 농도계산법, 정도관리법(쌍치법, Trend), 정상치와 임상, 정기영동의 원리와 단백질분리의 응용, LDH/Lipase/Amylase특성과 임상적 평가, Creatine의 특성과 임상적 평가, 비단백질소화합물(암모니아, BUN등)의 측정법과 임상적 평가, 혈소판기능이상증과 임상적 평가, 임상병리사의 응급실 업무, 신장의 기능과 임상적 평가

ASCPi 예상문제와 유사하거나 동일한 문제 번호

1, 2, 4, 11, 17, 23, 33, 43, 44, 45

모의고사 38회

01. pH 측정에 대한 잘못된 설명은 ?

> 가. 용액중의 pH는 유리전극/비교전극사이의 전위차가 측정된다.
> 나. pH측정의 유리전극은 용액중의 음이온을 측정한다.
> 다. 비교전극으로 사용되고 있는 염화음전극의 내부액은 KCl이 사용된다.
> 라. 분석 중에 pH는 온도에 영향받지 않는다.

① 가, 나, 다　② 가, 다　③ 나, 라　④ 라　⑤ 가~라 모두

02. pCO_2 측정시 사용하는 전극은?

① HCO_3^-를 선택흡수하는 이온선택전극　② Na를 선택흡수하는 이온선택전극
③ KCl를 선택흡수하는 이온선택전극　④ CO_2만을 흡수하는 선택전극
⑤ O_2를 흡수하는 선택전극

03. 보통 혼합 혈청(pooled serum)의 보관온도는?

① +4℃　② 0℃　③ 10℃　④ −20℃　⑤ 37℃

04. Lipemic한 serum은 어떤 성분이 많은가?

① cholesterol　② Na　③ chylomicron
④ ester cholesterol　⑤ protein

05. 1N NaOH 용액의 농도와 다른 것은?

① 1M NaOH　② 4gm NaOH/dℓ　③ 40gm NaOH/ℓ
④ 4000mEq NaOH/mℓ　⑤ 0.04gm NaOH/mℓ

06. 채혈 후, 전혈을 실온에 방치했을 때 감소하는 것은?

① cholesterol　② ammonia　③ K　④ glucose　⑤ creatinine

07. 건강성인 혈청성분으로 명확한 성(性)차가 있는 것은 어느 것인가?

> 가. creatinine　나. Fe　다. uric acid　라. albumin　마. AST

① 가, 나, 다　② 가, 나, 마　③ 가, 라, 마
④ 나, 다, 라　⑤ 다, 라, 마

08. 혈청보다 혈구에 많은 것은?

① LDH, GOT, K ② GOT, ALP, Na ③ GOT, 무기인, Na
④ cholesterol, 무기인 ⑤ 요산, TG, Cl

09. 조건이 일정할 때 Cs(검체의 농도), Ct(표준액의 농도), As(검체의 흡광도), At(표준액의 흡광도)의 관계식은?

① $C_t = A_s \times C_s / A_t$ ② $C_t = A_s \times A_t / C_s$ ③ $C_t = A_t \times C_s / A_s$
④ $C_t = A_t \times C_s / A_s$ ⑤ $C_t = A_s \times C_s / A_t$

10. 혈청치 400㎎/dℓ를 mEq/ℓ로 환산하면? (Cl의 분자량은 35.5)

① 11.3mEq/ℓ ② 56mEq/ℓ ③ 100mEq/ℓ
④ 113mEq/ℓ ⑤ 224mEq/ℓ

11. 분광 분석에서 cut filter를 사용하는 가장 큰 목적은?

① 파장교정 ② 반치폭 축소 ③ 미광의 차단
④ 수광부의 감도상승 ⑤ 시료의 가열 방지

12. 「광원 — 파장 선택 — 시료 — (　　) — 신호처리, 해독」

① 광전관 ② 회절격자 ③ 간섭필터 ④ 시료용기 ⑤ gavanometer

13. 쌍치법으로 알 수 있는 것은?

① 계통오차와 우연오차를 동시에 알 수 있다. ② 계통오차만 알 수 있다.
③ 우연오차만 알 수 있다. ④ 계통오차를 알 수 없다
⑤ 우연오차를 알 수 없다

14. Trend로 인해 결과치가 낮아지는 것은?

① 기사의 교체 ② 혈청시약의 약화 ③ 표준액의 농축
④ 전압이 변동 ⑤ 혈청의 보관

15. 다음의 정량 반응명과 반응물질이 틀린 것은?

① 단백 — Biuret 반응 ② 요소 — Berthelot 반응
③ cholesterol — Hantzsch 반응 ④ 17-KS — Zimmermann 반응 ⑤ 혈청철 — Ramsay

16. 건강한 성인의 공복시 혈청성분 중 농도의 순서가 바른 것은?

① cholesterol 〉 glucose 〉 BUN 〉 요산 〉 creatine
② glucose 〉 BUN 〉요산 〉 creatine〉 cholesterol
③ BUN 〉 요산 〉 creatine 〉 cholesterol 〉 glucose
④ 요산〉 creatine 〉 cholesterol〉 glucose 〉 BUN
⑤ creatine 〉 cholesterol 〉 glucose〉 BUN 〉요산

17. 정상인의 혈액이 pH 7.4를 유지하기 위해 H_2CO_3와 HCO_3^-의 비율은?

① 2:5 ② 1:5 ③ 1:10 ④ 1:12 ⑤ 1:20

18. 전기영동 후 단백질을 염색하는 것은 ?

㉮ Amido black	㉯ Coomassie brilliant blue	㉰ Ponceau-S	㉱ Sudan-Ⅲ

① 가, 나, 다 ② 가, 다 ③ 나, 라 ④ 라 ⑤ 가, 나, 다, 라

19. 혈청 지단백 전기영동시 저비중 지단백(LDL)의 위치는?

① albumin ② α_1-globulin ③ α_2-globulin ④ β-globulin ⑤ γ-globulin

20. 산화·환원 효소는?

① cholinesterase ② amylase ③ phosphatase ④ LDH ⑤ transaminase

21. Amylase 정량시험에서 전분 완충액에 염소이온이 함유되어야 한다. 영향은?

① 활성제 ② pH 안정 ③ 기질의 침전제 ④ 발색안정 ⑤ 효소의 저해

22. Lipase 측정시 Tietz법의 지시약은?

① phenolphthalein — 0.1N NaOH
② thymolphthalein — 0.1N NaOH
③ phenophthalein — 0.05N NaOH
④ thymolphthalein — 0.05N NaOH
⑤ thymophthalein — 0.5N NaOH

23. LDH 중 동결에 쉽게 파괴되는 것은?

① LDH_1 ② LDH_2 ③ LDH_3 ④ LDH_4 ⑤ LDH_5

24. 비누화 반응을 일으키려면 TG에 어느 물질을 첨가하나?

① KOH ② HCl ③ $FeCl_3$ ④ H_2SO_4 ⑤ 비누

25. Lieberman-Burchard법을 이용한 cholesterol을 측정하기 위한 시약은?

㉮ 빙초산	㉯ 황산	㉰ 무수초산	㉱ ferric chloride

① 가, 나, 다 ② 가, 다 ③ 나, 라 ④ 라 ⑤ 가, 나, 다, 라

26. 염석에 이용하는 시약은?

가. $(NH_4)_2SO_4$	나. Na_2SO_4	다. Na_2SO_3	라. Na_2NO_3

① 가, 나, 다 ② 가, 다 ③ 나, 라 ④ 라 ⑤ 가, 나, 다, 라

27. Creatine 정량시 Llyoid 시약의 용도는?

① 발색증강 ② 발색안정 ③ 특이도 증가 ④ 특이도 감소 ⑤ 혼탁방지

28. Creatine을 계산하기 위한 creatinine의 factor는?

① 1.16 ② 2.14 ③ 6.25 ④ 12.5 ⑤ 16

29. Clark-Collip법으로 Ca^{2+} 측정시 $KMnO_4$로 적정하는 대상물질은?

① Amm.oxalate ② Ca-oxalate ③ oxalic acid
④ cupper sulfate ⑤ Ammmonium .molybdate

30. o-CPC 측정시 Mg^{2+} 제거제는?

① 8-hydroxyquinoline ② EDTA ③ $KMnO_4$
④ Sod.chloraniline ⑤ DNPH

31. NPN에 속하는 검사는?

㉮ indican	㉯ uric acid	㉰ bilirubin	㉱ purine

① 가, 나, 다 ② 가, 다 ③ 나, 라 ④ 라 ⑤ 가, 나, 다, 라

32. 통풍과 주로 관련되는 검사종목은?

① BUN ② creatinine ③ uric acid ④ Na ⑤ creatine

33. Ammonia를 측정하는 방법은?

㉮ Lloyd법	㉯ resin법	㉰ Kjeldahl법	㉱ indophenol법

① 가, 나, 다 ② 가, 다 ③ 나, 라 ④ 라 ⑤ 가, 나, 다, 라

34. BUN 측정의 monoxime법에서 첨가제로 사용되는 것은?

① thiosemicarbazide ② thiourea ③ boric acid
④ sodium carbonate ⑤ urease

35. Pandy test에서 사용되는 검체는?

① 활액 ② CSF ③ 위액 ④ 복막액 ⑤ 늑막액

36. CSF 단백질 측정하는 설명 중 틀린 것은?

① Sulfosalicylic acid로 측정한다. ② TCA로 측정한다.
③ 참고치가 50~80mg/dl이다. ④ 전기영동한다.
⑤ Minicon으로 농축하여 측정할 수 있다.

37. 24시간뇨 검체가 필요한 검사는 무엇인가?

① 요량 정량검사 ② 임신반응검사 ③ 요중 amylase 측정
④ Fishberg 농축시험 ⑤ 17-KS

※ Nose bleeding을 하고, 피부점막에 출혈반점이 생겨 병원을 찾은 환자 Y씨의 blood와 혈소판으로 다음과 같은 임상실험을 했다. 다음 물음에 답하시오. (38~1번)

38. Y씨의 혈소판 수가 정상보다 적었고, ristocetin에 의한 혈소판 응집 반응이 일어나지 않았다. 어떤 질환을 의심할 수 있는가?

① Bernard-Soulier병 ② von Willebrand병 ③ Storage-pool병
④ Chediak-Higashi병 ⑤ 과립 이상증

39. Y씨의 혈소판 점착능이 저하되었다. 다음 무엇을 예상할 수 있는가?

ⓐ 혈소판 막 당 단백질 GPIb의 결여 ⓑ Von Willebrand factor 결여
ⓒ 대형 혈소판 출현 ⓓ 혈소판 막 당단백질의 GPIIa 결여

① a, b만 ② a, c만 ③ a, d만 ④ b, c만 ⑤ b, d만

40. Y씨를 von Willebrand병 환자라 가상하면 그 진단 기준이 옳은 것은?

ⓐ 혈소판 수 정상 ⓑ VIII 결핍 ⓒ 출혈시간 연장
ⓓ APTT의 연장 ⓔ ristocetin

① a, b, c만 ② b, c, d만 ③ c, d, e만 ④ b, d, e만 ⑤ a~e 모두

41. Y씨를 혈소판 무력증 환자로 가상했을 때 그 진단 기준은 무엇인가?

ⓐ 혈소판 수의 정상 ⓑ 혈소판 형태의 정상
ⓒ 혈소판 수의 감소 ⓓ 혈소판 막 당단백질 GPIIb, GPIIIa 결핍

① a, b만 ② c, d만 ③ b, c, d만 ④ a, b, d만 ⑤ a, c, d만

※ 다음 상황을 읽고 물음에 답하세요.

상황1 (42~48)
응급실에 실려 온 어떤 환자는 혼수상태였기 때문에 임상병리사는 무엇인가 급하게 측정하고 있었고, 그 후 간호사는 의사의 지시에 따라 환자에게 식염수를 투여하고 있었다. 알고보니 이 환자는 신장염을 동반한 alcohol 중독 환자라는 소견이 있었다.

42. 임상병리사는 무엇을 측정해야만 했을까?

ⓐ 혈중의 CO_2 농도　ⓑ 수소이온 농도　ⓒ Cl^-의 농도　ⓓ 혈중의 Na^+ 농도

① a, b만　② c, d만　③ a, b, c만　④ a, b, d만　⑤ a~d 모두

43. 간호사가 환자에 식염수를 투여한 경우와 목적에 대해 알맞게 설명한 것은?

ⓐ 혈액의 pH가 정상보다 알칼리성이었기 때문 ⓑ 혈액의 pH가 정상보다 산성이었기 때문 ⓒ 혈액의 pH를 H_2CO_3로 중화시키기 위해 ⓓ 혈액의 pH를 $NaHCO_3$로 중화시키기 위해

① a, b만　② c, d만　③ a, c만　④ a, d만　⑤ b, c만

44. 임상병리사가 응급실에 구비된 장비로 측정한 항목으로부터 신장염이라는 소견을 얻었다면 다음 어느 생리 반응에 기인한다고 생각하는가?

ⓐ 신장의 근위세뇨관의 Na^+/K^+-ATPase의 기능저하로 혈중 Na^+의 농도가 정상보다 낮았다. ⓑ 신장의 근위세뇨관의 Na^+/K^+-ATPase의 기능저하로 혈중 K^+의 농도가 정상보다 낮았다. ⓒ 신장의 근위세뇨관의 Na^+/H^+-exchanger의 기능저하로 혈중 H^+의 농도가 정상보다 낮았다. ⓓ 신장의 근위세뇨관의 Na^+/H^+-exchanger의 기능저하로 혈중 H^+의 농도가 정상보다 높았다.

① a, b만　② c, d만　③ a, c만　④ a, d만　⑤ b, d만

45. 이 환자가 대사성 alkalosis라고 믿는다면 다음 어느 것을 정확히 측정해야 하는가?

ⓐ HCO_3^-　ⓑ Cl^-　ⓒ CO_2　ⓓ K^+

① a, b만　② c, d만　③ a, c만　④ a, d만　⑤ b, d만

46. 신장염이 발생했을 때 어떤 복합증세를 의심할 수 있느냐?

① 고혈압　② 심부전증　③ 동맥경화증　④ 중풍　⑤ 뇌출혈

47. 혈중의 pH에 영향을 미치는 인자는?

ⓐ HCO_3^-　ⓑ H_2CO_3　ⓒ CO_2 농도　ⓓ Na^+ 농도

① a, b만　② b, c만　③ a, c, d만　④ b, c, d만　⑤ a~d 모두

48. 신장의 기능은?

ⓐ 폐기물 처리　ⓑ 혈액수소이온농도 조절　ⓒ 전해질농도 조절　ⓓ H^+의 방출

① a, b만　② c, d만　③ a, b, d만　④ b, c, d만　⑤ a~d 모두

49. 노령이 되면 될수록 혈관벽에 무엇의 생성이 저하하는가?

① PGI_2 ② TXA_3 ③ TXA_2 ④ PGE_2 ⑤ 20:4

50. 혈소판 수가 감소하면서 출혈시간이 연장이 되는 환자의 임상적 소견이다. 옳게 설명한 것은?

ⓐ Ristocetin에 의해 혈소판이 응집되지 않는다.
ⓑ Blood smear에서 대형 혈소판이 관찰된다.
ⓒ 만성 임파성 백혈병 환자이다.
ⓓ 혈소판 막 표면의 glycoprotein Ib가 결여되어 있다.

① a, b만 ② c, d만 ③ a, b, c만 ④ b, c, d만 ⑤ a~d 모두

모의고사 38회 정답 및 해설

1. ③	2. ①	3. ①	4. ③	5. ④	6. ③	7. ①	8. ①	9. ④	10. ④
11. ③	12. ①	13. ①	14. ③	15. ③	16. ①	17. ⑤	18. ①	19. ④	20. ④
21. ①	22. ④	23. ⑤	24. ①	25. ①	26. ①	27. ③	28. ①	29. ③	30. ①
31. ⑤	32. ③	33. ③	34. ①	35. ②	36. ③	37. ⑤	38. ④	39. ①	40. ⑤
41. ④	42. ④	43. ④	44. ③	45. ③	46. ①	47. ⑤	48. ⑤	49. ①	50. ④

모의고사 39회

주요 평가 목표

ϒ-GTP의 기능특성과 임상, Creatine의 생성과 임상, Glutathione의 생성과 임상적평가, Creatine kinase의 기능특성과 임상적평가, NAD^+(NADH) /$NADP^+$(NADPH)의 기능특성과 임상, Creainine의 생성과 임상적평가, 신장의 기능특성과 임상적평가, 염증단백질의 임상적지표의 평가, Uric acid의 생성과 통풍의 임상적평가, 과산화수소의 생성과 임상적평가, 신장의Clearance와 임상적평가, 동맥경화지수의 임상적평가, 삼투압/Parkinson's disease/편두통의 임상적의의, 췌장염과 당뇨의 상관성, 치매의 진단지표와 임상적평

ASCPi 예상문제와 유사하거나 동일한 문제 번호

7, 8, 12, 14, 15, 16, 17, 18, 20, 29, 30, 32, 32, 33, 34, 35, 41, 42

모의고사 39회

01. 다음을 만족시키는 것은?

> ◦ 혈중 아미노산을 세포 내부로 수송/전이한다.
> ◦ Glutathione과 아미노산을 기질로 한다.
> ◦ 활성이 저하되면 creatine의 생성이 저하될 수 있다.

① creatine kinase ② γ-GTP ③ protease
④ methyltransferase ⑤ myosin-light chain kinase

02. Creatine의 생성에 필요한 아미노산은?

> ⓐ alanine ⓑ arginine ⓒ glycine ⓓ methionine

① a, b만 ② c, d 만 ③ a, b, c만 ④ b, c, d만 ⑤ a, c, d만

03. 신장/간장 세포에서 glutathione의 합성이 저하되었을 때 생각할 수 있는 병리현상은?

> ⓐ Creatine의 합성 저하에 의한 에너지 생성저하
> ⓑ Glutathione의 합성 저하에 의한 산화 촉진
> ⓒ Creatine의 생성 아미노산의 세포 내부로의 유입 억제
> ⓓ 근육 에너지의 생성억제

① a, b만 ② c, d만 ③ a, b, c만 ④ b, c, d만 ⑤ a~d 모두

04. 다음을 만족시키는 병리 현상은?

> ◦ Creatine의 생성저하 ◦ Creatine-phosphate의 생성저하 ◦ 운동 능력 저하

> ⓐ 신장질환 ⓑ 간질환 ⓒ 근육질환 ⓓ 심장질환

① a, b만 ② b, c만 ③ a, c, d만 ④ b, c, d만 ⑤ a~d 모두

05. Ion-exchange column chromatography로 단백질을 분리하는 방법의 특성은?

> ⓐ 단백질의 isozyme의 분리
> ⓑ 아미노산의 등전점 이용
> ⓒ 이온 교환체 이용
> ⓓ 아미노산의 등전점을 기준으로 하는 산/알칼리 buffer 이용

① a, b만 ② c, d만 ③ a, b, c만 ④ b, c, d만 ⑤ a~d 모두

06. Creatine kinase를 혈장을 가지고 측정할 때 혈장 제조용으로 사용할 수 있는 항응고제는?

① heparin ② EDTA ③ EGTA ④ citric acid ⑤ oxaloacetic acid

07. NAD^+(NADH) 및 NADPH에 대해 옳게 기술한 것은?

ⓐ NAD^+와 $NADP^+$는 340nm에서만 흡수된다.
ⓑ NAD^+와 $NADP^+$는 260nm에서만 흡수된다.
ⓒ NADH와 NADPH는 260nm와 340nm에서 흡수된다.
ⓓ 자외부법에 의한 측정에서는 NADH (NADPH)의 감소 또는 증가를 340 nm에서 측정한다.

① a, b만 ② c, d만 ③ a, b, c만 ④ a, c, d만 ⑤ b, c, d만

※ Creatine kinase의 측정 원리의 반응식에 대한 물음에 답하세요 (8~14).

〈반응 1〉

$$\text{Creatine} + \text{ATP} \xrightarrow{Mg^{2+}} \text{Creatine-phosphate} + \text{ADP}$$

〈반응 2〉

$$\text{ADP} + \text{Phosphoenol pyruvate} \xrightarrow[\text{(A)}]{} \text{ATP} + \text{Pyruvate}$$

08. 위 〈반응 1〉에서 생성된 creatine-phosphate를 측정할 경우 무기인산을 만들어서 무기인산을 측정한다. 이 때 무기인산 제조용의 시약, 무기인산 발색시약 및 측정파장이 옳게 연결된 것은?

	무기인산 제조시약	무기인산 발색시약	측정파장 (nm)
①	H_2SO_4	phophomolybdeum	760
②	H_2SO_4	nitrobluetetrazolium	700
③	HCl	phophomolybdeum	700
④	NaOH	phosphomolybdeum	760
⑤	NaOH	picric acid	760

09. 〈반응 1〉에 첨가해 주는 생체 시료가 혈장일 때 반응을 억제시키는 경우는?

ⓐ EDTA로 혈장을 제조했을 때 ⓑ citric acid로 혈장을 제조했을 때
ⓒ oxaloacetic acid로 혈장을 제조했을 때 ⓓ EGTA로 혈장을 제조했을 때

① a, b만 ② c, d만 ③ a, b, c만 ④ b, c, d만 ⑤ a~d 모두

10. 〈반응 2〉의 A에 첨가해 주는 효소는?

① ADP kinase ② pyruvate kinase
③ lactate dehydrogenase ④ phosphoenol pyruvate oxidase ⑤ ATP synthetase

11. 〈반응 2〉의 경우 용혈 혈청을 사용하면 '+' error를 생기게 만드는 적혈구 내의 효소는?

ⓐ adenylate kinase　ⓑ pyruvate kinase　ⓒ hexokinase　ⓓ lactate dehydrogenase

① a, b만　② b, c만　③ c, d만　④ b, d만　⑤ a, d만

12. 〈반응 2〉에서 생성된 pyruvate를 lactate로 환원시켜 측정하고자 할 때 첨가해 주는 효소의 공동인자로서의 환원제 및 측정 방법을 옳게 연결한 것은?

	환원제	측정방법
①	NADH	NADH의 감소를 340nm에서 측정
②	NAD^+	NAD^+의 감소를 260nm에서 측정
③	NAD^+	NAD^+의 증가를 260nm에서 측정
④	NADH	NADH의 증가를 340nm에서 측정
⑤	NADH	NADH의 감소를 260nm에서 측정

13. 〈반응 2〉에서 생성된 pyruvate를 비색측정하기 위해 사용하는 비색시약과 그것의 측정파장은?

	비 색 시 약	측 정 파 장 (nm)
①	chromotropic acid	500
②	nitrotetrazolium blue	530
③	2,4-dinitrophenylhydrazine	500(505)
④	acetylacetone	410
⑤	2,4-dinitrophenylhydrazone	580

14. 급성 심근 경색 때 혈중에 가장 빠르게 증가하는 것은? (CK = creatine kinase)

① CK-MB　② troponin　③ aldolase　④ GOT　⑤ LDH

15. Creatine이 혈중에 증가하는 경우는?

ⓐ 고단백질 식사　ⓑ 갑상선 기능저하증　ⓒ 근육 영양 실조증　ⓓ 악성종양

① a, b만　② b, c만　③ a, b, d만　④ a, c, d만　⑤ b, c, d만

16. Creatinine이 혈중에 증가하는 경우는?

ⓐ 신부전증　ⓑ 신장 사구체염　ⓒ 탈수증　ⓓ 근육영양 실조증

① a, b만　② c, d만　③ a, b, c만　④ a, b, d만　⑤ b, c, d만

17. Creatine과 creatinine의 측정시료로서 적당한 것은?

ⓐ 혈청　ⓑ 뇨　ⓒ 수액　ⓓ 혈장

① a, b만　② c, d만　③ b, c만　④ b, d만　⑤ a, d만

18. Creatinine을 측정하는 Jaffe 반응에 사용되는 시약과 생성 물질 및 측정 파장이 옳게 연결된 것은?

	사용 시약	생성 물질	측정 파장 (nm)
①	HCl	creatine	500
②	picric acid	quinone	502
③	picric acid, NaOH	quinone	520
④	HCl, NaOH	quinone	500
⑤	picric acid, HCl	quinone	500

19. H_2O_2를 quinone으로 생성시키기 위해 사용되는 시약은?

ⓐ phenol ⓑ peroxidase ⓒ 4-aminoantipyrine ⓓ catalase

① a, b만 ② c, d만 ③ a, b, c만 ④ b, c, d만 ⑤ a, c, d만

※ **다음은 creatine을 효소적으로 측정하는 반응의 원리이다. 아래 보기에서 찾아 물음에 답하세요.** (20~22)

〈반응 1〉

$$\text{Creatine} + H_2O \xrightarrow[\text{(A)}]{} \text{Sarcosine} + \text{Urea}$$

〈반응 2〉

$$\text{Sarcosine} + O_2 \xrightarrow[\text{(B)}]{} \text{Glycine} + \text{HCHO} + H_2O_2$$

20. A와 B에 해당하는 효소는?

21. 〈반응 2〉에서 생성된 H_2O_2에 methanol과 catalase를 첨가하면 생성되는 물질은?

22. 〈반응 2〉에서 생성된 HCHO를 적자색으로 발색시켜 비색 측정하기 위해 첨가해 주는 시약과 그 측정파장은?

〈보 기〉
sarcosine oxidase, sarcosine reductase, creatinase, creatine oxidase, formaldehyde, 410nm, 570nm, 550nm, acetylacetone, chromotropic acid, 4-amino-3-hydrazine-5-mercapto-1,2,4-trizole

23. 식품 중의 aldehyde의 정량에 사용되는 비색 시약은?

① chromotropic acid ② phenol ③ acetylacetone
④ peroxidase ⑤ 4-aminoantipyrine

24. Creatinine을 Jaffe 반응으로 측정할 때 방해물이 되는 혈청중의 화합물은?

ⓐ pyruvic acid ⓑ oxaloacetic acid ⓒ glucose ⓓ quinone

① a, b만 ② c, d만 ③ a, b, c만 ④ b, c, d만 ⑤ a~d 모두

25. 다음의 것을 만족시키는 것은 무엇인가?

◦ 신장의 세뇨관 세포에서 분비 ◦ Na^+과 교환 ◦ HCO_3^-의 증가를 방지

① H^+ ② $NaHCO_3$ ③ H_2O ④ CO_2 ⑤ H_2CO_3

26. 다음에서 옳게 기술한 것은?

ⓐ 신장의 사구체에서 여과된 glucose는 Na^+와 함께 세뇨관 세포로 재흡수된다.
ⓑ 세뇨관 세포에서 흡수된 Na^+은 Na^+/K^+-pump에 의해서 혈중으로 방출된다.
ⓒ 혈중으로 방출된 Na^+은 세뇨관 세포에서 방출된 HCO_3^-와 결합하여 혈액의 pH를 중화시킨다.
ⓓ CO_2는 H_2O와 결합하여 H_2CO_3로 중화된다.

① a, b만 ② c, d만 ③ a, b, c만 ④ b, c, d만 ⑤ a~d 모두

27. 다음의 것을 만족시키는 신장의 부위(단위)는?

◦ Na^+, H_2O의 재흡수 ◦ Cl^-의 능동수송 ◦ 요의 농축

① Henle loop ② 근위 세뇨관 ③ 원위 세뇨관 ④ 사구체 ⑤ 집합관

28. 항이뇨 호르몬(ADH)의 작용점이 되는 신장의 부위와 그 기능 및 결핍증이 옳게 연결된 것은?

	신장 부위	기능	결핍증
①	원위 세뇨관	세뇨관 세포에서 물의 흡수 촉진	물의 배출 증가
②	근위 세뇨관	요를 진하게 한다	다뇨
③	집합관	말초 혈관 수축 (혈압상승)	고갈
④	Henle loop	요의 농축	물의 재흡수 촉진
⑤	사구체	여과 작용	다뇨

29. 다음의 것을 만족시키는 것은 무엇인가?

◦ 원위 세뇨관, 집합관에 작용
◦ Na^+, K^+의 농도 조절
◦ 혈압의 상승 유도

① aldosterone ② antidiuretic hormone ③ vitamin D
④ urine ⑤ creatinine

30. β_2-microglobulin의 특징에 대해 옳게 기술한 것은?

> ⓐ 염증의 경우 혈중에 증가
> ⓑ 세뇨관 세포의 장해시 urine/blood에서 증가
> ⓒ 신장 사구체에서 여과
> ⓓ 단백질 섭취 증가시 혈중에서 증가

① a, b만 ② c, d만 ③ b, c만 ④ a, b, c만 ⑤ b, c, d만

31. 통풍의 주요 원인을 옳게 설명한 것은?

> ⓐ 간에서의 glucose-6-phosphatase의 활성 저하
> ⓑ 간에서의 ribose-5-phosphate의 생성 증가
> ⓒ 간에서의 phosphoribosyl pyrophosphate의 생성 증가
> ⓓ Neutrophil에서의 leukotriene D_4/E_4의 생성 증가

① a, b만 ② c, d만 ③ a, b, c만 ④ b, c, d만 ⑤ a~d 모두

32. 통풍 유발의 원인물질인 uric acid의 생성을 억제시키기 위한 방법은?

> ⓐ 간에서 hypoxanthine guanine phosphoribosyl transferase의 활성 억제
> ⓑ 간에서의 xanthine oxidase의 활성 억제
> ⓒ 간에서 ribose-5-phosphate의 생성 억제
> ⓓ 간에서 glucose-6-phosphatase의 활성 촉진

① a, b만 ② c, d만 ③ a, b, c만 ④ a, b, d만 ⑤ a~d 모두

※ Uric acid의 측정 원리

Uric acid + $2H_2O + O_2 \xrightarrow{(E)}$ Allantoin + CO_2 + H_2O에 대한 질문에 답하세요 (33~35).

33. E의 효소는?

① uricase ② uric acid oxidase
③ uric acid reductase ④ catalase ⑤ uric acid peroxidase

34. H_2O_2을 Quinone으로 축합시키기 위해 첨가하는 시약은?

> ⓐ peroxidase ⓑ 4-aminoantipyrine ⓒ benzene ⓓ phenol

① a, b만 ② b, c만 ③ a, b, c만 ④ a, b, d만 ⑤ b, c, d만

35. H_2O_2에 methanol, catalase를 첨가하여 생성시킨 HCHO(formaldehyde)를 측정하기 위해 첨가해 주는 발색시약과 그 측정 파장이 옳게 연결된 것은?

	발색시약	측정 파장 (nm)
ⓐ	chromotropic acid	570
ⓑ	acetylacetone	410
ⓒ	chromotropic acid	430
ⓓ	acetylacetone	570

① a, b만 ② c, d만 ③ b, c만 ④ a, d만 ⑤ a만

36. 신장의 clearance를 측정하기 위해 체내에 투여해야 할 약물의 특징을 옳게 기술한 것은?

ⓐ 체내에서 쉽게 분해되는 약물
ⓑ 신장의 세뇨관 세포에서 흡수되지 않는 약물
ⓒ Urine으로 쉽게 배설되는 약물
ⓓ 신장의 사구체에서 쉽게 여과되는 약물

① a, b만 ② c, d만 ③ a, b, d만 ④ b, c, d만 ⑤ a, c, d만

37. C_x = UV/P × 1.48/A를 옳게 설명한 것은? (C_x = X 물질의 clearance)

ⓐ U는 뇨중의 X의 농도 ⓑ V는 1분간에 배설되는 요의 량
ⓒ P는 혈청중의 X의 농도 ⓓ A는 어떤 사람의 체표면적

① a, b만 ② c, d만 ③ a, c, d만 ④ a, b, c만 ⑤ a~d 모두

38. 신장의 clearance에 영향을 미치는 인자는?

ⓐ 체중 ⓑ 신장 ⓒ 체표면적 ⓓ 요의 비중

① a, b만 ② c, d만 ③ a, b, c만 ④ b, c, d만 ⑤ a, c, d만

39. 신장의 clearance가 저하하는 질환을 옳게 기술한 것은?

ⓐ 신장의 사구체염 ⓑ 요로 질환 ⓒ renal성 당뇨 ⓓ 간질환

① a, b만 ② b, c만 ③ c, d만 ④ b, c, d만 ⑤ a~d 모두

40. Phenolsulfonphthalein을 투여하여 신장 세뇨관을 검사할 목적으로 요를 받을 경우 투여 몇 시간 후의 것이 임상적으로 중요한가?

① 15분 ② 20분 ③ 30분 ④ 60분 ⑤ 120분

41. 동맥경화지수를 계산할 때 사용하는 혈중의 lipids는?

ⓐ 총 cholesterol	ⓑ triglyceride	ⓒ HDL-cholesterol	ⓓ LDL-cholesterol

① a, b만 ② a, c만 ③ a, d만 ④ b, c만 ⑤ c, d만

42. 동맥 경화나 알콜성 지방간일 경우 혈중에 증가하는 것은?

① triglyceride ② HDL-cholesterol ③ creatine
④ β-macroglobulin ⑤ uric acid

43. 세포 내부보다 세포 외부에 많이 존재하는 전해질은?

ⓐ Na^+	ⓑ K^+	ⓒ H^+	ⓓ HCO_3^-

① a, b만 ② b, c만 ③ a, c만 ④ a, d만 ⑤ b, d만

44. 혈청 삼투압이 상승했을 경우 일어나는 생리적 현상은?

ⓐ 항이뇨 호르몬(ADH)의 분비 촉진 ⓑ 갈증 증가
ⓒ 집합관에서 물의 재흡수 촉진 ⓓ 물의 저장

① a, b만 ② c, d만 ③ a, b, c만 ④ b, c, d만 ⑤ a~d 모두

45. Parkinson's disease 환자의 병리현상을 옳게 설명한 것은?

ⓐ ɣ-GTP의 활성이 저하될 수 있다. ⓑ Glutathione의 합성이 저하되어 있다.
ⓒ 5-hydroxylase의 활성이 저하되었다. ⓓ 혈중에 ɣ-GTP가 증가될 수 있다.

① a, b만 ② c, d만 ③ b, c만 ④ a, b, d만 ⑤ a~d 모두

46. 편두통에 대해 옳게 설명한 것은?

ⓐ 혈소판에서 serotonin의 방출의 저해시키면 치료될 수 있다.
ⓑ Aspirin을 복용시키면 치료될 수 있다.
ⓒ 신경세포에서 decarboxylase의 활성을 저하시키는 약물을 복용하면 치료될 수 있다.
ⓓ Glutathione의 합성을 촉진시키는 약물을 복용시키면 치료될 수 있다고 생각된다.

① a, b만 ② c, d만 ③ a, c, d만 ④ a, b, c만 ⑤ a~d 모두

47. 췌장염 등으로 췌장이 손상을 받았을 때 생각할 수 있는 것은?

ⓐ 소화가 되지 않는다. ⓑ 위의 pH가 산성으로 된다.
ⓒ 당뇨가 발생할 수 있다. ⓓ 위에 염산이 축적될 수 있다.

① a, b만 ② c, d만 ③ a, b, c만 ④ a, c, d만 ⑤ a~d 모두

48. 당뇨의 경우 간세포에서 일어날 수 있는 현상은?

ⓐ 지방산의 생합성이 저하 될 수 있다.
ⓑ 지방이 축적될 수 있다.
ⓒ 간세포의 손상이 더욱 심해 질 수 있다.
ⓓ Glycogen의 합성이 증가된다.

① a, b만 ② c, d 만 ③ a, b, c만 ④ b, c, d만 ⑤ a~d 모두

49. 치매의 진단 marker로 사용될 수 있는 것은?

ⓐ Amyloid peptide 증가
ⓑ Acetylcholine의 감소
ⓒ Apoprotein-E_4의 유전자 증가
ⓓ β-lipoprotein의 증가

① a, b만 ② c, d만 ③ a, b, c만 ④ b, c, d만 ⑤ a~d 모두

50. 신경세포에 H^+-ATPase의 기능이 저하되었을 때 일어날 수 있는 생리현상은?

ⓐ 신경세포의 퇴행이 촉진된다.
ⓑ DNA의 염기서열에 변화가 일어날 수 있다.
ⓒ 기억력이 상실될 수 있다.
ⓓ 활성산소가 증가될 수 있다.

① a, b만 ② c, d만 ③ a, b, c만 ④ a, c, d만 ⑤ a~d 모두

모의고사 39회 정답 및 해설

1. ②	2. ④	3. ⑤	4. ⑤	5. ⑤	6. ①	7. ⑤	8. ①	9. ⑤	10. ②
11. ①	12. ①	13. ③	14. ①	15. ④	16. ③	17. ①	18. ③	19. ③	
20. A : creatinase / B : sarcosine oxidase				21. Formaldehyde		22.	Chromotropic acid, 570nm,		
23. ①	24. ③	25. ①	26. ⑤	27. ①	28. ③	29. ①	30. ④	31. ⑤	32. ⑤
33. ①	34. ④	35. ①	36. ④	37. ⑤	38. ③	39. ⑤	40. ①	41. ②	42. ①
43. ④	44. ⑤	45. ⑤	46. ④	47. ⑤	48. ③	49. ③	50. ⑤		

모의고사 40회

주요 평가 목표

요산측정과 임상, 요단백질 검사와 임상, 방사선동위원소의 임상적 이용, 용량기구의 특성, 염광광도계의 특성과 임상 이용, 간기능검사, 검화와 임상 이용, Mg/Cl/Ca등의 측정원리, 방부제의 특성과 임상 이용, 잠혈 반응과 요당시험지법, Hexokinase의 기능특성과 임상적 평가, Indican과 임상, 간질환과 혈액응고 상관성, 동맥경화지표, 신장의 기능과 임상, 전해질의 조절과 임상

ASCPi 예상문제와 유사하거나 동일한 문제 번호

4, 12, 15, 20, 26, 27, 28, 29, 30

모의고사 40회

01. Henry법에 의한 혈청 요산 측정시 반응의 액성 중 옳은 것은?

① 강산성 ② 약산성 ③ 알카리 ④ 중성 ⑤ 완충액

02. 24시간 요화학 검사에서 쓰이는 방부제는?

① Formalin ② Alcohol ③ Alcohol-ether ④ Chloroform ⑤ Toluene

03. 요 Ca 측정법 중 Sulkowich test의 원리는?

① 형광법 ② 염광법 ③ Amm.oxlate를 이용한 침전 반응 ④ 비탁법 ⑤ 전기영동

04. Bence-Jonce 단백질에 대한 설명 중 틀린 것은?

① 구조상 불완전한 면역글로불린이다.
② Sulfosalic acid법으로 검출할 수 있다.
③ 50~60℃침전, 100℃용해
④ 단순 가온 시험지법에서 pH 5로 침전한다.
⑤ 요단백 시험지법에서 항상 양성이다.

05. 요단백질 검사에서 "시험지법-양법, sulfosalicylic acid법-음성"의 결과를 보이는 것은?

① 비타민 C (아스코르브산) ② Bence-Jonce 단백 ③ 알부민뇨, 강산성뇨 ④ 알부민뇨, 아미노산뇨 ⑤ 강알카리뇨

06. 산성뇨에서 나올 수 있는 결정체는?

① ammonium biurates ② amorphous urate ③ triple phosphate ④ amorphous phosphate ⑤ calcium phosphates

07. 혈뇨와 혈색소뇨를 구분할 수 있는 가장 정확한 방법은?

① benzidine ② microscope ③ Urine test ④ urea검사 ⑤ 세균검사

08. 1큐리(1Ci)에 대한 설명으로 옳은 것은?

① 초당 붕괴수(dps)가 3.7×10^{10}이다.
② 분당 계수(cpm)가 3.7×10^{10}이다.
③ 분당 붕괴수(dpm)가 3.7×10^{10}이다.
④ 초당 붕괴수(dps)가 $2.223.7\times10^{12}$이다.
⑤ 분당 붕괴수(dpm)가 $2.223.7\times10^{14}$이다.

09. 방사선 개인피폭 선량 측정기는 어느 것인가?

가. 서베이미터(survey meter)	나. 필름뱃지(film badge)
다. 감마선계측기(γ-counter)	라. 포켓선량계(pocket dosimeter)

① 가, 나, 다 ② 가, 다 ③ 나, 라 ④ 라 ⑤ 가, 나, 다, 라

10. 다음 중 방사선 면역 측정법에 가장 많이 사용하는 방사선 핵은?

① ^{14}C ② ^{59}Fe ③ ^{99m}Tc ④ ^{125}I ⑤ ^{131}I

11. 정상인의 pH 범위로 옳은 것은?

① 7.37~7.42 ② 7.25~7.53 ③ 7.30~7.45 ④ 7.31~7.47 ⑤ 7.35~7.49

12. Osmolality는 다음 중 무엇에 의해 영향을 받는가?

① 입자의 크기 ② 입자의 수 ③ 입자의 질량 ④ 입자의 비중 ⑤ 입자의 원자량

13. 1N NaOH 200㎖ 중에 녹아 있는 용질의 양은 몇 g인가? (NaOH M.W. 40)

① 0.2g ② 0.8g ③ 2.0g ④ 8.0g ⑤ 16.0g

14. Serological Pipette 위에 검은색으로 ring이 표시된 의미는?

① 불지 않는다. ② 그대로 옮긴다. ③ 두 세번 불어낸다.
④ 두 번 용량을 취한다. ⑤ 마지막 방울은 닦아낸다.

15. Flame photometer의 설명이 틀린 것은?

① Cuvette이 필요없다.
② 일반적으로 간섭 filter를 사용한다.
③ Hollow cathode lamp의 광원이 있다.
④ 여기상태에서 기저상태로 이동할 때의 사광(emission light)을 측정한다.
⑤ 내부 표준물질로는 Na와 K의 중간파장인 lithium(Li)을 사용한다.

16. 간의 해독배설기능검사에 이용되지 않는 것은 ?

① rose bengal ② ICG ③ BSP ④ phenol red ⑤ bilirubin 부하시험

17. Tonks의 허용오차범위 공식에 필요하지 않는 것은 ?

① SD ② normal range ③ 1/4 ④ 100 ⑤ normal range 중앙치

18. Serum에서의 total protein의 측정방법은?

① Biuret법 ② BCG ③ methyl Orange ④ methyl Red

19. 건강한 성인의 포도당의 신역치는?

① 60mg/dℓ ② 110mg/dℓ ③ 160mg/dℓ ④ 210mg/dℓ ⑤ 260mg/dℓ

20. Hexokinase법에서 결국 측정하는 것은?

가. ATP	나. $NADP^+$
다. G-6-Phosphate	라. NADPH

① 가, 나, 다 ② 가, 다 ③ 나, 라 ④ 라 ⑤ 가, 나, 다, 라

21. 아래의 반응은 ?

Triglyceride + 3KOH → Glycerol + 3RCOOK

① 추출 ② 검화 ③ 산화 ④ 발색 ⑤ 환원

22. 옳은 것끼리 조합된 것은?

가. Indophenol 반응 — Uric acid	나. Jaffe반응 — Creatinine
다. Diazo반응 — Bilirubin	라. Biuret반응 — Protein
마. Porter silver반응 — 요중 17-KS	

① 가, 나, 다 ② 가, 나, 마 ③ 가 라 마 ④ 나, 다, 라 ⑤ 다, 라, 마

23. Schales-Schales법의 Cl^- 측정에 사용되는 지시약은?

① BCG ② starch
③ DPC(diphenylcarbazone) ④ potassium dichromate
⑤ potassium permanganate

24. Titan Yellow법에서 Mg 측정시 발색의 안정제로 들어간 것은?

① 4N NaOH ② 2/3N H_2SO_4 ③ Sod.tungstate
④ Titan Yellow ⑤ polyvinylalcohol

25. NPN의 측정방법이 아닌 것은?

① monoxime법 ② Berthelot ③ indophenol ④ Nesslerization ⑤ Kjeldahl

※ 다음 혈청 중의 TG를 TLC로 분리하였더니 다음과 같았다. 물음에 답하시오. (26-29)

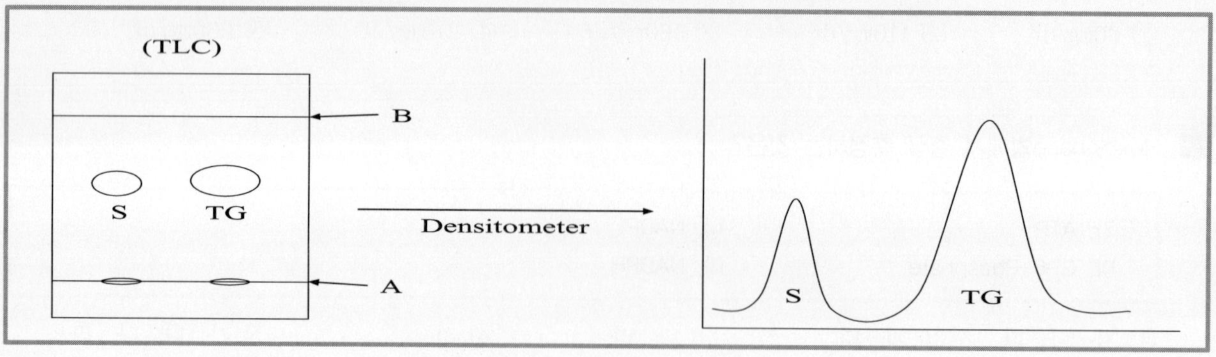

26. S와 TG의 band를 densitomiter로 분석한 결과 SI(standard)는 50 ㎠였고, TG는 100 ㎠였다. TG의 양은? (단 S는 10㎍을 spotting하였다.)

27. A의 지점은? ① origin ② front

28. A에서 B의 거리는 10 ㎝, A에서 S와 TG까지의 거리는 5 ㎝이다. S와 TG의 Running factor (RF)는?

29. S와 TG를 분리하는데 적당한 용매는?

ⓐ Cholroform/methanol 혼합 용매　　ⓑ Hexane/diethylether 혼합 용매
ⓒ Hexane/methanol 혼합 용매　　ⓓ Hexane/petroleum 혼합 용매

① a, b만 ② b, c만 ③ a, d만 ④ b, d만 ⑤ c, d

30. 당뇨나 기아의 경우 에너지 대체원으로 생성되는 ketone bodies는?

ⓐ β-hydrozybutyrate　　ⓑ acetoacetate
ⓒ acetone　　ⓓ acetyl-CoA

① a, b만 ② b, c만 ③ a, b, c만 ④ b, c, d만 ⑤ a~d 모두

31. 당뇨의 경우 혈액의 pH를 산성으로 변화시키는 물질은?

① acetoacetate ② lactate ③ pyruvate ④ CO_2 ⑤ acetoaldehyde

32. 소화작용이 있는 Bile acid의 직접적인 source로 이용되는 것은?

① cholesterol ② Vitamin D ③ glycerol ④ fumaric acid ⑤ oxaloacetate

33. Malate + 2 NAD^+ → 2 oxaloacetate + 2 NADH 에서 urea cycle로 연결되어 urea의 생성에 관여하는 것은?

답 : ____________________

34. 다음 중 맞는 것은 어느 것인가?

① 반감기가 지나면 방사성 동위원소는 안전하다.
② 원자번호가 다르고 질량수가 같은 것을 동위원소라고 한다.
③ 방사성 동위원소는 핵종 특유의 반감기에 따라서 방사능이 감소되어 약해진다.
④ ^{131}I-마뇨산 나트륨은 주로 장관에서 배설된다.
⑤ ^{131}I를 함유한 요를 계측하는 데는 액체 신틸레이션 카운터가 최적이다.

35. 다음을 만족시키는 것은?

- ATP의 생성을 위한 대체물이 필요하다.
- 혈중에 free fatty acid가 증가한다.
- 혈중에 cholesterol, triglyceride도 증가한다.

① 당뇨 ② 간질환 ③ 신장질환 ④ 퇴행성 신경질환 ⑤ 암

36. 간질환자나 vitamin K 결핍 환자에서 지혈이 되지 않는 이유는?

ⓐ 혈액응고 XI 인자가 liver에서 생성된다.
ⓑ 혈액응고 VII 인자는 vitamin K 의존성으로 간에서 생성된다.
ⓒ Vitamin K는 혈액응고 IX 인자의 합성에 필요하다.
ⓓ 간경변일 경우 prothrombin의 생성이 억제된다.

① a, b만 ② c, d만 ③ a, b, c만 ④ b, c, d만 ⑤ a~d 모두

37. 혈전증 환자에 warfarin을 복용시키는 이유는?

ⓐ 간에서 prothrombin, VII, IX, X 인자의 생성을 억제한다.
ⓑ 간의 vitamin K cycle에서 epoxidase의 활성을 저해한다.
ⓒ 혈전 형성을 저해시킨다.
ⓓ 간에서 prothrombin, XI, XIII 인자의 생성을 억제한다.

① a, b만 ② c, d만 ③ a, b, c만 ④ b, c, d만 ⑤ a~d 모두

38. 신경세포에 γ-GTP의 활성이 저하되었을 때 일어날 수 있는 생리현상은?

ⓐ Dopamine의 생성이 억제 될 수 있다. ⓑ Serotonin의 생성이 억제 될 수 있다.
ⓒ 산화작용이 촉진 될 수 있다. ⓓ Glutathione의 생성이 저하된다.

① a, b만 ② c, d만 ③ a, b, d만 ④ a, c, d만 ⑤ a~d 모두

39. 총콜레스테롤, triglyceride, HDL-cholesterol을 측정할 때 공통적으로 사용되는 시약은?

ⓐ Phenol ⓑ Peroxidase ⓒ 4-aminoantipyrine ⓓ Quinone

① a, b만 ② c, d만 ③ a, b, d만 ④ a, b, c만 ⑤ a~d 모두

40. 다음에서 동맥경화의 발생과 관계있는 것은?

ⓐ HDL-cholesterol　ⓑ VLDL　ⓒ LDL-cholesterol　ⓓ 지방산

① a, b만　② c, d만　③ a, b, c만　④ b, c, d만　⑤ a~d 모두

41. 혈관 수축 작용으로 혈압을 상승시키는 물질과 그것의 기능이 옳게 연결된 것은?

	혈압 상승 물질	기　　능
①	Angiotensin Ⅱ	부신피질에 작용하여 aldosterone의 분비 촉진
②	Aldosterone	신장에 작용하여 H^+의 분비 촉진
③	Renin	교감 신경계에 작용하여 acetylcholine 분비촉진
④	Angiotensin Ⅰ	신장에 작용하여 Na^+의 분비 촉진

42. 신장에서의 Na^+ 과잉 분비및 저 K^+혈증과 관련되는 질환과 그 원인이 옳게 연결된 것은?

	관련 질환	원　　인
ⓐ	Conne's syndrome	부신종양
ⓑ	고혈압	Aldosterone 과잉분비
ⓒ	renin 과잉 분비증	신장종양
ⓓ	Cushing's syndrome	뇌하수체선종

① a만　② d만　③ a, b만　④ c, d만　⑤ a~d 모두

43. 신장 종양, 고혈압 진단을 위해 측정하는 항목은?

ⓐ prorenin　ⓑ renin　ⓒ aldosterone　ⓓ angiotensin Ⅱ

① a, b만　② c, d만　③ a, b, c만　④ b, c, d만　⑤ a, c, d만

44. 생명체의 생존 조건 중 pH(수소이온농도)에 대하여 옳게 기술한 것은?

ⓐ 혈액의 HCO_3^-의 농도와 pCO_2에 의해 변한다.
ⓑ 전해질(Na^+, HCO_3^-)의 농도 조절에 의해서도 변한다.
ⓒ HCO_3^-는 Na^+와 결합되어 중화된다.
ⓓ 신장의 H+의 방출 유무에 따라 변한다.

① a, b만　② c, d만　③ a, b, c만　④ b, c, d만　⑤ a~d 모두

45. Metabolic hyperchloremic acidosis에 대해 옳게 기술한 것은?

ⓐ 혈중의 anion gap은 변하지 않는다.
ⓑ 혈중의 HCO_3^- 가 감소하고, 그 농도만큼 염소이온이 증가한다.
ⓒ ⓑ의 경우는 신장 세뇨관 세포에서 H^+의 방출 장애시 일어난다.
ⓓ 신장질환, 심장질환, 간경변 및 갑상선기능항진증을 동반한다.

① a, b만　② c, d만　③ a, b, c만　④ b, c, d만　⑤ a~d 모두

※ 환자 A의 혈중에 CO_2 이외의 산 때문에 혈액의 pH가 산성이 된 경우에 대한 물음에 답하세요. (46~49)

46. CO_2 이외의 산이 아닌 것은?

① β-hydroxybutyrate ② acetoacetate ③ acetone
④ NH_3^+ ⑤ fatty acid

47. CO_2 이외의 산이 축적되어 일어나는 결과 또는 원인에 대해 옳게 기술한 것은?

ⓐ HCO_3^-의 감소 ⓑ H_2CO_3의 증가 ⓒ anion gap의 증가 ⓓ CO_2 감소

① a, b만 ② c, d만 ③ a, b, c만 ④ a, c, d만 ⑤ b, c, d만

48. 환자 A의 원인이 당뇨병인 경우 가상할 수 있는 것은?

ⓐ 췌장장애(췌장염) ⓑ insulin 분비장애
ⓒ liver에서의 지방산 합성 저해 ⓓ liver에서의 혈액응고 인자 합성저해

① a, b만 ② c, d만 ③ a, b, c만 ④ b, c, d만 ⑤ a~d 모두

49. 환자 A의 원인이 신부전증이라면 가상할 수 있는 것은?

ⓐ 신장에서의 H^+ 방출 저해 ⓑ Cl-의 증가
ⓒ ⓑ의 경우 anion gap이 증가한다. ⓓ 간경변, 갑상선기능항진증을 동반할 수 있다.

① a, b만 ② b, c만 ③ a, b, c만 ④ a, b, d만 ⑤ b, c, d만

50. 임상시료와 진단 목적 및 생명의 본질성이 옳게 연결 된 것은?

	임상시료	진단목적	생명의 본질
ⓐ	백혈구	염증	세포막 유지
ⓑ	혈액(glucose)	당뇨	물질의 대사
ⓒ	적혈구	빈혈	물질의 대사
ⓓ	혈액(lipids)	고지혈증	물질의 대사

① a, b만 ② c, d만 ③ a, b, c만 ④ b, c, d만 ⑤ a~d 모두

모의고사 40회 정답 및 해설

1. ③	2. ⑤	3. ③	4. ⑤	5. ⑤	6. ②	7. ②	8. ①	9. ③	10. ④
11. ①	12. ②	13. ④	14. ③	15. ③	16. ④	17. ②	18. ②	19. ②	20. ④
21. ②	22. ④	23. ③	24. ⑤	25. ①	26. 20μg	27. ①	28. 0.5	29. ④	30. ③
31. ①④	32. ①	33. malate, oxaoacetate	34. ③	35. ①	36. ④	37. ③	38. ⑤	39. ④	40. ④
41. ①	42. ③	43. ①	44. ⑤	45. ⑤	46. ⑤	47. ④	48. ⑤	49. ④	50. ⑤

모의고사 41회

주요 평가 목표

지방세포에서의 TG의 분해와 관련효소의 기능 및 임상, 혈압상승 호르몬, Helicobacter pyroli와 임상, 호르몬 수용체, Glycogen 분해목적, 신장과 전해질의 농도조절, 암모니아와 관련 임상, 형광분석계, HPLC, 당뇨병성 ketoacidosis

ASCPi 예상문제와 유사하거나 동일한 문제 번호

3, 13, 25, 26, 27, 29, 38, 41, 42, 43, 47

모의고사 41회

※ 다음은 ATP를 이용하여 지방 세포 중의 triglyceride(TG)가 분해되는 과정의 그림이다. 물음에 답하시오 (1~6).

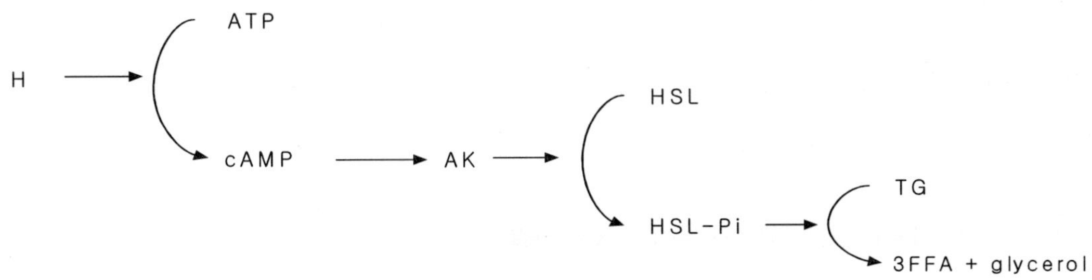

H ; hormones, AK ; cAMP-dependent protein kinase,
HSL ; hormone-sensitive hormone, FFA ; free fatty acid

01. 위의 hormone(H)은 무엇인가?

ⓐ Glucagon ⓑ Adrenaline ⓒ ACTH ⓓ Insulin

① a, b만 ② b, c만 ③ c, d만 ④ a, b, c만 ⑤ b, c, d만

02. ATP를 cAMP로 생성시키는 효소는?

① Adenylate cyclase ② Phosphatase ③ Lipase
④ Guanylate cyclase ⑤ Diphosphatase

03. AK에 대해 옳게 기술한 것은?

ⓐ ATP를 기질로 한다. ⓑ 인산 전이 효소이다.
ⓒ cAMP에 의해서만 활성화된다. ⓓ HSL 이외의 단백질에도 인산을 전이한다.

① a, b만 ② b, c만 ③ b, c, d만 ④ a, b, c만 ⑤ a~d 모두

04. 위 1.번의 호르몬 (H)의 분비 이상의 경우 어떤 임상적 현상이 나타날까?

답 : ______________________________

05. 위의 반응에서 알 수 있는 것은 TG의 분해를 위해 반드시 영양물질(예, glucose)의 대사로부터 생성된 (　　　)을 소비한다는 것이다. (　　　)에 적당한 단어는?

답 : ______________________________

06. 절식, 기아, 당뇨의 경우 TG 분해 산물의 이용에 대해 옳게 연결한 것은?

	TG 분해산물	이용
ⓐ	FFA	ketone bodies 생성
ⓑ	Glycerol	Gluconeogenesis
ⓒ	FFA	Gluconeogenesis
ⓓ	Glycerol	TG 합성

① a, b만 ② b, c만 ③ c, d만 ④ a, c만 ⑤ a, d만

07. 혈압 상승 호르몬이 adrenaline, noradrenaline의 source가 되는 amino acid는?

① tyrosine ② alanine ③ proline ④ tryptophan ⑤ valine

08. 혈장의 제조 시 사용되는 항응고제의 특성을 옳게 연결한 것은?

ⓐ Heparin – Thrombin 작용 억제 ⓑ EDTA – 칼슘의 작용 억제
ⓒ Sodium citrate – 칼슘 제거 ⓓ Heparin – 칼슘 제거

① a, b만 ② b, c만 ③ c, d만 ④ a, b, c만 ⑤ b, c, d만

09. 혈중에 TG가 증가하는 질환은?

ⓐ 동맥경화증 ⓑ 당뇨병 ⓒ Cushing 증후군 ⓓ 급성 췌장염

① a, b만 ② c, d만 ③ a, b, c만 ④ b, c, d만 ⑤ a–d모두

10. 혈중에 TG가 감소하는 질환은?

ⓐ 간경변 ⓑ 간암 ⓒ 갑상선 기능 항진증 ⓓ Abeta–lipoproteinemia

① a, b만 ② c, d만 ③ a, b, c만 ④ b, c, d만 ⑤ a–d모두

11. 혈장 제조시 적당한 용기의 재질과 항응고제와 whole blood의 비율이 옳게 짝지어진 것은?

	용기	항응고제와 whole blood의 비율 (v/v)
ⓐ	유리	1:9
ⓑ	실리콘	1:3
ⓒ	실리콘	1:9
ⓓ	테프론	1:9

① a, b만 ② b, c만 ③ c, d만 ④ a, c만 ⑤ a, d만

12. 다음에서 혈중에 가장 많이 존재하는 anion과 cation이 옳게 연결 된 것은 ?

① HCO_3^- – K^+ ② Cl^- – Na^+ ③ Cl^- – K^+
④ HPO_4^{2-} – Na^+ ⑤ HSO_4^{2-} – K^+

※ 다음 탄산 조절계에 대한 물음에 답하세요 (13~17)

$$CO_2 + H_2O \xrightarrow[\text{CA}]{} H_2CO_3 \longrightarrow H^+ + HCO_3^-$$

CA : Carbonic anhydrase

13. CA에 대해 옳게 기술한 것은?

ⓐ 위 반응에서 수소와 산소 사이의 결합을 절단한다.
ⓑ 효소 분류상 lygase이다.
ⓒ 효소 분류상 lyase이다.
ⓓ CA의 결핍시 CO_2의 중화가 되지 않는다.

① a, b만 ② a, c만 ③ a, b, d만 ④ a, c, d만 ⑤ b, d만

14. CO_2를 운반하는 것은? 답 : ______

15. H^+의 생성 저하시 일어날 수 있는 임상 현상은?

ⓐ HPO_4^{2-}의 체내 증가 ⓑ NH_3의 체내 증가
ⓒ Cl^-의 체내 증가 ⓓ HSO_4^{2-}의 체내 증가

① a, b만 ② c, d만 ③ a, b, c만 ④ b, c, d만 ⑤ a – d 모두

16. HCO_3^-에 대해 옳게 기술 한 것은?

ⓐ 대사성 인자이다. ⓑ 생성 저하시 혈중에 Na^+이 증가한다.
ⓒ 호흡성인자이다. ⓓ ⓑ의 경우 부신 종양이 원인이다.

① a, b만 ② c, d만 ③ a, b, d만 ④ b, c, d만 ⑤b, c만

17. H^+는 신장 세뇨관 세포에서 분비된다. 이것의 분비가 억제되면 어떤 병리 현상이 나타나는가?

① metabolic hyperchloremic acidomisis
② aldosterone 과잉분비
③ diabetic mellitus
④ insulinoma
⑤ 갑상선기능항진증

※ 다음 Helicobacter pyroli의 생존과 관련된 화학 반응에 대한 물음에 답하세요. (18~22)

$$NH_3(NH_4^+) \longrightarrow urea + H^+ + 2H_2O \longrightarrow HCO_3^- + 2NH_4^+$$

18. NH_3의 급원이 될 수 있는 것은?

ⓐ Glutamic acid ⓑ Glutamine ⓒ Arginine ⓓ oxaloacetic acid

① a, b만 ② b, c만 ③ a, d만 ④ b, d만 ⑤ c, d만

19. Helicobacter pyroli가 이용하는 물질과 이용하기 위해 방출하는 효소는?

1) 이용물질 : ____________________

2) 방출효소 : ____________________

20. Helicobacter pyroli가 HCO_3^-를 생성시키는 목적은?

답 : ____________________

21. Gut 점막 주위에 필연적으로 Helicobacter pyroli가 기생한다고 하면, $2NH_4^+$에 의한 독성 또는 염증 발생 위험이 증가 할 수 있다. 이것을 억제시키려면 어떻게 해야하는지 객관성있는 의견을 기술해보세요. (단 Gut로부터 H^+는 계속 분비된다.)

답 : ____________________

22. Urea를 생성분비 시키는 조직은?

답 : ____________________

23. 다음을 만족시키는 것은?

- 혈압을 상승시킨다.
- 간의 glycogen을 glucose로 분해시킨다.
- 혈중으로 glucose를 제공한다.
- 신경 내분비 세포로부터 분비된다.

① Adrenaline ② Cortisol ③ Aldosterone ④ Acetylcholine ⑤ Renin

24. 고혈압 치료제의 특성은?

ⓐ 혈관확장 ⓑ Ca^{2+} 작용억제 ⓒ adrenaline 수용체 저해 ⓓ PGI_2의 생성 촉진

① a, b만 ② b, c만 ③ c, d만 ④ a, b, c만 ⑤ a-d모두

25. 다음에서 옳게 기술한 것은?

ⓐ Aldosterone의 수용체는 세포질 내에 있다.
ⓑ Insulin의 수용체는 세포막에 있다.
ⓒ 폐쇄성 황달의 경우 urine중에 bilirubin이 검출된다.
ⓓ Ketone body의 생성 source로 사용될 수 있는 amino acid는 lysine 뿐이다.

① a, b만 ② b, c만 ③ c, d만 ④ a, c만 ⑤ a, d만

26. 간에서 glycogen이 분해되는 목적과 이에 관여하는 호르몬이 옳게 연결된 것은?

	Glycogen 분해목적	관여 호르몬
ⓐ	혈중 glucose 제공	Adrenaline
ⓑ	근육 등에 glucose 제공	Insulin
ⓒ	지방세포 TG 합성	Adrenaline
ⓓ	혈중 glucose 제공	Aldosterone

① a, b만 ② b, c만 ③ c, d만 ④ b, d만 ⑤ a, d만

27. 저혈당증의 원인과 결과가 옳게 연결된 것은?

ⓐ Alcohol drink – insulin 과잉분비
ⓑ 내분비질환 (부신질환) – glucose 대사장해
ⓒ Insulinoma – insulin 과잉증
ⓓ 유전적 대사 장해 – glycogen 저장증

① a, b만 ② b, c만 ③ c, d만 ④ a, b, c만 ⑤ a – d모두

28. 다음 대사성질환과 혈중에 증가하는 유기산이 옳게 연결된 것은?

	대사성 질환	유기산
a	당뇨	Acetoacetate (acetoacetic acid)
b	저산소증	Lactate (lactic acid)
c	저산소증	Pyruvate (pyruvic acid)
d	당뇨	β–hydroxybutyrate (β–hydroxybutyric acid)

① a만 ② b만 ③ a, b만 ④ a, b, d만 ⑤ a, c, d만

※ 신장질환의 경우 유기산이 증가하는 경우와 유기산이 증가하지 않는 경우가 있다. 다음 물음에 답하시오. (29~32)

29. 유기산이 증가하는 경우를 옳게 기술한 것은?

ⓐ 유기산의 배출 장애로 혈중산 HPO_4^{2-}, $H_2SO_4^{2-}$ 등이 증가한다.
ⓑ 위 ⓐ의 경우는 신장 세뇨관 세포로부터 H^+의 방출이 저하 또는 저해된 결과이다.
ⓒ 위 ⓑ의 H^+방출 저하는 저aldosterone혈증이 원인일 수 있다.
ⓓ 혈중에 pyruvic acid가 증가할 수 있다.

① a, b만 ② c, d만 ③ a, b c만 ④ a, c, d만 ⑤ a~d모두

30. 유기산이 증가하는 경우 anion gap이 증가한다. 이 경우 혈중의 전해질의 변화는?

ⓐ HCO_3^-가 감소한다. ⓑ Cl^-는 정상이다.
ⓒ Na^+이 증가한다. ⓓ K^+이 증가한다.

① a, b만 ② b, c만 ③ c, d만 ④ a, c만 ⑤ a, d만

31. 유기산이 증가하지 않는 경우는 metabolic hyperchloremic acidosis (MHCA)가 그 대표적인 병리현상이다. MHCA를 옳게 기술한 것은?

ⓐ 혈중에 HCO_3^-가 감소한다.
ⓑ 혈중에 암모니아(NH_3)가 증가한다.
ⓒ 신장 세뇨관 세포로부터 H^+의 방출억제에 기인한다.
ⓓ ⓒ는 aldosterone의 분비저하가 원인이다.

① a, b만 ② c, d만 ③ a, b, c만 ④ b, c, d만 ⑤ a~d모두

32. MHCA의 경우 anion gap이 (A)하는 당뇨병성 ketoacidosis 또는 lacticacidosis와는 다르게 (B)이 변하지 않으므로, anion gap은 정상이다. A, B에 적당한 단어는?

※ 다음 (33~37)에 적당한 단어를 보기에서 선택하세요.

혈중의 알부민은 (**33**)에서 생성되어 혈중으로 분비되는 단백질로서 혈중의 (**34**)및 bilirubin등을 간조직 등으로 수송하는 작용이 있다. 만약 중증의 간질환의 경우 혈중에 알부민의 농도가 (**35**)되므로 유기산이 (**36**)하게 되어 anion gap이 (**37**)한다.

〈보기〉
간, 췌장, 유리지방산, 헤모글로빈, 증가, 저하

※ 다음 생리적 반응에 대한 물음에 대한 답을 보기에서 선택하세요. (38~41)

A: Pyruvic acid + NADH $\xrightarrow{(1)}$ Lactic acid + H^+

B: Alcohol + NAD^+ ⟶ Acetoaldehyde + NADH ⟶ Acetate + NADH

C: CO_2↑ + HbO_2 ⟶ Hb-CO_2↑ + O_2 + H^+↑

HCO_3^- + H^+ ⟶ H_2CO_3 ⟶ HCO_3^-↑ + H^+

D: CO_2↓ + H_2O $\xrightarrow[(2)]{}$ H_2CO_3 ⟶ HCO_3^-↓ + H^+

38. 위 A의 반응은 (a)일때 일어날 수 있으며 (1)의 효소는 (b)이다.

39. 위 B의 반응은 주로 (a)에서 일어나며 acetate는 (b)에서 ATP와 (c)를 생성시킨다. 과음을 했을 경우 전술의 "C"는 (d)의 원인이 된다.

40. 위 C의 반응에서 CO_2가 증가하는 것은 폐의 CO_2 교환 장해에 의해 일어나는데, 이 CO_2가 (a)에서 oxyhemoglobin과 결합하면 (b)의 내부는 (c)으로 변하여 적혈구가 파괴되므로 (d)을 유발할 수 있다.

41. 위 반응 D는 산소 결핍증에 의해 영양물질의 산화분해가 잘 일어나지 않아 CO_2가 조직에서 적게 생성된 결과를 화학식으로 표시한 것인데 (2)에 작용하는 효소는 (a)로서 (b)로 분류하며, 이 경우 (c)alkalosis가 일어나며 주요 임상증상은 (d), 신경염 및 고열등을 동반한다.

〈 보기 〉
저산소증, pyruvate dehydrogenase, 간, 폐, 뇌, HCO_3^-, CO_2, 호흡성 acidosis, 호흡성, 적혈구, 산성, 알칼리성, 산소결핍증, 산소과다증, carbonic anhydrase, lygase, lyase, 대사성, 호흡곤란, 호흡장해

42. 다음을 만족시키는 질환은?

○ 신생아에서부터 소아기때의 바이러스 감염 질환
○ 간, 뇌 등의 mitochondria 기능 장애 원인
○ Urea생성에 관여하는 carbam(o)yl phosphate synthetase 및 ornithin carbam(o)yl transferase 결원
○ 혈중에 NH_4^+ 증가

① Reye 증후군　② 급만성췌장염　③ 담석증
④ 폐질환　⑤ 신부전증

43. 생체내에서 암모니아(NH3)가 이용되는 것과 그것의 장해에 대한 병리현상을 옳게 연결한 것은?

	암모니아 이용	이용 장해시 병리현상
ⓐ	Glutamine 생성	Purine body 생성 억제
ⓑ	urea 생성	중증 간질환
ⓒ	Glutamic acid 생성	혈액응고인자(II, VII, IX, X)의 생성 억제
ⓓ	Amino acid의 생성	각종 단백질의 생성 억제

① a, b만 ② c, d만 ③ a, b, c만 ④ b, c, d만 ⑤ a~d 모두

44. Hypercitrullinemia의 임상 특성은?

ⓐ Arginosuccinate synthetase 결원 ⓑ 혈중에 citrulline 증가
ⓒ 혈중에 NH_3 증가 ⓓ 혈중에 glutamine 증가

① a, b만 ② a, b, c만 ③ a, c, d만 ④ b, c, d만 ⑤ a, b, d 만

45. Alcoholism의 주요 병리현상은?

ⓐ 췌장염 ⓑ 간경변 ⓒ 심장병 ⓓ 운동기능저하

① a, b, c만 ② a, c, d만 ③ b, c, d만 ④ a, b, d만 ⑤ a~d 모두

46. 혈중의 아미노산을 분석/측정할 때 HPLC의 탐지기로 적당한 것은?

① UV 탐지기 ② 형광 탐지기 ③ 염광 탐지기
④ 분광 탐지기 ⑤ DEAE

47. HPLC의 기록계에 나타나는 retention time(RT)에 대해 옳게 기술한 것은?

ⓐ 물질의 농도를 의미한다.
ⓑ HPLC의 Column을 통과하는 시간이다.
ⓒ 표준물질의 RT와 비교하여 어떤 물질의 점성에 이용할 수 있다.
ⓓ 고정상과 이동상에서 어떤 물질의 분리 양상을 의미한다.

① a, b, c만 ② b, c, d만 ③ a, b, d만 ④ a, c, d만 ⑤ a~d 모두

48. 형광분석계(형광광도계)로 아미노산을 분석할 때 사용하는 형광물질과 emission(발산)파장이 옳게 연결된 것은?

ⓐ Fluorenyl methylchloromate (FOMC) – 356nm
ⓑ FOMC – 370nm
ⓒ Dansylchloride – 480nm
ⓓ Ninhydrin – 370nm

① a, b만 ② a, c만 ③ a, d만 ④ b, c만 ⑤ b, d만

49. 신장의 장해가 일어났을 경우 어떤 것을 생각할 수 있는 가?

> ⓐ Creatine의 전구체인 glucocyamine이 합성되지 않는다.
> ⓑ Creatine의 전구체 아미노산이 신장으로 유입되지 못한다.
> ⓒ 근육수축에 장해가 일어난다.
> ⓓ 근육 에너지 공급이 저하될 수 있다.

① a, b만 ② c, d만 ③ a, b, c만 ④ b, c, d만 ⑤ a-d 모두

50. 당뇨병성 ketoacidosis와 lactic acidosis의 공통점은?

> ⓐ 혈중의 Na^+을 변하지 않는다.
> ⓑ 혈중의 anion gap이 증가한다.
> ⓒ 세포는 glucose 또는 pyruvate acid의 이용율이 저하한다.
> ⓓ 혈중에 H^+가 증가한다.

① a, b만 ② c, d만 ③ a, b, c만 ④ b, c, d만 ⑤ a-d 모두

모의고사 41회 정답 및 해설

1. ④	2. ①	3. ⑤	4. 비만, TG축적	5. ATP(에너지)		6. ①	7. ①	8. ④
9. ⑤	10. ⑤	11. ③	12. ②	13. ④	14. HCO_3^-	15. ⑤	16. ③	17. ①
18. ②	19. urea, urease		20. H^+의 중화 (위의 산성환경중화)		21. urease의 기능을 억제			22. liver(간)
23. ①	24. ⑤	25. ①	26. ①	27. ⑤	28. ④	29. 3	30. ①	31. ⑤
32. 증가, 유기산		33. 간	34. 유리지방산		35. 저하	36. 저하	37. 저하	
38. a: 저산소증, b: lactate dehydrogenase					39. a: 간, b: 뇌, c: CO_2, d: 호흡성 acidosis			
40. a,b: 적혈구, c: 산성, d: 산소결핍증				41. a: carbonic anhydrase b: lyase, c: 호흡성 d: 호흡곤란				42. ①
43. ⑤	44. ②	45. ①	46. ①	47. ②	48. ②	49. ⑤	50. ⑤	

모의고사 42회

주요 평가 목표

γ −GTP, TG의 임상, TG 측정법, Lipase, HDL−cholesterol 측정법, Total cholesterol 측정법, Albumin 측정법, 당의 배설역치, TG의 임상평가, 신장사구체, 여과량, 간담도계질환, catalase, aldolase, catalase, LD(H), ketone body, β −amyloid peptide, ketone bodies

ASCPi 예상문제와 유사하거나 동일한 문제 번호

8, 9, 10, 22, 23, 24, 26, 28, 29, 30

모의고사 42회

01. γ-GTP가 혈중에 증가되었을 때, 추측할 수 있는 생리적 현상으로만 짝지은 것은?

ⓐ Gluthione의 재합성이 일어나지 않는다.	ⓑ 산화작용이 억제된다.
ⓒ 간경변증/간세포암을 의심할 수 있다.	ⓓ ATP의 소모가 증가된다.

① a, b ② a, c ③ a, d ④ b, c ⑤ b, d

02. 혈중의 TG가 감소하였을 때의 임상적 소견을 옳게 설명한 것은?

ⓐ β-lipoprotein 결핍증	ⓑ Addison disease	ⓒ Basedow disease	ⓓ 간경변증
ⓔ 심부전증/만성심부전증	ⓕ 갑상선 기능항진증	ⓖ 만성간염	

① a, b, c, d ② b, c, d, e ③ c, d, e, f ④ d, e, f, g ⑤ a, b, c, d, e, f

03. 혈중의 TG만을 추출하는데 사용하는 시약으로만 짝지어진 것은?

① KOH-NaOH ② KOH-$CaCl_2$ ③ NaOH-$CaCl_2$ ④ CaCl2-$MgCl_2$

※ 다음( )에 적당한 단어를 적어 넣으세요. (4~20)

(가) γ-GTP는 (**4**)의 재합성에 관여하고, 신장〉췌장〉(**5**)〉비장〉소장〉뇌〉(**6**)순으로 분포되어있지만, (**7**)에 특이성이 높다. 혈중(혈청중)에 증가하는 경우는 만성간장해 이외에 원발성 및 전이성 (**8**), 폐쇄성 (**9**), 원발성 담즙성 (**10**)을 의심할 수 있다.

(나) TG를 검화시켜 생성시킨 glycerol에 formaldehyde와 (**11**)을 첨가하면 410㎚에서 측정할 수 있는 황색의 유도물질이 생긴다. Formaldehyde에 chromotropic acid(1,8-dioxynaphthalin- 3,6-disulfonic acid)를 첨가하면 파장 (**12**)에서 측정할 수 있는 (**13**)의 유도물질로 변한다. TG를 효소적으로 측정할 때 환원성 물질 (**14**)에 의해 방해를 받는다.

(다) 혈중의 lipase 측정의 주요목적은 (**15**) lipase를 측정하는 것이며, 이 효소의 저해제는 (**16**)이고, 지적 pH는 (**17**)이다.

(라) γ-GTP를 측정할 때 사용하는 정색시약은 (**18**), (**19**)이며, 표준액으로는 (**20**)을 사용한다.

※ 다음 밑줄친 부분의 내용에는 한 개 또는 그 이상을 잘못 설명한 것이 있다. 이들을 선택하여 바르게 수정하세요. (21~27)

21. 혈청 total cholesterol을 측정할 때 필요한 효소는 cholesterol oxidase, peroxidase만 필요하고, 이들의 효소를 작용시켜 생성된 quinone 색소를 500㎚에서 측정한다.

22. HDL-cholesterol을 측정하기 위해 우선 인텅그스텐/염화마그네슘, 헤파린/염화마그네슘, 헤파린/염화망간 및 dextran-황산/염화칼슘 등으로 LDL, VLDL을 침전시킨 후에 발색물질인 phenol, 4-aminoantipyrine을 첨가하여 적색의 퀴논을 500㎚에서 비색 측정한다. 이때의 표준물질로서는 cholesterol을 사용한다.

23. 혈중 알부민을 측정할 때의 정색시약으로는 bromocresol-green을, 혈중 total protein을 측정할 때의 정색시약으로는 phenol(folin) reagent을 사용하고, 전자는 630㎚에서 후자는 540㎚에서 비색측정하며 이때 표준물질로는 BSA(bovine serum albumin)을 사용한다. BSA는 세포의 안정성을 도모하기 위해 세포 suspension에 첨가하기도 한다.

24. 당뇨병의 진단을 위해 실시하는 당(glucose) 부하시험은 간장해, 신장장해 및 갑상선 기능이상의 진단에도 사용되고, 혈당이 160-180㎎/㎗으로 되면 당은 뇨중으로 배설된다. 이것을 신장의 당배설의 역치라고 한다.

25. Glucose oxidase는 β-D-glucose에 작용하고, β-D-glucose는 수용액 중에 약 64%, α-D-glucose는 36% 존재한다. 따라서 혈중의 glucose를 측정할 때는 α-, β-D-glucose 모두를 측정하기 위해서는 pyranose oxidase/peroxidase method를 사용하여 생성된 과산화수소에 phenol, 4-아미노엔티피린을 첨가하여 생성된 quinone을 500㎚에서 비색측정한다.

26. Dubin-Johnson 증후군은 직접형 bilirubin을 세뇨관으로 분비시키지 못할 때 혈중에 직접형 bilirubin이 증가하는 유전성 질환이고, Rotor-Schiff 증후군은 간 내부로의 간접형 bilirubin의 유입이 장해를 받았을 때 직접형 bilirubin이 혈중으로 역류되는 유전성 질환이다. 임상적 소견으로는 일반적으로 직접형 및 간접형의 bilirubin이 증가한다고 한다.

27. Bilirubin의 측정에 있어서 총bilirubin을 측정할 때 사용하는 diazo시약의 조성물은 설파닐산, 진한염산 및 아질산나트륨이며, bilirubin의 표준용액을 제조할 때 사용하는 시약은 알부민, 탄산나트륨 및 0.1N 염산이다. 특히 diazo시약의 발색촉진제로 다이피린을 사용하는 방법은 Michaelsson법이다.

※ 사람의 blood를 taking하여 혈청을 제조하여 TG, glucose, 총단백질, GOT를 측정하여 다음과 같은 결과를 얻었다. 물음에 답하세요. (28~30)

	TG(㎎/dℓ)	Glucose(㎎/dℓ)	총단백질(㎎/dℓ)	GOT(KU)
A 사람	30	60	10	80
B 사람	160	120	7	35
정상치	55–155	70–100	6.5–8.0	8–40

28. A 사람의 질환을 진단하고, 임상적 소견을 기술하세요.

답 : ____________________

29. B 사람의 질환을 진단하고, 임상적 소견을 기술하세요.

답 : ____________________

30. B 사람이 건강하다면 왜 위와 같이 TG 및 glucose의 농도가 정상치에 비해 저하되었을까?

답 : ____________________

31. Anion gap이 감소하는 질환이 아닌 것은?

① 칼슘중독증 ② 고나트륨혈증 ③ 다발성골수종양 ④ 간염 ⑤ 당뇨병

32. 신장의 사구체 여과량을 검증하는 데 적당하지 않은 화합물은?

① Sodium thiosulfate ② Insulin ③ 비타민 B_{12} ④ Glucose

33. 간의 해독기능에 관여하는 효소가 아닌 것은?

① NADPH–cytochrome P–450 reductase
② NADH–cytochrome b_5–reductase
③ Alcohol dehydrogenase
④ GOT/GPT
⑤ Carbamyl phosphate synthetase

34. 간 담도계가 폐쇄되었을 때 혈중에 증가하는 효소가 아닌 것은?

① Alkaline phosphatase
② γ–GTP
③ leucine peptidase
④ choline esterase

35. 다음 중 가수분해 효소가 아닌 것은?

① amylase ② lipase ③ pepsin ④ urease ⑤ catalase

36. 다음 중 lyase에 해당하는 효소는?

① adolase ② epimerase ③ amylase ④ lipase ⑤ oxidase

37. Cofactor로 Se(세륨)을 필요로 하는 효소는?

① glutathione peroxidase ② cytochrome peroxidase
③ DNA polymerase ④ catalase

38. Pyruvate를 기질로 하여 LD(H)를 측정할 때 첨가해 주는 시약들의 기능에 대해 옳게 설명한 것은?

	첨가시약	기능
ⓐ	NADH	수소 공여
ⓑ	NaOH	Pyruvate의 환원
ⓒ	Hydrozine	Schiff base형성
ⓓ	Diaphorase	NADH의 산화

① a, b만 ② a, c만 ③ a, d만 ④ b, c만 ⑤ b, d만

39. Ketone body인 acetacetic acid(acetoacetate)로부터 또다른 ketone body인 β-hydroxybutyric acid를 생성시키는 효소에 대해 옳은 것은 어느 것인가?

ⓐ 관여 효소는 β-hydroxybutyrate dehydrogenase이다.
ⓑ 관여 효소는 β-hydroxybutyrate decarboxylase이다.
ⓒ 효소활성에 보효소 $NADH_2$가 필요하다.
ⓓ $NADH_2$가 환원에 필요한 수소 공여체이다.

① a만 ② b만 ③ a, c만 ④ a, c, d만 ⑤ b, c, d만

40. 혈중의 유리지방산을 측정할 때 효소로 (A)를 첨가하여 acyl-CoA를 만들고, 여기에 (B)를 첨가하여 과산화수소(H_2O_2)를 생성시킨다. 생성된 H_2O_2를 Quinone으로 전환시켜 500㎚에서 측정한다. 이때 Quinone을 생성시키는 데는 (C-E)가 필요하다. A-E에 적당한 단어는?

	A	B	C	D	E
①	Acyl-CoA 합성효소	Acyl-CoA oxidase	Dipromophenol	4-amino-antipyrine	Peroxidase
②	Acyl-CoA 합성효소	Aacyl-CoA oxidase	Chlorophenol	Catalase	4-Amino-antipyrine
③	Myokinase	Pyruvate kinase	ATP	Lactate dehydrogenase	Peroxidase
④	Pyruvate kinase	Acyl-CoA 합성효소	Catalase	NADH	4-Amino-antipyrine
⑤	Acyl-CoA oxidase	Hydrogen peroxidase	Chlorophenol	Catalase	NAD+

41. β-amyloid peptide에 대한 설명이 틀리게 기술된 것은?

① β-sheet 모양을 가진 당단백질이다. ② 간 또는 신장에서도 축적된다.
③ 요도로 청색으로 발색된다. ④ 정상인에서는 찾아볼 수 없다.
⑤ 신경 퇴행성 질환에서 발견된다.

42. β-amyloid peptide에 의해 뇌세포막의 인지질에 결합된 불포화지방산이 산화된다. 불포화지방산이 아닌 것은?

ⓐ arachidonic acid ⓑ linoleic acid ⓒ oleic acid ⓓ palmitric acid ⓔ stearic acid

① a, b만 ② b, c만 ③ c, d만 ④ d, e만 ⑤ c, e만

43. 불포화지방산을 산화시키는 산소의 공급 organella는?

① mitochondria ② endoplasmic reticulum ③ Golgi body
④ membrane ⑤ nucleus

44. 동맥경화의 주요 요인이라고 볼 수 있는 것은?

ⓐ 고혈압 ⓑ 당뇨병 ⓒ 고지혈증 ⓓ 간질환 ⓔ 신부전증

① a, b만 ② b, c, d만 ③ c, d, e만 ④ a, b, c만 ⑤ d, e만

45. Superoxide ⟶ Hydrogen peroxide $\xrightarrow{①}$ Hydroxyl radical 에서 ①의 효소는?

ⓐ catalase ⓑ glutathione reductase ⓒ glutathione peroxidase ⓓ oxidase

① a, b만 ② b, c만 ③ c, d만 ④ b, c, d만
⑤ a, b, c, d 모두 아님

46. 심장 혈관계 연구를 위한 실험동물 모델을 만들기 위한 기술 중 틀린 것은?

① 혈소판 응집을 촉진시키는 약물을 투여한다.
② 혈액응고를 촉진시키는 약물을 투여한다.
③ Corn oil이나 beef tallow를 투여한다.
④ Tocopherol을 투여한다.
⑤ Paraffin oil을 투여한다.

47. 다음에서 알맞게 기술한 것은?

ⓐ Lactate dehydrogenase(LD)의 isoenzyme 중 pH 10~12에서 lactate를 pyruvate로 산화시키는 것은 LD_1이다. ⓑ LD_1은 심근, 적혈구, 신장에 주로 분포하고 있다. ⓒ LD_5 는 간, 골격근에 주로 분포하고 있다. ⓓ LD의 isoenzyme 중 pH 6.0~8.5에서 pyruvate를 lactate로 환원시키는 것은 LD_5이다.

① a, b ② a, b, c ③ b, c, d ④ a, c, d ⑤ a~d

48. Ketone bodies의 합성 과정에서 유리지방산이 β-oxidation 되지 않으면 (A)가 생성되지 않아 ketone bodies가 생성되지 않는다. (A)와 (A)의 생성에 관여하는 세포소기관이 옳게 연결된 것은?

	(A)	세포소기관
①	acetyl-CoA	미토콘드리아
②	glycerol	소포체
③	diglycerol	소포체
④	diglycerol	소포체
⑤	acetyl-CoA	acetyl-CoA

49. LD(H)의 isoenzyme을 분리·분석할 때 사용할 수 있는 기구는?

ⓐ 전기영동기구 ⓑ gel-chromatography
ⓒ densitometer ⓔ UV/visible spectrophotometer

① a, b만 ② b, c만 ③ a, b, c만 ④ b, c, d만 ⑤ a~d 모두

50. LD(H)의 isoenzyme을 이온교환크로마토그래피를 이용하여 분리하려고 할 때 알아야할 사항은?

ⓐ 등전점 ⓑ 완충액 ⓒ 분자량 ⓓ 용해도

① a, b만 ② c, d만 ③ a, b, c만 ④ b, c, d만 ⑤ a~d 모두

모의고사 42회 정답 및 해설

1. ⑤　2. ⑤　3. ⑤　4. glutathione　5. 간　6. 심장　7. 간

8. 황달　9. 간경변증　10. acetyl acetone　11. 570　12. 적자색(적색)

13. ascorbic acid　14. 췌장　15. 중금속 (I2)　16. 8.6~9.2　17. ρ -xylenol 또는 sodium metaperiodate

18. ρ -xylenol 또는 sodium metaperiodate

19. sodium metaperiodate 또는 ρ -xylenol　20. 5-aminosalyclic acid(5-아미노 살리신산)

21. cholesterol oxidase, peroxide → cholesterol oxidase, peroxidase, cholesterol esterase

22.~27. 밑줄친 부분은 모두 맞는 내용이다.　28. 간경변, 지방간, 만성간염 증의 간질환

29. 당뇨병　30. 식사후 바로 채혈했다.　31. ④　32. ④　33. ④　34. ④

35. ⑤　36. ①　37. ①　38. ②　39. ④　40. ①　41. ④　42. ④　43. ①

44. ④　45. ⑤　46. ④　47. ③　48. ①　49. ③　50. ①

모의고사 43회

주요 평가 목표

α –amylase, Alcohol oxidation과 임상, LDT_4, plasminogen, plasmin, TG분해, LCAT, LDL, Bile acid, 고지혈증, glucose–6–phosphate dehydrogenase, sickle cell, Ca^{2+}–ATPase, Alzheimer disease, glycogen synthase, virus특성, 노화와 관련물질, serotonin 특성, lipofusin, elastin등, Angiotensin Ⅰ/Ⅱ, C–peptide, 갑상선 기능 저하증, 근무력증 원인, Folin–Wu법, Insulin, glucogen, aldosterone, adrenaline, Na^+/k^+–ATPase

ASCPi 예상문제와 유사하거나 동일한 문제 번호

29, 39, 42, 44, 45, 49

모의고사 43회

* 어떤 환자의 혈청 또는 뇨의 α-amylase의 isozyme을 agarose-gel 전기영동으로 분리한 pattern을 표시한 것이다. 물음에 답하세요(1-4).

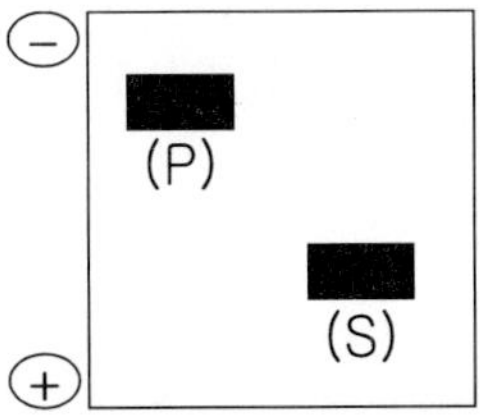

* P : 췌장 유래의 α-amylase
* S : 구강(saliva) 유래의 α-amylase
* 분리 buffer : pH 8.6

01. 옳게 설명한 것은?

ⓐ P형이 S형보다 산성이다.	ⓑ S형이 P형보다 알칼리성이다.
ⓒ 혈청에는 S형이 P형보다 많다.	ⓓ 뇨에는 P형이 S형보다 많다.

① a, b만 ② c, d만 ③ a, b, c만 ④ b, c, d만 ⑤ a~d모두

02. P형의 것이 S형의 것보다 많이 검출되었다. 어느 질환이라고 추측되는가?

ⓐ 급/만성 췌장염 ⓑ 급성종양 ⓒ 간/담도 질환 ⓓ 십이지장궤양

① a, b만 ② c, d만 ③ a, b, c만 ④ a, b, d만 ⑤ b, c, d만

03. S형의 것이 증가하였다. 어떤 질환이라고 추측 가능한가?

ⓐ 신부전증 ⓑ 타액선염 ⓒ 폐결핵 ⓓ 구강염

① a, b만 ② c, d만 ③ a, b, c만 ④ a, c, d만 ⑤ a~d모두

04. 어떤 환자가 당뇨병이라고 가상하면 어떤 type의 α-amylase가 증가하는가?

답 : ______________________________

05. 다음에서 alcohol oxidation에 관련하는 효소와 그 생성물이 서로 잘못 연결된 것은?

ⓐ alcohol dehydrogenase-aldehyse	ⓑ alcohol dehydrogenase-acetaldehyde
ⓒ aldehyde dehydrogenase-acetate	ⓓ aldehyde dehydrogenase-aldehyde

① a, b만 ② b, c만 ③ c, d만 ④ a, c만 ⑤ a, d만

06. 잘못 설명한 것은?

ⓐ Alcohol에 의한 간장해가 일어나면 neutrophil이 간에 침윤된다. ⓑ 간으로의 neutrophil의 침윤을 촉진시키는 것은 LTD_4이다. ⓒ LTD_4의 전구물질은 arachidonic acid이다. ⓓ 과산화수소를 물로 산화시키는 효소는 glutathione peroxidase 뿐이다. ⓔ Alcohol의 산화물에 작용하여 superoxide anion을 생성시키는 효소는 aldehyde oxidase, xanthine oxidase이다.

① a, b만　② a, c만　③ c, d만　④ b, d만　⑤ a, b, c, d

07. 다음에서 틀리게 설명한 것은?

① Plasmin에 의한 collagen의 분해를 억제시키는 것은 urokinase와 t-PA이다.
② α_1-antitrypsin은 collagen의 분해를 억제한다.
③ Plasminogen을 plasmin으로 분해시키는 효소는 urokinase, t-PA 및 streptokinase등이 있다.
④ Urokinase의 생성이 증가하면 암의 전이가 촉진된다.
⑤ PDGF는 oncogene의 활성을 촉진시켜 thyrosin kinase의 활성을 촉진한다.

08. 다음에서 옳게 설명한 것은?

ⓐ Triglyceride(TG)의 분해를 촉진시키는 효소는 cyclic-AMP 의존성 kinase이다. ⓑ TG가 분해될 때에는 glycerol-chain의 C-1에 결합된 지방산이 먼저 분해되어 diglyceride가 된다. ⓒ Insulin은 cyclic-AMP의 생성을 억제시켜 TG를 분해시킨다. ⓓ 당뇨병 환자의 혈중에 free fatty acid 농도가 정상인의 그것보다 높은 것은 glucagon의 TG 분해 작용에 기인한다. ⓔ 고지혈증 환자의 혈중에는 glucose의 농도가 증가한다.

① a, b만　② b, c, d만　③ c, d, e만　④ a, d, e만　⑤ a~e 모두

09. Lecithin-cholesterol acyltransferase(LCAT)에 대해 옳게 설명한 것은?

ⓐ 혈중의 high density lipoprotein에 결합하여 존재한다. ⓑ Lecithin의 C-1위치에 결합하되어 있는 지방산을 free cholesterol에 전이시킨다. ⓒ LCAT가 혈중에 결핍되면 적혈구가 target 모양의 세포(target cell)로 변한다. ⓓ Target cell의 형성에 의해 용혈성 빈혈, tangier disease가 발생한다. ⓔ Target cell이 형성되면 적혈구 막의 lysophosphatidylcholine이 감소된다.

① a, b, c만　② a, c, d만　③ a, b, d만　④ a, c, d만　⑤ a, c, d, e 모두

10. 다음에서 옳게 설명한 것은?

ⓐ 가족성 고콜레스테롤 혈증의 간에는 LDL의 수용체가 결핍되어 있다.
ⓑ LDL은 간세포막으로 유입되어 lysosome에 의해 유리지방산과 cholesterol로 분해된다.
ⓒ Bile acid의 원료는 cholesterol이다.
ⓓ 고지혈증의 환자에서는 bile acid가 충분히 합성되지 않는다.
ⓔ 고지방식(食)을 하였을 경우 고지혈증의 원인이 되는 것은 LDL의 수용체가 제한되어 있기 때문이다.

① a, b만 ② a, b, c만 ③ c, d, e만 ④ a, b, c, d만 ⑤ a~e 모두

11. 다음에서 옳게 설명한 것은?

ⓐ 적혈구 막단백질 spectrin의 기능 저하에 의해 sickle cell이 형성된다.
ⓑ Spectrin은 Ca^{2+}–ATPase이다.
ⓒ Glucose–6–phosphate dehydrogenase의 결핍에 의한 활성산소의 생성으로 적혈구의 ferritin에 저장되어 있는 철이 산화되어 산소운반능력을 상실한 적혈구는 sickle cell이다.
ⓓ Ca^{2+}–ATPase는 세포(예, 적혈구) 외부로 칼슘을 유출시키는 작용을 한다.
ⓔ Sickle cell 내부에 산화철이 형성된 deoxy–hemoglobin이 관찰된다. 이것을 heinz body라고 한다.

① a, b, c만 ② b, c, d만 ③ c, d, e만 ④ a, b, c, d만 ⑤ a~e 모두

12. Alzheimer disease의 진단 marker로만 짝지어진 것은?

ⓐ α_1–antitrypsin ⓑ acetyl choline ⓒ vasopressin ⓓ apoprotein E_4

① a만 ② a, b만 ③ c, d만 ④ b, c, d만 ⑤ a~d 모두

13. 산소 이용률과 관계있는 것은?

① H^+–ATPase ② Ca^{2+}–ATPase ③ Na^+/K^+–ATPase
④ oxygen oxidase ⑤ hydrogen peroxidase

14. Tau–protein의 본체는?

ⓐ glycogen synthase
ⓑ glycogen synthase kinase
ⓒ glycogen synthase phophatase
ⓓ glycogen oxidase

① a만 ② a, b만 ③ b만 ④ b, c만 ⑤ c, d만

15. Virus에 대해 틀리게 설명한 것은?

ⓐ 숙주세포 이외의 곳에서도 자기복제를 할 수 있는 것이 bacteria와 다른 점이다. ⓑ DNA-/RNA-virus가 있다. ⓒ DNA-virus는 cDNA로 복제된다. ⓓ DNA-/RNA- virus는 transcriptase에 의해 전사된다.

① a만 ② a, b만 ③ a, c, d만 ④ b, c, d만 ⑤ a~d 모두

16. 다음에서 연결이 서로 다른 것은?

① sis - 원숭이 - 뇌수막 종양
② src - 고양이 - 상피세포암
③ mos - 개 - 방광암
④ ki-ras - 쥐 - 폐암
⑤ myc - mouse - 대장암

17. 핵막에 존재하는 oncogene이 아닌 것은?

① myc ② src ③ myb ④ fos ⑤ ski

18. P^{53}에 대해서 틀리게 설명한 것은?

① Oncogene은 Ets이다.
② 고양이에 유래한다.
③ 종양의 진단에 이용한다.
④ 악성종양의 약 50%가 P^{53}이다.
⑤ 세포분화를 조절한다.

19. 노화연구의 동물 모델은?

ⓐ SAM ⓑ Kl/kl-mouse ⓒ BALB/cAKist ⓓ 129/Kist ⓔ FGS/Nga

① a, b만 ② b, c만 ③ c, d만 ④ d, e만 ⑤ a, b, c만

20. Amyloid 축적이 증가되는 동물의 모델은?

ⓐ C57BL/6NKist ⓑ C57BL/6J ⓒ SM/JKist ⓓ A. BY/SnJKist

① a, b만 ② b, c만 ③ b, d만 ④ a, c, d만 ⑤ b, c, d만

21. 노화와 관련있는 것은?

ⓐ lipofusin ⓑ melatonin ⓒ serotonin ⓓ hydrogen peroxidase

① a, b만 ② a, c만 ③ b, c, d만 ④ a, b, d만 ⑤ a~d 모두

22. Serotonin에 대해서 틀리게 설명한 것은?

① 혈소판에 축적된 것은 편두통과 관계있다.
② 5-hydroxy tryptophan이 전구물질이다.
③ Tryptophan의 섭취가 부족하면 생성이 저하될 수 있다.
④ Melatonin으로 변한다.
⑤ Serotonin 생성의 억제는 노화억제와 관계있다.

23. Melatonin에 대해 틀리게 설명한 것은?

① Tryptophan의 대사산물이다.
② N-acetyl serotonin을 전구물질로 한다.
③ N-acetyl transferase의 활성을 저해하면 melatonin의 축적이 방지된다.
④ Hydroxy indol-methyltransferase의 활성을 저해하면 melatonin의 축적이 방지된다.
⑤ 5-hydroxy tryptophan decarboxylase의 활성을 저해하면 melatonin 축적성 노화를 방지한다.

24. Lipofusin의 생성과 관계없는 것은?

① superoxide　② 과산화수소　③ catalase
④ n-3 지방산　⑤ docosahexaenoic acid

25. 다음에서 옳게 설명한 것은?

ⓐ Plasmin은 collagen의 분해를 촉진시킨다.
ⓑ Collagen의 분해는 urokinase에 의해 억제될 수 있다.
ⓒ Collagen의 가교 결합 형성에는 macrophage가 관여한다.
ⓓ Elastin/collagen의 분해는 α_1-antitrypsin에 의해 억제된다.
ⓔ α_1-antitrypsin의 활성 조절은 폐기종의 억제와 관계있다.

① a, b만　② a, c, d만　③ c, d만　④ d, e만　⑤ a~e 모두

※ 영양물질의 대사 최종산물인 CO_2에 대한 물음에 답하세요. (26~27)

26. CO_2가 수송되는 형태가 아닌 것은?

① Carbamino-Hb　② H_2CO_3　③ HCO_3^-　④ 용존 CO_2

27. 위 26에서 CO_2를 가장 많이 수송시키는 형태는?

답 : ______________________________

28. 혈액의 pH 및 전해질을 조절하기 위한 신장의 기능은?

ⓐ H^+ 방출 ⓑ HCO_3^-의 소비 방지 ⓒ $NaHCO_3$의 재흡수 ⓓ HCO_3^-의 소비 증가

① a, b만 ② c, d만 ③ a, b, c만 ④ b, c만 ⑤ a, c, d만

29. 혈중의 glucose가 증가된 병리현상(hyperglycemia)의 경우 임상적 현상은?

ⓐ 혈중에 β-hydroxybutyrate가 증가한다.	ⓑ 혈중에 free fatty acid가 증가한다.
ⓒ 혈중에 acetoacetate가 증가한다.	ⓓ 세포에서 ATP 생성이 저하된다.

① a, b만 ② b, c만 ③ a, b, c만 ④ b, c, d만 ⑤ a~d 모두

※ Glycerol $\xrightarrow{(E)}$ Glycerol-3-phosphate **에 대한 물음에 답하세요. (30~31)**

30. (E)에 필요한 효소는?

① Glycerol kinase ② Glycerol oxidase ③ Glycerol reductase
④ Glycerol transferase ⑤ Glycerol dehydrogenase

31. 위 pathway에 대해 옳게 기술한 것은?

ⓐ (E)는 ATP를 이용한다.
ⓑ (E)는 ATP의 인산(인)을 전이시킨다.
ⓒ 당뇨의 경우 위 pathway가 진행되지 않을 수도 있다.
ⓓ Glycerol은 triglyceride의 분해에 의해 생성된다.

① a, b만 ② b, c만 ③ a, b, d만 ④ b, c, d만 ⑤ a~d 모두

※ Glucose ⟶ TG ⟶ 3 Free fatty acid + glycerol **에 대한 질문에 답하세요. (32~34)**
(단, 이 반응은 지방세포에서 일어난다고 가정한다. TG : triglyceride)

32. TG의 분해 촉진 호르몬이 분비·작용하지 못하면 생각할 수 있는 (병리)현상은?

ⓐ 비만해질 수 있다.
ⓑ 당뇨일 때 에너지 대체물의 전구체 제공이 어려워질 수 있다.
ⓒ Glucose를 많이 섭취하면 더 비만해질 수 있다.
ⓓ ⓒ의 경우 insulin의 분비증가 및 기능이 촉진되면 될수록 더 심해질 수 있다.

① a, b만 ② c, d만 ③ a, b, d만 ④ a, c, d만 ⑤ a~d 모두

33. TG 분해 촉진 호르몬이 아닌 것은?

① glucagon ② adrenocorticotropic hormone ③ thyroid stimulating hormone
④ adrenaline ⑤ cortisol

34. Free fatty acid에 대해 옳게 기술한 것은?

ⓐ Hydrocarbon chain(–CH_2) number, 그것의 산화에 따라 다양한 지방산으로 분류한다.
ⓑ β–oxidation에 의해 산화되어 ATP 생성에 이용된다.
ⓒ Ketone bodies의 source로 이용된다.
ⓓ 인산이 결합된 TG–lipase에 의하여 TG로부터 분해되어 생긴다.

① a, b만 ② c, d만 ③ a, b, d만 ④ b, c, d만 ⑤ a~d 모두

※ Angiotensin Ⅰ $\xrightarrow{(E)}$ Angiotensin Ⅱ **에 대한 물음에 답하세요. (35~38)**

35. (E)의 효소는 어느 것인가?

① Angiotensinase ② Angiotensin Ⅱ oxidase
③ Angiotensin Ⅱ convertase ④ Angiotensin Ⅰ convertase
⑤ Angiotensin Ⅱ reductase

36. (E) 효소의 활성 억제 물질은?

① aldosterone ② theophylline ③ captopril ④ molsidomine ⑤ kinin

37. Angiotensin Ⅰ과 Ⅱ에 대해 옳게 기술한 것은?

ⓐ Angiotensin Ⅰ은 10개의 아미노산으로 구성되어 있다.
ⓑ Angiotensin Ⅱ은 8개의 아미노산으로 구성되어 있다.
ⓒ Angiotensin Ⅰ은 혈압을 상승시킨다.
ⓓ Angiotensin Ⅱ는 혈압 상승 효과가 없다.

① a만 ② c만 ③ a, b만 ④ b, d만 ⑤ c, d만

38. 다음중 고혈압 치료에 옳게 기술한 것은?

ⓐ 고혈압을 치료하기 위해 上記 (E)의 효소 활성을 억제시키는 약물을 투여한다.
ⓑ 수축된 혈관을 이완시키는 약물을 투여한다.
ⓒ Kinin의 생성을 촉진시키는 약물을 투여한다.
ⓓ 혈중 Na^+의 조절제를 투여한다.

① a, b만 ② c, d만 ③ a, b, c만 ④ b, c, d만 ⑤ a~d 모두

39. 장기간의 음주습관일 때 폐쇄성 황달과 만성간질환의 발생률이 높다. 이에 관여하는 혈청효소는 무엇인가?

ⓐ γ-glutamyl transpeptidase	ⓑ γ-glutamyl transferase
ⓒ lipase	ⓓ glutathione peroxidase

① a만 ② a, b만 ③ b, c만 ④ a, c, d만 ⑤ b, c, d만

40. Lactate dehydrogenase(LDH)의 isoenzyme인 LDH_5가 혈중에 현저하게 증가했다. 다음 어느 병을 의심할 수 있는가?

① 급성간염 ② 급성췌장염 ③ 만성췌장염 ④ 신장염 ⑤ 근육무력증

41. 다음을 만족하는 것은?

- 당뇨의 임상지표의 항목
- 혈중의 insulin 농도를 반영
- 췌장의 β-cell의 기능지표

① insulin ② C-peptide ③ HbA1c ④ pancreozymine ⑤ secrrtin

42. 당뇨병의 합병증이하고 할 수 있는 것은?

ⓐ 망막증 ⓑ 고콜레스테롤혈증 ⓒ Niemann-Pick disease ⓓ 간경변

① a, b만 ② b, c만 ③ a, c, d만 ④ a, b, c만 ⑤ b, c, d만

43. 다음중 옳게 기술한 것은?

ⓐ 혈중의 creatine kinase의 측정시 식사 후에 채혈해도 무관하다.
ⓑ 혈중의 Na^+와 K^+의 측정시 공복시에 채혈한다.
ⓒ 혈중의 Na^+와 K^+의 측정시 용혈 혈청은 사용하지 못한다.
ⓓ 이온 선택 전극으로 Na^+와 K^+을 측정할 때 적당한 시료는 whole blood이다.

① a, b ② b, c ③ c, d ④ a, b, c ⑤ b, c, d

44. 각 분석기기의 light source를 옳게 연결한 것은?

ⓐ 원자 흡광 광도계 - 중공음극램프
ⓑ 형광광도계 - 수은 램프, 크세논 램프
ⓒ 분광광도계(자외부) - 수은 램프, 중수소 램프
ⓓ 분광광도계(가시부) - 텅스텐 램프

① a, b ② c, d ③ a, b, c ④ b, c, d ⑤ a, b, c, d

45. Blood의 glucose 농도를 저하시키는 호르몬은?

① insulin ② adrenaline ③ glucagon ④ noradrenaline ⑤ ACTH

46. 갑상선기능저하증을 원인으로 하는 hyperlipoproteinemia의 임상적 현상을 옳게 연결한 것은?

	Type	임상현상
ⓐ	Ⅱa	LDL 증가, total cholesterol(TC) 증가, 소화불량
ⓑ	Ⅱb	LDL, VLDL, TG, TC 증가, 당뇨복합증상
ⓒ	Ⅲ	CM 증가, 당뇨
ⓓ	Ⅴ	β-lipoprotein, VLDL, CM 및 TC 증가, 당뇨복합증상

① a, b만 ② b, c만 ③ c, d만 ④ a, d만 ⑤ b, d만

47. 근육의 에너지 저장체로서 결핍되었을 때 근무력증의 원인이 되는 물질은?

① Creatine phosphate ② Creatinine phosphate
③ ATP ④ Myosin phosphate
⑤ Creatine kinase

48. Folin-Wu법에 의한 혈당측정의 원리는?

① Glucose에 의한 Cu의 산화 ② Glucose에 의한 Cu의 환원
③ Cu에 의한 glucose의 산화 ④ Cu에 의한 glucose의 환원
⑤ Glucose에 의한 Fe의 환원

49. 호르몬의 기능과 그 분비기관(조직)이 알맞게 연결된 것은?

	호르몬	기능	분비기관(조직/세포)
ⓐ	Insulin	혈액 glucose 저하	췌장 β-cell
ⓑ	Glucagon	혈액 glucose 상승	췌장 β-cell
ⓒ	Aldosterone	Na^+/K^+ 교환	부신피질
ⓓ	Adrenaline	혈압상승	부신피질

① a, d만 ② c, d만 ③ a, c, d만 ④ b, c, d만 ⑤ a~d 모두

50. Na^+/K^+-ATPase에 대하여 옳게 기술한 것은?

ⓐ 각종 세포막에 존재
ⓑ ATP를 이용하여 Na^+와 K^+ 교환
ⓒ 신장에서 활성이 저하되면 blood의 HCO_3^-가 중화되지 않는다.
ⓓ 세포 외부 및 내부의 전해질 Na^+와 K^+의 조절

① a, b만 ② b, c만 ③ a, b, c만 ④ a, c, d만 ⑤ a~d 모두

모의고사 43회 정답 및 해설

1. ⑤	2. ④	3. ⑤	4. S형	5. ⑤	6. ④	7. ①	8. ④	9. ⑤
10. ⑤	11. ⑤	12. ⑤	13. ①	14. ③	15. ③	16. ③	17. ②	18. ②
19. ①	20. ⑤	21. ④	22. ⑤	23. ⑤	24. ③	25. ⑤	26. ②	
27. HCO_3^-	28. ③	29. ⑤	30. ①	31. ⑤	32. ⑤	33. ⑤	34. ⑤	
35. ③	36. ③	37. ③	38. ⑤	39. ②	40. ①	41. ②	42. ①	43. ②
44. ⑤	45. ①	46. ①	47. ①	48. ②	49. ⑤	50. ⑤		

모의고사 44회

주요 평가 목표

알코올의 임상, 당뇨와 신경세포 기능, 중증근무력증과 자가면역질환, acetylcholine, 치매의 특성 및 임상, 빌리루빈 특성/측정법, 통풍/통증 유발물질과 임상, serotonin, glutathione과 임상, 활성산소생성, LD(H), ketone body, Parkinson's disease, Alzheimer disease, 염증인자, 혈관 수축(확장) 물질, glycogen 분해물질, cholesterol 저하물질, 혈전, 신경수축(무도병)

ASCPi 예상문제와 유사하거나 동일한 문제 번호

1, 2, 6

모의고사 44회

01. 알코올 음용에 의해 임상적으로 나타날 수 있는 병리현상은?

ⓐ hypertriglyceridemia　　ⓑ hypercholesterolemia
ⓒ lactic acidosis　　ⓓ Zinc의 결핍 초래

① a, b만　② c, d만　③ a, b, c만　④ b, c, d만　⑤ a~d 모두

02. 당뇨환자의 신경세포에서 일어날 수 있는 생리 또는 병리현상은?

ⓐ Acetylcholine의 생성 저하
ⓑ ⓐ에 의한 신경기능 장해
ⓒ ⓑ의 것은 기억력상실, 운동력저하, 학습능력상실 초래
ⓓ 중증근무력증

① a, b 만　② b, d만　③ a, b, c만　④ a, c, d만　⑤ a~d 모두

03. 중증근무력증이 자가면역질환으로 판단되는 병리현상은?

ⓐ Acetylcholine의 수용체파괴　　ⓑ ⓐ는 IgG의 작용에 의한다.
ⓒ Acetylcholine의 분해　　ⓓ ⓒ는 acetylcholine esterase에 의한다.

① a만　② c만　③ a, b만　④ a, c만　⑤ a~d 모두

04. 치매 등의 신경세포의 기능장해에 관여하는 물질은?

ⓐ β-amyloid peptide　ⓑ tau-protein　ⓒ secretin　ⓓ glycogen

① a, b만　② b, c만　③ c, d만　④ a, c만　⑤ a, d만

05. 치매의 진단지표로 뇌척수액에서의 변화는?

ⓐ β-amyloid peptide 저하　　ⓑ α_1-antichymotrypsin 증가
ⓒ somatostatin 감소　　ⓓ apoprotein-E_4 감소

① a, b만　② a, d만　③ a, b, c만　④ a, c, d만　⑤ a~d 모두

06. 혈중에 간접형 빌리루빈이 증가하는 질환은?

ⓐ 용혈성 황달	ⓑ 폐쇄성 황달
ⓒ Grigler-Najjar 병	ⓓ 만성 골수성 백혈병

① a, b만 ② a, c만 ③ a, c, d만 ④ b, c, d만 ⑤ a~d 모두

07. 간접형 bilirubin의 측정시 사용하는 반응촉진제는?

ⓐ 메탄올 ⓑ 다이피린 ⓒ 카페인 ⓓ urea

① a, b만 ② c, d만 ③ b, c만 ④ a, c, d만 ⑤ a~d 모두

※ 치매의 진단지표에 대한 설명이다. 적당한 단어를 보기에서 찾아 기입하세요. (8~11)

뇌척수액에 α1-antichymotrypsin이 증가하여 aromatic aminoacid인 phenylalanine, (**8**), (**9**) 등의 생성이 저하되어 욕망과 욕구를 고취시키고 (**10**) 의 생성을 증가시키는 (**11**)의 생성이 저하된다.

〈보기〉
tytosine, tryptophane, alanine, insulin, estrogen, prolactin, dopamine, histamine, serotonin

12. 치매의 치료를 위해 바람직한 약물은?

ⓐ β-amyloid peptide 분해제	ⓑ acetylcholine 수용체 부활제
ⓒ apoprotein E의 증가제	ⓓ acetyl esterase 저해제

① a, b만 ② b, d만 ③ a, b, c만 ④ a, b, d만 ⑤ b, c, d만

13. 통풍의 예방/치료를 위한 적절한 방법은?

ⓐ Glucose-6-phosphate 활성촉진
ⓑ Phospho-ribosyl-pyrophosphate 합성억제
ⓒ Hypoxanthine-guanine-phosphoribosyltransferase 활성촉진
ⓓ Xanthine oxidase의 활성억제

① a, b만 ② c, d만 ③ a, b, c만 ④ a, b, d만 ⑤ b, c, d만

14. 통증유발물질 PGE_2의 전구지방산은?

① arachidonic acid ② α-linolenic acid ③ eicosapentaenoic acid ④ docosahexaenoic acid ⑤ oleic acid

15. 위 14번의 통증유발물질의 전구지방산이 phosphatidylcholine에 결합되어 있다면 그 결합부위와 분해효소가 옳게 연결된 것은?

① C-1위치 - phospholipase A_1
② C-2위치 - phospholipase A_2
③ C-3위치 - phospholipase C
④ C-3위치 - phospholipase D

16. 위 15번으로부터 어떤 효소의 활성을 억제시켜야 통증을 억제시킬 수 있다고 생각되는가?

답 : ______________________________

17. 통증유발물질이 생성되는 백혈구는 (A), (B), (C)이며, 이들 세포에서 생성되는 (D), (E), (F) 등은 강한 통증을 유발한다. 보기에서 찾아 기입하세요. (단, A, B, C 및 D, E, F의 순서가 달라도 무관)

〈보기〉
neutrophil, mast cell, monocyte, macrophage, PGE_2, LTC_4, LTD_4, PGI_2, PGG_2

※ 다음의 물음에 대한 답을 아래의 보기에서 찾아 적으세요. (18~32)

18. Chymotrypsin의 기질 (   )

19. Glucose 대사효율 저하 (   )

20. 인지, 행동 및 의식 조절 물질 (   )

21. Serotonin의 합성전구물질 (   )

22. Brain에서 5-hydroxylase와 decarboxylase 합성저하 (   )

23. 산화형 glutathione의 환원에 이용 (   )

24. NADPH-cytochrome C-reductase의 활성저해에 의한 활성산소 생성촉진 (   )

25. 뇌세포에 이것이 결핍되면 Parkinson's disease이다. 이것은? (   )

26. Dopamine을 산화시키는 물질 (   )

27. Adrenaline의 전구물질 (   )

28. Lyso-phospholipids를 생성시키는 효소 (　　)

29. 인지질에 작용하여 choline 등의 base를 생성시키는 효소 (　　)

30. Pyruvate를 lactate로 환원시키는 데 필요한 효소는? (　　)

31. Ketone bodies의 산화가 저하되는 질환 (　　)

32. 지방산이 산화될 때 생기는 이중결합 (　　)

〈보기〉

① methionine	② alanine	③ phenylalanine	④ tyrosine	⑤ tryptophan
⑥ Parkinson's disease	⑦ Alzheimer disease	⑧ dopamine	⑨ chymotypsin	
⑩ β-amyloid peptide	⑪ serotonin	⑫ NADH	⑬ NADPH	⑭ MPTP
⑮ tryptophan	⑯ phospholipase C	⑰ phopholipase A_2	⑱ phospholipase D	
⑲ cis형	⑳ trans형			

※ **다음에 열거한 사항과 연관성이 있는 것을 아래 보기에서 찾아보세요.** (33~42)

(단, 답은 1개 이상일 수 있습니다.)

33. Mitochondrial DNA의 손상 (　　)

34. Parkinson's disease, Alzheimer disease (　　)

35. Glutathione (　　)

36. Alcohol 산화효소 (　　)

37. Gout (　　)

38. 지방산의 산화물 (　　)

39. 기아 (　　)

40. 이따이이따이병 (　　)

41. 염증인자 (　　)

42. Sickle cell (　　)

〈보기〉

Hydroxyl radical, H+-ATPase, 항산화작용, glutamate, cysteine, glycine, alcohol dehydrogenase, uric acid, IMP, GMP, AMP, glucose-6-phosphatase, ketone body, hydroxybutyrate, acetoacetate, acetone, HMG-CoA reductase, cholesterol, metallothionase, PGE_2, LTB_4, Ca^{2+}-ATPase, Na^+/K^+-ATPase, glucose-6-phosphate dehydrogenase

※다음 물음에 대해 알맞은 답을 아래 보기에서 찾아 그 번호를 기입하세요. (43~50)

43. 편두통을 일으키고, 혈관 수축작용을 하면서 주로 혈소판이나 위장관에 저장되어 있는 물질은? (   )

44. 혈관 확장작용 (   )

45. 염증반응 (   )

46. Glycogen 분해 (   )

47. 혈관 수축 (   )

48. 혈중 cholesterol 저하 (   )

49. 혈전의 치료제 (   )

50. 신경 수축(무도병) (   )

〈보기〉

① agonist	② antagonist	③ histamine	④ serotonin	⑤ PGI_2	⑥ IgE
⑦ glucagon	⑧ insulin	⑨ IP_3	⑩ DG	⑪ TXA_2	⑫ molsidomine
⑬ carbacol	⑭ muscarine	⑮ aspirin			

모의고사 44회 정답 및 해설

1. ⑤	2. ⑤	3. ③	4. ①	5. ③	6. ③	7. ⑤	8. tyrosine
9. tryptophan	10. prolactin	11. dopamine	12. ④	13. ④	14, ①	15. ②	
16. phospholipase A_2	17. A: neutrophil B: monocyte C: macrophage D: PGE_2 E: LTC_4 F: LTD_4	18. ③, ④, ⑤					
19. ⑥	20. ⑧	21. ⑮	22. ⑥	23. ⑬	24. ⑭	25. ⑪	26. ⑭	27. ⑧
28. ⑰	29. ⑱	30. ⑫	31. ⑥	32. ⑳	33. hydroxyl radical, H^+-ATPase		
34. hydroxyl radical	35. 항산화작용, glutamate, cysteine, glycine						
36. alcohol dehydrogenase	37. uric acid, IMP, GMP, AMP, glucose-6-phosphatase						
38. ketone body, hydroxybutyrate, acetoacetate, acetone	39. HMG-CoA reductase, cholesterol						
40. metallothionase	41. PGE_2, LTB_4	42. Ca^{2+}-ATPase, glucose-6-phosphatase dehydrogenase					
43. ④	44. ⑤, ⑫	45. ⑥	46. ⑦	47. ⑪	48. ⑤	49. ⑫, ⑮	50. ⑭

모의고사 45회

주요 평가 목표

Mg, Cu, Cl, Hb, γ -globulin, 전기영동원리/염색약/분석법, transferrin, γ -GTP, Glucose-alanine cycle, TG분해, β -oxidation, ketone body, Acidosis, 고질 삼투압, 동맥경화 원인, 고지혈증 원인, ceruloplasmin, Hexokinase, glucokinase, ALP, LCAT, Target cell, Tangier 병, 효소의 Km, α 1-antitrypsin, 폐기종, 지용성 vitamin, 담즙산과 임상 pH공식, 뇨 clearence, Parkinson's disease, metabolic hyperchloremic acidosis, urea

ASCPi 예상문제와 유사하거나 동일한 문제 번호

5, 6, 13, 16, 18, 19, 21, 22, 23, 24, 26, 31, 32, 33, 34, 45

모의고사 45회

※ 다음은 무기물질의 측정에 관한 것인데, 밑줄친 부분중 잘못 설명한 것을 선택하여 수정하세요. (1~3)

01. Mg를 titan yellow로 반응시키면 적색의 chleator가 생성되고, 이것을 보호하기 위해 polyphenyl alcohol을 첨가하여 530㎚에서 비색정량한다.

02. 혈청의 구리(동)를 측정하기 위해 우선 ceruloplasmin으로부터 Cu를 분리하고, 이때는 trichloroacetic acid로 단백질을 제거해야 하며, Cu^{2+}를 Cu^{+}로 환원시키기 위해 hydroxylamine 또는 ascorbic acid을 첨가한다. 이 수용액에 발색제 diethyldithiocarbamate를 첨가시켜 발색시킨 후 사염화탄소로 발색액을 추출하여 480㎚에서 비색하는 구리의 측정법을 diethyldithiocarbamate 법이라고 한다.

03. 혈청의 Cl이온을 적정법/Schales・Schales법으로 측정할 때 적정시약으로는 $Hg(NO_3)_2$(질산 제2수은)를 사용하고 지시약으로 diphenylcarbazone을 사용한다.

04. 이때 청자색으로 착염을 생성되는 착염은 mercuric diphenylcarbazone이다. 또한 이온 선택전극법으로 Cl을 측정할 때 사용하는 Cl의 전극막은 Ag_2S와 $HgCl_2$이다.

※ 다음 밑줄친 부분에서 잘못 기술한 것을 선택하여 수정하세요. (5~6)

05. Ceruloplasmin은 Cu^{+}를 함유하고 있는 단백질로서 α_2-globulin분획에 존재한다.

06. Mg은 globulin과, Cu는 ceruloplasmin과 결합하여 운반된다.

※다음 밑줄친 부분에서 잘못 기술한 것을 선택하여 수정하세요. (7~13)

07. 적혈구 중의 hemoglobin(Hb)은 비효소적으로 glycosylation(당화)되어 ketoamine을 형성하는데, Hb를 전기영동상에서 구별하면 HbA, F, A_1 및 A_2로 구별할 수 있다. 이중 HbA_1과 그 주요성분인 HbA_{1c}의 C-말단에 glucose가 결합하고 있다. 이것은 장기간의 혈당 control의 지표로써 이용된다. HbA_{1c}를 agarose electrophoresis으로 측정할 경우에 pH가 알칼리성인 buffer에서 HbA_{1c}이 HbA보다도 음극쪽으로 분획되는 것을 응용한 것이며, 이것의 %농도는 densitometer에서 측정한다.

08. ɣ-globulin의 IgG의 등점점의 pH는 5.8~7.3이다. 이때 pH 8.6의 완충용액에서 전기영동을 하면 IgG의 아미노산 중 아미노기가 (+)극으로 하전되어지기 때문에 (-)극으로 이동한다. 영동이 끝난 단백질 중 당단백질을 염색할 때는 보통 nigrosin을 사용하며, ɣ-globulin의 혈중 정상치는 28.9%이다. 이와 같은 전기영동이 끝난 gel/막에 분리된 단백질의 %농도를 구할 때는 UV/visible spectrophotometer를 사용할 수 있다. 그러나 이 방법은 gel/막에서 단백질의 분리 · 추출과 단백질의 회수율의 저하 및 단백질 측정을 위한 반응 등의 복잡한 전처리 단계가 필요하기 때문에 이와 같은 것을 배제하기 위해 gel/막상의 단백질 band의 density를 측정하는 기구인 densitometer를 사용하는 것이 보편적이다.

09. Transferrin의 등전점에서의 pH는 5.9이며, pH 8.9의 완충용액에서 그것은 음극(-)으로 charge되고 전기영동상에서 양극 방향으로 이동한다.

10. 정상 혈청 중에는 유리형의 콜레스테롤이 에스테르형의 그것보다 많이 함유되어 있다.

11. 생체 내의 불포화지방산이 자동산화되었을 때 과산화지질의 생성이 증가하고, 이것을 억제하는 생체 내의 glutathione의 본체는 ɣ-glutamylcysteinylglysine이며, 이것은 세포질에 국재하고있는 ɣ-glutamyl transferase(transpeptidase: ɣ-GTP)에 의하여 분해되면서, 혈중의 oxoproline acid 이외의 amino acid를 세포 내부로 이동시키는 작용을 한다. 혈중의 ɣ-GTP를 측정하는 Orlowski법에서는 ɣ-glutamyl-ρ-nitroanilide와 glycylglycine을 기질로 하여 생성되는 ρ-nitro-aniline의 색소를 565㎚에서 비색측정한다.

12. 과산화지질의 thiobarbituric acid(TBA)법은 과산화지질로부터 생긴 malondialdehyde와 TBA를 반응시켜 생성되는 적색화합물을 n-butanol로 추출하여 515㎚에서 비색을 측정하는 법이다.

13. 17-oxosteroid(17-OS)는 steroid핵의 C-17위치가 C=O로 되어있는 물질군 중 산성의 것의 총칭이고, 이것들 중 남성의 뇨의 것은 2/3이 부신수질에 유래하고, 17-OS는 Zimmermann반응에서 m-dinonitrobenzene과 반응하여 발색되는 적자색을 520㎚에서 비색 정량한다.

※ 다음 밑줄 친 부분 중 잘못 기술한 것을 선택하여 수정하시오. (14~17)

14. Glucose-alanine cycle의 설명이다. 근육에서 단백질이 분해되어 생긴 암모니아는 glutamate와 결합하고 그것의 amino group을 pyruvate의 carbonyl group 위치에, alanine의 amino group을 α-ketoglutarate의 carbonyl group 위치에 전이시키는 GPT(ALT)에 의하여 alanine으로 변하여 혈중으로 유출되고, 다시 이것이 liver 내부로 들어가 근육에서 일어나는 반응의 역반응을 촉진하는 GPT(ALT)에 의하여 생긴 pyruvate는 당의 신생반응을 거쳐 glucose로, 또 glutamate은 urea cycle을 거쳐 urea로 변한다.

15. 부신의 수질에서 생성되어 혈중으로 방출된 adrenaline은 지방세포막에 작용하여 ATP로부터 생성시킨 cAMP에 의하여 호르몬 감수성 lipase가 활성화된다. 그 결과 지방세포에 축적되어 있던 triglyceride가 분해되는데 이때 3분자의 지방산이 생성된다.

16. 생체 내에서 palmitic acid가 β-oxidation되기 위해서 우선 palmityl-carnitine(또는 지방산 acyl-carnitine)형태로 mitochondria 내막으로 유입되어 내막의 carnitine acyltransferase Ⅱ에 의하여 유리된다. 이 palmityl-CoA는 다음 순서 즉, 탈수소반응→가수분해반응→탈수소반응→분해반응을 거쳐 8개의 acetyl-CoA로 산화되어 ketone bodies의 전구체가 될 수 있는데, ketone bodies는 간, 신장에서만 생성된다. 이 이유는 ketone bodies의 중간체인 β-hydroxymethylglutamyl-CoA를 생성시키는 β-hydroxyglutaryl-glutamyl-CoA synthase는 간, 신장에만 존재하기 때문이다. Ketone bodies에는 β-hydroxybutyrate, acetoacetate 및 acetone이 있다. 이들은 혈중에 insulin이 부족할 때 간, 신장에서 생성되어 신장, 뇌, 근육에서 이용된다. 절식 때에도 ketone bodies의 생성이 증가한다.

17. 동물의 체내에서 지방산에 이중결합이 형성될 때에는 carboxyl group말단을 향하여 일어나고, 이중결합을 중심으로 hydrocarbon이 서로 같은 방향으로 결합한다.

※ 다음 문장의 밑줄친 부분 중 잘못 기술한 곳을 선택하여 수정하세요. (18~30)

18. 대사성 acidosis를 진단하기 위해 혈중의 이온 gap을 측정하는데, 저산소증에서는 혈중에 젖산(lactic acid)가 축적하며, 이것을 lactic acidosis라고 한다. 이때 혈중의 pH는 정상보다 낮은데, 이것은 음이온 중 bicarbonate ion(HCO_3^-)의 농도가 낮아지기 때문이다.

19. 대사성 acidosis에서는 혈중의 HCO_3^-가 감소하고, 호흡성 acidosis에서는 이산화탄소의 분압이 증가한다.

20. 혈액의 교질삼투압을 유지시키는 단백질인 알부민은 간에서 합성·분비되고, 지방산, bilirubin 등의 hydrophobic compound를 각 조직으로 수송하는 작용이 있다.

21. 동맥경화나 고지혈증의 원인이 되는 lipoprotein은 LDL과 VLDL이며, 이들은 전기영동상에서 β-globulin영역에서 나타난다. 또한 VLDL은 triglyceride, cholesterol을 많이 함유하고 있고, 인슐린의존성 당뇨병(type Ⅰ 당뇨병)에서는 혈중의 lipoprotein lipase의 활성이 저하되어 혈중에 VLDL과 LDL이 증가한다. 이 경우 당뇨병의 합병증으로 고지혈증과 동맥경화증이 일어날 수 있다.

22. Transferrin은 3가철을 수송하는 기능을 가지며, 전기영동상에서 β-globulin영역에 나타난다. 전기영동상에서 α_2-globulin영역에 나타나는 혈장의 단백질 중 산화활성을 가지거나 구리(2가 구리)를 수송하는 것은 ceruloplasmin이다.

23. 효소의 본체는 화학성분 중 단백질로 구성되어 있고, 그것의 활성은 온도, pH(수소이온농도), 기질의 농도, cofactor 및 저해제에 의해 영향을 받는다. Glucose를 glucose-6-phosphate로 전환시키는 효소인 hexose-kinase(glucokinase)는 cofactor로 마그네슘이온을 필요로 하고, 이 효소는 분류상 전이효소(transferase)에 속한다.

24. 소아의 경우 혈중에 증가하는 효소는 alkaline phophatase이며, 간경변의 환자 혈중에는 lecithin cholesterol acyl transferase=LCAT가 감소하고, 이 효소가 혈중에 결핍되었을 때 동맥경화, 고지혈증, 신장장애, 용혈성 빈혈 및 Tangier병이 일어난다. 특히 LCAT의 결핍에 의한 용혈성 빈혈 환자의 혈액도말을 관찰하였을 때 적혈구는 target 모양의 cell(target cell)로 관찰된다. 이것은 LCAT의 결핍에 의해 적혈구 막의 구성분인 phosphatidylcholine의 증가와 free cholesterol의 증가 때문이다. 이와 같은 적혈구 막의 구성지질의 조성상의 변화로 적혈구가 파괴되어 용혈을 일으킨다. 또한 tangier병에서는 LCAT가 결핍되어 있기 때문에 혈중에는 cholesterol ester가 감소한다.

25. 효소 특유의 정수인 K_m은 단위 농도로 나타내며, K_m의 농도가 높으면 높을수록, 효소와의 친화성(친화력)이 낮다는 것을 의미하며, K_m의 농도가 기질(효소가 이용하는 물질)의 농도와 같을 때 효소의 반응속도는 최대 반응속도의 1/2이고, 효소가 길항적 저해를 받았을 때 K_m은 증가(상승)하지만, 최대반응속도(Vmax)는 변하지 않는다.

26. 급성상 반응 물질(acute phase reactants)인 α_1-antitrypsin이 결핍되면 조직의 탄력 단백질인 elastin 및 collagen 등이 분해되며, 결과적으로 피부노화 및 폐기종이 일어난다. 이 α_1-antitrypsin은 혈액응고를 억제(저하)시키는 작용도 있다.

27. 지용성 비타민에는 A, D, E, K 등이 있으며, 이들은 혈중의 단백질인 prealbumin에 의해 조직에 수송되고, 특히 비타민 K는 혈액응고인자의 cofactor로 작용한다.

28. 담즙산인 taurocholic acid와 glycocholic acid는 cholesterol을 기질로 하는 효소인 7α-hydroxylase에 의하여 생성된 cholic acid로부터 생성되며, 이들 담즙산은 lipid의 소화, 흡수의 기능이 있고, 사람에 cholesterol 결석(담석)이 유발되기 쉬운 것은 사람에게는 cholesterol을 기질로 하는 7α-hydroxylase의 활성이 제한되어 있기 때문에 과잉으로 섭취된 cholesterol은 담즙산으로 합성되지 않고, 배설되어 신장에 축적하기 때문이다. 이것은 cholesterol의 골격인 steroid가 분해되지 않는 것에도 기인한다.

29. 혈중의 pH를 계산할 때 사용하는 공식은 $pH = pK_a + \log [HCO_3^-]/[H_2CO_3]$ 이다. 이때 pK_a는 6.1을 사용하고, $[H_2CO_3]$는 $0.03 \times pCO_2$와 같다.

30. 뇨중 X-물질의 clearance는 UV/P × 1.48/A 로 계산한다.
U = X 물질의 뇨중의 농도 (㎎/㎖), V = 1분간에 배설되는 뇨중의 X의 양 (㎖/min)
P = X 물질의 혈중의 농도 (㎎/㎖), A = 체표면적

※ 다음 괄호 안에 적당한 단어를 기입하시오.

01. Purine의 분해산물인 (**31**)가 joint에 축적되는 것이 (**32**)의 원인이다. 실제 전술한 (**31**)는 monosodium 형태로 joint에 축적되는데 이것이 lysosomal enzyme에 의해 (**33**)될 때 생기는 (**34**)이 염증의 원인이다.

02. Parkinson's disease, (**35**) 및 cardiomyopathies 등과 같은 age-related degenerative disease는 (**36**)막에 존재하는 효소 (**37**)의 저해에 의해 수소이온(proton)의 수송이 저해되면 (**36**) 의 (**38**)율이 저하되어 (**36**)에 (**39**)가 증가하게 된다. 그 결과 (**39**)이 (**40**)로 변하여 DNA에 손상이 일어나는 것이 원인이다.

03. Metabolic hyperchloremic acidosis는 (**41**)에서 (**42**)이 방출되지 않을 때 혈중에 chloride ion이 축적된 결과 (**43**) gap이 일어나 (**44**)이온이 (**45**)됨으로써 혈액의 pH가 산성으로 변화되는 것인데 이 때 혈중에는 amino acid의 대사산물인 (**46**)의 (**47**)을 동반한다. (**48**)은 (**49**)에서 urea cycle을 거쳐 urea로 변하지 않으면 혼수상태에 빠지게 된다. 이와 같은 것을 (**50**)라고 한다.

모의고사 45회 정답 및 해설

1~30의 답은 모두 맞는 것이다. 모두 암기하세요.

31. uric acid(monosodium urate) 32. 통풍(gout) 33. 산화

34. free radical (active oxygen : Hydroxy radical, Superoxide, Hydrogn peroxide)

35. 알쯔하이머 36. mitochondria 37. H^+-ATPase 38. 산소이용률(호흡률)

39. 산소 40. 활성산소 (active oxygen : Hydroxy radical, Superoxide, Hydrogn peroxide)

41. 신장(의 세뇨관) 42. 수소이온(H^+) 43. anion

44. 염소이온(Cl^-) 45. 증가(축적) 46. 암모니아(NH_3^+, NH_4)

47. 축적(증가) 48. 암모니아 49. 간 50. 간 혼수 (hepaticoma)

모의고사 46회

주요 평가 목표

chylomicrone, lipoprotein lipase, hyperlipoproteinemia, chronic alcoholism, uric acid, urea, cholinesterase, heparin, 신사구체 여과율, creatine/creatinine, K^+-channel, Na^+-channel, 동맥경화지수, 가족성 고콜레스테롤혈증, LDL, Bile acid 급원, Tangier병, 갑상선기능저하증, Acetylcholine, Adrenaline

ASCPi 예상문제와 유사하거나 동일한 문제 번호

1, 10, 12, 13, 19, 20, 24, 26

모의고사 46회

※ 다음 문장의 밑줄 중 한 곳만 잘못 기술한 곳이 있다. 찾아 수정하세요.

01. 소장에서 혈중으로 분비되는 lipoprotein으로서 식사에 유래하는 것은 VLDL이며, 이것은 lipoprotein lipase에 의해 분해되어 triglyceride가 많은 소체로 변하여 간에 endocytosis 형태로 유입되어 HDL, VLDL로 변한다.

02. Type Ⅰ hyperlipoproteinemia 환자의 혈중에는 low density lipoprotein(LDL)과 triglyceride가 증가하고, 이것은 지방세포에 lipoprotein lipase가 유전적으로 결핍된 환자에서 발견된다.

03. Chronic alcoholism에 의한 지방간의 형성은 xanthin oxidase, aldehyde oxidase, NADPH-cytochrome C reductase에 의한 활성 산소 형성으로 단백질 α-lipoprotein의 생성저하 때문이다.

04. 혈중의 어떤 유기물질의 증가/감소와 관련되는 질환이 알맞게 연결된 것은?

ⓐ uric acid 증가 – 통풍, 발열, 염증
ⓑ urea 감소 – 간경변증
ⓒ 비단백질소 감소 – 기아, 임신말기
ⓓ choine esterase 증가 – 갑상선 기능 항진증

① a, b만 ②c, d만 ③a, b, d만 ④a, c, d만 ⑤a~d 모두

※ 다음 괄호 안에 적당한 단어를 기입하세요. (5~9)

Heparin은 heteropolysaccharide(acid mucopolysacchride)로서 sulfite ester group($-SO_3H$)을 결합하고 있는 (**5**) 및 (**6**)으로 구성되어 있다. 이것은 prothrombin을 (**7**)으로의 전환을 억제하여 (**8**)작용을 하며, 임상적으로 혈액가스(CO_2, NH_3)나 (**9**)의 측정목적으로 혈장을 제조할 때 항응고제로서 사용한다.

※ 다음의 물음에 적당한 것을 보기에서 찾아 그 번호를 기입하세요.(1개 이상의 답도 있다.)

10. 신사구체 여과율을 측정하는데 사용하는 물질 (   )

11. Creatine의 생성 amino acid로서 liver에 존재하는 것 (   )

12. 신장 세뇨관에서 흡수되지 않는 amino acid 대사 산물 (   )

13. 혈중 creatinine의 농도 저하와 관련되는 질환 (　　)

14~18. 신경 세포막은 정지 상태에서 K^+-channel은 (**14**)되어 있고, Na^+-channel은 (**15**)되어 있기 때문에 세포 내부에는 (**16**) charge를 띠고 있다. 신경 세포가 (**17**)이 일어 날 때는 세포 내부에는 (**18**) charge가 충만해진다. 이것을 흥분이라고 한다.

19. Creatinine이 혈중에 증가하는 경우는 (　　)등의 경우이다.

20. 혈중의 lipid를 측정하여 동맥 경화 지수를 구하는 방법은 (　　)이다.

21. 가족성 고콜레스테롤 혈증 환자의 혈중에 증가하는 lipoprotein은 (　　)이다.

22. β-lipoprotein / total choresterol의 비는 (　　)의 진단에 이용.

23. Intestine에서만 분비되는 혈중 lipoprotein은 (　　)

24. LDL의 혈중 농도를 감소시키는 lipoprotein은 (　　)

25. 혈중에 insulin이 결핍되었을 때 혈중에 증가하는 것은 (　　)이다.

26. LDL 수용체 결핍에 의한 가족성 고혈압, 가족성 고콜레스테롤혈증에서는 (　　)가 저하된다.

27. Bile acid의 급원이 되는 것은 (　　)

28. 갱년기 여성에서 남자에서 동맥 경화의 발생 빈도가 높은 것은 bile acid의 합성을 촉진하는 (　　)의 분비가 감소하기 때문이다.

29. Tangier병은 (　　)의 결핍이 원인이다.

30. 어떤 환자의 혈장을 시험관에 담아 24시간 동안 방치해 두었더니 혈장 위에 크림층이 생겼다. 이것은 (　　)이다.

31~32. 갑상선 기능 저하증을 동반하는 hyperlipoproteinemia는 (**31**)이고, 췌장염을 동반하는 경우는 (**32**)이다.

〈보기〉

① vitamin D　② insulin　③ glycine　④ methionine　⑤ glucagon　⑥ creatine
⑦ creatinine　⑧ 근무력증　⑨ Parkinson's disease　⑩ 양친매성　⑪ 소수성
⑫ close　⑬ open　⑭ plus　⑮ minus　⑯ 탈분극(흥분)　⑰ 과분극
⑱ 간질환　⑲ 신부전증　⑳ 용혈　㉑ (total cholesterol)-(LDL-cholesterol)/(LDL-cholesterol)
㉒ (total cholesterol)-(HDL-cholesterol)/(HDL-cholesterol)
㉓ (HDL-cholesterol)-(TG)/(HDL-cholesterol)　㉔ LDL　㉕ VLDL　㉖ HDL
㉗ chylomicron　㉘ 간질환　㉙ 당뇨　㉚ 동맥경화　㉛ cholesterol　㉜ glucose
㉝ ketone bodies　㉞ free fatty acid　㉟ bile acid　㊱ cholesterol ester
㊲ estrogen　㊳ LCAT　㊴ Sudan Black-100　㊵ phenol blue
㊶ Type Ⅰ hyperlipoproteinemia　㊷ Type Ⅱ hyperlipoproteinemia　㊸ 간　㊹ 신장
㊺ 뇌　㊻ 근육　㊼ NADH　㊽ NAD^+

33~45. Acetylcholine의 수용체 중 muscarnic agonist는 (**33**), (**34**) 및 (**35**) 등이 있으며, 이들이 muscarnic 수용체에 작용하면 탈분극이 일어난다. 신경세포에서의 탈분극은 정지상태의 전위(**36**)mV가 (**37**)으로 이동하는 상태의 (**38**)전압을 말하며, 이 때 (**39**)유입이 증가, (**40**)의 생성증가 및 (**41**)의 대사촉진과 더불어 (**42**) 질환이 발생한다. 이러한 질환의 치료제로서는 (**43**), (**44**), (**45**)등이 알려져 있다.

46~50. Adrenaline은 교감신경계의 α1-수용체에 작용하여 평활근을 수축시키는데, 이것은 adrenaline의 (**46**) 이온이 농도증가에 기인한다. 이 ion의 저해제로는 (**47**) 및 verapamil 등이 있으며, 혈관을 확장시킴으로써 고혈압을 치료하는데 사용하는 약물은 (**48**)등이 있고, PGI2의 생성을 촉진시켜 혈관을 확장시키는 약물은 (**49**)등이 알려져 있다. 이와 같은 고혈압은 고혈압의 종류 중 (**50**)에 속한다.

모의고사 46회 정답 및 해설

1. VLDL → chylomicrone
2. LDL → chylomicrone
3. α –lipoprotein → β –lipoprotein
4. ⑤
5. glucuronic acid
6. glucosamine
7. thrombin
8. 항응고
9. 전해질
10. insulin
11. methionine
12. creatinine
13. 근무력증
14. open
15. close
16. minus
17. 흥분/탈분극
18. plus
19. 신부전증, 용혈
20. total cholesterol–(HDL–choleterol)/HDL–cholesterol
21. LDL
22. 당뇨/동맥경화
23. chylomicrone
24. HDL
25. Cholesteol, glucose, ketone body. free cholesterol
26. Bile acid, cholesterol, cholesterol ester, HDL
27. cholesterol/cholesterol ester
28. estrogen
29. LCAT
30. Type I hyperlipoproteinemia
31. Type II hyperlipoproteinemia
32. Type I hyperlipoproteinemia

33~35. muscarine, methacholine, carbachol, bethanechol, pilocarpin 중 3개

36. –60mV
37. +전압
38. 활동성
39. Na^+(나트륨 이온)
40. cGMP
41. 인지질(phospholipids)
42. Huntingstone's disease 또는 chorea disease(무도병)

43~45. scopolamine, atropine, ipratropium, tropicamide, benzhexol, pilocarpin 중 3개

46. Ca^{2+}
47. molisidomine, ticlopidine, verapamil theophyline, Nipedipine 중 1개
48. 혈관 확장제(vasodillator)

모의고사 47회

주요 평가 목표

효소의 특성, 효소반응특성, glycolysis, ATP전이효소, ATP이용반응, glucosetnthd, amylopectin특성, carbonic acid(H_2CO_3)특성, Parkinson's disease, phenylketoyria, Alzheimer's disease, 킬레이트 요법, α 1-antitypsin, 대체의학요법, 심혈전환자, α-linolenic acid, cAMP, PGI2, 당뇨와 녹내장, 중증근무력증, autoimmune disease, ketoacidosis, ketone body, Linger solution의 기능

ASCPi 예상문제와 유사하거나 동일한 문제 번호

1, 2, 4

모의고사 47회

01. 효소에 대해 옳게 기술한 것은?

ⓐ 아미노산으로 구성되어 있다.
ⓑ 단백질로 구성되어 있다.
ⓒ ATP를 ADP와 한분자의 인산(H_3PO_4)로 분해시키는 ATPase는 가수분해효소이다.
ⓓ Maltase는 가수분해효소이다.

① a, b만 ② c, d만 ③ a, b, c만 ④ b, c, d만 ⑤ a~d 모두

02. 다음 효소반응에 대해 옳게 설명한 것은?

$$SX + S_1 \xrightarrow[E]{} S + S_1X$$

S : Substancd X : S에 결합한 group E : 효소

ⓐ S_1X는 S_1과 동일한 물질이다.
ⓑ E는 전이효소이다.
ⓒ SX의 X가 수소일 경우 E는 산화환원효소가 될 수 있다.
ⓓ SX와 S_1은 E의 기질이다.

① a, b만 ② c, d만 ③ a, b, c만 ④ b, c, d만 ⑤ a~d 모두

03. 다음 반응에 대해 옳게 기술한 것은?

Glucose + $6O_2$ → $6H_2O$ + Energy($-\triangle G$=686KJ/mol)

ⓐ Glucose는 탄수원자 6개, 수소원자 12개, 산소원자 6개로 구성되어 있다.
ⓑ Glucose 1 mol이 산화되면 686KJ의 에너지가 생성된다.
ⓒ Glucose 1 mol이 산화되기 위해서 686KJ의 에너지가 필요하다.
ⓓ CO_2 6분자는 glucose의 탄소와 산소에 유래한다.

① a, b만 ② b. d만 ③ a, b, c만 ④ a, b, d만 ⑤ a, c, d만

04. 어떤 화합물에 ATP의 phosphate를 전이시키는 효소는?

ⓐ Ca^{2+}–ATPase ⓑ Na^+/K^+–ATPase ⓒ Adenylate cyclase
ⓓ cAMP–dependent protein kinase ⓔ Myosin–light chain kinase

① a, b만 ② c, d만 ③ d, e만 ④ a, b, c만 ⑤ b, c, d만

05. ATP를 필요로 하는 생리반응은?

ⓐ 전해질 K^+과 Na^+의 조절 ⓑ 전해질 Ca^{2+}의 조절
ⓒ 수소이온농도의 조절 ⓓ 적혈구로 glucose 수송

① a, b만 ② c, d만 ③ a, b, c만 ④ a, c, d만 ⑤ b, d만

06. 세포막에 존재하면서 전해질 농도를 조절하는 효소단백질은?

ⓐ Ca^{2+}–ATPase ⓑ Na^+/K^+–ATPase
ⓒ creatine kinase ⓓ cAMP–dependent protein kinase

① a, b만 ② a, c만 ③ b, c만 ④ b, d만 ⑤ c, d만

07. ATP에 대해 옳게 설명한 것은?

ⓐ ATP가 ADP 및 phosphate로 가수분해되면 30 kJ의 에너지가 발생한다.
ⓑ ATP의 구조에서 ester 결합이 가수분해되면 30 kJ의 에너지가 발생한다.
ⓒ ATP의 구성 탄수화물은 ribose이다.
ⓓ 근육에서 ATP 생성 source는 creatine–phosphate이다.

① a, c만 ② b, c만 ③ a, c, d만 ④ b, c, d만 ⑤b, d만

08. Glucos가 intestine의 brush border를 통해 혈관으로 흡수될 때 반드시 필요한 전해질은?

① K^+ ② Na^+ ③ Cl^- ④ HCO_3^- ⑤ Ca^{2+}

09. 다음 조건을 만족시키는 것은?

· α–D–glucose가 α–1,6 결합으로 α–amylose에 결합되어 있다.
· Starch의 구성당이다.
· 구강에서는 분해되지 않는다.
· α–1,6–glycosidase에 의해 분해된다.

① maltose ② amylose ③ amylopectin ④ lactose ⑤ galactose

10. H_2CO_3에 대해 옳게 설명한 것은?

ⓐ 영양물질의 최종대사물인 CO_2와 물이 결합하여 생성
ⓑ pH를 중화하는데 작용.
ⓒ CO_2의 분압에 비례한다.
ⓓ H^+와 HCO_3^-로 분해된다.

① a, b만 ② c, d만 ③ a, b, c만 ④ a, c, d만 ⑤ a~d 모두

※ 다음 물음에 답하시오.

A는 Parkinson's disease (PD) 환자로서 심한 당뇨 증세와 phenylketourea를 보인다. 다음 물음에 답하시오. (문제 11~14)

11. dopamine의 산화에 의해 운동 장해 또는 기억력을 상실해 간다고 생각할 때 A의 신경세포에는 어떤 물질의 생성 저하 때문인가?

① NADH ② ATP ③ NADPH ④ phenylalanine ⑤ NAD^+

12. Phenylketourea를 보이는 이유는?

① Phenylalanine을 dopamine의 전구체인 tyrosine으로 변화시키는 효소인 phenylalanine hydroxylase의 결핍
② Tyrosine을 dopamine으로 변화시키는 tyrosine hydroxylase의 결핍
③ Tyrosine을 dihydroxyphenylalanine(DOPA)으로 변화시키는 DOPA carboxylase 결핍
④ Dopamine을 noradrenaline으로 변화시키는 dopamine hydroxylase의 결핍
⑤ Phenylalanine을 phenylpyruvate로 변화시키는 phenylalanine decarboxylase의 결핍

13. PD의 치료제로 사용되는 물질 및 source의 그 기능이 옳게 연결된 것은?

	치료 물질	source	기능
ⓐ	theophyline	tea	cAMP 생성촉진
ⓑ	apomorphine	양귀비	dopamine 수용체 agonist
ⓒ	melanine	tea	cAMP 생성촉진
ⓓ	caffeine	coffee, tea	cAMP 생성촉진

① a, b만 ② b, d만 ③ a, b, c만 ④ a, b, d만 ⑤ a~d만

14. PD 환자가 당뇨 증세일 때 cAMP의 생성이 저하될 수 있다. cAMP의 전구체(또는 급원)은 무엇인가?

( )

15. 최근 미국 국립 보건연구원에서는 킬레이트 요법에 대한 임상시험에 착수했다. 이것은 어떤 질환을 치료하기 위해 무엇을 사용하기 위한 것인가?

	치료 질환	사용 약물
ⓐ	심장병	EDTA
ⓑ	동맥경화증	dopamine
ⓒ	동맥경화증	EDTA
ⓓ	노기능 장해	melatonine

① a, b만 ② c, d만 ③ a, c만 ④ a, d만 ⑤ b, d만

Alzheimer's disease(AD) 환자의 뇌척수액에서 α_1-antitrypsin이 증가했고, 혈중 glucose의 농도가 참고치(120mg/dℓ)보다 높게 측정되었다. 물음에 답하시오(문제 16-19).

16. α_1-antitrypsin의 작용과 이것 때문에 일어나는 합병증이 옳게 연결된 것은?

	작용	합병증
ⓐ	tyrosine의 carboxyl group 분해	parkinson's disease
ⓑ	dopamined의 분해	기억력 상실
ⓒ	acetylcholine의 분해	언어기능 장해
ⓓ	phenylalanine의 carboxyl group 분해	parkinson's disease

① a, b만 ② b, d만 ③ b, c만 ④ a, d만 ⑤ a, c만

17. 이 AD 환자는 acetylcholine의 전구체 중 어떤 물질의 생성 부족 때문인가?

( )

18. AD의 치료제로 개발되고 있는 물질은?

ⓐ acetylcholine의 전구체 ⓑ choline의 유입촉진제
ⓒ acetylcholine의 합성효소 촉진제 ⓓ 항염증 진통약

① a, b만 ② c, d만 ③ a, b, c만 ④ b, c, d만 ⑤ a~d 모두

19. 이 AD 환자의 치료 식품 성분은?

ⓐ glucose ⓑ lecithin ⓒ choline ⓓ acetic acid

① a, b만 ② c, d만 ③ a, b, d만 ④ b, c, d만 ⑤ a~d 모두

20. 천연두 환자에 우루바이러스를 접종하거나, allergy 환자에게 allergy 유발 물질을 극미량 투여하여 질병을 치유하는 FDA 인정 대체의학 요법은?

① 침술요법 ② 세포요법 ③ 약초요법 ④ 동종요법 ⑤ 향기요법

심혈전 환자가 α-linolenic acid를 장기간 섭취하였더니 심혈전이 치유되는 진단결과를 얻었다. 이것에 대해 다양하게 생각할 수 있다. 다음 물음에 답하세요. (21~35)

21. α-linolenic acid를 함유하고 있는 기능성 소재는?

① 들깨 ② 콩 ③ 돼지고기 ④ 생선 ⑤ 밀가루

22. α-linolenic acid는 체내에서 어떤 지방산으로 대사되는가?

① arachidonic acid ② eicosapentaenoic acid
③ dihomo-γ-linolenic acid ④ γ-linolenic acid ⑤ linolenic acid

23. 위 22번 문제와 관련된 것으로 혈관내피세포에서 생성되어 혈관을 확장시키는 생리활성 물질은?

① PGI_3 ② PGI_2 ③ TXA_3 ④ TXA_2 ⑤ PGG_2

24. 위 23번 문제에서 생성된 생리활성물질은 실제로 다음 어느 물질의 생성을 촉진시키는가?

① cAMP ② cGMP ③ docosahexaenoic acid
④ TXA_2 ⑤ Nitric oxide(NO)

25. 위 24번 문제의 답은 심혈전 형성의 주요 세포인 혈소판에서는 어떤 작용을 할 수 있는가?

> ⓐ Ca^{2+}의 동원 억제 ⓑ 인지질의 분해 억제
> ⓒ Phospholipase A_2의 활성 억제 ⓓ Phospholipase C의 활성억제

① a, b만 ② b, c만 ③ a, b, d만 ④ b, c, d만 ⑤ a~d 모두

26. 위 문제 21~25번까지의 기능을 가지는 기능성 소재는 어떤 질환의 예방 또는 치료약으로 개발할 수 있는가?

① 고혈압 ② 갑상선기능저하증 ③ 암
④ 간경변 ⑤ 신경퇴행성질환

27. 위 22번 문제의 답은 실제로 어떤 부작용을 가져올 수 있는가?

① 출혈 ② 지혈 ③ 혈관내 응고 증후군
④ 혈소판 기능 감소증 ⑤ 백혈병

28. α-linolenic acid의 어떤 생리적 효과로 심혈전이 치유되었다고 생각되는가?

> ⓐ 혈소판의 응집 억제 ⓑ 혈관의 확장 ⓒ fibrin clot의 용해 ⓓ 고지혈증의 억제

① a, b만 ② c, d만 ③ a, b, c만 ④ a, b, d만 ⑤ b, c, d만

29. 심혈전이 치유되었다는 진단을 하기위해 α-linoleic acid 섭취 전후에 할 수 있는 검사는?

> ⓐ 혈압측정 ⓑ 혈소판응집반응검사 ⓒ 혈액응고반응검사
> ⓓ 고지혈증의 검사 ⓔ 출혈시간 검사

① a, b, c만 ② b, c, d만 ③ c, d, e만 ④ a, b, c, d만 ⑤ a~e 모두

30. 위 문제 24번의 답과 유사한 기능을 가지는 약물은?

① verapamil ② aspirin ③ indomethacin ④ glutathione ⑤ imidazole

31. 위 문제 22번의 답에 관해 기술한 것 중 옳은 것은?

ⓐ 혈관을 수축하는 TXA_3의 전구물질이다. ⓑ 혈관을 이완/확장하는 PGI_3의 전구물질이다. ⓒ 혈소판의 응집촉진물질인 TXA_2의 전구물질이다. ⓓ 등푸른생선에 많다.

① a, b만 ② a, d만 ③ b, c만 ④ b, d만 ⑤ c, d만

32. 만약에 α-linolenic acid가 고지혈증을 억제시켰다면, 다음 어떤 lipid일 수 있는가?

ⓐ triglyceride ⓑ VLDL ⓒ HDL ⓓ LDL

① a, b만 ② a, c만 ③ a, d만 ④ a, b, d만 ⑤ b, c, d만

33. 혈관을 손상시킬 수 있는 lipid와 그 손상 이유가 옳게 연결된 것은?

① LDL - 산화 ② VLDL - 분해 ③ HDL - 흡수
④ TG - 분해 ⑤ cholesterol - 합성/증가

34. 심혈전의 발생을 일으킬 수 있는 병리현상은?

ⓐ 혈소판응집반응촉진 ⓑ 혈액응고반응촉진 ⓒ 고지혈증 ⓓ 심혈관손상

① a, b만 ② b, c만 ③ a, b, c만 ④ a, b, d만 ⑤ a~d 모두

35. 치유된 심혈전 환자의 혈액응고반응을 검사했을 때 α-linolenic acid의 섭취 전후 어떤 변화가 있어야 하는가?

ⓐ Activated partial thromboplastin time(APTT)의 연장 ⓑ Prothrombin time(PT)의 연장 ⓒ 혈액응고 제 Ⅶ 인자의 결핍 ⓓ Von willebrand factor의 결핍

① a, b만 ② a, c만 ③ b, d만 ④ a, b, c만 ⑤ a, c, d만

※ 다음 물음에 답하시오.(36 ~ 40)

36. 신경계세포에서 어떤 것이 축적되면 Niemann-Pick disease가 발생하는가?

① ceramide ② shingomyelin ③ phosphocholine
④ cereobroside ⑤ sphingosine

37. 다음 Niemann-Pick disease의 기술을 만족시키는 것은 무엇인가?

- 유아의 초기에 비장, 간장에 이상초래
- 식사, 곤란, 쇄약, 복부 팽창, 피부황갈색 등의 증상
- 전신의 운동기능 상실, 진행성 지능 장애
- 3세까지 통상 죽는다.

① 급성신경증 ② 만성비신경증 ③ 만성신경증
④ Novascotia 변이증 ⑤ 성인형 비신경증

38. 녹내장이 당뇨와 깊은 관계가 있는 것을 설명할 수 있는 근거는?

ⓐ Glucose-6-phosphate의 생성저하
ⓑ glucose-6-phosphate dehydrogenase의 활성저하
ⓒ NADPH의 생성 저하
ⓓ 산화억제작용저해

① a, b만 ② c, d만 ③ a, b, c만 ④ b, c, d만 ⑤ a~d 모두

39. 중증근무력증을 autoimmune적으로 일으킬 수 있는 Ig는?

① IgG ② IgE ③ IgM ④ IgA ⑤ IgD

40. 다음을 만족시키는 것은?

- synapse 전막에 Ca^{2+}의 농도저하가 원인
- acetylcholine의 분비억제가 원인

① 근무력증 ② 중증근무력증
③ Niemann-Pick disease ④ 녹내장 ⑤ Alzheimer

환자 A는 심한 당뇨로 ketoacidosis인 것으로 진단되어 linger solution을 투여했고, 이에 대한 임상적 소견에 대한 물음이다. (41~50)

41. Ketoacidosis는 어떤 병리현상인가?

ⓐ 혈중에 CO_2가 증가하는 것이다.
ⓑ HCO_3^-가 감소하여 blood의 pH가 산성으로 된 것이다.
ⓒ HCO_3^-가 증가하여 산성으로 되는 것이다.
ⓓ 혈중에 CO_2가 감소하는 것이다.

① a, b만 ② a, c만 ③ b, d만 ④ c, d만

42. Ketoacidosis의 원인이 되는 ketone bodies는?

ⓐ β-hydroxybutyrate ⓑ acetoacetate ⓒ acetone ⓓ actate

① a, b만 ② a, c만 ③ a, b, c만 ④ b, c, d만 ⑤ a~d 모두

43. Ketone bodies가 생성되지 않도록 하기위해 필요한 기능적 소재는?

ⓐ fatty acid ⓑ glucose ⓒ protein ⓓ 탄수화물

① a, b만 ② a, c만 ③ a, d만 ④ b, c만 ⑤ b, d만

44. 투여한 linger solution의 주요기능은?

ⓐ HCO_3^-를 공급시킨다.
ⓑ Na+를 공급시켜 HCO_3^-의 감소를 억제시킨다.
ⓒ HCO_3^-의 증가를 억제시켜 산성의 pH를 중화시킨다.
ⓓ HCO_3^-의 감소를 억제시켜 산성의 pH를 중화시킨다.
ⓔ Na+를 공급시켜 HCO_3^-의 증가를 억제시킨다.

① a, b만 ② b, d만 ③ c, e만 ④ a, b, d만 ⑤ a, d, e만

45. Linger solution의 생체내 기능을 조절할 수 있는 성분은?

① NaCl ② $NaCO_3$ ③ $NaHCO_3$ ④ glucose ⑤ H_2CO_3

46. Ketone bodies의 source가 될 수 있는 것은?

ⓐ fatty acid ⓑ leucine ⓒ lysine ⓓ glucose

① a, b만 ② c, d만 ③ a, b, c만 ④ b, c, d만 ⑤ a, c, d만

47. Ketone bodies의 source를 제공하는 조직세포는?

ⓐ liver ⓑ adipocytes ⓒ muscle ⓓ heart

① a, b만 ② a, c만 ③ a, d만 ④ b, c만 ⑤ b, d만

48. Ketone bodies는 주로 어디에 사용되는가?

① ATP의 생성
② NADPH의 생성
③ Acetoacetate의 생성
④ Acetyl-CoA의 생성
⑤ Glutathine의 생성

49. 위 43번 문제와 관련된 기능성 소재를 섭취해도 각종의 세포에서 그것을 이용하지 못하면 어떠한 현상이 일어날 수 있는가?

> ⓐ 유전정보를 전달하는 DNA의 합성억제
> ⓑ 단백질 합성에 이용되는 RNA의 합성억제
> ⓒ 산화형의 glutathione을 환원시키는데 필요한 NADPH의 생성억제
> ⓓ Na^+와 K^+ 등의 전해질을 조절하는데 사용되는 ATP의 생성억제

① a, b만　② c, d만　③ a, b, d만　④ b, c, d만　⑤ a~d 모두

50. 생체 내에서 산화를 억제시키는 NADPH의 기능과 그것의 기능성 식소재가 될 수 있는 것을 옳게 연결한 것은?

① Glutathione reductase의 환원제 - 탄수화물
② Glutathione reductase의 산화제 - 지방산
③ Glutathione peroxidase의 산화제 - 탄수화물
④ 과산화수소의 생성억제 - 탄수화물
⑤ Glutathione reductase의 산화제 - 단백질

모의고사 47회 정답 및 해설

1. ⑤	2. ④	3. ④	4. ③	5. ③	6. ①	7. ③	8. ②	9. ③	10. ⑤
11. ③	12. ①	13. ④	14. ATP	15. ③	16. ④	17. Acetyl-coA(또는 acetic acid)			
18. ⑤	19. ④	20. ④	21. ①	22. ②	23. ①	24. ①	25. ⑤	26. ①	27. ①
28. ④	29. ④	30. ①	31. ④	32. ④	33. ①	34. ⑤	35. ①	36. ②	37. ①
38. ⑤	39. ①	40. ②	41. ①	42. ③	43. ⑤	44. ④	45. ③	46. ③	47. ④
48. ①	49. ⑤	50. ①							

모의고사 48회

주요 평가 목표

종속영양세포, 단당류, glucose의 혈액 존재 특성, cholic acid와 임상, cholesterol 축적과 임상, 신장의 당역치, 신증, insulinoma, glucagonma, 인슐린 의존성 당뇨(병), urine glucose와 임상, albumin과 임상, 단백질 침전, 각종 단백질의 기능, 구리대사이상과 질환, Serum-amyloid A, 자외선 흡수 아미노산, 교원병, 암(종양)진단지표, DIC, TG분해과정과 임상, 당뇨, alcoholism, glucose 대사 특이성과 임상, aldolase, pyruvate, lactate

ASCPi 예상문제와 유사하거나 동일한 문제 번호

9, 14, 34

모의고사 48회

01. 다음 중 동물세포가 종속 영양세포인 것을 반영해 주는 것은?

ⓐ 식물이 광합성한 starch를 섭취하여 생명을 유지한다.
ⓑ 식물이 질소고정으로 생성시킨 단백질을 섭취하여 생명을 유지한다.
ⓒ ⓐ와ⓑ에서 생성된 CO_2나 암모니아를 이용하여 생명을 유지한다.
ⓓ ⓐ와ⓑ에서 생성된 물을 이용하여 생명유지 조건을 형성한다.

① a, b만 ② b, c만 ③ a, b, d만 ④ b, c, d만 ⑤ a~d 모두

02. 탄소 6개로 구성된 단당류(6탄당)는?

ⓐ glucose ⓑ fructose ⓒ galactose ⓓ mannose

① a, b만 ② c, d만 ③ a, b, c만 ④ b, c, d만 ⑤ a~d 모두

03. 다음에서 옳게 기술한 것은?

ⓐ 생체 내 (예, 혈액)에 존재하는 glucose 중 β-D-glucose가 α-D-glucose보다 약 1.8배 많다.
ⓑ D-glucose의 부제탄소는 4개이다.
ⓒ glucose 구조 중 C-1 탄소의 aldehyde (-CHO)와 C-5 탄소의 hydroxy group(-OH)는 hemiacetal ring (oxygen-bridge)를 형성한다.
ⓓ Starch를 형성하는 glucose들은 glycosidic bond로 결합되어 있다.

① a, b만 ② c, d만 ③ a, b, c만 ④ b, c, d만 ⑤ a~d 모두

04. 소화불량의 경우 다음 무엇을 생각할 수 있는가?

ⓐ 7α-hydroxylase의 활성 억제 또는 결핍에 의한 cholic acid 생성저하
ⓑ 7α-hydrase의 결핍 또는 활성 억제에 대한 deoxycholic acid 생성억제
ⓒ Cholic acid의 생성 결핍 또는 저하
ⓓ HMG-CoA reductase의 활성 억제 또는 결핍에 의한 lanosterol의 생성저하

① a, b만 ② c, d만 ③ a, b, c만 ④ a, c, d만 ⑤ a~d 모두

05. 소화작용이 있는 담즙산 (Bile acid)는?

ⓐ Vitamin D_3 ⓑ Taurocholic acid ⓒ glycocholic acid ⓓ Deoxycholic acid

① a, b만 ② c, d만 ③ a, b, c만 ④ b, c, d만 ⑤ a, c, d만

06. 간 또는 신장에서 ketone bodies가 생성되지 않는 경우를 옳게 기술한 것은?

> ⓐ HMG-CoA synthase의 활성 저해 또는 결핍
> ⓑ HMG-CoA lyase의 활성 저해 또는 결핍
> ⓒ HMG-CoA reductase의 활성 저해 또는 결핍
> ⓓ 7α-hydroxylase의 활성 억제 또는 결핍

① a, b만 ② a, c만 ③ a, d만 ④ b, c만 ⑤ b, d만

07. 사람의 신장에 cholesterol이 침착되는 담석이 일어나는 경우를 옳게 기술한 것은?

> ⓐ 7α-hydroxylase의 활성이 제한적이다
> ⓑ HMG-CoA synthase의 활성 증가에 의한 cholesterol 합성 증가
> ⓒ Cholesterol의 합성 증가
> ⓓ Cholesterol의 lyase의 활성 증가에 의한 ketone body의 합성 증가

① a, b만 ② c, d만 ③ a, b, c만 ④ a, c, d만 ⑤ b, c, d만

08. 간에서 cholesterol의 합성을 억제시키기 위한 방법은?

> ⓐ 갑상선 분비를 억제시킨다
> ⓑ HMG-CoA reductase의 활성을 억제시킨다
> ⓒ Cortisol의 기능 또는 그 분비를 억제시킨다
> ⓓ Glucagon의 기능 또는 그 분비를 촉진시킨다
> * HMG-CoA=β-hydroxymethyl-glutamyl-CoA

① a, b만 ② c, d만 ③ b, c만 ④ b, d만 ⑤ a, d만

09. 신장의 당역치는 170mg/dl이다. 신장의 사구체에서 여과되어 lumen에는 glucose가 200mg/dl 있다면 urine에는 glucose가 몇 mM이 존재할 수 있을까? (소수점 둘째자리까지, 단 glucose의 분자량은 180이다.)

답 : ____________________

10. 신증 (Nephrosis syndrome)일 때 혈중에 증가하는 것은?

> ⓐ aldosterone ⓑ α- microglobulin ⓒ fibrinogen ⓓ triglyceride

① a, b만 ② b, c만 ③ a, b, c만 ④ a, c, d만 ⑤ a~d 모두

11. Insulinoma 일 때 혈중에 감소하는 것은?

> ⓐ C-peptide ⓑ glucose ⓒ insulin ⓓ free fatty acid

① a, b만 ② b, c만 ③ a, c만 ④ b, d만 ⑤ c, d만

12. Glucagonoma에 대해 옳게 기술한 것은?

ⓐ 췌장의 α-cell 종양	ⓑ 혈중에 glucagon의 증가가 원인
ⓒ 혈중의 glucose 증가	ⓓ 혈중에 insulin 증가

① a, b만　② b, c만　③ a, b, c만　④ b, c, d만　⑤ a, c, d만

13. 인슐린 의존성 당뇨병 (IDDM)인 경우 혈중에 증가하는 것은?

ⓐ triglyceride　ⓑ amino acids　ⓒ glycoalbumin　ⓓ C-peptide

① a, b만　② b, c만　③ c, d만　④ a, b, c만　⑤ a, c, d만

14. urine에 glucose가 증가하는 병리현상은?

ⓐ 갑상선 기능저하증　ⓑ 갑상선 기능항진증　ⓒ 중금속 중독　ⓓ 만성신부전증

① a, b만　② b, c만　③ a, b, c만　④ a, c, d만　⑤ b, c, d만

15. 혈중에 albumin이 감소되었을 때 일어날 수 있는 병리현상은?

ⓐ 삼투압이 증가한다
ⓑ 당뇨/기아 일 때 liver와 kidney로 free fatty acid의 수송 장해
ⓒ ⓑ에 의한 ketone bodies의 생성 저하
ⓓ ⓒ의 경우 당뇨의 병리현상에서 에너지를 얻기 어렵다

① a, b만　② b, c만　③ b, c, d만　④ a, b, c만　⑤ a~d 모두

※ 어떤 환자의 혈중 glucose 농도를 측정한 결과이다. 물음에 답하세요. (16 – 18)

	Quinone 의 500nm에서 흡수도	표준물질의 500nm에서 흡수도
A 환자	0.25	0.1

16. A 환자의 혈중 glucose 농도를 계산하세요. (단, 표준물질 glucose의 농도는 100mg/dl)

답 : ______________________________

17. 위의 결과를 M농도로 계산하세요. (단, glucose의 분자량은 180이다.)

답 : ______________________________

18. 위 실험에서 사용하는 표준물질은?

답 : ______________________________

19. 음이온 침전제 sodium tungstate (NaWo4)를 사용하여 단백질을 침전시킬 때 황산 또는 TCA (trichloroacetic acid, Cl_3COOH)로 혈청을 산성으로 하였을 때 단백질과 결합하여 침전하는 이온은?

ⓐ Wo_4^{2-}	ⓑ Cl_3COO-	ⓒ $2Na^+$	ⓓ H^+

① a, b만　② c, d만　③ a, c만　④ a, d만　⑤ b, d만

20. 간질환에 의해 다음의 단백질이 혈중에 저하되었다. 관련 임상증상을 옳게 연결시킨 것은?

	혈중 저하 단백질	임상증상
ⓐ	Ceruloplasmin	산화 촉진
ⓑ	β–lipoprotein	각종 lipoprotein의 수송 장해로 TG, cholesterol등의 이용저하
ⓑ	Transferrin	Hb 형성억제
ⓓ	albumin	free fatty acid 수송 장해로 에너지 생성 저하

① a, b만　② b, c만　③ a, b, c만　④ b, c, d만　⑤ a~d 모두

※ 다음 물음에 대해 간단히 기술하시오.

21. 100%의 포화 황산암모늄에 의해 염석되는 혈중단백질은?

답 : ______________________________

22. 사구체신염, 간경변, 당뇨병등의 환자 혈중에 증가하는 단백질은?

답 : ______________________________

23. Zymogen을 혈액응고인자로 간단히 설명하시오.

답 : ______________________________

24. Elastase에 의한 폐의 탄력성 상실에 의해 발생되는 질환은?

답 : ______________________________

25. 선천적으로 구리대사 이상을 나타내는 질환 두 가지는 무엇인가?

답 : ______________________________

26. 혈중에 Serum-amyloid A가 증가하는 질환으로서 자가면역질환의 발생과 관계있는 Ig는?

답 : ______________________________

27. 교원병일 때 혈중에 증가하는 단백질은?

답 : ______________________________

28. 혈중 단백질 중 자외선 280nm에서 흡수되는 amino acid는?

답 : ______________________________

29. 암 또는 종양의 진단지표로 사용되는 혈중 단백질 중 태아기에 유래되는 것은 무엇인가?

답 : ______________________________

30. DIC (disseminated intravascular coagulopathy, 파종성혈관내응고증)일 때 혈중에 감소하는 단백질은?

답 : ______________________________

※ 다음은 지방세포에서 일어나는 반응이다. 물음에 답하시오 (31–40)

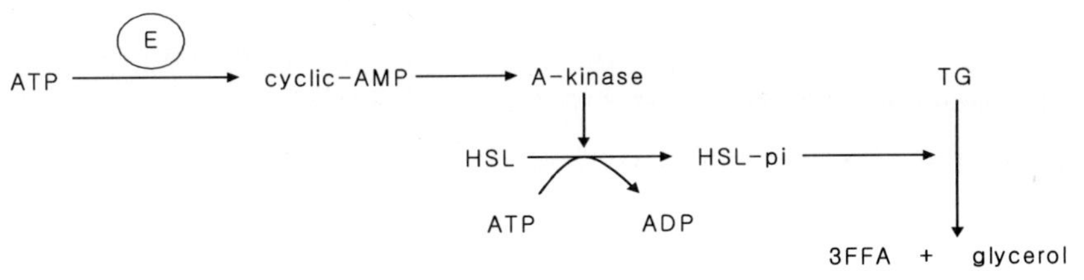

A-kinase=cyclic AMP 의존성 protein kinase
HSL=hormone sensitive lipase
Pi=phosphate
TG=triglyceride
FFA=free fatty acid

31. 위 반응식에서 E에 적당한 효소는?

답 : ______________________________

32. 위 반응식에서 cyclic-AMP의 기능 또는 이용은?

ⓐ 에너지 생성을 위해 triglyceride를 분해시키는데 이용될 수 있다
ⓑ Blood에 glucose를 제공하기 위해 glycogen의 분해에 이용될 수 있다
ⓒ 혈압을 저하시키기 위해 수축된 혈관의 이완을 위해 이용될 수 있다
ⓓ 에너지 생성을 위해 glucose의 분해에 이용될 수 있다

① a, b만　② c, d만　③ a, b, c만　④ a, c, d만　⑤ b, c, d만

33. 위 반응식이 만약 지방세포에서 일어난 반응이라면 ATP로부터 cyclic-AMP의 생성에 관여하는 호르몬은?

ⓐ Adenocorticotropic hormone ⓑ glucagon ⓒ insulin ⓓ adrenaline

① a, b만 ② c, d만 ③ a, b, c만 ④ b, c, d만 ⑤ a, c, d만

34. A-kinase에 대해 옳게 기술한 것은?

ⓐ cAMP에 의해 활성화 된다
ⓑ ATP γ-위치의 phosphate를 단백질에 전이/결합시킨다
ⓒ 효소분류상 전이효소로서 분류번호는 2번이다
ⓓ 효소분류상 인산화효소로서 분류번호는 4번이다

① a, b만 ② a, c만 ③ a, d만 ④ a, b, c만 ⑤ b, c, d만

35. 위 반응식에서 생각할 수 있는 것은?

ⓐ 유기물의 대사에 의해 생성된 ATP는 다시 에너지로서 이용된다
ⓑ ATP를 이용하지 못하면 triglyceride를 에너지원으로 사용하지 못한다
ⓒ ⓑ의 경우가 지방세포에서 일어나면 비만이 발생할 수 있다
ⓓ HSL이 인산화 되어야만 triglyceride 분해 작용을 한다

① a, b만 ② c, d만 ③ a, b, c만 ④ a, c, d만 ⑤ b, c, d만

36. Alcoholism인 경우 liver에서 TG의 합성원으로 이용되는 것은? (두가지)

답 : ______________________________

37. 당뇨의 경우 liver에서 ketone body의 생성원으로 이용되는 것은?

답 : ______________________________

38. 당뇨나 절식의 경우 liver에서 glucose의 신생(gluconeogenesis)에 이용되는 것은?

답 : ______________________________

39. 위 문제 36번과 같은 현상이 liver에서 계속 일어난다면 어떤 질환을 초래할 수 있을까?

답 : ______________________________

40. HSL-pi에 대해 옳게 기술한 것은?

ⓐ TG의 지방간 ester결합을 분해시킨다 ⓑ 가수분해효소이다
ⓒ H_2O를 소비한다 ⓓ 인산화효소이다

① a, b만 ② c, d만 ③ a, c만 ④ a, b, c만 ⑤ a, c, d만

※ 다음은 glucose의 완전 산화에 의해 생성된 화합물의 반응화학식이다. 물음에 답하시오.(41–46)

$$Glucose\ (C_6H_{12}O_6) + 6O_2 \rightarrow 6CO_2 + 6H_2O + 38ATP$$
$$6CO_2 + 6H_2O \rightarrow 6H_2CO_3 \rightarrow 6HCO_3^- + 6H^+$$

* H_2O와 CO_2의 결합으로 형성된 H_2CO_3는 HCO_3^-와 H^+형으로 해리되므로, CO_2의 생성증가는 혈액 pH를 (**41**) 할 수 있다. 따라서 이것을 (**42**)시키기 위해 H_2O와 CO_2는 결합한다.

* CO_2는 (**43**), 용존 형태 및 (**44**)형태로 각 조직/세포로 수송되며, CO_2를 가장 많이 수송시키는 것은 (**43**)이다.

* 생성된 물은 (**45**)의 조절을 위해 세포막을 경계로 하여 용질 (예, albumin)의 농도가 낮은 곳으로부터 높은 곳으로 이동될 수 있다. 이러한 현상을 (**46**)라고 한다.

※ 다음 그림에 대한 물음에 답하시오. (47–49)

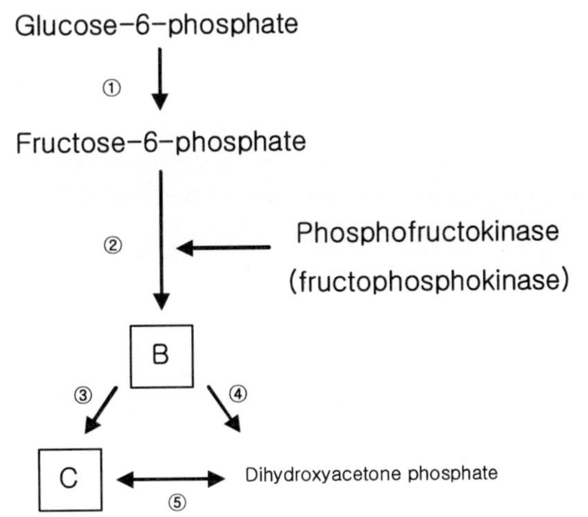

47. 위 그림의 B에 해당하는 glucose 중간 대사물은?

① fructose-1,6-diphosphate
② glyceraldehyde-3-phosphate
③ fructose-2,3-diphosphate
④ pyruvate
⑤ phosphoenol pyruvate

48. Aldolase의 기질이 되는 것은 위 그림의 B, C 중 어느 것인가?

답 : ____________________

49. Adolase의 결핍 또는 활성이 저하되었을 때 일어날 수 있는 질환은?

ⓐ 근무력증　　ⓑ 심근경색　　ⓒ 지방간　　ⓓ 당뇨

① a, b만　② c, d만　③ a, b, c만　④ b, c, d만　⑤ a, c, d만

50. pyruvate → lactate에 대한 물음에 적당한 것은?

ⓐ 저산소증의 경우 일어난다
ⓑ 근육등의 골격근에서 일어난다
ⓒ lactate는 glucose의 신생 (gluconeogonosis)에도 이용된다
ⓓ lactate가 생성되기 위해 NADH가 소비된다

① a, b만　② a, c,만　③ a, b, c만　④ a, b, d만　⑤ a~d 모두

모의고사 48회 정답 및 해설

1. ③	2. ⑤	3. ⑤	4. ⑤	5. ④
6. ①	7. ③	8. ④	9. 1.67mM	10. ④
11. ④	12. ③	13. ④	14. ⑤	15. ⑤
16. 25mg/ml	17. 0.14mM	18. β -D-glucose	19. ①	20. ⑤

21. Albumin

22. α -macroglobulin

23. 혈액응고인자는 protease의 일종으로서 어떤 응고인자를 분해시켜 활성을 나타나게 한다. 이와 같은 종류의 단백질을 zymogen이라 한다.

24. 폐기종 (emphysema)

25. Wilson's disease, Menke's kinky hair syndrome

26. IgG

27. haptoglobin, α 1-acid glycoprotein, C-reactive protein, fibrinogen, α 1-antitrypsin, ceruloplasmin

28. phenylalanine, tyrosine, tryptophan

29. α -feptoprotin

30. α 2-macroglobulin, fibrinogen, plasminogen, tissue plasminogen activator(tPA)

31. Adenylate cyclase	32. ③	33. ④	34. ④	35. ⑤
36. FFA, glycerol	37. FFA	38. glycerol	39. 지방간	40. ④
41. 산성화	42. 중화	43. HCO_3^-	44. Hb-CO_2	45. 삼투압
46. 삼투(현상)	47. ①	48. B	49. ①	50. ⑤

모의고사 49회

주요 평가 목표

임상에서 중요하게 취급되는 주관식 서술 50문제

모의고사 49회

※ 다음을 설명하세요.

01. Insulin이 지방세포에 작용하여 lipid(예, TG)를 합성시키는 mechanism을 설명하세요.

02. α–linolenic acid와 γ–linolenic acid를 구별하여 prostaglandins 합성 mechanism을 설명하세요.

03. Palmitic acid(16:0)의 β–oxidation 과정에 대해 설명하세요.

04. 당뇨병환자의 혈중에 ketone body, lactate 등이 증가하는 질환을 anion gap으로 설명하세요.

05. Mineralcorticoid의 결핍에 의한 H^+의 배설억제가 왜 hyperchloremic metabolic acidosis를 일으키는가?

06. 신장의 세뇨관에서 산·염기의 평형을 H_2CO_3의 대사과정을 이용하여 설명하세요.

07. 갑상성기능항진증에서 혈당이 상승하는 이유를 당의 대사를 이용하여 설명하세요.

08. Hypercholesterolemia를 lipoprotein의 receptor 개념에서 설명하세요.

09. 식후의 cholesterol의 합성(생성)이 증가되는 mechanism을 당의 대사와 cholesterol 합성계를 중심으로 설명하세요.

10. LCAT (Lecithin cholesterol acyltransferase)의 기능과 target cell의 생성에 대해 설명하세요.

11. 효소의 특성과 그것의 활성에 미치는 인자 중 inhibitor의 영향을 기술하시오.

12. 효소를 분류하고 그들의 특성에 대해 간단히 기술하시오.

13. 간의 기능이 장애를 받았을 때 왜 혈청의 효소를 측정하는지 GOT, GPT를 가지고 상세하게 설명하세요.

14. Hormone 중 oxytocin과 adrenaline(β–receptor)이 근육세포막에 작용했을 때 근육의 수축과 이완에 대한 mechanism을 설명하세요.

15. 간세포에서의 glucose 수송을 Na^{+}/K^{+}–ATPase의 작용과 연계시켜 설명하세요.

16. 대사문제를 해결하기 위한 방법을 기술하세요.

17. 지방세포에서 glucose의 대사와 비만과의 관계를 설명하세요.

18. Glycogen synthase(GS)의 인산화에 insulin이 미치는 영향을 glycogen 합성 mechanism을 가지고 설명하세요.

19. Glucose의 분해과정 중 기질인산화단계와 산화적인산화단계를 설명하고 ATP의 생성에 대하여 기술하세요.

20. 약물의 생체 반응 조절계의 종류를 설명하세요.

21. 어떤 약물에 의한 세포의 mitochondrial H^{+}–ATPase의 작용이 저하되었을 때 일어날 수 있는 병리적인 변화를 기술하세요.

22. Dopamin 생성과정과 Parkinson's disease에 대해 설명하세요.

23. 고혈압에 대해 설명하세요.

24. 신경의 흥분과 진정에 대해 설명하세요.

25. 적혈구에서 pyruvate kinase가 결핍되었을 경우 병리현상을 설명하세요.

26. HMG–CoA reductase의 활성특성과 cholesterol의 합성에 대하여 기술하세요.

27. 당뇨의 경우 지혈이 되지 않는 이유를 설명하세요.

28. 중증의 간장해 때 혈액응고인자가 생성되지 않는 이유를 설명하세요.

29. 가족성 고콜레스테롤혈증의 유발원인을 lipoprotein의 대사적인 측면에서 기술하세요.

30. 알코올의 산화와 혈중 pH의 변화에 대하여 설명하세요.

31. 제2형 당뇨병과 고지혈증과의 관계를 기술하세요.

32. Glutathione cycle과 항산화작용에 대하여 기술하세요.

33. 간의 지질(lipid) 대사장해와 지방간의 발생에 대해 설명하세요.

34. Alzheimer's disease의 발생의 주요원인에 대하여 기술하고, 그 치료적인 측면을 기술하세요.

35. Parkins's disease의 발생의 주요원인과 치료적인 측면에서 물질대사 조절에 대해 설명하세요.

36. 당뇨의 경우 혈중의 pH가 어떻게 변할 수 있는지 설명하세요.

37. 당뇨와 고지혈증이 합병되어 일어나는 기전을 설명하세요.

38. Helicobacter pylori가 장관내에서 생존해가는 방법과 pH의 변화에 대하여 설명하세요.

39. 유기물질의 산화에 의해 생기는 H_2O와 CO_2의 기능에 대하여 기술하세요.

40. Allergy 반응물질의 생성과정을 설명하세요.

41. 통증의 유발과정을 설명하세요.

42. 당뇨의 경우 항산화작용이 저하될 수 있다. 이것을 당의 대사와 glutathione의 작용으로 설명하세요.

43. 신장의 clearance에 대해 설명하세요.

44. 근육에서 ATP의 생성과 creatinine의 생성을 임상적인 측면에서 논술하세요.

45. 어떤 독성물질에 의해 간이 손상을 받아 protein의 합성이 저하되었다. 이 현상에서 lipoprotein의 합성이 저하되었다. 대사와 이에 관련된 임상적인 소견을 기술하세요.

46. Insulin이 부족하였을 때 ketone bodies가 혈중에 증가하는 이유를 임상적으로 설명하세요.

47. 기아상태에서 bile acid가 합성되지 않는 이유를 cholesterol의 대사적인 측면에서 기술하세요.

48. Acetylcholine의 생성과정과 이것의 결핍에 의한 Alzheimer disease에 대해서 설명하세요.

49. 혈중에 tyrosine이 증가하면 Parkinson 's disease와도 관련지을 수 있다. 이것을 1) tyrosine의 세포 내로의 수송과정과 2) Parkinson's disease 원인물질이 될 수 있는 어떤 물질의 합성과정을 설명하세요.

50. LCAT의 기능과 이것의 결핍에 의해 일어날 수 있는 병리적인 현상을 기술하세요

모의고사 50회

주요 평가 목표

탄수화물의 광학적 특성에 관한 14문제

모의고사 50회

※ 다음을 간단히 설명하세요.

01. 부제탄소

02. 광학이성체

03. 고유광회전도

04. Hemiacetal

05. Anomer

06. Epimer

07. Anomeric carbon

08. Glycosidic bond

09. 입체이성체

10. 편광

※ 어떤 단당류 1g를 함유하는 100ml의 수용액을 2dm의 시료관에서 나트륨 증가를 비추어 25° C에서 고유광회전도를 측정한 바 −66.5이었다. 다음 물음에 답하세요.

11. 이 단당류의 광회전도(α)를 구하세요.

12. 이 단당류는 어떤 광학이성체 (예: D− or L− form)이냐?

※ 단당류의 구조 및 그 결합방식을 묻는 다음 물음에 답하세요.

13. D-glucose의 hemiacetal (α-, β- 구조)를 그리세요.

14. α-D-glucose이 Haworth structure를 가지고 maltose의 결합구조를 그리세요.

찾아보기(영문)

B

C

D

E

F

G

H

I

M

N

O

T

U

찾아보기(국문)

ㄹ

ㅁ

ㅂ

ㅇ

ㅈ

(국가고시 대비를 위한)

임상화학 문제집

초판인쇄 2008년 3월 3일
초판발행 2008년 3월 5일

저 자 박 화 진
발 행 인 이 경 호
발 행 처 인제대학교 출판부

주 소 경상남도 김해시 어방동 607번지
전 화 055) 320-3767
팩 스 055) 320-3766
출판등록 제 95-6호
http://www.inje.ac.kr

정가 25,000 원

ISBN : 978-89-87054-74-2 13510